兰州大学教材建设基金资助

基础护理操作技能

主　编　豆欣蔓

副主编　张玉芳　张军红　牟成华　张兰芳

编　者　（以姓氏笔画排列）

马　莉　马佩芬　马鸿翔　毛吉飞　白万珍　朱素珠
刘　盼　刘　洁　李　艳　李文静　李存斌　杨梅庆
张　艺　张小敏　陈晓丽　苟　茜　罗晓玲　郑美娟
崔玉珠　薄盼盼　魏　娜

蘭州大學出版社
LANZHOU UNIVERSITY PRESS

图书在版编目（CIP）数据

基础护理操作技能 / 豆欣蔓主编. -- 兰州 : 兰州大学出版社, 2021.3(2025.9重印)
ISBN 978-7-311-05817-3

Ⅰ. ①基… Ⅱ. ①豆… Ⅲ. ①护理学－职业教育－教材 Ⅳ. ①R47

中国版本图书馆CIP数据核字(2020)第187071号

责任编辑　佟玉梅　张　萍
封面设计　汪如祥

书　　名　基础护理操作技能
作　　者　豆欣蔓　主编
出版发行　兰州大学出版社　(地址:兰州市天水南路222号　730000)
电　　话　0931-8912613(总编办公室)　0931-8617156(营销中心)
网　　址　http://press.lzu.edu.cn
电子信箱　press@lzu.edu.cn
印　　刷　兰州银声印务有限公司
开　　本　880 mm×1230 mm　1/16
成品尺寸　210 mm×285 mm
印　　张　29
字　　数　750千
版　　次　2021年3月第1版
印　　次　2025年9月第4次印刷
书　　号　ISBN 978-7-311-05817-3
定　　价　108.00元

前 言

基础护理操作是护理工作的重要内容，熟练掌握基础护理操作技能是作为一名合格护理人员的必备条件。为了适应我国应用型护理人才培养发展形势的需要，适应院校专业教学模式及课程体系改革的需要，兰州大学护理学教研室组织临床护理教师编写了本教材。

本教材的编写以能力培养为基点，将基础护理技能操作独成体系，尝试应用案例教学对传统实验操作教材模式进行改革。本教材共十四章，内容涵盖环境与分级护理、无菌与隔离技术、患者安全与转运技术、皮肤护理技术、生命体征的测量及护理技术、冷疗和热疗技术、营养与排泄、给药技术、静脉输液与输血技术、标本采集技术、常用急救技术、临终护理、职业安全与防护等。

本教材具备以下特点:①配有操作视频的图解性指导说明，对绝大多数基础护理技能进行实景拍摄，由临床护理技术娴熟的护理人员进行操作，增加了操作的直观性，便于学生自学。②以布鲁姆认知领域分类法对理论、技能的学习提出要求，对学生的预期行为提出明确的期望。③操作前导入临床典型案例，操作后进行案例的点评，从而建立以问题为中心，基于任务的学习模式，循循善诱、步步深入，以激发学生的学习兴趣。④各项操作步骤重点突出，并配以操作流程图，编排简洁，脉络清晰，以提高学生对操作的整体认识；同时，对重要的关键环节以及容易发生错误的环节进行提醒，给予学生提示、强调和指导。⑤操作考核评分标准明确、详尽，便于学生在操作练习后进行自我评价。

本教材由豆欣蔓编写大纲和内容框架，并参与编写第一章和第二章部分内容（约1.35万字）；张玉芳参与编写第三章和第四章内容（约13.44万字）；张小敏参与编写第二章部分内容（约1.68万字），第五章和第七章内容（约6.05万字）以及第八章第六节内容（约1.34万字），共计9.07万字；罗晓玲参与编写第八章第一节至第五节内容（约

9.07万字)；李存斌参与编写第六章第一节至第四节内容（约4.36万字），第十章第一节和第二节部分内容（约5.04万字），共计9.40万字；张兰芳参与编写第六章第五节内容（约1.9万字），第九章内容（约10.4万字），共计12.3万字；牟成华参与编写第十二章和第十三章内容（约6.72万字）；马佩芬参与编写第十章第二节部分内容和第三节内容（约6.55万字），第十一章第二节至第五节内容（约2.69万字）以及第十四章内容（约4.03万字），共计13.27万字；张军红参与编写第十一章第一节内容（约3.8万字）。

本书在编写过程中，参考了诸多教材和相关资料；同时，贺莉、冉婷婷、许娟、王昱瑾、张春、马明芳、孙璐、尹立琴、鲁雪莲、胡文科、万博、尚轶、牛芳、陈玺如、冯英、耿婕、李奇男、高艺华、杨迎春、李莹嘉、王明丽、张天军、朱素珠、南锐伶、李洋洋、李玉红、吴银瓶、王禹、周晓琴、谢琳、管晓鹂和王娟等老师参与教材内操作视频的拍摄与指导工作，在此一并向相关作者和老师致以衷心的感谢！

尽管经过自审、互审以及定稿等全过程，但限于编者的水平和时间有限，书中难免存在不妥之处，敬请读者批评、指正，使之日臻完善。

豆欣蔓

2023年3月

目 录

第一章 绪论

学习目标

通过本章的学习，学生能够掌握以下内容：

◎**识记**

1. 准确复述本章所介绍的主要护理概念。

2. 简述护理学的三个演变过程。

3. 正确认识和记忆护理学的基本概念、任务和目标。

◎**理解**

1. 说明护理学三个演变过程及每个过程的特征。

2. 准确理解护理学的任务和目标。

◎**应用**

通过文献查阅，概述当代护理发展新趋势，讨论21世纪护理学的发展任务和目标。

新生儿沐浴

新生儿抚触

护理学（nursing）是一门以自然科学和社会科学理论指导为基础，研究人类健康维护、促进、恢复的护理理论与技术及其发展规律的综合性应用科学，是运用科学的思维方法对各种护理现象和护理问题进行整体的认识，以揭示其本质和发展规律的科学，其研究范围、内容与任务涉及影响人类的生理、心理、社会等方面。护理学包括理论与实践两大范畴，基础护理学技术是护理学实践范畴中的重要组成部分之一，对培养具有扎实基本知识和娴熟基本技能的合格护理学专业人才起着举足轻重的作用。

第一节　护理学的历史演变过程

护理学的形成及发展与人类的文明进步和健康需要息息相关。在不同的历史时期，护理专业不断发展进步以适应社会对护理实践的需求。了解护理学的发展进程有助于提高对护理本质的认识和理解，明确护理专业的发展方向，准确预测未来的发展趋势，更好地满足社会对护理服务的需求，进而提高人类健康水平。

一、早期护理学的发展

自从有了人类就有了护理活动，但早期医学及护理并无科学依据。人们把疾病看成是神鬼等超自然的力量所致，并采用巫术或其他迷信的方法来治疗疾病。当时医、药、护不分，医师一人兼任医生、药剂师及护士的工作，这种情况持续了数千年。随着人类文明的发展，人们开始尝试应用草药、砭石、调整饮食、运动、清洁卫生等方法缓解伤痛和治疗疾病。

公元初期，从事护理工作的主要是修女，她们没有接受过正规的护理训练，但她们出于对宗教的博爱和济世宗旨认真护理患者，推动了护理事业的发展。此阶段可以看成是以宗教意识为主要思想的早期护理的雏形。

中世纪的护理主要以宗教及战争为主题。这一时期，形成了一些为患者提供初步护理的宗教、军队和非宗教的救护团体。当时的护理工作环境分为一般医疗机构及以修道院为中心的教会式医疗机构两种。护理重点是生活护理，包括采光、通风及空间等方面。此时护理开始从自助式、互助式、家庭式走向社会化、组织化服务。

从14世纪开始，文艺复兴、宗教改革及工业革命，推动了医学的迅猛发展，出现了一批医学科学家。相比之下，护理学却仍停留在中世纪的状态，并落入长达200年的黑暗时期。

二、近代护理学与南丁格尔

18世纪中叶到19世纪，科学及医学得到快速发展和进步，欧洲相继开设了一些护士训练班，护理的科学性及地位有了一定的提高。1836年，德国牧师西奥多·弗里德尔（Fliedner）在凯塞威尔斯城建立了附属于教会的护士训练班，招收身体健康、品德优良的教会女执事进行护理训练。这个护士训练班被视为世界上第一个较为正规的护士训练班。

19世纪中叶，弗罗伦斯·南丁格尔（Florence Nightingale）首创了科学的护理事业，护理理论逐步形成和发展。从此，护理学走上了科学的发展轨道并步入了正规的教育渠道。许多人称这个时期为“南丁格尔时代”，这既是护理学发展的一个重要转折点，也是护理专业化的开始。

1820年5月12日，南丁格尔出生于意大利的佛罗伦萨，其家庭是当时英国的名门望族。她从小受到了良好的教育，精通英、法、德、意等国语言。少女时期，她就很有爱心，乐于助人，经常接济贫困人家。长大之后，她经常去看望附近村庄里的穷苦患者和亲友中的病弱者。在参加社会慈善工作中，她认识到护理工作的重要性，于是不顾家人的强烈反对和当时社会上鄙视护士的不良风气，毅然地投身于护理事业中。1850年，她只身去德国的凯撒斯韦特参加护士训练班，并考察了当时英、法、德的护理工作。1853年，她担任了英国伦敦妇女医院的院长，强调新鲜的空气，舒适、安静的环境对服务对象康复的重要性。

1853—1856年，克里米亚战争期间，英军的医疗救护条件非常落后，当时在前线作战的英国士兵由于得不到合理的救护而大批死亡，伤员的死亡率高达42%，引起了社会极大轰动。南丁格尔得知后，立即申请带领护士奔赴前线。1854年10月，南丁格尔带领38名护士志愿到前线救护伤员。她努力改善医院环境，设法调整膳食，以提高伤员营养水平，并为伤员清洗伤口，消毒物品。除了精心护理伤员外，她还亲自为伤病或垂危士兵书写家信，使他们获得精神慰藉。她的积极服务精神赢得了医护人员的信任和伤员的尊敬，士兵们称颂她为“提灯女神”“克里米亚天使”。在南丁格尔和她的护理团队的努力下，短短的半年时间内前线伤员死亡率下降到2.2%。这种奇迹般的护理效果震撼了英国朝野，改变了人们对护理的看法。英国政府及皇室授予她勋章、奖品及奖金以表彰她的贡献。

经过克里米亚战争的护理实践，南丁格尔更加坚定了信心，她将自己的一生都奉献给了护理事业。1860年，她在英国圣托马斯医院创办了世界上第一所正式的护士学校——南丁格尔护士训练学校（Nightingale Training School for Nurses），建立了崭新的教育体制，开创了近代科学的护理教育。

南丁格尔对护理事业做出的贡献是巨大而具有深远意义的，1912年国际护士会决定将南丁格尔的诞辰日即5月12日作为国际护士节。同年，国际红十字会在华盛顿召开的第9届大会上，正式确定设立南丁格尔奖章（Nightingale Medal），该奖章是国际医学护理界的最高荣誉奖，每两年颁发一次。

三、现代护理学的发展

20世纪护理学进入了迅速发展时期，护理专业随着护理实践的深入而不断发展与完善，护理学的演变主要经历了以下3个阶段。

（一）以疾病为中心阶段（19世纪60年代—20世纪40年代）

此阶段为现代护理学发展的初期，当时医学的发展逐渐摆脱了宗教和神学的影响，但是人们对疾病的认识还十分局限，认为疾病是由于细菌和外伤引起的机体结构改变和功能异常，即“有病就是不健康，健康就是没有病”。因此，一切诊疗活动都是以治疗疾病为目的，从而形成了“以疾病为中心”的医学指导思想。受此医学思想的影响，加之护理工作在当时还没有形成自己的理论体系，协助医生诊断和治疗疾病成为这一时期指导护理工作的基本着眼点。

“以疾病为中心”的护理观点是现代护理学发展初期的必然产物，为护理学的进一步发展奠定了基础。然而，“以疾病为中心”的护理观点的致命弱点是“见病不见人”，忽视了人的整体性，因而护理工作从属于医疗，护士成为医生的助手，护理研究领域十分局限，束缚了护理学专业的发展。

（二）以患者为中心阶段（20世纪40—70年代）

20世纪中叶，科技的发展以及人们生活水平的不断提高，促使人们重新认识人类健康与生理、心理和环境的关系，开始重视社会心理因素及生活方式对健康与疾病的影响。社会科学中许多有影响的理论和学说相继被提出或确立，如系统论、马斯洛的需要层次理论、人和环境的相互关系学说等。1948年，世界卫生组织提出了新的健康观，为护理研究提供了广阔的领域。美国护理界展开了对新的护理定义的讨论，在原有的护理定义中加入了健康人也是护理服务对象的新概念，指出在护理教育中应该增加一些人文及心理课程以进一步增强护士对人的全面理解。与此同时，“护理程序”的提出使护理有了科学的工作方法。护理领域相继出现了一些新理论，提出应重视“人”是一个整体。由此，整体护理的理念开始发展。

护理学通过汲取相关学科的理论及自身的实践和研究经验，逐步形成了自己的理论知识体系，建立了“以患者为中心”的护理模式。以“患者为中心”的护理，改变了护理的内容和方法。但是护理仍然以住院患者为主要对象，护理的工作场所限于医院内，尚未涉及群体保健和全民健康。

（三）以人的健康为中心阶段（20世纪70年代至今）

1977年，美国罗彻斯特大学的恩格尔教授提出，在研究疾病的发生及发展过程中，要将生物因素、心理因素及社会因素密切地结合起来考虑，这种新的医学模式被称为生物-心理-社会医学模式。医学模式的转变，对护理工作产生了很大的影响，也带动了护理模式的转变。新的医学模式要求护士在为人提供护理时应将服务对象看成一个具有生理、心理及社会需要的整体，而不是只重视服务对象的局部生理或病理反应。这一切都推动了护士走出医院，走向家庭、社区及各种机构，护理的服务对象由患者转换为所有年龄段的健康人及患者，并以护理理论指导实践。至此护理学逐渐发展为一门科学与艺术相结合的专业，成了为人类健康服务的独立应用性学科，护理学理论与技术体系向纵深和广延两个维度迅速发展。

第二节　护理学的概念、任务和目标

一、护理学的概念

护理学是健康学科中一门独立的应用性学科，以自然科学及社会科学为基础，研究如何提高及维护人类身心健康的护理理论知识体系和发展规律。现代护理学的理论框架有4个基本要素，即人、环境、健康和护理。对这4个要素的理解和认识水平直接影响护理的工作内容、实践范畴、研究领域、护士的角色功能及专业行为等方面。

（一）人

作为生理、心理及社会多因素构成的开放性有机体，人是护理实践和护理学研究的主要对象。其包括在环境中活动的个体的人和群体的人。对人的本质的认识和对人类健康保健活动的认识，是护理理论发展和护理实践发展的核心和基础。

（二）环境

环境是护理学的基本概念之一，人的所有活动，尤其是人的生命活动过程都脱离不了环境。而护理行为既以维护和促进利于生命活动良好的外部环境因素为目标，同时又受到环境因素的影响和制约。

人是一个生命体，有内、外环境之分，内环境包括生理环境和心理环境，外部环境又包括自然环境和社会环境等。环境的调控、改善是护理活动的重要内容和护理研究的主要范畴。

（三）健康

健康不仅是没有疾病，同时还要满足躯体健康、心理健康、社会适应良好和道德健康。健康是机体的一种舒适状态。护理活动的终极目标是提高全人类的健康水平。因此对健康概念的认识和理解直接影响护士的行为方式、服务方式和服务范畴。

（四）护理

护理的概念随着社会需求和护理学科的发展和完善而不断演变。“nurse”一词来源于拉丁文“nutricius”，原为养育、保护、照料等意。1859年，护理学的创始人南丁格尔提出：“护理是让护理对象处于一种免于疾病或能迅速从疾病中康复的环境。”南丁格尔认为一个通风良好和清洁安静的环境是恢复健康的基本条件。

美国护理学家韩德森是界定现代护理概念的第一人。1966年，她提出护士的独特功能是帮助个体、患者或健康人进行保持或恢复健康（或安宁地死去）的活动，如果个体有必要的能力、意愿和知识，则帮助他（她）尽可能快地独立照顾自己。1973年，国际护士会将护理定义为：护理是帮助健康的人或患病的人保持或恢复健康，或帮助濒死者安详死亡的活动。1970年，美国护理学家罗杰斯提出，护理是支持和促进个体适应内外环境，帮助人们达到最佳的健康潜能状态。强调护理所关心的是人——无论健康或生病、贫穷或富有、年轻或年老，只要是有人的地方，就有护理服务。

2003年，美国护士学会将护理定义为：护理是通过诊断和处理人类的反应来保护、促进、优化健康和能力，预防疾病和损伤，减轻痛苦，并为受照护的个体、家庭、社区及特定人群代言。这种新定义进一步明确了护理的丰富内涵，并强调了护理对全人类生命保健的重要作用。

二、护理的任务和目标

随着科技的发展、人民生活水平的提高和对健康的重视，以及对健康保健需求的增加，护理的任务和目标也在不断扩大和延伸。

（一）护理的任务

1965年6月修订的《护士伦理国际法》中规定：护士的权利与义务是保护生命，减轻痛苦，促进健康；护士的主要任务是帮助患者恢复健康，帮助健康人提高健康水平。1978年WHO也指出：护士作为护理的专业工作者，其唯一的任务就是帮助患者恢复健康，帮助健康人促进健康。目前，护理的任务可概括为以下四个方面。

1.促进健康

健康是指个体在身体、心理和社会等方面都处于良好的状态，具有提高生命质量的态度、行为和发挥个体潜能的能力。促进健康就是帮助个体、家庭和社区发展维持和增强自身健康和安适的资源。这类护理实践活动包括教育人们对自己的健康负责，形成健康的生活方式，解释改善营养和加强锻炼的意义，鼓励戒烟，预防物质成瘾，预防意外伤害和提供信息以帮助人们利用健康资源等。

2.预防疾病

预防疾病的目标是通过预防疾病达到最佳的健康状态。预防疾病的护理实践活动包括：妇幼保健、老年保健、健康教育、增强免疫力、预防各种传染病、提供疾病自我监测的技术、评估机构、临床和社区的保健设施等。

3.恢复健康

恢复健康的护理实践活动是护士的传统职责，帮助患病的人从疾病的早期一直延伸到康复期。这类护理实践活动包括为患者提供直接的整体性护理，如执行药物治疗、心理护理、生活护理等；进行护理评估，如测血压、留取标本做各类化验检查等；和其他卫生保健专业人员共同研讨患者的健康问题；帮助和指导患者进行康复活动，提高自护能力，达到机体最佳功能状态。

4.减轻痛苦

减轻痛苦的护理实践活动涉及对各种疾病患者、各年龄段临终者的身心全面照护。其包括帮助患者尽可能舒适地带病生活，提供支持以帮助患者应对功能减退、丧失，直至安宁地死亡。护士可以在医院、患者家中和社区各种卫生保健机构开展这些护理实践活动。

（二）护理的目标

护理是为了人类健康服务的实践活动，是在尊重人的需要和权力的基础上，将专业知识、技能与人文关怀精神结合起来，运用科学的循证方法为护理对象提供综合的、全面的、多层次的护理服务。护理的最终目标是在尊重人的需要和权利的基础上，提高人类社会的健康水平。

（豆欣蔓）

第二章 环境与分级护理

学习目标

通过本章的学习，学生能够掌握以下内容：

◎**识记**

1.正确说出环境的定义。

2.正确说出环境的分类。

3.正确陈述影响健康的环境因素。

4.正确陈述医院环境的特点。

5.正确陈述医院环境调控的相关因素。

6.分级护理制度。

◎**理解**

1.正确理解和解释环境的相关概念。

2.正确理解环境、健康和护理的关系。

3.正确理解医院环境、社会环境调控的要求和措施。

4.正确理解分级护理的适用对象及内容。

◎**应用**

1.正确运用环境相关知识评价医院环境的科学性及合理性。

2.结合实际情况为患者创造安全舒适的治疗和康复环境。

3.根据分级护理标准掌握服务内涵。

环境（environment）是人类生存和发展的基本条件，人类的一切活动都离不开环境，并与环境相互作用、相互依存。护理者的任务是帮助患者恢复健康，帮助健康人提高健康水平。护理者应该充分掌握与环境和健康相关的知识，充分利用环境中对人类健康有利的因素，消除和改善环境中的不利因素，努力创造一个适宜患者身心治疗和康复的环境。

第一节　环境与健康

一、环境的基本概念

（一）环境的概念

环境是指围绕着人类的空间以及其中可以影响人类生产和生活的各种自然因素和社会因素的总体，是人类生存和发展的基础。南丁格尔认为环境是“影响生命和有机体发展的所有外界因素的总和，这些因素能够延缓或加速疾病和死亡的过程”；美国护理学家韩德森认为环境是“影响机体生命与发展的所有外在因素的总和”。由此可见环境是影响人类生存和发展的所有机体内部因素和外界条件的总和，环境因素能对人产生积极或消极作用，人与环境之间相互作用、相互影响。

（二）环境的分类

环境是人类生存和发展的空间，分为内环境和外环境，内、外环境间必须不断地进行着物质、能量、信息的交换才能达到机体动态的平衡。维持内环境平衡是人类延续生命的必备条件，而外环境则影响着人类的生活质量。

1.内环境：指机体内部的环境，包括生理环境和心理环境。

（1）生理环境：人体由运动系统、呼吸系统、消化系统、循环系统、神经系统、泌尿系统、内分泌系统、生殖系统等组成，这些系统发挥各自的功能，同时，这些系统持续不断的相互作用，并与外环境进行物质、能量和信息的交换，以维持机体内部的生理环境处于相对稳定的平衡状态。

（2）心理环境：指一个人的心理状态。人是生理、心理、社会相统一的整体，人体不仅要维持正常的生理功能活动，还要维持正常的心理功能活动。患病会对个体的心理产生负面影响，甚至可导致人体某些器官产生一系列病理生理变化。

2.外环境：指人类生存的环境，包括自然环境和社会环境。

（1）自然环境：指人类周围的外环境，即环绕于人类各种自然因素的总和，如空气、水、植物、动物、土壤、岩石矿物等，这些是人类赖以生存和发展的物质基础。根据其组成要素的性质，可分为物理环境、化学环境和生物环境。

（2）社会环境：指人类生存及活动范围内的社会物质条件和精神条件的总和，包括社会交往、风俗习惯、政治、经济、文化、法律、教育和宗教等。社会环境对人的成长和发展具有重要作用，同时人类活动对社会环境产生深刻影响，而人类本身在适应和改造社会环境的过程中也在不断变化。社会环境影响个体和群体的心理行为，与人类的精神需要密切相关。

二、环境因素对健康的影响

人类活动会影响环境，环境也能反作用于人类。在正常情况下，人类与环境之间保持着动态平衡关系，这种平衡状态随环境变化而变化。如果人体的内环境或外环境发生改变，超过了人体的调节范围和适应能力，就会引发疾病，这些变化的因素称为影响人类健康的危险因素。因此，人类在适应和改造环境的同时，应该认识到环境的改变对人类生存和健康造成的现存的或潜在的危害。

（一）自然环境因素对健康的影响

自然环境对人的影响是最具根本性的。良好的自然环境是人类生存和发展的物质基础，任何由自然或人类引起的生态破坏都会导致人类赖以生存的物质基础发生改变，对人类健康造成直接或间接的影响。

1. 自然环境对健康的影响

自然环境的变迁和异常的气候现象，如地震、台风、干旱、洪水、沙尘暴等自然灾害不仅对生态系统造成了严重破坏，也给人类的生存和健康造成了巨大威胁。此外，风寒、燥热、暑湿等气候的变化，常与某些疾病的发生和流行有关。

2. 地形地质对健康的影响

生物是地壳物质演化到一定阶段的产物，其与地壳物质始终保持着动态的平衡。自然环境中地形地质的不同，地壳物质成分的不同，各种化学元素含量的多少均会影响人类的生理功能，对人类健康产生不同程度的影响。如饮食、饮水环境中碘的缺乏会导致碘缺乏症的发生；地方性甲状腺肿、克山病、砷中毒、患氟骨症等疾病均与当地地质环境中某些化学元素的过多或缺乏有关。

3. 环境污染对健康的影响

随着社会生产力的发展和科学技术的进步，人类在适应自然环境的同时，利用和控制自然环境的能力也在不断增强，人类活动对自然环境的影响越来越显著。同时，人类活动给自然环境带来了污染，引起环境质量下降，如大量工业废弃物和生活废弃物的排放，人工合成化学物质的与日俱增，导致空气、水、土壤等自然环境的生态平衡遭到破坏而威胁人类健康。

（1）空气污染：又称大气污染，指人类活动或自然过程引起某些物质进入大气，呈现出足够的浓度，达到足够的时间，超过了空气的自净能力，从而对人类的生活和健康产生直接和间接的危害。空气污染的产生，主要来自燃料燃烧时排出的烟尘，工业生产中排放的废气和粉尘，汽车尾气和吸烟等。空气污染对健康的影响分为急性危害和慢性危害。急性危害主要是指大气污染物的浓度在短期内急剧增高，致使人体大量吸入而造成呼吸道、眼、鼻黏膜及组织的急性损伤，主要表现为呼吸道和眼部刺激症状、咳嗽、咽喉痛、头痛、心肺功能障碍以及诱发慢性心脑血管疾病的急性发作等。慢性危害主要是指人体长期吸入低浓度的空气污染物而引起眼和呼吸系统的慢性疾患，如结膜炎、咽喉炎、气管炎、慢性阻塞性肺病、支气管哮喘、过敏性鼻炎等，并且可增加患肺癌的风险。

随着社会经济的发展和生产生活方式的转变，人们室内活动的时间越来越多，室内空气质量的优劣直接关系到每个人的健康。室内存在能释放有害物质的污染源或者室内环境通风不良均可导致室内空气中有害物质数量或种类的增加，使人们出现一系列不适症状。建筑装修材料、家具挥发的有害化学物质，烹饪时产生的油烟以及在室内吸烟产生的烟雾，使用各种清洁剂、除臭剂等有害的挥发性有机物质，都会成为室内主要的污染源。

（2）水污染：指排入水体的污染物质超过了水的自净能力，使水的组成及其性状发生变化，从而影响水的有效利用，危害人体健康或者破坏生态环境。人类活动产生的污染物很大一部分以水溶液的形式排放，水体受到污染后，通过饮用水或食物链进入人体，直接或间接地危害人体健康。例如，水中的寄生虫、病毒或某些致病菌，可引起寄生虫病和传染病蔓延；水中含有砷、铬、汞、镉、铅等有害、有毒物质，可导致人体的急慢性中毒，诱发癌症等。

（3）噪声污染：指所产生的噪声超过国家规定的环境噪声排放标准，并干扰他人正常生活、工作和学习的现象。噪声对人体的危害主要有影响睡眠和休息，造成暂时性或永久性的听力受损等，如机器的轰鸣声，车辆的马达声、鸣笛声，人的嘈杂声等。轻度噪声可使人感觉厌烦、精神不易集中、注意力分散、工作和学习效率降低；长期生活或工作在强噪声环境中的人会产生耳鸣、头晕、头痛、失眠、记忆力减退等症状，严重者损害听力并引起神经系统、心血管系统、消化系统、内分泌系统等的病变。

（4）土壤污染：土壤污染物大致可分为无机污染物和有机污染物两大类。导致土壤污染的主要原因是土壤存积的有机废弃物或含毒废弃物过多，影响或超过了土壤的自净能力，引起土壤的组成、结构和性质发生变化。由于土壤中微生物活动受到抑制，有害物质及其分解产物在土壤中逐渐积累并通过“土壤→植物→人体”途径，或通过“土壤→水→人体”途径间接被人体吸收，达到危害人体健康的程度，从而在卫生学和流行病学上产生了有害的影响。

（5）辐射污染：辐射源包含天然和人工两大类，主要来自宇宙射线、通信雷达及导航发射设备、工业和医疗高频设备、交通系统、家用电器等产生的辐射，人体暴露在这些辐射下易造成灼伤，导致皮肤癌以及一些潜在的危害。辐射对人体的危害主要取决于人体在辐射环境下暴露的时间及辐射强度，长期辐射会对人体生殖系统、神经系统和免疫系统造成直接伤害，可诱发癌症及引起遗传基因突变。在妊娠期内，辐射可致胚胎畸形或死胎。大剂量辐射可使生物在短时间内死亡。

（二）社会环境因素对健康的影响

人类在进行生产发展和生活活动中结成不同的群体，建立了生产关系和社会关系。人生活在社会群体之中，社会制度、社会经济、文化背景、社会关系、劳动条件及卫生服务体系等社会环境因素及其存在的差异，均可导致人们产生不同的社会心理反应，从而影响身心健康。

1.社会制度

社会制度是人民健康的根本保证，对人群健康起决定性作用。不同的社会制度反映了不同的社会所有制和阶级关系。在进步的社会制度下，国家和政府关注民众的健康，重视卫生保健事业的发展，使人们能够得到基本的医疗保障。

2.社会经济

社会经济是满足人群的基本需求以及卫生服务和教育的物质基础。社会经济发展是提高人群健康水平的主要因素，也是发展卫生事业的物质基础。人群的健康水平与社会经济发展水平有密切关系。社会经济的发展是提高人群健康水平的根本保证；社会经济的发展也必须以促进人群健康水平的提高为先决条件。因此，人群健康与社会经济的发展是相互促进、相互影响的。

3.文化背景

文化是指人类在社会历史发展过程中所创造的物质财富和精神财富的总和。人类的卫生习惯和习俗与其文化背景密切相关，如某些地区人们有喜食腌制食品的饮食习俗，这种不健康的饮食习俗易导致消化道肿瘤的发生。与健康有关的文化因素包括对症状的感知，倾向的治疗方式以及与营养、安全和生活相关的行为方式等。在人类社会的发展过程中，寻求适应环境的生活方式是文化的核心。文化的发展促使社会更适宜群体的生存，同时也影响人类的健康状况及疾病模式。

4.社会关系

人类是生活在由一定社会关系结合而成的社会群体之中，包括家庭、朋友、邻里、同事等，这些基本社会群体共同构成社会网络。社会网络中人们之间相互关系的协调性及相互支持的程度，不仅是影响健康的因素，而且是保证健康的基础。良好的社会关系有利于保持健康的心理环境，其对疾病的预防、治疗和康复均产生积极的作用。

5.劳动条件

劳动条件是指人们在工作中的设施条件、工作环境、劳动强度和工作时间的总和，即生产环境。生产环境的安全、劳动强度的大小、工作程序安排的合理性以及劳动保护措施等，对人体的健康都有直接或间接的影响。

6.卫生服务系统

卫生服务系统的主要工作是向个人和社区提供范围广泛的促进健康、预防疾病、医疗护理和康复服务以维护和改善人群健康。由于世界各国的社会发展水平和经济制度的不同，卫生资源的分配和利用差别很大，所以不同国家和地区的人们能够得到的基本医疗保障也存在较大的差异。

三、护理与环境的关系

19世纪中叶，南丁格尔在护理工作中不断总结经验，多年的临床护理实践使她深刻地认识到环境对健康的重要性，并发展了护理环境学说。她提出："症状和痛苦一般认为是不可避免的，并且发生疾病常常不是疾病本身的症状而是其他的症状——全部或部分需要空气、光线、温暖、安静、清洁、合适的饮食等。"南丁格尔认为，造成患者痛苦的原因常常是环境因素未能满足患者的生存需求，而并非仅仅是疾病本身的症状。

1975年，国际护士会在其政策声明中概述了护理专业与环境的关系，提出保护和改善环境是人类为生存和健康而奋斗的一个重要目标。该声明要求每一个人和专业团体都要承担职责，致力于保护人类环境，保护世界资源，研究它们的应用对人类的影响及如何避免人类受影响。国际护士会明确护士在环境保护方面的职责是：

（1）帮助发现环境对人类的不良影响及有利影响。

（2）护士在与个人、家庭和社会集体接触的日常工作中，应告知他们关于有危害的化学制品类物品、有放射线的废物污染问题、最近的健康威胁情况，并指导其预防和减轻潜在性伤害。

（3）采取措施预防环境因素对健康所造成的威胁，同时教育个人、家庭及社会对环境资源进行保护的方法。

（4）与卫生部门共同协作，找出住宅区对环境及健康的威胁因素。

（5）帮助社区处理环境卫生问题。

（6）参加研究和提供措施，以早期预防各种有害于环境的因素，研究如何改善生活和工作条件。

护士只有充分了解环境与健康的关系，才能完成护理的基本任务，促进健康、预防疾病、恢复健康、减轻痛苦；才能通过有效的护理行为增进患者的舒适度，促进患者康复，改善护理工作质量，提高护理工作效率，为人类的健康事业做出贡献。

第二节 医院环境

医院是医务人员向患者提供医疗和护理服务的场所，医院不仅是单纯治疗疾病的场所，也是提供预防、治疗、保健、康复等多种功能的健康服务中心。以服务对象为中心是现代化医院最重要的特征，护理服务对象不仅包括患病的人，也包括健康的人。以健康照顾为目标的医疗环境，应该对人产生积极的影响，对健康具有促进作用，并能满足人们的基本需要。医院作为以诊治疾病、照顾患者为主要目的的医疗机构，是为患者提供医疗卫生服务的重要场所。良好的医院环境有利于患者治疗、修养和康复。

一、医院环境的特点

医院的环境应注重体现“以人的健康为中心”的人性化理念，不仅满足医疗、护理的功能，同时，还应兼顾患者的舒适与安全，满足患者生理、心理、社会等方面的需求，以促进患者康复。医院环境的优劣是影响医疗护理质量和患者满意度的重要因素。因此，护理人员积极为患者创造安全、舒适、优美的适合健康恢复的治疗性环境是十分必要的。良好的医院环境应具备以下特点。

（一）服务专业性

在医院环境中，护理人员的服务对象是患者，患者是具有生物学和社会学双重属性的复杂生命有机体。因此，护理人员在专业分工越来越精细的同时又强调团结协作，以提供高质量的医学综合服务。由于护理人员在提高医疗服务质量中起相对独立的作用，因此现代医院对护理人员的专业素质要求也在不断提高，要求护理人员应具有全面的专业理论知识、熟练的操作能力和丰富的临床经验，能够科学地照顾患者，为其提供专业的生活护理、精神护理、营养指导等服务，并学习和掌握不断发展的新技术、新专业，进一步满足患者多方位的健康需求。

（二）安全舒适性

医院是患者治疗疾病、恢复健康的场所，应满足患者的安全舒适的需要。

1.治疗性安全

患者的安全舒适感首先来源于医院的物理环境，包括空间、温度、湿度、空气、适宜的光线和音响、环境的清洁卫生等。医院的建筑设计和布局应合理且符合相关标准，医疗设备配置齐全，安全设施齐备完好，治疗护理过程中避免患者发生损伤。

2.生物环境安全

在治疗性医疗环境中，致病菌及感染源的密度相对较高，同时大部分患者的免疫功能因疾病受到不同程度的影响，对这些致病菌普遍易感。因此应加强对医院环境的管理，建立完善的院内感染监控系统，健全有关制度并严格执行，避免院内感染的发生，预防传染性疾病的传播，以确保医院生物环境的安全性。

3.关系和谐性

医院为患者提供医疗卫生保健的同时还应提供心理社会方面的支持和情绪疏导。良好的医患、护患关系能有效地减轻或消除患者来自医院环境、诊疗过程及疾病本身的压力，有助于提高治疗效果并加速疾病的康复进程。医护人员应具备良好的医德医风，重视患者的心理护理，积极为患者营造良好的人际关系氛围，耐心热情地对待患者，与患者建立和睦的人际关系，加强对患者的心理支持，以增加患者的心理安全感。

（三）管理统一性

医院医疗服务面广，分工协作部门复杂多样，在一切“以患者为中心”的思想指导下，医院根据具体情况制定院规，统一管理，保护患者及医务人员的安全，提高工作效率和质量。

（四）文化特殊性

医院文化泛指医院主体和客体在长期的医学实践中创造的特定物质财富和精神财富的总和，包括医院硬文化和医院软文化两个方面。医院硬文化主要是指医院内的物质状态，如医疗设备、医院建筑、医院环境、医疗技术水平和医院效益等有形的东西，其主体是物。医院软文化是指医院在历史发展过程中形成的具有本医院特色的思想、观念等意识形态和行为模式以及与之相适应的制度和组织结构，其主体是人。医院硬文化是医院软文化形成和发展的基础，医院软文化对医院硬文化具有指导和促进作用，两者有机整合，相互制约，相互转化。

二、医院环境的调控

医院环境直接影响患者的身心舒适和治疗效果。为满足患者治疗、休养及康复的需要，促进患者早日康复，必须创设一个良好的医院环境，当医院的环境不能满足患者康复需求时，护理人员应采取适当的措施对其进行调控。

（一）医院物理环境的调控

医院的物理环境是影响患者身心舒适的重要因素，它关系到患者的治疗效果和疾病的转归。适宜的病室温度、湿度和通风条件以及安静的病室环境对患者病情恢复具有重要作用。为患者创造一个舒适而安全的疗养环境是护理人员的重要职责。适宜的环境应考虑下列因素。

1.空间

每个人都需要一个适合的空间，医院病区的布局应考虑患者整体的需要，要尽可能在医院条件许可的情况下，综合考虑不同病情、不同层次、不同人群的需要，保证患者有适当的空间，同时方便治疗和护理操作的进行。一般情况下，每个病区设30～40张病床为宜，每间病室宜设2～4张病床，尽量配有卫生间，病床之间的距离不得少于1 m。床与床之间应有隔帘遮挡，以使患者拥有较为私密的个人空间，保护患者在住院期间个人的隐私和满足其社交需求等。

2.温度

适宜的温度有利于患者休息、治疗及护理工作的进行。在适宜的室温下，患者可以感到舒适、安宁，能减少消耗，利于散热，也有利于医疗护理工作的进行。室温过高会使神经系统受到抑制，干扰消化和呼吸功能，影响体热的散发和体力恢复；室温过低会使人畏缩、缺乏活力、肌肉紧张而产生不安，并容易受凉。适宜的环境温度标准因人而异，如年纪较大、活动量较少的人要比年纪较轻、活动量较大的患者所要求的温度高。一般来说，普通病室温度保持在18～22 ℃为宜，新生儿室、老年病房、产房、手术室等以22～24 ℃为宜。

为保持适当的室温，医院病区应安装适当的调节设施，如空调、电风扇、暖气设备等，并配备室温计，以便观察和调节室温。此外，应根据气温变化为患者增减衣物及被服。

3.湿度

湿度指空气中含水分的程度。病室湿度一般指相对湿度，即在单位体积的空气中，一定温度条件下，空气中所含水蒸气的量与其达到饱和时含量的百分比。湿度会影响皮肤蒸发散热的速度，从而造成人体对环境舒适感的差异。适宜的病室湿度为50%～60%，湿度过高或过低都会给患者带来不适感。湿度过高时，蒸发作用减弱，可抑制排汗，患者感到潮湿、气闷，尿液排出量增加，肾脏负担加重；湿度过低时，空气干燥，人体蒸发大量水分，可引起口干舌燥、咽痛、烦渴等表现，对呼吸道疾病或气管切开患者尤为不利。

病室应配备湿度计，以便护士能随时评估室内湿度并加以调节。室内湿度过高时，可通风换气或使用空气去湿器；无条件时，可通过打开门窗增加室内空气流通以降低湿度。室内湿度过低时，夏季可在地面洒水，冬季可在暖气上安放水槽、水壶或使用空气加湿器。

4.通风

通风是增加室内空气流动，降低空气中微生物的密度、调节室内温度和湿度、增加患者舒适感、减少呼吸道疾病传播的有效措施。通风不足会使室内空气污浊、氧气不足，患者会出现烦躁、倦怠、头晕、食欲缺乏等不适。病室应定时通风换气或安装空气调节器，有条件的可设立生物净化室（层流室）。通风效果受通风面积（门窗大小）、室内外温差、通风时间及室外气流速度的影响，一般通风30 min即可达到置换室内空气的目的。通风时应注意保护患者，避免吹对流风，以免着凉。

5.噪声

噪声不但使人不愉快而且对健康不利，严重的噪声会引起听力损害甚至导致听力丧失。根据世界卫生组织规定的噪声标准，白天较理想的噪声强度是35～40 dB。医院的噪声源主要来自仪器设备的运行和报警声、医疗器械和用具的碰撞与摩擦声、人声喧哗、重步行走、开关门窗所发出的响声等。护理人员应尽可能地为患者创造安静的环境，在说话、行动与工作时应尽可能做到“四轻”，即说话轻、走路轻、关门轻和操作轻。向患者及其家属、探视者做好解释宣传工作，保持病室安静。

6.光线

病室光源有自然光源和人工光源。日光是维持人类健康的要素之一，适当的日光照射能使照射部位温度升高，促进血液循环，改善皮肤和组织的营养状况，使人食欲增加，舒适愉快。此外，日光中的紫外线有强大的杀菌作用，并可促进机体内部合成维生素D，因此病房内经常开启门窗，让阳光直接射入，或协助患者到户外接受阳光照射，以增进患者身心舒适感。人工光源主要用于夜间照明及保证特殊诊疗和护理操作的需要。护理人员应根据患者不同需要对光线进行调节，如对先兆子痫、破伤风或畏光的患者，应调暗病室光线或采取避光措施，夜间应有壁灯或地灯，既便于夜间巡视病情，又不至于影响患者睡眠。

7.装饰

优美的环境能让患者的感觉舒适愉悦，医院的绿化、建筑的结构与色彩、室内的装饰等都应从人与健康的和谐发展的角度进行人性化设计。同时，病室是患者在医院停留时间最长的空间，病室布置应简单、整洁、美观，这样不但可以增进患者身心的舒适感，而且可以使患者精神愉悦。医院应按各病室不同需求来设计并配备不同颜色，如儿科病室的床单和护理人员服装使用暖色，使患者感到温馨舒适。医院环境的颜色如果调配得当，不仅可促进患者身心舒适，还可以产生积极的医疗效果。

（二）医院社会文化环境的调控

医院是社会的一个组成部分，患者身处其中，对医院的陌生环境、人员、规章制度等会感觉不适应，以致产生一些不良的心理反应。为了保证患者能获得安全、舒适的治疗环境，得到适当的健康照顾，护理人员应与患者建立融洽的护患关系，创设和谐的气氛帮助患者尽快适应医院的社会环境。

1.护患关系

“护”指护理人员，“患”包括患者、患者的家属以及除家属以外的患者的监护人。护患关系是一种服务者与服务对象之间特殊的人际关系。良好的护患关系有助于患者身心的康复。护理人员在护患关系中处于相对主动地位，只有不断提高其心理素质，培养其人道主义情感，才能与患者群体建立良好的护患关系，并从根本上体现以人的健康为中心的服务宗旨及整体护理理念。护理人员在履行职责的护理活动中，对患者应一视同仁，无论患者的年龄、性别、职业、职务、信仰、文化背景，不分远近亲疏，一切从患者的利益出发，满足患者合理的身心需求，尊重患者的权利与人格。患者则应尊重护理人员的职业和劳动，在治疗护理中尽力与护理人员合作，以充分发挥护理措施的效果，争取早日康复。

2.患者与其他人员的关系

病区中的每个人都是社会环境中的一员，在共同的治疗康复生活中相互影响。除护患关系外，患者还需与病区内其他医务人员及同室的病友之间建立和睦的人际关系。护理人员应主动将其他医务人员和病友介绍给患者，鼓励患者与他们进行接触和沟通；善于利用病友间的互助精神，启发群体中的积极因素，从而调动患者的乐观情绪，使患者更好地配合医疗护理工作的开展。家庭是患者重要的社会支持系统，家庭成员对于患者的理解及支持有利于患者增强治愈疾病的信心，助其康复。因此，护理人员也应注意协调患者与其家庭成员之间的关系，充分发挥家庭支持系统的积极作用。

3.医院规章制度

医院规章制度是依据国家相关部门对有关医院管理的规定并结合医院自身的特点所制定的规则，如入院须知、探视制度、陪护制度等。健全的规章制度可以保证医疗、护理工作的正常进行，确保患者有良好的休息和睡眠环境，预防和控制医院感染的发生，使患者尽快恢复健康。医院制度既是对患者的指导，又是对患者的约束，因而会对患者产生一定的影响。协助患者熟悉医院各项规章制度，可帮助患者适应医院环境，取得患者及家属的理解和配合，保证诊疗护理工作的正常进行，便于预防和控制院内感染工作的实施，同时也保证了患者具有良好的休息环境，以达到帮助患者尽快恢复健康的目的。

第三节　分级护理

门急诊沟通

分级护理是指患者在住院期间，护理人员根据患者病情的轻、重、缓、急和（或）生活自理能力的评估，给予不同级别的护理。分级护理共分为四个级别：特级护理、一级护理、二级护理、三级护理。护理人员应当以患者病情和（或）生活自理能力为依据，根据患者的情况变化进行动态调整。

一、护理分级方法

（1）患者入院后应根据患者病情严重程度确定病情等级。

（2）采用Barthel 指数评定量表（表2-3-1），对日常生活活动进行评定，根据患者Barthel 指数总分，将自理能力分为重度依赖、中度依赖、轻度依赖和无须依赖四个等级（表2-3-2）。

（3）根据病情等级和（或）自理能力等级，确定护理患者等级。

（4）临床护理人员应根据患者的病情和自理能力的变化动态调整患者护理分级。

表 2-3-1 Barthel 指数评定量表

序 号	项 目	完全独立	需要部分帮助	需要极大帮助	完全依赖
1	进食	10	5	0	—
2	洗澡	5	0	—	—
3	修饰	5	0	—	—
4	穿衣	10	5	0	—
5	控制大便	10	5	0	—
6	控制小便	10	5	0	—
7	如厕	10	5	0	—
8	床椅转移	15	10	5	0
9	平地行走	15	10	5	0
10	上下楼梯	10	5	0	—
Barthel 指数总分：____________分 注：根据患者的实际情况，在每个项目对应的得分上划"√"					

表 2-3-2 自理能力分级

自理能力等级	等级划分标准	需要照护程度
重度依赖	总分≤40分	全部需要他人照护
中度依赖	总分41～60分	大部分需要他人照护
轻度依赖	总分61～99分	少部分需要他人照护
无须依赖	总分100分	无须他人照护

二、分级护理细化标准和服务内涵

（一）特级护理

1.分级依据

（1）维持生命，实施抢救性治疗的重症监护患者。

（2）病情危重，随时可能发生病情变化需要进行监护、抢救的患者。

（3）使用呼吸机辅助呼吸，并需要严密监护病情的患者。

（4）各种复杂或大手术后、严重创伤或大面积烧伤的患者。

2.服务内涵

（1）严密观察患者病情变化，监测生命体征，设立特护记录单，准确记录出入量、病情变化及所采取的护理措施。对患者要做到"六知道"（姓名、诊断、异常化验检查、治疗、护理要点、护理措施），制订护理计划，并根据患者病情变化提出护理问题和措施，及时修正护理计划，注重护理效果的评价。

（2）根据医嘱正确执行各项治疗及用药，备齐抢救用物，如负压吸引、氧气等，配合医生实施各项急救措施。

（3）做好专科护理，如气道护理、管路护理、压疮护理及各种并发症的预防，尤其是应用呼吸机的患者，每日要定时进行口腔护理、更换气管插管胶布、气切处按时换药，每隔2 h给患者翻身、拍背、吸痰，保证呼吸道通畅。

（4）关注患者安全，根据患者具体情况采取相应预防措施，如加床档、使用约束带等。

（5）根据患者病情，完成基础护理，保证危重患者床单元整洁、干燥，无碎屑，无血迹、尿渍；能进食者协助进食并观察进食情况，保持患者大小便通畅，保证患者头发、胡须、指（趾）甲“三短”，面部、口腔、皮肤、头发、手足、会阴、肛门“七洁”；协助卧床患者翻身、叩背以促进有效咳嗽和咳痰，必要时吸痰，保持呼吸道通畅及皮肤的完整性，保持患者功能体位及卧位舒适。

（6）了解患者心理需求，有针对性地开展心理指导及健康指导。

（7）严格执行危重患者床旁交接班，根据病情特点详细交接，包括患者床号、姓名、病情、神志、心理特点、皮肤情况、有无特殊检查及落实情况、目前患者还存在哪些问题、治疗和护理上还有无待处理的问题及下一班需注意的重点。同时共同查看患者所带管路、静脉通路，皮肤等情况。

（8）履行告知义务，尊重患者知情权。

（9）定时通风，保持病室空气清新及环境整洁；限制探视，积极预防感染。

（二）一级护理

1.分级依据

（1）重度肺动脉高压患者。

（2）急性肺栓塞持续肝素抗凝的患者。

（3）胸腔镜手术后48 h患者。

（4）气管切开术后且病情相对稳定患者。

（5）大剂量激素冲击治疗患者。

（6）病情不稳定或随时可能发生变化的患者。

（7）手术后或者治疗期间需要严格卧床的患者。

（8）自理能力重度依赖的患者。

（9）病情趋向稳定的重症患者。

2.服务内涵

（1）每小时巡视病房，观察患者病情变化，用药情况，伤口情况等。

（2）根据患者病情需要，定时测量生命体征并记录，如有异常及时通知医生。

（3）根据医嘱正确执行各项治疗及用药，并观察用药后疗效，及时记录。

（4）提供专科护理，如气道护理、管路护理、压疮护理及各种并发症的预防。

（5）关注患者安全，建立预防跌倒/坠床记录单，根据患者具体情况采取相应预防措施。

（6）根据患者病情及生活自理能力，实施基础护理，保证患者床单元整洁、干燥，无头发和碎屑，无血迹、尿渍；协助进食并观察进食情况，保证患者头发、胡须、指（趾）甲“三短”，面部、口腔、皮肤、头发、手足、会阴、肛门“七洁”；指导患者饮食，鼓励多饮水，预防便秘或排尿困难，指导并协助患者床上排便；协助卧床患者翻身及叩背以促进有效咳嗽、床上移动等，积极预防护理并发症。

（7）关注患者心理变化，给予心理护理。提供护理相关的健康指导和功能锻炼。

（8）定时通风和整理，保持病室空气清新及环境整洁。

（三）二级护理

1.分级依据

（1）中度肺动脉高压患者。

（2）病情稳定，限制活动仍需卧床的患者。

（3）年老体弱、行动不便、生活能部分自理患者。

（4）留置各种引流管路的患者，如胸腔闭式引流患者。

（5）应用免疫抑制剂、激素的患者。

2.服务内涵

（1）2 h巡视，观察患者病情变化及生活需求，并及时予以帮助。

（2）根据患者病情需要，测量生命体征，如有异常及时通知医生并记录。

（3）根据医嘱正确执行各项治疗及用药，观察用药后的疗效并记录。

（4）根据患者病情需要提供专科护理。

（5）指导患者采取措施预防跌倒/摔伤。

（6）协助生活部分自理患者做好基础护理，正确实施护理（基础护理、专科护理）措施和安全措施；协助患者进餐、协助卧床患者翻身及叩背，促进有效咳嗽、床上移动等。

（7）做好心理护理，提供护理相关的健康指导及功能指导。

（8）给予饮食指导，指导患者适当进行下床活动，预防并发症的发生。

（9）定时通风和整理，保持病室空气清新及环境整洁。

（四）三级护理

1.分级依据

（1）病情趋于稳定或未明确诊断前，仍需观察且自理能力轻度依赖的患者。

（2）病情稳定或处于康复期，且自理能力中度依赖的患者。

（3）病情稳定，仍需卧床，且自理能力轻度依赖的患者。

（4）生活完全自理且处于康复期的患者。

2.服务内涵

（1）3 h巡视，观察患者病情变化。

（2）根据患者病情需要，测量生命体征，如有异常及时通知医生。

（3）根据医嘱正确实施治疗、给药措施。

（4）根据患者病情正确实施护理（基础护理、专科护理）措施和安全措施。

（5）提供疾病相关健康指导（指导患者进食、戒烟、适当活动与休息，教会造口护理）。

（6）定时通风和整理，保持病室空气清新及环境整洁。

（豆欣蔓　张小敏）

第三章 无菌与隔离技术

学习目标

通过本章的学习，学生能够完成以下要求：

◎识记

1. 能正确说出医院感染的分类、形成原因及条件。
2. 能准确简述常用的消毒灭菌方法和使用注意事项。
3. 能正确说出医院选择消毒灭菌方法的原则。
4. 能正确描述无菌技术操作原则和隔离原则。

◎理解

1. 能正确描述并解释下列概念：医院感染、清洁、消毒、灭菌、手卫生、无菌技术、标准预防及隔离。
2. 能举例说明影响健康的环境因素。
3. 能举例说明医院日常清洁、消毒、灭菌工作的主要内容。
4. 能理解隔离区域的划分标准、医院不同病区的建筑布局与隔离要求。
5. 能根据疾病的传播途径提出标准预防和基于疾病传播途径所采取的预防、隔离措施。

◎应用

1. 能采取适当的措施预防与控制医院感染。
2. 能正确应用常用的消毒、灭菌方法完成医院日常的清洁、消毒、灭菌工作。
3. 能根据临床情况正确进行手卫生。
4. 能熟练完成常用无菌技术操作，有较好的无菌观念和无菌技术操作规范。
5. 能规范、熟练地完成卫生洗手、卫生手消毒和穿脱隔离衣。

无菌技术是在医疗护理操作过程中，保持无菌物品、无菌区域不被污染，防止病原微生物入侵人体的一系列操作技术。无菌技术作为预防医院感染的一项重要而基础的技术，医护人员必须正确熟练地掌握，在技术操作中严守操作规程，以确保患者安全，防止医源性感染的发生。

隔离技术是将传染源传播者和高度易感人群安置在指定地点和特殊环境中，暂时避免和周围人群接触，防止病原微生物扩散的方法和技术。主要措施有：对传染患者采取传染源隔离，切断传染途径；对易感人群采取保护性隔离等。

第一节　医院感染

医院感染（nosocomial infection）是在医院内或在医疗活动中得到的一类特殊感染性疾病，其发生与诊疗活动有着密切关系，严重威胁着医院人群的健康。因此，医院健全生物环境的管理制度并采取有效防控措施，可提高医院各类人群对医院感染的认识，以减少医院感染的发生，确保医院生物环境的安全。

医院感染是当前医院管理的重点，国内外学者都认为医院感染是当今影响医疗发展和医疗质量的难题。随着现代医学科学技术的飞速发展，各种新业务、新技术，如肝移植、肾移植、角膜移植、心脏移植等技术的开展，免疫抑制剂以及放疗、化疗等在医院的广泛应用，导致患者免疫功能下降；内镜及各种导管的使用，又增加了微生物入侵人体的新机会。这一切都使医院感染的风险日益增加。

一、医院感染的概念与分类

（一）医院感染的概念

医院感染又称医院获得性感染、医疗相关感染，指住院患者、探视者、医院工作人员等在医院活动期间遭受病原体侵袭而引起的诊断明确的感染。一般包括在住院期间发生的感染和在医院内获得并在出院后发生的感染；不包括入院前已开始或入院时已处于潜伏期的感染。

医院感染的确定主要依据临床诊断，同时需要力求做出病原学诊断。

1.医院感染的诊断标准

（1）无明确潜伏期的感染，入院48 h后发生的感染。

（2）有明确潜伏期的感染，自入院起超过平均潜伏期后发生的感染。

（3）在原有感染基础上出现其他部位新的感染（慢性感染的迁徙病灶除外），或在已知病原体基础上又分离出新的病原体（排除污染和原来的混合感染）的感染。

（4）本次感染直接与上次住院有关。

（5）新生儿在分娩过程中和产后获得的感染。

（6）由于诊疗措施激活的潜在性感染，如疱疹病毒、结核杆菌等的感染。

（7）医务人员在医院工作期间获得的感染。

2.医院感染的排除标准

（1）皮肤黏膜开放性伤口只有细菌定植而无炎症表现。

（2）由于创伤或非生物性因子刺激而产生的炎症表现。

（3）新生儿经胎盘获得的感染（出生后48 h内发病），如单纯疱疹、弓形体病等。

（4）患者原有的慢性感染在医院内急性发作。

（二）医院感染的分类

1.按病原体的来源分类

（1）内源性感染（endogenous nosocomial infection）：指患者在医院内遭受自身固有病原体侵袭而发生的医院感染。病原体正常情况下不致病，只有在一定条件下成为条件致病菌，人体内的平衡被打破，如皮肤、黏膜受损，免疫功能低下，抵抗力下降时可引起各种内源性感染。

（2）外源性医院感染（exogenous nosocomial infection）：指患者在医院内遭受非自身固有病原体侵袭而发生的医院感染。病原体来自患者身体以外的个体或环境，通过直接或间接的途径导致患者发生感染。

2.按感染病原体的种类分类

一般可将医院感染分为细菌感染、真菌感染、病毒感染、支原体感染、衣原体感染、立克次体感染、放线菌感染、螺旋体感染及寄生虫感染等。

3.按感染发生的部位分类

主要有呼吸系统感染、泌尿系统感染、消化系统感染等（见表3-1-1）。

表3-1-1　医院感染部位分类

发生部位	举　例
呼吸系统	上呼吸道感染、下呼吸道感染、胸腔感染
泌尿系统	肾盂肾炎、输尿管感染、尿道感染、无症状菌尿症
消化系统	胃肠炎、肝炎、腹腔感染
骨和关节	骨髓炎、关节感染、椎间盘感染
中枢神经系统	颅内感染、椎管内脓肿
心血管系统	心内膜炎、心包炎、动脉感染、静脉感染
血液	输血相关性肝炎、菌血症
生殖系统	盆腔感染、外阴切口感染、前列腺炎
皮肤、软组织	压疮、疖、坏死性筋膜炎、乳腺炎、脐炎
手术部位	外科切口感染、深部切口感染
其他部位	口腔感染、咽炎、中耳炎、鼻窦炎、结膜炎
多个部位	多系统感染、多器官感染

二、医院感染发生的原因

医院感染的发生与诸多因素有关，如机体自身免疫功能状况、现代诊疗技术在临床的广泛应用以及医院感染管理制度等。

（一）机体自身因素

1.生理因素

主要指年龄、性别等。一般情况下婴幼儿、老年人、特殊时期的女性（抵抗力会下降），是发生医院感染的高危人群。

2.病理因素

主要指个体免疫功能、基础疾病或原发疾病导致对病原微生物抵抗力降低，易诱发感染。

3.心理因素

主要指个体的情绪、主观能动性、暗示作用等在一定程度上可影响其免疫功能和抵抗力。

（二）机体外在因素

1.诊疗活动

主要包括侵袭性操作，放疗、化疗、免疫抑制剂的应用，抗菌药物的使用。

2.医院环境

医院是各类患者聚集的场所，其环境易受各种病原微生物的污染。

3.医院感染管理机制

主要包括医院感染管理制度不健全，医院感染管理资源不足、投入缺乏，医务人员缺乏医院感染相关知识、重视不够等。

三、医院感染发生的条件

医院感染发生必须具备三个要素：感染源（source of infection）、传播途径（modes of transmission）和易感宿主（susceptible hosts）。当这三者同时存在并相互发生联系形成感染链时，将导致医院感染的发生。

（一）感染源

感染源指病原体自然生存、繁殖并排出的宿主（人或动物）或场所。主要分为两类。

1.内源性感染源

一般指患者本人。

2.外源性感染源

一般指患者之外的宿主或医院环境。

（1）已感染的患者及病原携带者。

（2）环境贮源：医院的空气、水源、设备、器械、药品、食品等容易受各种病原微生物的污染而成为感染源。

（3）动物感染源：各种动物，其中野生动物危害性最大，如鼠、蚊、蝇、螨、猴、蝙蝠等，都可能感染或携带病原微生物。

（二）传播途径

传播途径指病原体从感染源传播到易感宿主的途径。主要有接触传播、空气传播、飞沫传播等。

1.接触传播（contact transmission）

病原体通过手、媒介物（如污染的诊疗器械、携带病原微生物的动物、污染的水源和食物等）直接或间接接触导致的传播，是医院感染中最常见也是最重要的传播方式。

（1）直接接触传播：感染源直接将病原微生物传播给易感宿主。

（2）间接接触传播：感染源排出的病原微生物通过媒介传播给易感宿主。

2.空气传播（airborne transmission）

带有病原微生物的微粒子（≤5 μm）以空气为媒介远距离（>1 m）随气流流动而导致的疾病传播。

3.飞沫传播（droplet transmission）

带有病原微生物的飞沫核（>5 μm）在空气中短距离（1 m内）移动到易感人群的口、鼻黏膜或眼结膜等导致的传播。

4.其他途径

例如通过动物携带病原微生物而引起的生物媒介传播。

（三）易感宿主

易感宿主（susceptible hosts）指对某种疾病或传染病缺乏免疫力的人。通常把易感者作为一个总体，称之为易感人群。医院是易感人群相对集中的地方，也易发生感染和感染的流行。医院感染常见的易感人群主要有：

（1）婴幼儿及老年人。

（2）机体免疫功能严重受损者。

（3）接受各种免疫抑制剂治疗者。

（4）不合理使用抗生素者。

（5）接受各种侵入性诊疗操作者。

（6）营养不良者。

（7）手术时间长或住院时间长者。

（8）精神状态差，缺乏主观能动性者。

四、医院感染的预防与控制

医院感染的预防与控制是医疗管理的重要内容，做好医院感染的预防和控制（以下简称感控）工作对保障医疗质量与医疗安全具有重要意义。医院感染的预防与控制的关键性措施是通过完善医院感染预防与控制系统，阻断感染链，即控制或消灭感染源，切断传播途径，保护易感人群或增强其免疫力。

（一）建立医院感染管理体系

医院感染管理机构应有独立完整的体系，《医院感染管理办法》规定：住院床位总数在100张以上的医院应设置三级管理组织，即医院感染管理委员会、医院感染管理科、各科室医院感染管理小组；住院床位总数在100张以下的医院应当设置分管医院感染管理工作的部门，其他医疗机构应设置有医院感染管理专（兼）职人员。

（1）医院感染管理委员会是医院感染管理的最高组织机构和决策机构，根据国家和本地区卫生行政部门有关医院感染管理的法规、标准及部门规章，拟订全院医院感染管理质量控制和持续改进方案、工作计划，组织制定全院及各科室医院感染管理规章制度，并具体组织实施、监督和效果评价。其成员由医院感染管理科、医务部、护理部、临床科室、消毒供应中心、手术室、临床检验科、药事管理科、设备管理科、后勤管理科及其他有关部门的主要负责人组成，主任委员通常由医院院长或者主管医疗工作的副院长担任。

（2）医院感染管理科是医院感控管理和专业技术指导的职能科室，在医院领导和医院感染管理委员会的领导下行使管理、培训、监督和监测职能，对医院感染相关事件的处理进行专业技术指导。通常需配备满足临床需要的专（兼）职人员来具体负责医院感染的预防与控制。

（3）各科室医院感染管理小组是医院感染管理三级组织的“一线”力量，是医院感染管理制度和防控措施的具体实践者。通常由科主任和护士长负责，小组成员由医生组长、护理组长组成，在科主任领导下开展科室医院感控工作。

（二）健全各项规章制度，依法管理医院感染

依照国家卫生行政部门颁发的法律法规、规范及标准来健全医院感染各项管理制度，建立和完善医院感染监测网络，更新并细化相应的规章制度和各自规范，建立健全医院感染暴发流行应急处置预案，并认真贯彻执行。

发现医院感染病例或疑似病例应立即调查分析，及时进行病原学检查及药敏试验，查找感染源、感染途径，控制蔓延。积极治疗患者，隔离其他患者，并及时准确地报告感染管理科，协助调查。针对感染源，传播途径和易感人群制定控制措施并监督措施的实施。发现法定传染病时，按《传染病防治法》中有关规定报告。严格执行与医院感染管理有关的主要法律法规、规范及标准。

（三）落实医院感染管理措施并持续开展质量改进，切断感染链

依据预防和控制医院感染的法律法规、规范及标准，结合具体的工作过程，落实医院感染管理措施，制定相应的医院感染和控制标准，持续改进医院感染管理工作，落实监测制度，寻找易感因素、易感环节、易感部位，并采取有效的干预措施，针对感染高发科室、高危人群、高发部位和多重耐药菌等实行目标监测，切实做到控制感染源、切断传播途径、保护易感人群。

具体措施包括：医院环境布局合理，设施有利于消毒隔离，医院建筑布局及洁、污流程设计符合医院感染管理要求。如传染科应与普通病区和生活区分开，病区及梯道设立洁、污两通道，清洁区、潜在污染区、污染区分区明确，区与区之间有实际屏障，人流、物流不逆行；医院门诊各功能部门的设置符合患者就诊的流程，使就诊人流呈单向流动，避免人流交错增加交叉感染的机会；病区内配备适量的非手触式开关的流动水洗手设施，病床边、门外或治疗车上配备手消毒剂，以提高医护人员手卫生的依从性等。

同时二级以上医院必须建立规范合格的感染性疾病科；加强重点部门如ICU、手术室、母婴同室病房、消毒供应室、导管室、门诊、急诊等的消毒隔离；做好清洁、消毒、灭菌及其效果监测；加强抗菌药物临床使用和耐药菌监测管理；加强一次性医疗用品的监测管理；加强重点环节的监测，如各种内镜、牙钻、接触血及血制品的医疗器械、医院污水和污物的处理等；严格执行探视与陪护制度，对易感人群实施保护性隔离，加强主要感染部位如呼吸道、手术切口等的感染管理。

（四）加强医院感染教育，督促各级人员加强医院感染防控意识

加强医院感染监控知识和技术的岗位培训与宣传教育，强化医生、护士、患者和家属等人员的预防与控制医院感染的责任意识，在诊疗活动的每个环节都做好医院感控工作，保障医疗质量和医患安全。

重视医院感染管理学科的建设，建立专业人才培养制度，充分发挥医院感染专业技术人员在预防与控制医院感染工作中的作用。

卫生行政部门应当建立医院感染专业人员岗位规范化培训和考核制度，加强继续教育，及时引入医院感染管理新理念，提高医院感染专业人员的业务技术水平；医疗机构应当制订对本机构工作人员的培训计划，对全体工作人员进行医院感染相关法律法规、相关工作规范以及专业技术知识的培训；医院感染专业人员应当具备医院感染预防与控制工作的专业知识，并能够承担医院感染管理和技术工作。

医务人员应当掌握与本职工作相关的医院感染预防与控制方面的知识，落实医院感染管理规章制度、工作规范，严格执行标准预防制度，重视职业暴露的防护。工勤人员应当掌握有关预防与控制医院感染的基础卫生学和消毒隔离知识，并在工作中正确运用。

知识拓展

医院感染与控制的新发展和新理念

1. 医院感染定义的内涵延伸：医院感染包含了一切与医院或医疗活动相关的感染，包含医院内获得的感染，也包含社区、诊所诊疗活动中获得的感染。因此，医院感染除了要对医院住院患者实行全过程的监督外，也要联合社区诊疗系统，共同预防耐药菌的播散。

2. 为进一步加强医疗机构感染预防与控制工作，提高医疗质量，保障医疗安全，维护人民群众身体健康与生命安全，国家卫生健康委员会办公厅于2019年5月发布医疗机构感染预防与控制基本制度（试行）。该制度是各级各类医疗机构必须遵守和严格执行的基本要求，具有“底线性”“强制性”。

3. 医院感染信息化：应用信息技术提高医院感染的管理和监测能力，具体用于门诊预约挂号系统和流程再造、医院医疗和办公系统实现无纸化、门禁系统与视频系统、气动物流传送系统、清洗消毒追溯系统、床单元智能化清洗消毒系统以及无线移动查房和护理系统。

第二节　清洁、消毒和灭菌

清洁、消毒和灭菌工作是保证医院生物环境安全，预防与控制医院感染的重要措施，包括医院的室内外环境清洁和消毒，诊疗器具、医疗护理器械、药物的消毒和灭菌。

（1）清洁（cleaning）：指用物理方法清除物体表面的污垢、尘埃和有机物，目的是去除和减少微生物而非杀灭微生物。适用于医院环境中各类物体表面的处理，也是物品消毒、灭菌前的必要处理步骤。

（2）消毒（disinfection）：指用物理或化学方法消除或杀灭传播媒介上的病原微生物，目的是使其达到无害化。凡接触皮肤、黏膜的医疗器械、器具和物品必须达到消毒水平。

（3）灭菌（sterilization）：指用物理或化学的方法杀灭传播媒介上的一切微生物，包括致病和非致病微生物及细菌芽孢。凡进入人体组织、无菌器官的医疗器械、器具和物品必须达到无菌水平。灭菌保证水平（sterility assurance level，SAL）指经灭菌处理的单位产品上存活的微生物的概率，通常表示为10^{-6}，即经灭菌处理后的100万件物品中最多只允许一件物品存活微生物。

一、消毒灭菌的方法

常用的消毒灭菌方法分为物理消毒灭菌法和化学消毒灭菌法两大类。物理消毒灭菌法是利用热力、辐射、过滤等物理作用，杀灭或清除病原微生物；化学消毒灭菌法是使用化学消毒剂杀灭病原微生物。

（一）物理消毒灭菌法

1. 热力消毒灭菌法

主要利用热力破坏病原微生物的蛋白质、核酸、细胞壁和细胞膜改变而导致其死亡，达到消毒灭菌的目的。热力消毒灭菌法是效果可靠，使用最广泛的方法，主要包括干热法和湿热法。

（1）干热法

①燃烧法：是一种简单、迅速、彻底的灭菌方法。适用于不需保存的物品，如病理标本、废弃衣物、纸张及医疗垃圾等的处理；微生物实验接种环、试管口的灭菌等；急用某些金属器械、搪瓷类物品等。灭菌前需要清洁并干燥。

②干烤法：一般在特制的烤箱中进行灭菌，适用于耐热、不耐湿、蒸汽或气体不能穿透物品的灭菌，如油脂、粉剂、玻璃器皿等物品。灭菌参数为：温度150 ℃，持续灭菌时间2.5 h；温度160 ℃，持续灭菌时间2 h；温度170 ℃，持续灭菌时间1 h；温度180 ℃，持续灭菌时间0.5 h。

干烤灭菌时，应注意：灭菌物品应先清洁，玻璃器皿需保持干燥；物品包装体积通常不超过10 cm×10 cm×20 cm；油剂、粉剂的厚度不超过0.6 cm；凡士林纱布条厚度不超过13 cm；装载高度不超过烤箱内腔高度的2/3，不与烤箱底部及四壁接触，物品间留有充足的空间；充分考虑物品对温度的耐受力，按要求设定温度，有机物灭菌温度不超过170 ℃。准确计算好灭菌时间：从达到灭菌温度时算起，需同时打开箱体的排风装置，中途不可打开烤箱放入新的物品；灭菌后待温度降到40 ℃以下时方可开启箱门。监测灭菌效果：物理监测法，应用多点温度检测仪观察在设定时间内是否达到预置温度；化学监测法，观察包外、包内化学指示物在灭菌周期后颜色是否改变；生物监测法，采用枯草杆菌黑色变种芽孢菌片制成标准生物测试包对灭菌质量进行监测。

（2）湿热法

①压力蒸汽灭菌法：是热力消毒灭菌法中效果最好的一种方法，在临床应用比较广泛。主要利用高压饱和蒸汽的高热所释放的潜热灭菌（潜热：当1 g 100 ℃水蒸气变成1 g 100 ℃的水时，释放出2255 J的热能）。其适用于耐热、耐湿类诊疗器械、器具和物品的灭菌，不能用于油类和粉剂的灭菌。根据排放冷空气的方式和程度不同，一般可将压力蒸汽灭菌器分为下排气式压力蒸汽灭菌器和预排气压力蒸汽灭菌器两大类；可将压力蒸汽灭菌法分为下排气式压力蒸汽灭菌法和预真空压力蒸汽灭菌法。

下排气式压力蒸汽灭菌法：利用重力置换的原理，使热蒸汽在灭菌器中从上而下将冷空气由下排气孔排出，排出的冷空气全部由饱和蒸汽取代，再利用蒸汽释放的潜热灭菌。首选用于微生物培养物、液体、药品、实验室废物和无孔物品的灭菌，下排气式压力蒸汽灭菌器可分为手提式压力蒸汽灭菌器和卧式压力蒸汽灭菌器。下排气式压力蒸汽灭菌器的参数一般为：温度121 ℃，压力102.8～129 kPa，器械灭菌时间20 min，敷料灭菌时间30 min。

预真空压力蒸汽灭菌法：利用机械抽真空的方法，先将灭菌容器内的冷空气抽出形成负压，再输入热蒸汽，蒸汽得以迅速穿透到物品内部进行灭菌。其区别于一次或多次抽真空，预真空压力蒸汽灭菌设备分为预真空和脉动真空两种。后者空气排出更彻底，效果更可靠，已成为医院消毒供应中心主要的灭菌设备。压力蒸汽灭菌器的参数为最短灭菌时间4 min，温度为132 ℃时，压力184.4～210.7 kPa；134 ℃时，压力201.7～229.3 kPa（见表3-2-1）。

表3-2-1　压力蒸汽灭菌所需时间（不包括升温时间）

设备类别	物品类别	温　度	所需最短时间	压　力
下排气式	敷料	121 ℃	30 min	102.9 kPa
	器械	121 ℃	20 min	102.9 kPa
预真空式	器械、敷料	132～134 ℃	4 min	205.8 kPa

压力蒸汽灭菌法的注意事项：

A.操作人员要经过专门训练，合格后方能上岗；严格遵守生产厂家的使用说明或指导手册；设备运行前每日进行安全检查并预热。

B.包装符合要求，灭菌包裹不宜过大且捆扎不宜过紧，下排气式压力蒸汽灭菌法的物品体积不超过30 cm×30 cm×25cm，装载体积不得超过箱室容量的80%；预排气压力蒸汽灭菌的物品体积不超过30 cm×30 cm×50 cm，装填量不得超过90%，但不小于箱室容量的10%，以防止“小装量效应”影响灭菌效果；敷料包重量不宜超过5 kg；器械包重量不宜超过7 kg；外用化学指示胶带贴封，灭菌包内放置化学指示物。

C.使用专用灭菌架或篮筐装载灭菌物品，灭菌包之间应留有空隙；宜将同类材质的物品置于同一批次灭菌，如材质不同，将纺织类物品放上层、竖放，金属器械类物品放于下层；手术器械包、硬式容器应平放，盆、盘、碗类物品应斜放，玻璃瓶等底部无孔的器皿类物品应倒立或侧放。

D.灭菌时随时观察压力和温度并准确计时，加热速度不宜过快，只有当箱室的温度达到要求时开始计算灭菌时间。

E.物品温度降至室温、压力表在“0”位时取出物品，取出的物品冷却时间＞30 min；每批次应检查灭菌是否合格，若灭菌不彻底或有可疑污染则不作为无菌包使用；快速压力蒸汽灭菌后的物品存放有效期为7天。

F.监测灭菌效果

物理监测法：每次灭菌应连续监测并记录灭菌时的温度、压力和时间等参数，结果应符合灭菌的要求。预真空压力蒸汽灭菌器应在每日开始灭菌运行前空载进行B-D（bowie-dick）测试，检测灭菌器冷空气排除效率，排气系统正常方可使用。

化学监测法：对无菌包包外、包内化学指示物进行监测，根据其颜色或形态等变化，判定是否达到灭菌合格要求，具体要求为灭菌包包外有化学指示胶带，高度危险性物品包内有化学指示卡，置于最难灭菌的部位。如果透过包装材料可直接观察包内化学指示物的颜色变化，则不必放置包外化学指示物。

生物监测法：是监测灭菌效果最可靠的方法。利用耐热的非致病性嗜热脂肪杆菌芽孢作为指示菌株，待灭菌周期结束后取出培养，指示菌片上若无细菌生长，表示灭菌合格。生物监测应至少每周监测一次。如果为植入物及植入性手术器械灭菌时，所有灭菌批次都要做生物监测。

②煮沸消毒法：是应用最早的消毒方法之一，经济、简便和消毒效果可靠，也是家庭及基层医疗机构常用的消毒方法。适用于耐湿、耐高温物品的消毒，如金属、搪瓷、玻璃和橡胶类物品等。在1个标准大气压下，水的沸点是100 ℃，煮沸5～10 min可杀灭细菌繁殖体，煮沸15 min可杀灭多数细菌芽孢，某些热抗力极强的细菌芽孢需煮沸更长时间，如肉毒芽孢需煮沸3 h才能杀灭。

方法：物品清洗干净后全部浸没在水中加热煮沸，维持≥15 min。消毒时间从水沸后算起。

煮沸消毒法的注意事项：

A.消毒前要求：使用软水；物品需保持清洁；大小相同的容器不能重叠放置；器械轴节或容器盖子应打开；空腔导管腔内预先灌满水；放入物品不超过总容量的3/4；水面至少高于物品最高处3 cm，煮锅应加盖煮沸。

B.根据物品性质决定放入水中的时间：如玻璃器皿、金属及搪瓷类物品通常冷水放入；橡胶制品用纱布包好，水沸后放入。如中途加入物品，则应再次水沸后重新计时。

C.水的沸点受气压影响，一般海拔每增高300 m，消毒时间需延长2 min。

D.为增强杀菌作用、去污防锈，可将碳酸氢钠加入水中，以1%～2%的浓度配制，沸点可达到105 ℃。

E.消毒后应将物品及时取出置于无菌容器内，并及时应用，4 h内未用需要重煮消毒。

③其他：除压力蒸汽灭菌法和煮沸消毒法外，湿热消毒法还可选择低温蒸汽消毒法和流动蒸汽消毒法。

低温蒸汽消毒法是用较低温度杀灭物品中的病原菌或特定微生物，可用于不耐高热的物品，如内镜、塑料制品等的消毒，将蒸汽温度控制在73～80 ℃保持10～15 min；用于乳类、酒类消毒时又称巴氏消毒法，将液体加热到61～62.8 ℃保持30 min，或加热到71.7 ℃保持15～16 s。

流动蒸汽消毒法是在常压下用100 ℃的水蒸气消毒，相对湿度80%～100%，15～30 min即可杀灭细菌繁殖体，适用于医疗器械、器具和物品手工清洗后的初步消毒，餐饮具和部分卫生用品等耐热、耐湿物品的消毒。

2.辐射消毒法

主要利用紫外线臭氧的杀菌作用，使蛋白质光解、变性而致细胞死亡。

（1）日光暴晒法：是利用日光的热、干燥、紫外线的作用来达到消毒效果。常用于床垫、被服、书籍等物品的消毒。将物品放在直射阳光下暴晒6 h，并定时翻动，使物品各面均能受到日光照射。

（2）紫外线消毒法：紫外线属于一种低能电磁波，其波长在210～328 nm，消毒使用的紫外线波长为250～270 nm，一般认为具有最大灭菌作用的波长为253.7 nm。此方法可杀灭多种微生物，包括杆菌、病毒、真菌、细菌繁殖体、芽孢等。由于紫外线消毒法经济、安全、简便，被广泛应用于室内空气、物体表面等的消毒处理。

杀菌作用机制：

①作用于微生物的DNA，使菌体DNA失去转换能力而死亡。

②破坏菌体蛋白中的氨基酸，使菌体蛋白光解变性。

③降低菌体内氧化酶的活性。

④使空气中的氧电离产生具有极强杀菌作用的臭氧。

临床常用的有紫外线杀菌灯、紫外线空气消毒器。常用紫外线杀菌灯主要有普通直管热阴极低压汞紫外线消毒灯、高强度紫外线消毒灯、低臭氧紫外线消毒灯和高臭氧紫外线消毒灯四种。紫外线消毒器是采用臭氧紫外线杀菌灯制成的，主要有紫外线空气消毒器、紫外线表面消毒器、紫外线消毒箱三种。

紫外线辐照能量低，穿透力较弱，只能杀灭直接照射的微生物，因此主要适用于空气、物品表面和液体的消毒。

消毒方法：

①空气消毒首选高强度紫外线空气消毒器，不仅消毒效果可靠，而且可在室内有人时使用室内悬吊式紫外线灯照射，开机消毒30 min即可达到消毒效果。室内紫外线灯安装的数量为平均每立方米不少于1.5 W，有效照射距离不超过2 m，照射时间30～60 min。

②用于物品表面消毒，使用便携式紫外线表面消毒器近距离移动照射或紫外线灯悬吊照射，小件物品可放入紫外线消毒箱内照射，有效距离为25～60 cm，照射时间为20～30 min。

③用于液体消毒，可采用水内照射法或水外照射法，紫外线光源应装有石英玻璃保护罩，水层厚度应小于2 cm，并根据紫外线的辐照强度确定水流速度。

紫外线灯管消毒的注意事项：

①保持紫外线灯管外表洁净，每周用70%～80%乙醇布巾擦拭1次，去除表面灰尘。

②保持消毒环境清洁干燥，电源电压为20 V，空气适宜温度为20～40 ℃、相对湿度为40%～60%，若温度过高或过低应适当延长照射时间。

③正确计算并记录消毒时间：紫外线的消毒时间应从灯亮5～7 min后开始计时，并记录累计使用时间，使用时间超过1000 h需更换灯管。

④由于紫外线对人的眼睛和皮肤有强烈刺激作用，故照射时人应尽量离开房间，必要时使用防护用具遮挡双眼和暴露的肢体，照射完毕应开窗通风。

⑤定期检测紫外线灯管的输出强度，当辐射照度低于70 μW/cm²（功率≥30 W的灯）时，应予以更换。主要应用物理监测法、化学监测法、生物监测法。物理监测法是开启紫外线灯5 min后，将紫外线辐照计置于所测紫外线灯下正中垂直1 m处，仪表稳定后所示结果即为该灯管的辐照强度值；化学监测法是开启紫外线灯5 min后，将紫外线灯强度辐射指示卡置于紫外线灯下正中垂直1 m处，照射1 min后判断辐射强度；生物监测法一般每月一次，主要通过对空气、物品表面的采样检测细菌菌落数以判断其消毒效果。

（3）臭氧消毒法：臭氧在常温下为强氧化性气体，是一种广谱杀菌剂，可杀灭细菌繁殖体、病毒、芽孢、真菌，并可破坏肉毒杆菌毒素。主要用于医院空气、污水、诊疗用品及物品表面的消毒；高浓度的臭氧对人体有害，因此空气消毒时，应在封闭空间内、无人状态下进行。臭氧浓度为20 mg/m³，作用30 min；水消毒时，根据不同场所按厂家产品使用说明书要求使用；物品表面消毒时，密闭空间内臭氧浓度为60 mg/m³，作用60～120 min。

臭氧使用的注意事项：

①臭氧对人有毒，国家规定大气中臭氧浓度≤0.16 mg/m³。

②臭氧具有强氧化性，可损坏多种物品，且浓度越高对物品损坏越重。

③杀菌作用受温湿度、有机物、水的浑浊度、pH等多种因素的影响。

④空气消毒后开窗通风≥30 min，人员方可进入室内。

3. 电离辐射灭菌法

此方法是利用X射线、γ射线或电子加速器产生的高能电子束的穿透性来杀灭微生物的低温灭菌方法。其作用机制主要是通过干扰微生物DNA的合成、破坏细胞膜、引起酶紊乱等达到消毒灭菌作用。电离辐射作用可以分为直接作用和间接作用。直接作用指射线的能量直接破坏微生物的核酸、蛋白质和酶等；间接作用指射线的能量先作用于水分子，使其电离，电离后产生的自由基再作用于核酸、蛋白质、酶等物质。

电离辐射是低温灭菌，不发生热的交换、压力差和扩散层干扰，具有优于化学消毒、热力消毒等其他消毒灭菌方法的许多优点，适用于不耐热的物品，如一次性医用塑料制品、食品、药品和生物制品等在常温下的灭菌，故又称“冷灭菌”。

电离辐射灭菌法的注意事项：

（1）应用机械传送物品以防放射线对人体造成伤害。

（2）为增强γ射线的杀菌作用，灭菌应在有氧环境下进行。

（3）湿度越高，杀菌效果越好。

（4）应用短小杆菌芽孢E601生物指示剂来监测灭菌效果。

（5）使用此方法灭菌物品前应核查：包装是否完好无损、辐射化学指示卡变色是否达标、灭菌日期、有效期、灭菌操作者、审核者签名和辐照灭菌单位质量检测印章等，以确保所用器物的安全、可靠。

4.过氧化氢等离子体灭菌法

过氧化氢等离子体是20世纪90年代研发的一项新低温灭菌技术。等离子体被认为是液态、气态、固态之外的第四种状态，其作用原理是在特定的电场内，过氧化氢气体发生电离反应，形成包括正电氢离子和自由电子（氢氧电子和过氧化氢电子）等的低密度电离气体云，具有很强的杀菌作用，使医疗器械和手术器械上的多种微生物失去活性，从而达到灭菌目的。同时，此方法具有灭菌循环时间短、低热、彻底分解终产物、毒性低的优势，适用于不耐高温、不耐湿的诊疗器械，如电子仪器、光学仪器等的灭菌。灭菌参数：过氧化氢作用浓度＞6 mg/L，灭菌腔壁温度45～65 ℃，灭菌周期28～75 min。

过氧化氢等离子体灭菌的注意事项：

（1）不适用的灭菌对象：吸收液体的物品或材料；由含纤维素的材料制成的物品或其他任何含木质纸浆的物品；一头闭塞的内腔；液体或粉末；一次性使用物品；植入物；不能承受真空的器械。

（2）物品在灭菌之前必须清洁干燥，并使用专用包装材料包装。

（3）物品装置量不超过灭菌仓容积的2/3，且灭菌包不叠放，不接触灭菌仓内壁。

（4）灭菌效果监测：物理监测法，每次灭菌应连续监测并记录每个灭菌周期的灭菌参数，符合灭菌器的使用说明或操作手册要求；化学监测法，观察包内、包外化学指示物的颜色变化，判断其灭菌是否合格；生物监测法，用嗜热脂肪杆菌芽孢或枯草杆菌黑色变种芽孢作为生物指示剂，每天至少进行一次灭菌循环的监测。

5.微波消毒法

微波是一种频率高、波长短、穿透力强的电磁波，一般使用的频率是2450 MHz。其作用原理是在电磁波的高频交流电场中，细菌体内的蛋白质、核酸等高速旋转、振动，而使温度迅速上升，导致菌体蛋白凝固变性而死亡，从而达到消毒灭菌的作用。

微波消毒法的注意事项：

（1）盛装消毒物品时不用金属器皿，装放物品不应超过微波消毒器内容积的2/3，不得接触内腔四壁，物品之间留有空隙。

（2）按吸收微波能量大小对物品进行分类、分批消毒。

（3）微波的热效应需要有一定量的水分，待消毒的物品应浸入水中或用湿布包裹。

（4）微波对人体有一定的伤害，使用时必须关好微波器具的门后才能开始操作。

（5）消毒中途不得打开消毒器加入新物品。

（6）掌握适宜消毒时间，以免消毒物品被烧焦，或因温度过低达不到消毒目的。

（7）不要空载操作，以免损坏消毒器。

6.机械除菌法

一般指用机械的方法，如冲洗、擦拭、过滤等方法去除介质中的微生物，多用于物品表面和空气的消毒。空气过滤除菌主要应用于医院手术室、烧伤病房、器官移植病房和静脉药物配置中心等空间的空气净化处理。层流通风主要使室外空气通过空隙小于0.2 μm的高效过滤器以垂直或水平两种气流呈流线状流入室内，再以等速流过房间后流出。过滤除菌是将待消毒的介质，通过规定孔径的过滤材料，去除气体或液体中的微生物，但不能将微生物杀灭。

（二）化学消毒灭菌法

对患者的皮肤、黏膜、排泄物及周围环境、光学仪器、金属锐器以及某些塑料制品的消毒都可以选用化学消毒灭菌法。化学消毒灭菌法能使微生物的蛋白质凝固变性、蛋白质失去活性，能抑制微生物的代谢、生长和繁殖，以此达到消毒或灭菌的要求。

1. 化学消毒剂的种类

（1）灭菌剂（sterile agent）：能消灭一切微生物（包括细菌芽孢），并达到灭菌要求的化学制剂。如戊二醛、甲醛、环氧乙烷等。

（2）高效消毒剂（high-efficacy disinfectant）：能杀灭一切细菌繁殖体、分枝杆菌、病毒、真菌及其孢子等，对细菌芽孢也有一定灭杀作用的化学制剂。如过氧乙酸、过氧化氢、部分含氯消毒剂、二氧化氯等。

（3）中效消毒剂（intermediate-efficacy disinfectant）：能杀灭分枝杆菌、真菌、病毒及细菌繁殖体等微生物的化学制剂。如醇类、碘类、部分含氯消毒剂等。

（4）低效消毒剂（low-efficacy disinfectant）：仅能杀灭一般细菌繁殖体和亲脂病毒的化学制剂。如酚类、氯已定、季铵盐类消毒剂等。

2. 化学消毒剂的使用原则

（1）合理使用，尽量不使用，必须用时尽量少用。

（2）根据物品的性能和各种微生物的特性选择合适的消毒剂。

（3）严格掌握消毒剂的浓度、消毒时间及使用方法。

（4）使用新鲜配制的消毒剂或定期更换消毒剂，易挥发的要加盖，并定期检测。

（5）待消毒的物品必须先清洗擦干。

（6）消毒剂中不能放置纱布、棉花等物品，以防降低消毒效用。

（7）消毒后的物品在使用前要用无菌水冲净，以免残留消毒剂刺激人体组织。

（8）熟悉消毒剂的毒副作用，做好医护人员的防护工作。

3. 化学消毒剂的使用方法

（1）浸泡法（immersion）：将待消毒的物品清洗、擦干后浸没在规定浓度的消毒液内一定时间的消毒方法。浸泡前要打开物品的轴节或套盖，管腔内要灌满消毒液，使物品全部浸泡在消毒液中。浸泡法适用于大多数物品。

（2）擦拭法（rubbing）：蘸取一定浓度的化学消毒剂擦拭被污染物品的表面或皮肤、黏膜的消毒方法。一般选用易溶于水、穿透力强、无显著刺激性的消毒剂。

（3）喷雾法（nebulization）：在规定时间内用喷雾器将一定浓度的化学消毒剂均匀地喷洒于空间或物品表面进行消毒的方法。常用于地面、墙壁、空气、物品表面的消毒。

（4）熏蒸法（fumigation）：在密闭空间内将一定浓度的消毒剂加热或加入氧化剂，使其产生的气体在规定的时间内进行消毒灭菌的方法。如手术室、换药室、病室的空气消毒，以及精密贵重仪器，不能蒸煮、浸泡物品的消毒。临床上常用甲醛气体或环氧乙烷气体进行熏蒸。

4. 常用的化学消毒剂

临床常用的化学消毒剂见表3-2-2。

表 3-2-2 常用化学消毒剂

消毒效力	标本类型	性质与作用原理	适用范围	使用方法	注意事项
灭菌剂	戊二醛	戊二醛有两个活泼的醛基，能与菌体蛋白质中的巯基、氨基结合，形成无生物活性的物质，从而杀死微生物	适用于不耐热的医疗器械和精密仪器的消毒与灭菌	常用灭菌浓度：2% 碱性（强化酸性） 常用方法：浸泡法 消毒时间：20～45 min 灭菌时间：10 h	1. 容器加盖，定期检测浓度。一般每周过滤一次，两周更换一次 2. 对手术刀片等碳钢制品有腐蚀性，浸泡消毒前应先加入 0.5% 的亚硝酸钠防锈 3. 灭菌效果受 pH 值的影响很大，应用碱性戊二醛时，先加碳酸氢钠调节 pH 为 7.5～8.3 4. 对皮肤、黏膜有刺激性，使用时应注意防护 5. 灭菌后的物品，使用前用无菌蒸馏水冲洗干净
	环氧乙烷	环氧乙烷属于气体杀菌剂，是一种化学性质活泼的环氧类烷基化合物，能与菌体蛋白质的各表面基团结合，阻碍细菌的新陈代谢，使其失去活力而死亡。环氧乙烷低温时为无色液态，当温度超过 10.8 ℃时变为气态。其穿透力强，对消毒物品无损害	适用于不耐热、怕潮湿物品的消毒灭菌，如电子仪器、光学仪器、书籍、棉毛化纤、塑料、橡皮制品、透析器、一次性诊疗用品	保温瓶消毒法、塑料袋消毒法、丁基橡胶袋法、塑料篷幕消毒法和消毒柜法	1. 环氧乙烷易燃易爆，且有一定毒性，使用时必须注意安全，严格遵守操作规程；经环氧乙烷消毒的物品，必须将残留药物驱散后才能使用 2. 经常检查有无漏电处，以便及时采取措施，防止漏电 3. 环氧乙烷应存放于阴凉通风、远离火源、静电处；储存温度不可超过 40 ℃，相对湿度要求在 40%～60% 4. 由于环氧乙烷遇水后可形成有毒的乙二醇，故不宜用于食品类和油脂类的灭菌
	甲醛	能与菌体蛋白质的氨基结合，使蛋白质变性、酶失去活性，具有强大的杀菌作用	适用于易腐蚀、对潮湿敏感的物品的消毒灭菌	1. 室内物品消毒用 40% 甲醛溶液 2～10 mL 加水 4～20 mL 加热 2. 柜内熏蒸可用 40% 甲醛溶液 40～60 mL/m³，加高锰酸钾 20～40 g，密闭 6～12 h 3. 器械消毒可用 10% 甲醛溶液浸泡消毒 4. 4%～10% 甲醛溶液用于解剖材料、病理组织标本的固定	1. 器械、物品必须在消毒、灭菌箱中进行 2. 因其蒸汽穿透力弱，被消毒物品必须摊开或挂起 3. 消毒效果易受温度、湿度影响，消毒时要求调节室温在 18 ℃，相对湿度为 70%～90% 4. 有一定毒性和刺激性，使用时注意防护，消毒后应去除甲醛气体 5. 甲醛有致癌作用，不宜用于室内空气消毒

续表 3-2-2

消毒效力	标本类型	性质与作用原理	适用范围	使用方法	注意事项
高效水平消毒剂	含氯消毒剂（漂白粉等）	含氯消毒剂在水溶液中能放出有效氯与菌体蛋白质的氨基结合，破坏细菌酶的活性，使菌体表面蛋白质凝固从而达到消毒灭菌的目	适用于餐具、环境、水、疫源地等的消毒	1. 浸泡、擦拭、喷洒及干粉消毒 2. 用含有效氯 500 mg/L 的消毒液，浸泡 10 min 以上；被乙肝病毒、结核杆菌、细菌芽孢污染的物品用含有效氯 2000～5000 mg/L 的消毒液，浸泡 30 min，如用喷洒法，有效氯的含量、消毒时间均要加倍 3. 排泄物消毒：将干粉加入排泄物中，按有效氯 1000 mg/L 搅拌，放置 2～6 h 4. 医院污水消毒：将干粉按有效氯 50 mg/L 加入污水中搅拌，2 h 后排放	1. 密封于阴凉、干燥、通风处保存，以减少有效氯的丧失 2. 现配现用，按测定的有效氯计算校正后取量 3. 有腐蚀金属及织物漂白作用，不宜用于金属制品、有色织品及油漆家具的消毒 4. 消毒时如存在大量有机物，应延长作用时间或提高消毒液的浓度 5. 对皮肤黏膜有刺激性，消毒后的物品应用清水冲净
	过氧乙酸	过氧乙酸能产生新生态氧，有强氧化作用，可将菌体蛋白质氧化而使微生物死亡，能有效地杀灭各种细菌、真菌、病毒和芽孢	适用于耐腐蚀物品、皮肤和环境的消毒、灭菌等	1. 0.2% 溶液用于手、纺织品和日用品的消毒、擦拭或浸泡 2. 0.5% 溶液用于消毒地面、墙壁、家具，擦拭或喷洒 3. 1% 溶液用于体温计消毒，浸泡 30 min 4. 用 8 mL/m^3 2% 溶液，可进行空气消毒	1. 有腐蚀性和刺激性，可导致化学烧伤，使用时要注意安全 2. 光照、遇热可使其氧化分解，高热可引起爆炸，需存放在暗色带盖的塑料容器中，放置在阴凉通风处，现配现用 3. 空气消毒后 15 min，人方可进入室内
	二溴海因	释放有效溴，使菌体蛋白质变性，达到杀菌的目的	适用于诊疗用品、环境、餐具、瓜果、蔬菜、水的消毒	1. 一般消毒：250～500 mg/L 二溴海因，浸泡 30 min 2. 消毒致病性芽孢污染物品：1000～2000 mg/L，浸泡 30～60 min 3. 物品表面喷洒：500～1000 mg/L，作用 30 min	1. 现配现用，在有效期内使用 2. 消毒剂应置于阴凉、干燥处密封保存 3. 用于金属制品消毒时，应加入 0.5% 的亚硝酸钠防锈 4. 瓜果蔬菜、餐具消毒后应用清水冲洗干净

续表 3-2-2

消毒效力	标本类型	性质与作用原理	适用范围	使用方法	注意事项
中效水平消毒剂	碘酊	碘能直接与菌体蛋白质结合，使其变性而死亡	2.5% 碘酊溶液用于创伤、手术、注射部位的皮肤消毒	1. 碘酊在常温下可挥发，应保存于密闭容器内 2. 碘酊对黏膜及伤口有刺激性，不宜使用；碘酊消毒皮肤后要用 70% 的乙醇脱碘 3. 对金属有腐蚀，不能用于金属器械的消毒 4. 对碘过敏者禁用	1. 避光密闭保存于阴凉、干燥通风处 2. 稀释后稳定性差，宜现配现用 3. 对二价金属制品有腐蚀性，不做金属制品的消毒 4. 对碘过敏者慎用
	碘伏	破坏细菌胞膜的通透性屏障——蛋白漏出或起碘化反应	适用于皮肤、黏膜等的消毒	1. 0.5%～2% 手术、注射部位皮肤消毒 2. 0.05% 黏膜、创面消毒 3. 0.1% 浸泡消毒体温计等	1. 避光密闭保存于阴凉、干燥通风处 2. Ⅰ型碘伏不宜用于破损皮肤、眼及黏膜的消毒 3. 对二价金属制品有腐蚀性，不做金属制品的消毒 4. 对碘和乙醇过敏者慎用
	乙醇	乙醇的脱水作用能使细菌蛋白质变性；乙醇具有很强的渗透作用，破坏细菌的细胞壁；能破坏微生物酶系统，干扰细菌的新陈代谢	适用于皮肤、物体表面和医疗器械消毒	1. 70%～75% 消毒皮肤 2. 75% 浸泡被细菌污染的物品，10 min 3. 95% 燃烧灭菌	1. 避光密闭保存于阴凉、干燥通风、避光及避火处 2. 乙醇不适用于喷雾类型的空气消毒，不用于脂溶性物体表面的消毒 3. 有刺激性，不宜用于破损皮肤和黏膜的消毒 4. 使用时保证通风，并远离高温物体，禁与明火接触 5. 对乙醇过敏者慎用
低效水瓶消毒剂	洗消净	由次氯酸钠溶液和十二烷基磺酸钠溶液等量混合配制而成，对细菌、芽孢、病毒均可杀灭	适用于医疗器械、各种用具、餐具和患者的衣物以及排泄物的消毒	取本品 25 mL，用 5 kg 水稀释，将被洗涤物品放在上述溶液中刷洗，即可达到消毒洗净的目的。油污较多的物品需在溶液中浸泡 3～5 min，然后再刷洗，刷洗后用自来水冲洗干净即可。配制本品可用自来水。冬季油垢易凝固，故水温应保持在 40 ℃左右	1. 不宜在高温和强光下存放 2. 未经稀释的原液，有较强的漂白及腐蚀作用，故使用时注意不要滴在带色衣物上

续表 3-2-2

消毒效力	标本类型	性质与作用原理	适用范围	使用方法	注意事项
	季铵盐类消毒剂	表面活性作用在菌体表面凝集，阻碍细菌代谢，使胞膜结构紊乱；改变细胞的渗透性；使菌体蛋白质变性，破坏细菌的酶系统等达到杀菌的目的	适用于皮肤、黏膜、物品和环境的消毒	包括浸泡、擦拭、喷洒等。500～1000 mg/L的消毒液，作用3～5 min；黏膜消毒：500 mg/L的消毒液，作用3～5 min；环境和物体表面消毒：1000～2000 mg/L的消毒液，作用30 min	1.苯扎溴铵水溶液易受污染，应现用现配 2.容易与肥皂、洗衣粉等阴离子表面活性剂起反应而影响消毒效果 3.容易受有机物影响，不宜消毒处理污染物品，必要时应加大消毒液的浓度或延长消毒时间
	洗必泰（氯己定）	阳离子表面活性剂，能破坏细胞膜、抑制细菌代谢酶系统，直接凝聚细胞质，对细菌繁殖体有较强的杀灭作用，但不能杀灭芽孢、分枝杆菌和病毒	适用于皮肤、黏膜消毒	1.皮肤消毒：4%的氯己定乙醇溶液擦拭两遍，作用2 min 2.创面、阴道、膀胱黏膜消毒：0.05%～0.1%氯己定水溶液冲洗	1.切忌与肥皂等阳离子表面活性剂混合 2.有机物降低杀菌作用，消毒皮肤必须清洁，带垢物品不可用氯己定消毒

第三节　手卫生

手卫生

一、概述

手卫生是控制医院感染和耐药菌感染最简单、最直接、最有效、最经济的手段，是标准预防的重要措施之一，医护人员应加强手卫生规范化管理，提高手卫生的依从性。

（一）基本概念

1.手卫生

一般是指医护人员洗手、卫生手消毒和外科手消毒的总称。

2.洗手

医护人员用流动水和肥皂（洗手液）洗手，洗去污垢、碎屑和部分细菌。

3.卫生手消毒

医护人员用速干手消毒剂清洁双手，以减少手部暂居菌。

4.外科手消毒

外科手术前医护人员用流动水和肥皂（洗手液）洗手，再用手消毒剂清除手部暂居菌和减少常居菌。

（二）手卫生管理

1.制定手卫生制度

医院应该根据《医务人员手卫生规范》制定相应的手卫生制度，医护人员应严格执行。

2. 配备手卫生设施

医院应在多个区域配置完整的洗手设施，以方便医护人员随时进行手卫生，提高医护人员手卫生的依从性。

3. 加强手卫生意识

医院应积极宣传手卫生的重要性，定期进行手卫生培训，提高医护人员无菌观念和手卫生的意识，加强手卫生的监督。

4. 谨记手卫生时刻

WHO提出“手卫生的五个重要时刻”即接触患者前，进行无菌操作前，接触体液后，接触患者后，接触患者周围环境后。医护人员要明确手卫生时刻，提高手卫生依从性，保证手卫生效果。

5. 开展手卫生监测

医院要加强对医护人员手卫生效果的监测，定期对各个科室的医护人员进行手消毒效果监测。卫生手消毒后，细菌菌落数≤10 CFU/cm^2；外科手消毒后，细菌菌落数≤5 CFU/cm^2。

二、洗手

（一）操作前准备

1. 环境准备

环境应清洁、宽敞、明亮。

2. 护理人员准备

护理人员着装规范，修剪指甲，取下手表，卷袖过肘。

3. 用物准备

用物有肥皂或洗手液，纸巾或暖风吹手设备，流动水洗手设施等。

（二）操作步骤

1. 准备

打开水龙头，调节适宜的水温和水流。

2. 湿润双手

要用流动水湿润双手。

3. 涂清洁剂

关上水龙头，取洁净肥皂或洗手液，均匀涂抹整个手掌、手背、手指和指缝。

4. 认真揉搓双手

揉搓双手，每个步骤至少15 s，应清洗双手所有皮肤。具体揉搓步骤（如图3-3-1所示）为：

（1）双手掌心相对，手指并拢，相互揉搓。

（2）掌心对手背，沿指缝相互搓擦，两手交替。

（3）手心相对，双手交叉，沿指缝相互揉搓。

（4）弯曲手指各关节，在另一手掌心旋转揉搓，两手交替进行。

（5）一手握另一手拇指旋转揉搓，两手交替进行。

（6）五个手指尖并拢放在另一手掌心旋转揉搓，两手交替进行。

（7）揉搓腕部。

5. 冲净双手

要用流动水彻底冲净双手。

6. 干手

要用干纸巾擦干或暖风烘干双手。

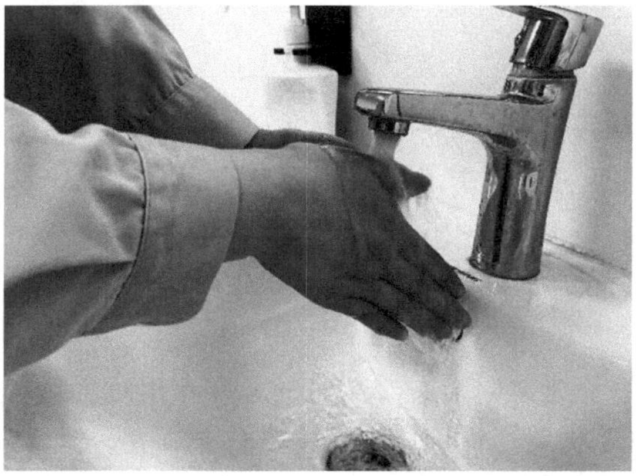

A

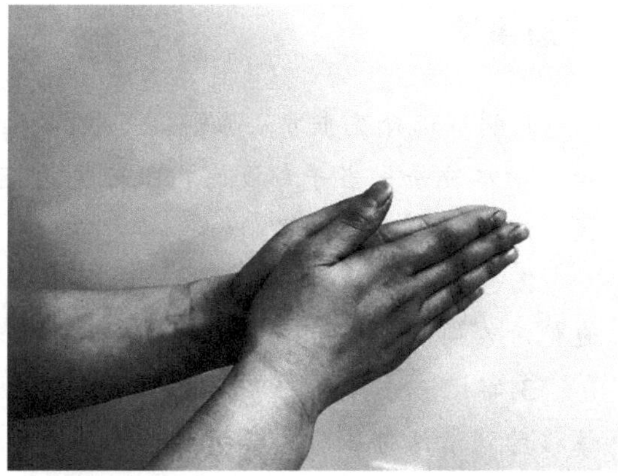

B

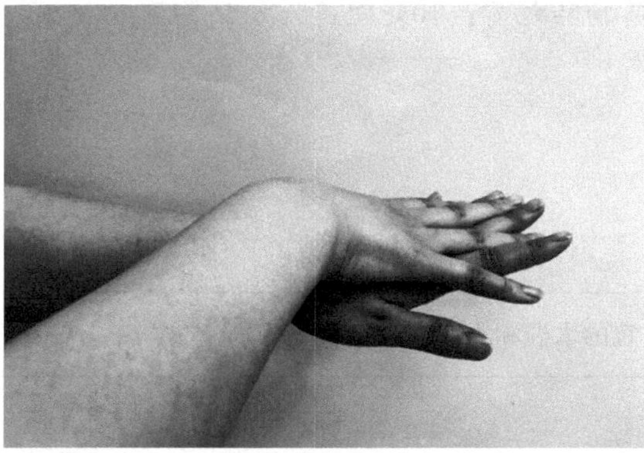

C

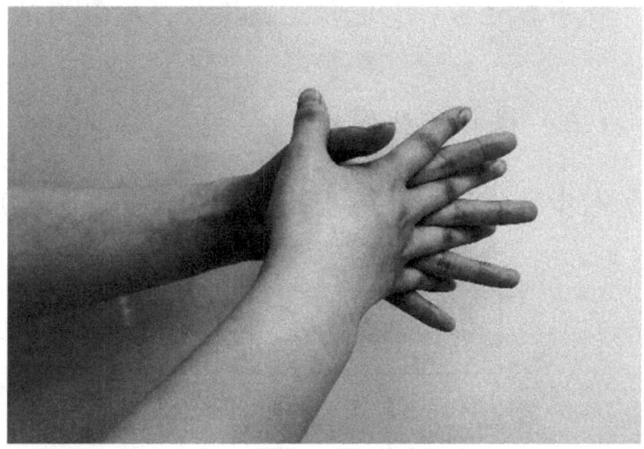

D

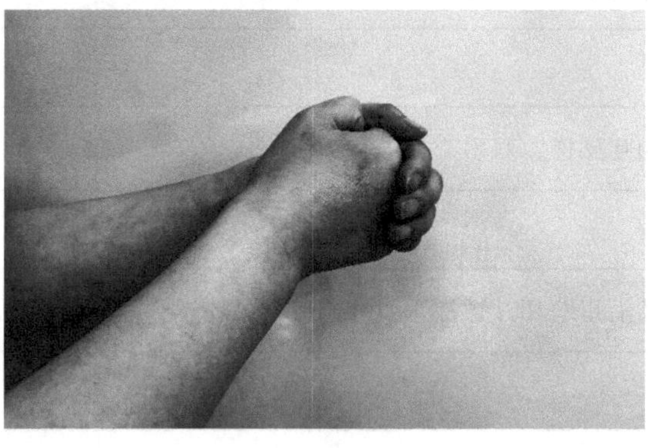

E

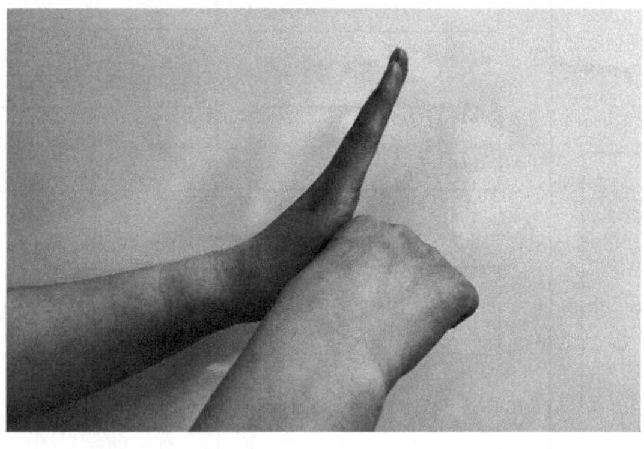

F

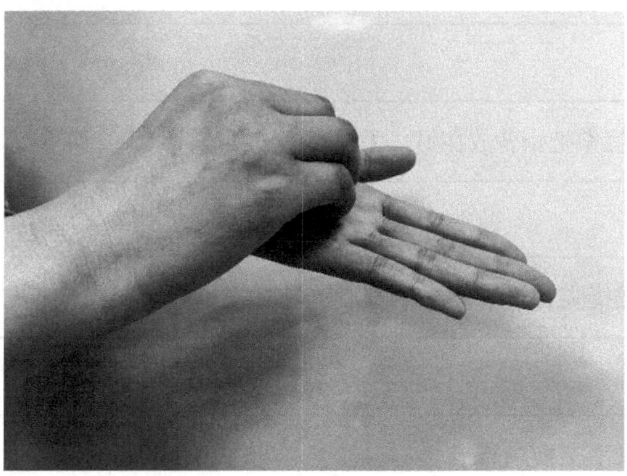

G

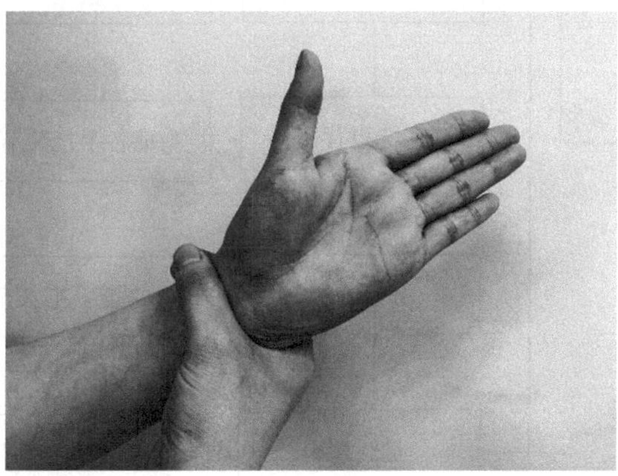

H

图3-3-1　洗手法

☞ 注意事项

1.明确选择洗手方法原则，当手部有血液或其他体液等肉眼可见污染时，应用清洁剂和流动水洗手；当手部没有肉眼可见污染时，可用速干手消毒剂消毒双手代替洗手，揉搓方法与洗手方法相同。

2.遵循洗手流程，揉搓面面俱到，遵照洗手的流程和步骤，调节合适的水温、水流，避免污染周围环境。

3.牢记洗手时机，掌握洗手指征：①接触每个患者前后；②从同一患者身体的污染部位移动到清洁部位时；③接触患者黏膜、破损皮肤或伤口前后；④接触患者血液、体液、分泌物、排泄物、伤口敷料等之后；⑤接触患者周围环境及物品后；⑥穿脱隔离衣前后，脱手套之后；⑦进行无菌操作，接触清洁、无菌物品之前；⑧处理药物或配餐前。

（三）操作流程图

七步洗手法操作流程图（如图3-3-2所示）。

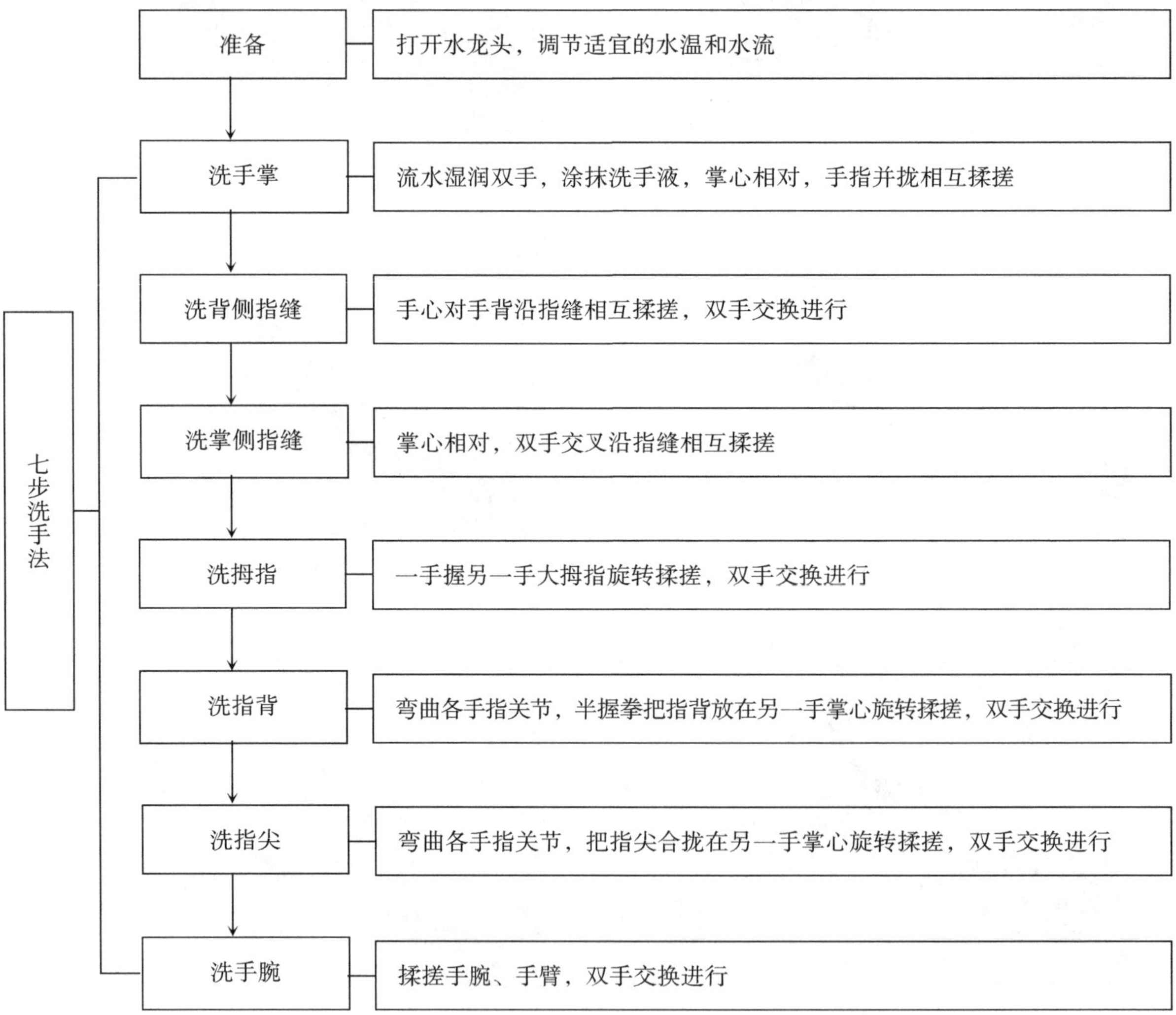

图3-3-2　七步洗手法操作流程图

（四）操作评分标准

洗手法操作评分标准（见表3-3-1）。

表3-3-1　洗手法操作评分标准

项目	技术操作要求	评分	评分等级				实际得分
			A×1	B×0.7	C×0.4	D×0	
操作过程	1.打开水龙头，湿润双手	4					
	2.取洗手液均匀涂抹双手及手腕及腕上10 cm处	9					
	3.掌心相对，手指并拢相互揉搓	9					
	4.手心对手背，沿指缝相互揉搓	9					
	5.掌心相对，双手交叉，沿指缝相互揉搓	9					
	6.弯曲各手指关节，双手相扣进行揉搓，交换进行	9					
	7.一手指尖在另一手掌心旋转揉搓，交换进行	9					
	8.揉搓手腕部	9					
	9.流动水冲洗干净	9					
	10.一次性纸巾或暖风吹手设备擦干或吹干双手	9					
	11.全程稳、准、快，符合操作要求每个步骤搓洗时间不少于15 s	15					
总分		100					

三、卫生手消毒

（一）操作前准备

1.环境准备

环境清洁、宽敞、明亮。

2.护理人员准备

护理人员着装规范，修剪指甲，取下手表，卷袖过肘。

3.用物准备

用物有肥皂或洗手液，纸巾或暖风吹手设备，速干手消毒剂。

（二）操作步骤

1.洗手

按照洗手法步骤清洁双手并擦干。

2.涂清洁剂

取速干手消毒剂于掌心，均匀涂满双手，必要时涂抹至腕上10 cm处。

3.揉搓

按洗手法步骤仔细揉搓双手至自然干燥，具体揉搓步骤（如图3-3-3所示）为：

（1）双手掌心相对，手指并拢，相互揉搓。

（2）掌心对手背，沿指缝相互搓擦，两手交替。

（3）手心相对，双手交叉，沿指缝相互揉搓。

（4）弯曲手指各关节，在另一手掌心旋转揉搓，两手交替进行。

（5）一手握另一手拇指旋转揉搓，两手交替进行。

（6）五个手指尖并拢放在另一手掌心旋转揉搓，两手交替进行。

（7）揉搓腕部。

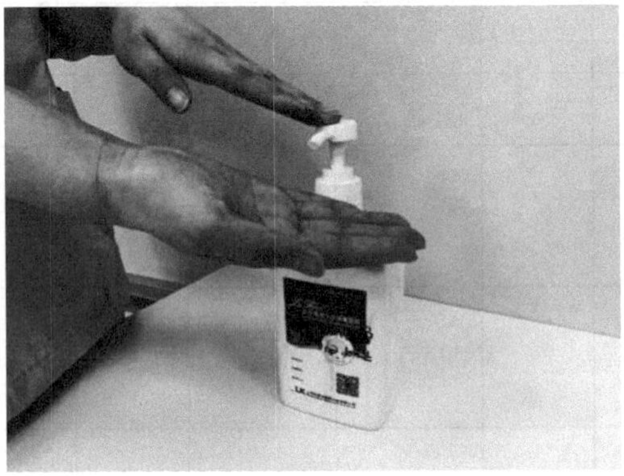

A

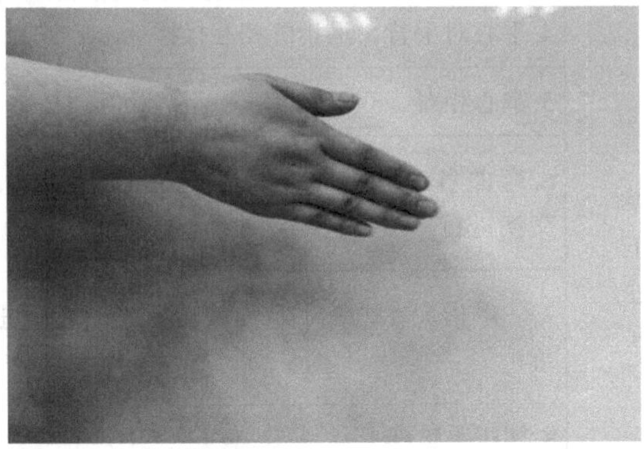

B

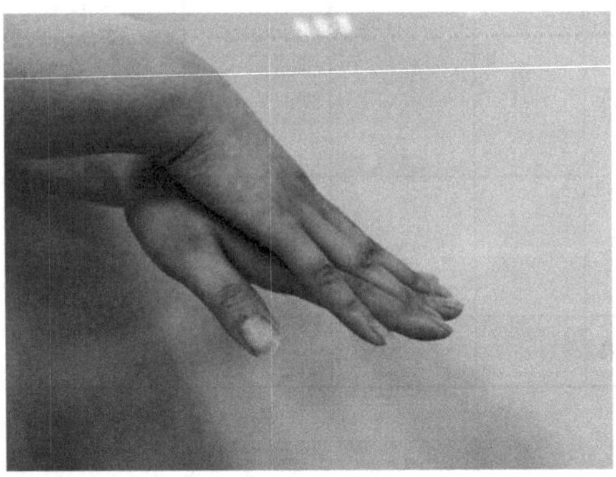

C

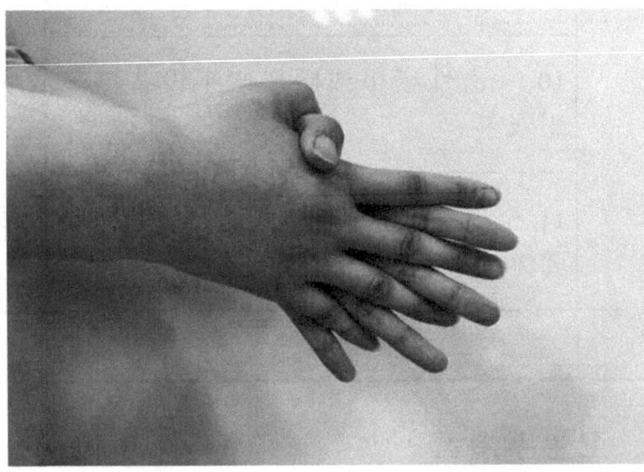

D

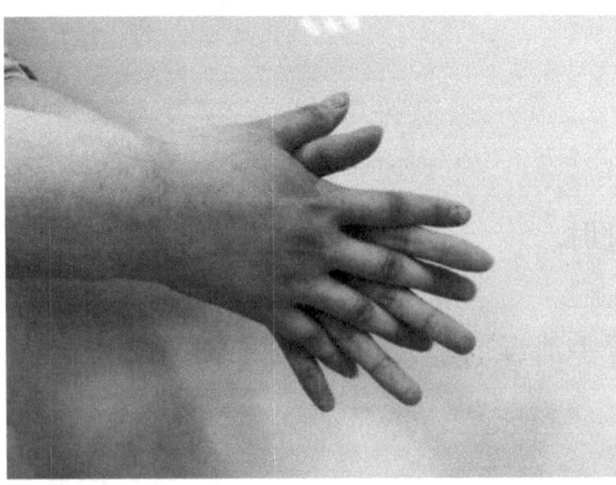

E

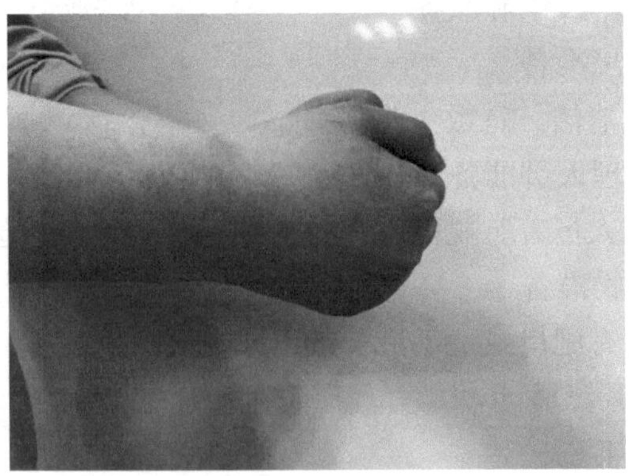

F

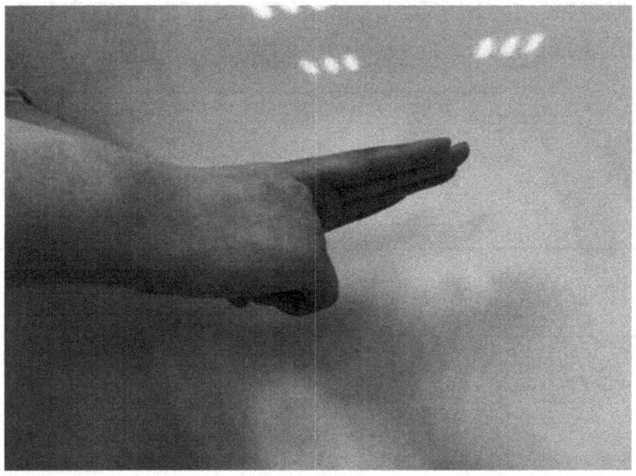

G

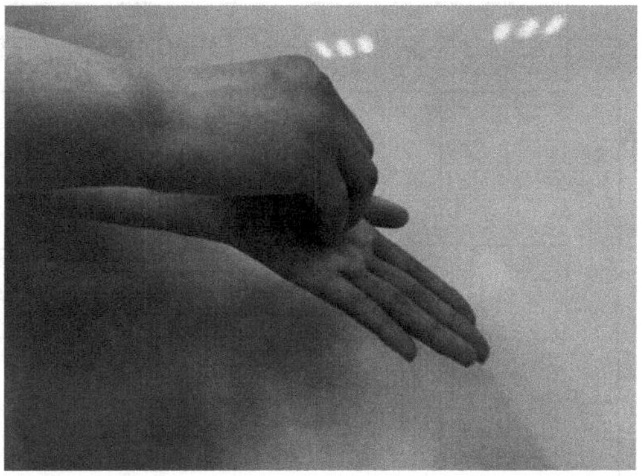

H

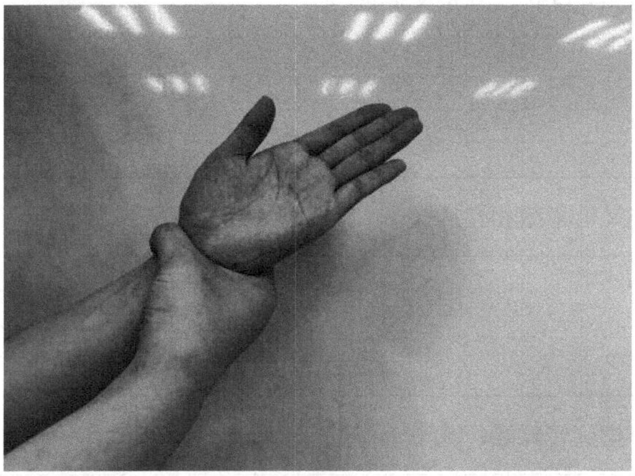

I

图3-3-3　卫生手消毒

注意事项

1. 手被感染性物质污染，以及直接为传染病患者进行检查、治疗、护理或处理传染病患者污染物之后，应当先用流动水冲净，然后使用手消毒剂消毒双手。

2. 进行侵入性操作时应当戴无菌手套，戴手套前后应当洗手。

3. 牢记洗手时机，掌握洗手指征。

（三）操作流程图

卫生手消毒操作流程图（如图3-3-4所示）。

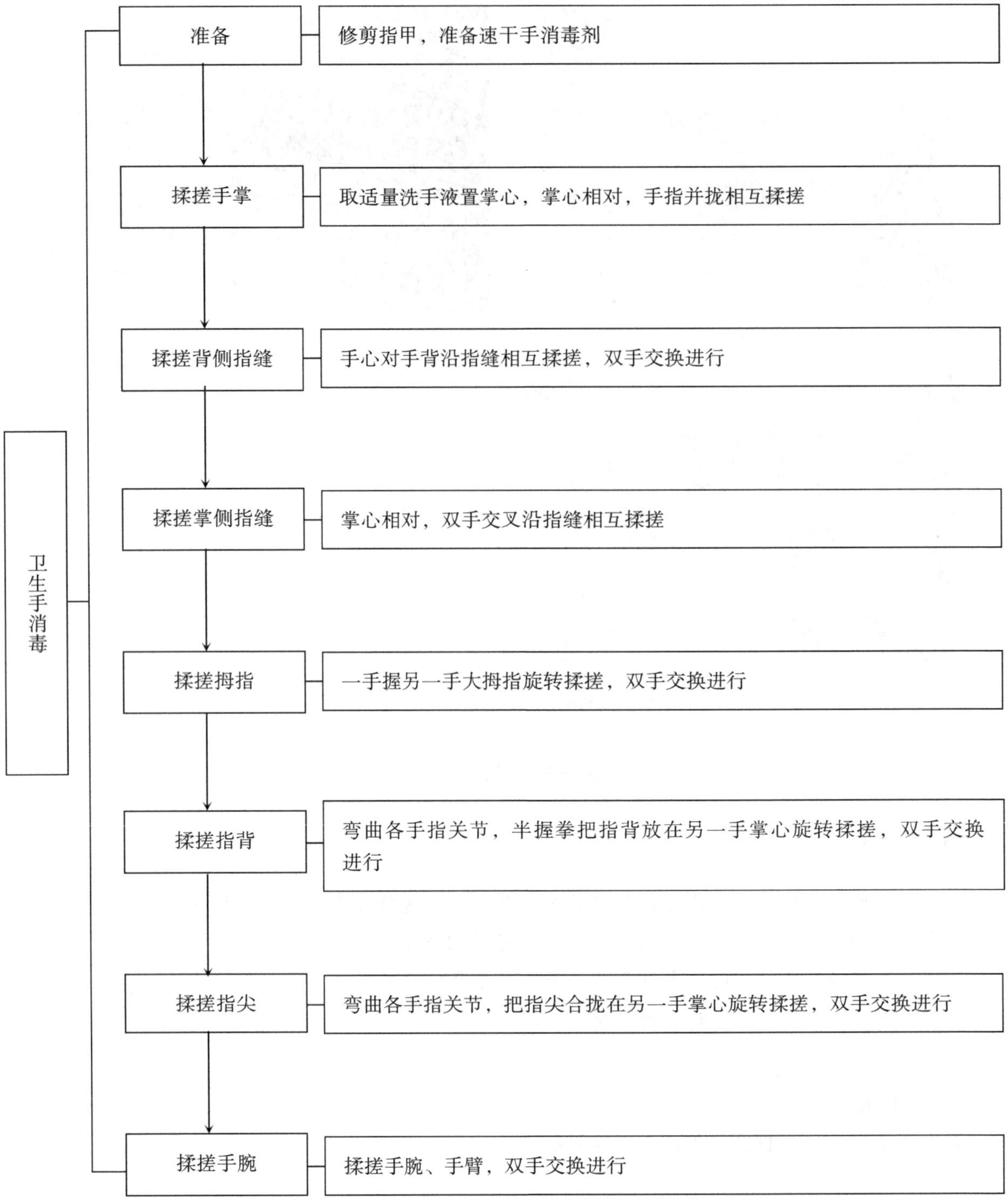

图3-3-4　卫生手消毒操作流程图

（四）操作评分标准

卫生手消毒操作评分标准（见表3-3-2）。

表 3-3-2　卫生手消毒操作评分标准

项目	技术操作要求	评分	评分等级				实际得分
			A×1	B×0.7	C×0.4	D×0	
操作前准备	着装整齐	8					
操作过程	1. 取适量手消毒剂置于手掌心	10					
	2. 掌心相对，手指并拢，从掌心到指腹相互揉搓	10					
	3. 手心对手背沿指缝相互揉搓	10					
	4. 掌心相对，双手交叉沿指缝相互揉搓	10					
	5. 弯曲手指使指关节放在另一手掌心旋转揉搓，交换进行	10					
	6. 右手握左手大拇指旋转揉搓，交换进行	8					
	7. 将五个手指尖并拢放在另一掌心揉搓，交换进行	8					
	8. 螺旋式揉搓手腕，交换进行	8					
	9. 两手认真揉搓 1 min，直至手部干燥	8					
操作后处理	全程动作熟练、规范，符合操作原则	10					
总分		100					

四、外科手消毒

（一）操作前准备

1. 环境准备

环境清洁、宽敞、明亮。

2. 护理人员准备

护理人员着装规范，修剪指甲，取下手表，卷袖过肘。

3. 用物准备

用物有肥皂或洗手液，无菌干毛巾，流动自来水设施，免冲洗手消毒剂。

（二）操作步骤

1. 准备

外科手消毒之前应先摘除手表和手部饰物，并修剪指甲。

2. 洗手

用水湿润双手，取适量抗菌洗手液于掌心，按七部洗手法充分清洗双手，并认真揉搓前臂和上臂下 1/3。清洁双手时，应注意清洁指甲下的污垢和手部皮肤的皱褶处湿润双手，取适量清洁剂揉搓并刷洗双手、前臂和上臂 1/3 处。

3. 冲净

流动水冲洗双手、前臂和上臂下 1/3 处。

4. 干手

使用干手物品擦干双手、前臂和上臂下 1/3 处。

5.消毒

（1）免洗手消毒法：取适量免洗手消毒剂涂抹均匀至双手每个部位、前臂和上臂下1/3处，揉搓至消毒剂干燥。

（2）冲洗手消毒法：双手和前臂刷洗完擦干后，取10～15 mL抑菌洗手液于洗手刷毛面上，交替刷洗两手指、手掌、手臂，顺序依次为前臂下1/2处→前臂上1/2处→肘上10 cm处，时间3～6 min。

（3）冲净：流动水冲洗双手、前臂和上臂下1/3处，水由指尖向肘部流下。

（4）干手：使用无菌毛巾擦干双手、前臂和上臂下1/3处。

注意事项

1.修剪指甲，取下手表和手部饰物，保持指甲和指甲周围组织的清洁。

2.在整个手消毒过程中应保持双手位于胸前并高于肘部，使水由手部流向肘部。

3.洗手与消毒可使用海绵、其他揉搓用品或双手相互揉搓。

4.术后摘除外科手套后，应用皂液清洁双手。

5.用后的清洁指甲用具、揉搓用品如海绵、手刷等，应放到指定的容器中；揉搓用品应每人使用后消毒或者一次性使用；清洁指甲用品应每日清洁与消毒。

（三）操作流程图

外科手消毒操作流程图（如图3-3-5所示）。

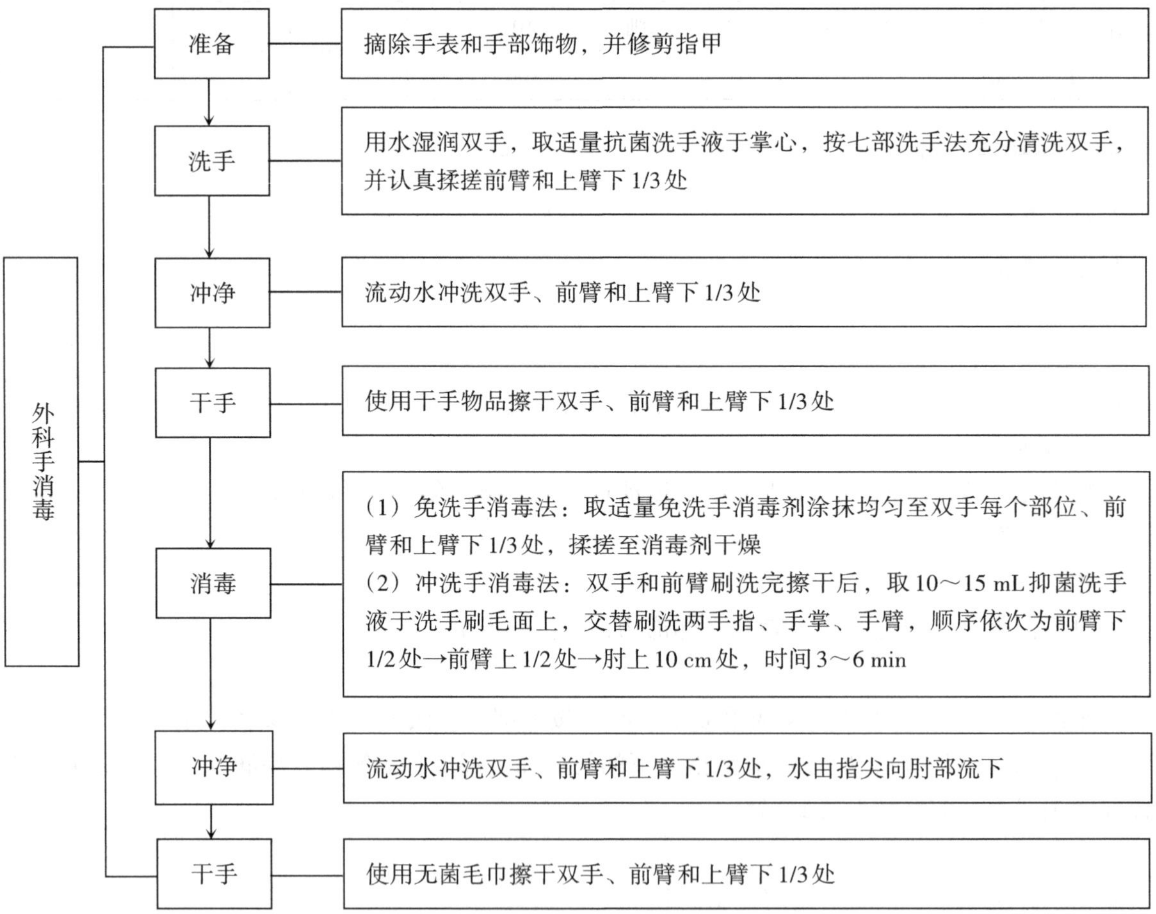

图3-3-5　外科手消毒操作流程图

（四）操作评分标准

外科手消毒操作评分标准见表3-3-3。

表3-3-3　外科手消毒操作评分标准

项目	技术操作要求	评分	评分等级				实际得分
			A×1	B×0.7	C×0.4	D×0	
操作前准备	肥皂液或其他清洗剂，手消毒剂或无菌巾	10					
操作过程	1.修剪指甲，摘下手表、戒指、手镯等	5					
	2.用水湿润双手，取适量抗菌洗手液于掌心，按七部洗手法充分清洗双手，并认真揉搓前臂和上臂下1/3处	10					
	3.流动水冲洗双手、前臂和上臂下1/3处	10					
	4.使用干手物品擦干双手、前臂和上臂下1/3处	10					
	5.（1）免洗手消毒法：取适量免洗手消毒剂涂抹均匀至双手、前臂和上臂下1/3处，揉搓至消毒剂干燥 （2）冲洗手消毒法：双手和前臂刷洗完擦干后，取10～15 mL抑菌洗手液于洗手刷毛面上，交替刷洗两手指、手掌、手臂，顺序依次为前臂下1/2处→前臂上1/2处→肘上10 cm处，时间3～6 min	30					
	6.流动水冲洗双手、前臂和上臂下1/3处，水由指尖向肘部流下	10					
	7.使用无菌毛巾擦干双手、前臂和上臂下1/3处	10					
操作后处理	垃圾分类处理，手部放在要求部位	5					
总分		100					

第四节　无菌技术

无菌技术

无菌技术（asepsis）是指在医疗、护理过程中，防止一切微生物侵入人体，保持无菌物品、无菌区域不被污染的操作技术，是预防医院感染、保证患者安全的一项基本且重要的技术。

一、相关概念

（1）无菌区（aseptic area）指经灭菌处理且未被污染的区域。

（2）非无菌区（non-aseptic area）指未经灭菌处理或经灭菌处理但又被污染的区域。

（3）无菌物品（aseptic supplies）指经过灭菌处理后保持无菌状态的物品。

（4）非无菌物品（non-aseptic supplies）指未经灭菌处理或经灭菌处理但又被污染的物品。

二、无菌技术操作原则

1.操作环境清洁、宽敞

操作环境应清洁、宽敞，定期消毒；在无菌操作前30 min停止清扫并减少走动，防止尘埃飞扬；操作台清洁、干燥，物品摆放合理美观。

2.医护人员仪表符合要求

无菌操作前，医护人员应着装整洁、剪短指甲、洗手、戴口罩，必要时戴无菌手套、穿无菌衣。

3.无菌物品合理放置

（1）室内温度低于24 ℃，相对湿度小于70%；无菌物品应放于无菌包或无菌容器内，并置于高出地面20 cm，距离天花板超过50 cm，离墙远于5 cm处的物品存放柜或架上。

（2）无菌物品与非无菌物品分开放置，并且有明显标志；无菌包或无菌容器外标明物品名称、灭菌日期，按失效期先后顺序摆放取用。

（3）纺织品材料包装的无菌物品如存放环境符合要求，有效期为14天，否则为7天；一次性使用无菌物品遵循包装上标识的有效期。

4.严格执行操作规范

（1）明确无菌区、非无菌区、无菌物品、非无菌物品。

（2）取、放无菌物品时，应面向无菌区。

（3）使用无菌持物钳（镊）取放无菌物品。

（4）无菌物品一经取出，不可放回无菌容器内。

（5）身体应与无菌区保持一定距离，手臂保持在腰部或台面以上，不可跨越无菌区，不可直接接触无菌物品。

（6）若无菌物品被污染或疑有污染，应予以更换。

（7）一套无菌物品仅供一位患者使用。

三、无菌操作的基本方法

（一）铺无菌盘

1.护理评估

（1）评估患者的意识及合作程度。

（2）评估患者的伤口情况。

2.操作前准备

（1）环境准备：清洁、宽敞、明亮。

（2）护理人员准备：着装规范、修剪指甲、洗手、戴口罩。

（3）用物准备：盛有无菌治疗巾的无菌包，盛放无菌持物钳/无菌持物镊的容器，需要的无菌物品，清洁的治疗盘，记录卡，笔。

3.操作步骤

（1）检查无菌物品：检查无菌包消毒指示带是否变色，是否在有效期内，包布有无潮湿或破损，上次开包时间；检查无菌持物钳及无菌物品是否符合无菌要求（如图3-4-1所示）。

（2）取出无菌治疗巾：打开无菌包，用无菌持物钳或无菌持物镊夹取一块治疗巾置于治疗盘内（如图3-4-2所示）。

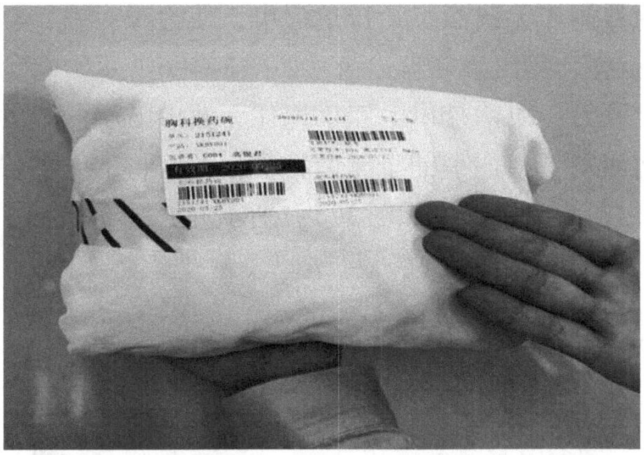

图3-4-1 检查无菌包

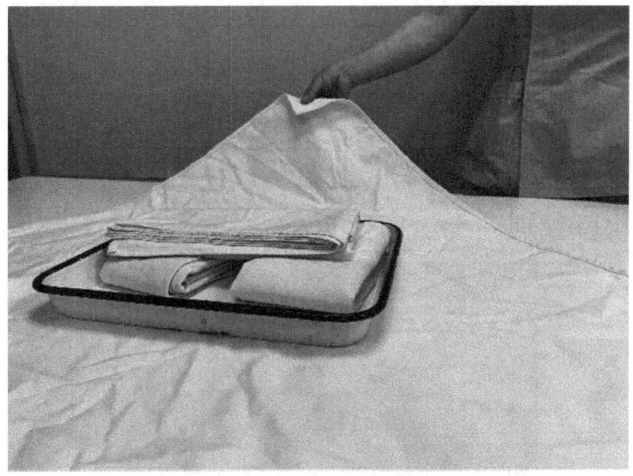

图3-4-2 取出治疗巾

（3）铺治疗巾

①单层底铺盘法：双手捏住无菌巾上层两角的外面，轻轻抖开，双折平铺于治疗盘上，将上层扇形折叠打开，开口向外（如图3-4-3所示）。

②双巾铺盘法：双手捏住无菌巾上层两角的外面，轻轻抖开，横向平铺于治疗盘上，形成无菌区（如图3-4-4所示）。

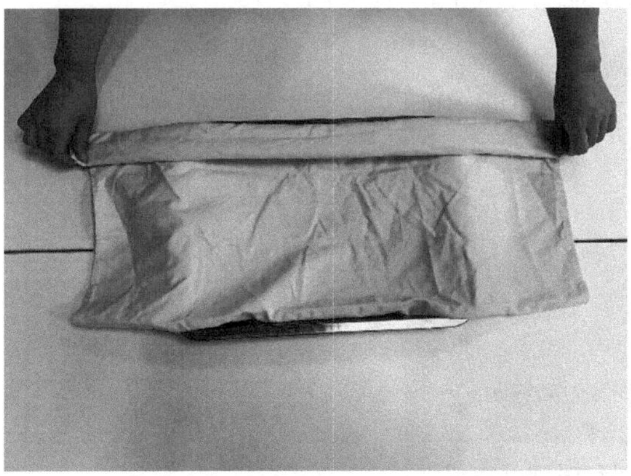

图3-4-3 单层底铺盘法（治疗巾）

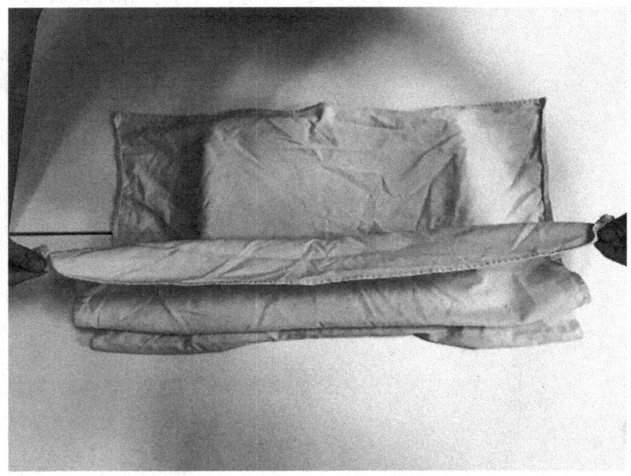

图3-4-4 双巾铺盘法（治疗巾）

（4）放置无菌物品：用无菌持物钳/无菌持物镊夹取所需要的无菌物品放置于无菌区内（如图3-4-5所示）。

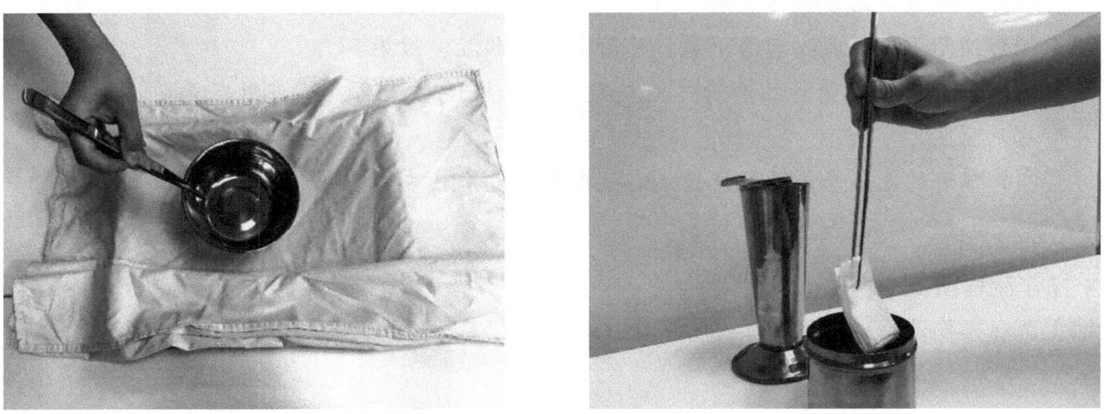

图3-4-5 放置无菌物品

（5）覆盖无菌区

①单层底铺盘法：捏住治疗巾扇形折叠部分的外侧非无菌面，下拉治疗巾，使边缘对齐，覆盖无菌物品。将下层开口向上折叠，侧面开口向下折叠，露出治疗盘边缘（如图3-4-6所示）。

②双巾铺盘法：用无菌持物钳或无菌持物镊夹取另一块治疗巾，双手捏住无菌巾上层两角的外面，轻轻抖开，边缘与下层无菌巾对齐，使无菌面向下横向平铺于无菌物品之上，将上、下层开口分别向下、向上折叠，侧面开口向下折叠，露出治疗盘边缘（如图3-4-7所示）。

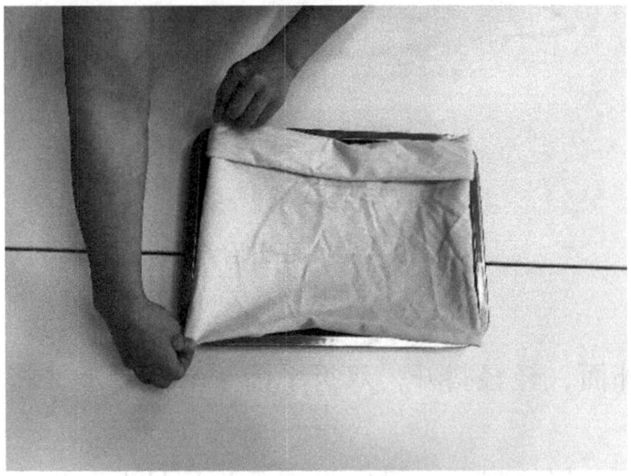

图3-4-6 单层底铺盘法

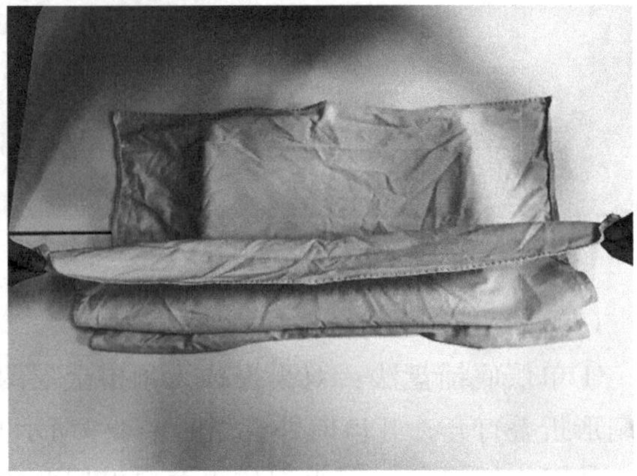

图3-4-7 双巾铺盘法

（6）记录铺盘日期及时间：记录铺盘日期和时间并签名（如图3-4-8所示）。

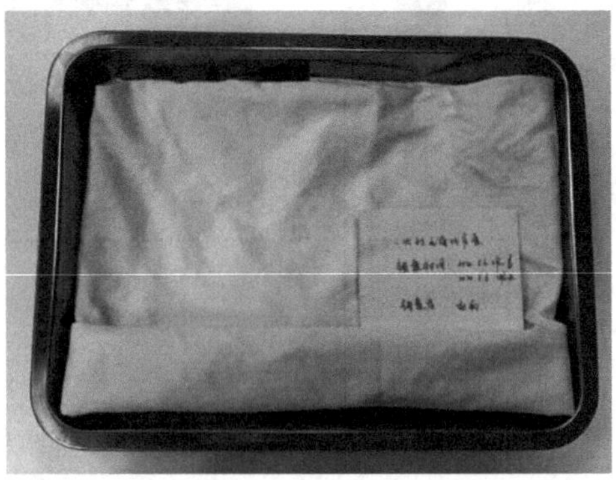

图3-4-8 记录铺盘日期和时间并签名

注意事项

（1）严格遵循无菌操作原则。

（2）铺无菌盘区域要清洁干燥，无菌巾避免潮湿、污染。

（3）铺盘时非无菌物品和身体应与无菌盘保持适当距离，不可触及无菌巾内面，不可跨越无菌区。

（4）铺好的无菌盘应尽早使用，有效期不超过4 h。

4.操作流程图

铺无菌盘操作流程（如图3-4-9所示）。

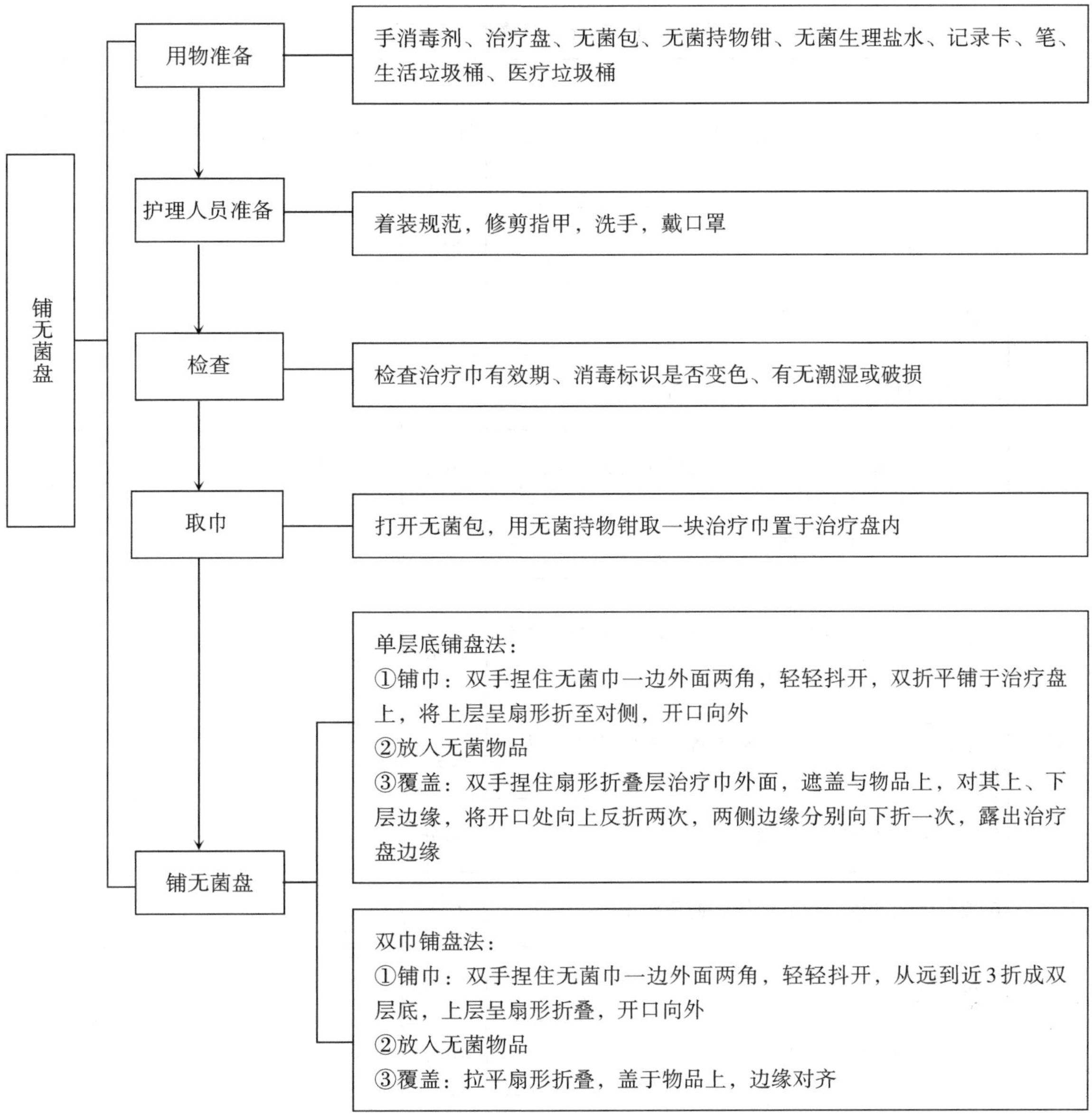

图3-4-9　铺无菌盘操作流程

5.操作评分标准

铺无菌盘操作评分标准（见表3-4-1）。

戴无菌手套　　穿无菌手术衣

（二）戴、脱无菌手套

1.操作前准备

（1）环境准备：清洁、宽敞、明亮。

（2）护理人员准备：着装整齐，修剪指甲，洗手，戴口罩。

（3）用物准备：一次性无菌手套包、弯盘。

表3-4-1　铺无菌盘操作评分标准

项目	技术操作要求	评分	评分等级				实际得分
			A×1	B×0.7	C×0.4	D×0	
评估	1.仪表端庄，着装符合要求	5分					
	2.评估无菌操作的环境	5分					
	3.洗手，戴口罩，备齐用物，放置合理	5分					
操作过程	1.治疗盘应清洁、干燥，检查无菌包及无菌物品	10分					
	2.打开无菌包方法正确	10分					
	3.取出治疗巾，打开治疗巾（无菌持物钳使用方法正确，打开治疗巾方法正确）	15分					
	4.铺治疗巾，形成无菌区（铺巾方法正确，无污染）	8分					
	5.放置无菌物品方法正确	10分					
	6.覆盖无菌区域（对齐边缘，避免污染）	6分					
	7.记录铺盘时间和人员	10分					
操作后处理	1.正确处理用物，无菌观念强	10分					
	2.操作时间≤20 min（铺盘15 min，戴手套5 min），每超过30 min扣除0.5分，6分扣完为止	6分					
总分		100					

2.操作步骤

（1）检查手套型号是否合适，检查无菌手套包的有效期，检查包装有无破损、潮湿。

（2）打开手套包：双手从开封处将外包装袋撕开，取出手套内包装，按手套左、右提示放置于清洁、干燥的台面上，打开内包装纸。

（3）取、戴无菌手套

①分次取、戴无菌手套：右手捏住左手手套反折边，取出左手手套；左手插入取出的手套内，右手同时上提，戴上左手手套；用已戴好手套的左手手指插入右手手套的反折边内，将手套取出；右手插入手套内，左手同时上提，并将右手手套的反折部向上翻套住袖口，戴上右手手套；已戴好手套的右手指插入左手手套的反折边内，将手套边向上翻套住袖口；戴好手套后调整适宜（如

图3-4-10所示）。

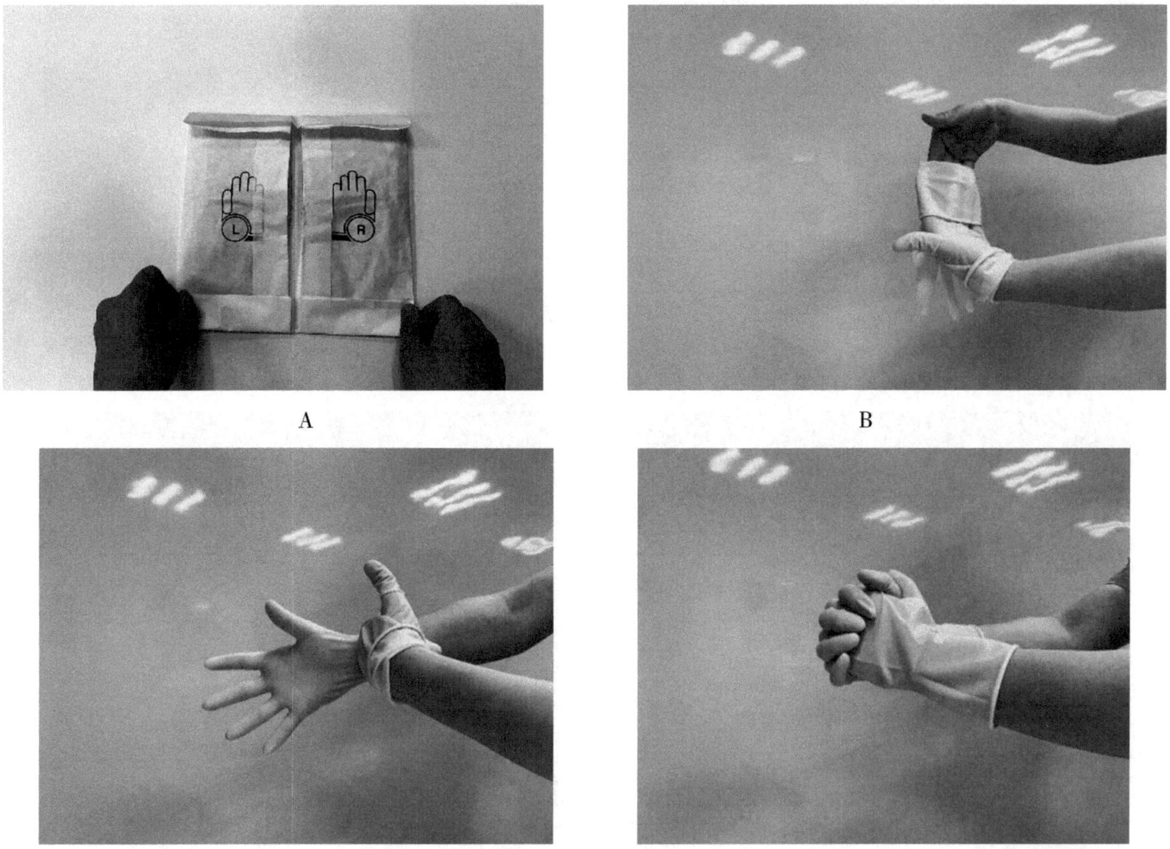

A　　B　　C　　D

图3-4-10　分次取、戴无菌手套

②一次性取、戴无菌手套：用一只手拇指和示指同时捏住两只手套的反折部分，取出手套，调整手套位置，使两手套五指相对；先将右手插入同侧手套内，左手上提戴好手套；用已戴好手套的右手手指插入另一只手套的反折边内，左手插入手套内，右手上提并将反折边向上翻套住袖口；同时将右手反折边向上翻套住袖口（如图3-4-11所示）。

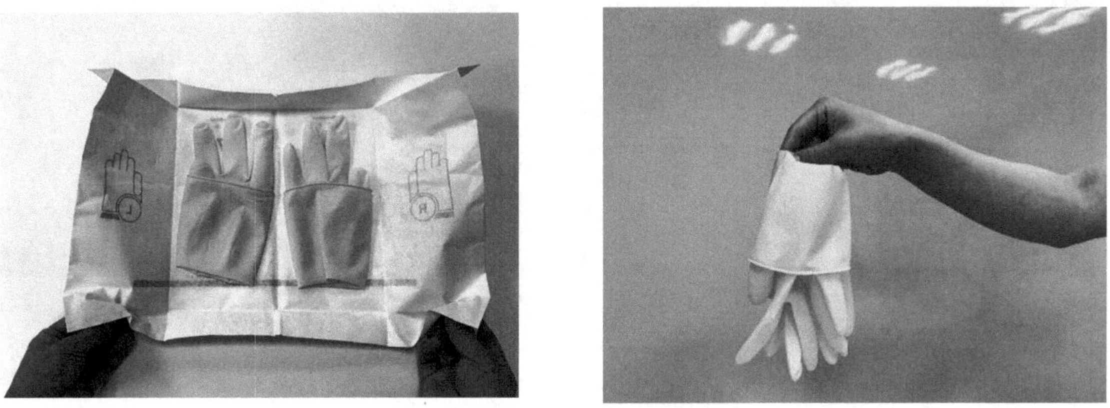

A　　B

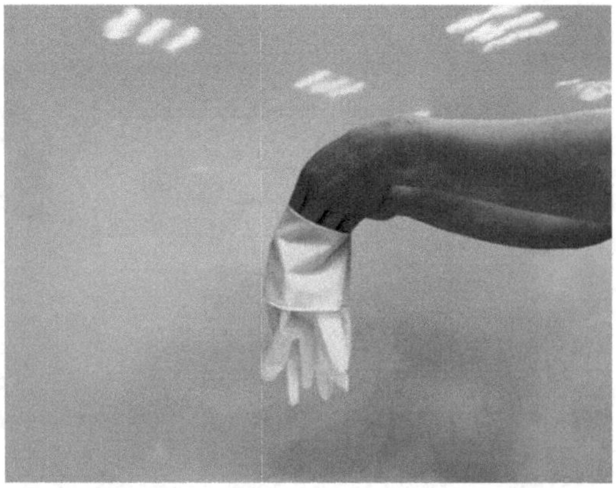

C

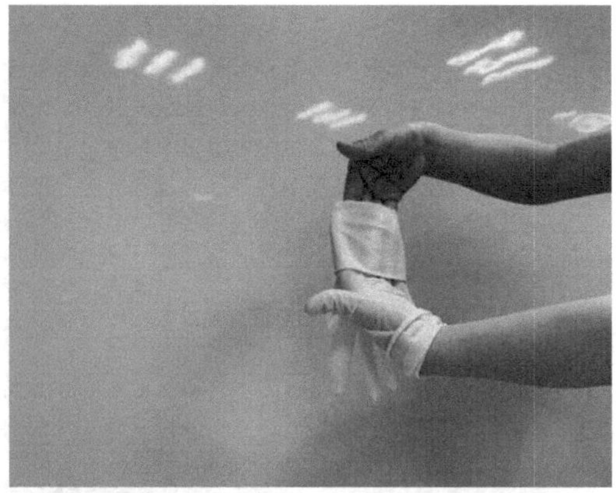

D

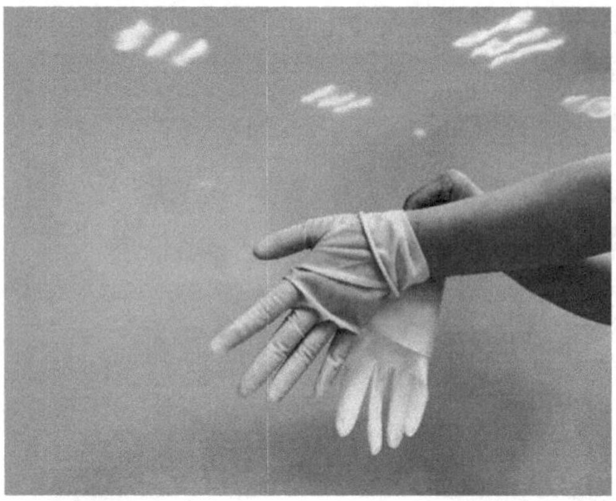

E

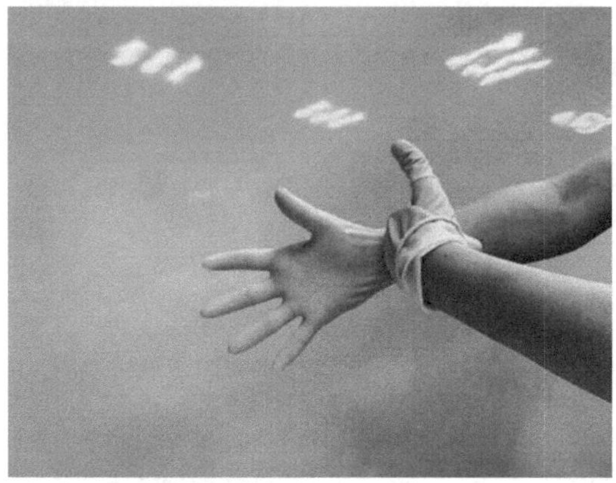

F

图3-4-11　一次性取、戴无菌手套

(4) 脱手套：用戴着手套的手捏住另一只手套腕部外面，翻转脱下；再将脱下手套的手伸入另一只手套内，捏住内面边缘将手套向下翻转脱下（如图3-4-12所示）。

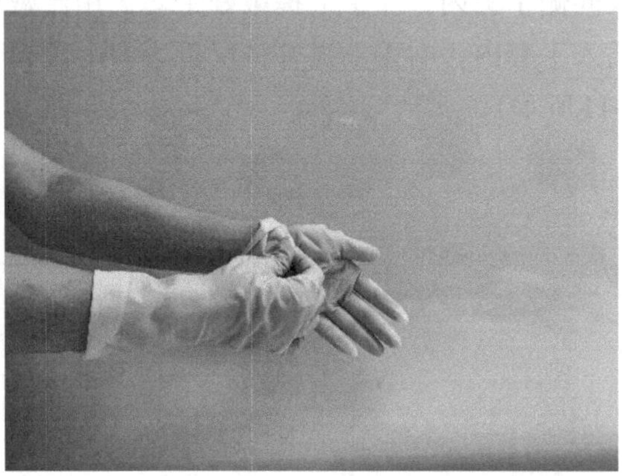

A

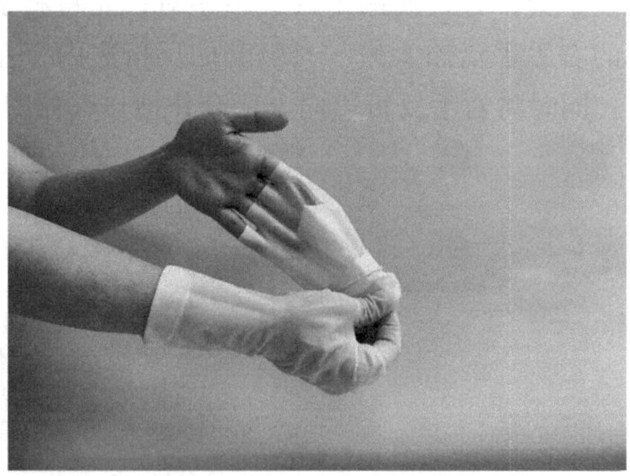

B

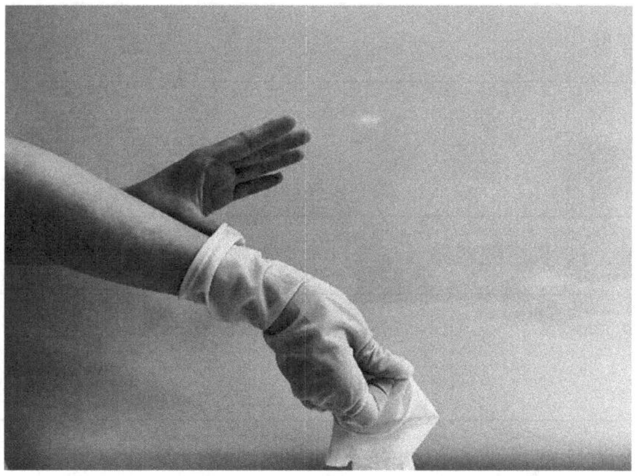

C

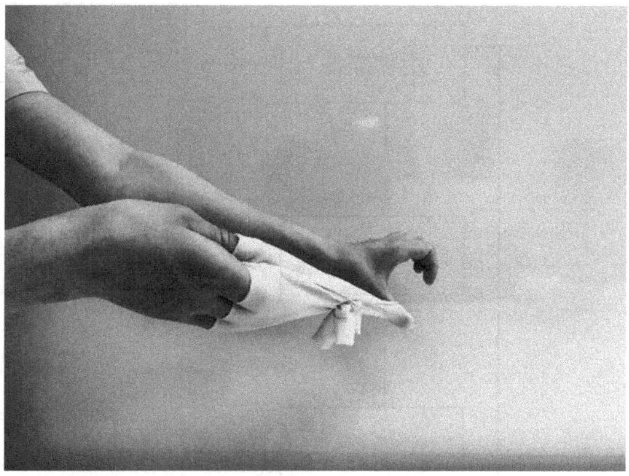

D

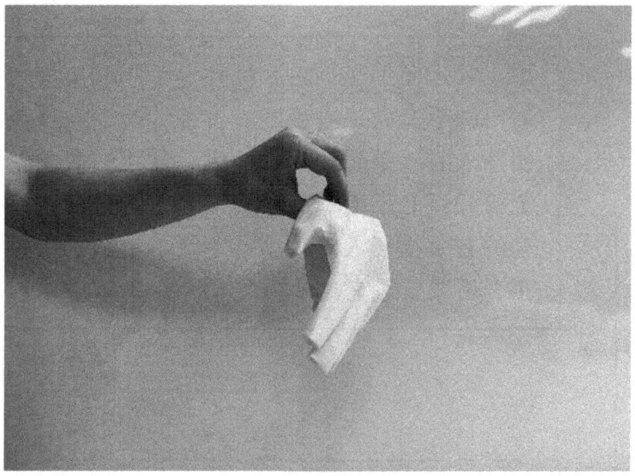

E

图3-4-12　脱手套

（5）处理：按要求处理用物，洗手、脱口罩。

注意事项

1.戴手套时应注意未戴手套的手不可触及手套外面，而戴好手套的手则不可触及未戴手套的手及手套的内面。

2.戴好手套后如发现手套有破裂，立即更换。戴好手套后清除手套上的滑石粉，避免落入无菌区刺激组织。

3.脱手套时，应翻转脱下，不可强拉。如手套上有脓血等污物，应先用消毒液洗净，再脱下浸泡。

4.戴手套后，手臂不可下垂，应保持在腰上、肩下范围内活动。

3.操作流程图

戴、脱无菌手套操作流程（如图3-4-13所示）。

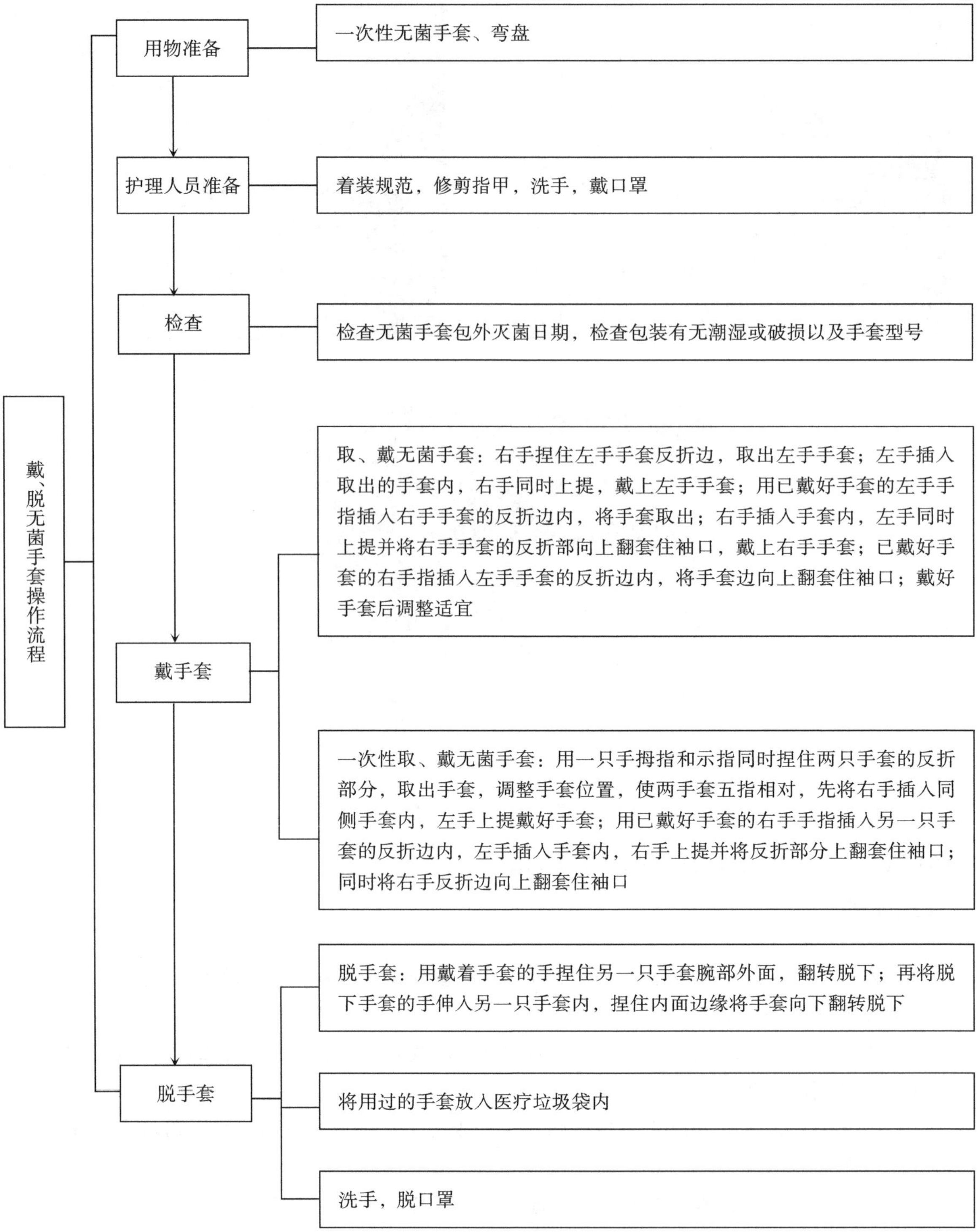

图3-4-13　戴、脱无菌手套操作流程

4.操作评分标准

戴无菌手套操作评分标准（见表3-4-2）。

表 3-4-2　戴无菌手套操作评分标准

项目	技术操作要求	评分	评分等级				实际得分
			A×1	B×0.7	C×0.4	D×0	
评估	仪表端庄，着装整洁	5					
操作过程	1.戴口罩，七步洗手法洗手	10					
	2.选择手套号码，核对是否在有效期使用范围内，检查手套包装有无潮湿、破损等	10					
	3.将手套袋放平于清洁干燥的桌面上，打开手套外包装包	10					
	4.一手掀起手套带开口处，取出手套，一手捏住手套的翻折部分（手套内面）	20					
	5.对准五指戴上	10					
	6.掀起另一只袋口，用戴好无菌手套的手插入另一只手套的反折内面	10					
	7.同法将另一只手套戴好	10					
	8.双手调整手套的位置，翻手套边使其扣套在衣袖外面，双手合十置于胸前	10					
操作后处理	垃圾分类处理	2					
整体评价	整个操作流程熟练，时间全程 2 min，操作规范，全程无污染，无菌观念强	3					
总分		100					

第五节　隔离技术

隔离（isolation）是指运用各种方法阻止病原体从患者或携带者传播给他人的措施，是阻断感染链最直接而有效的措施之一，可以达到预防与控制感染的目的。医护人员应遵循隔离原则，遵守隔离制度，认真执行隔离技术，积极预防和控制感染的发生。

一、概述

（一）相关概念

1.清洁区（cleaning area）

一般指进行传染病诊治的病区中不易受到患者体液、血液和病原微生物等物质污染且传染病患者不应进入的区域。它包括医护人员值班室、卫生间、更衣室、浴室、配餐室等。

2.潜在污染区（potentially conta minated area，也称半污染区）

一般指进行传染病诊治的病区中位于清洁区与污染区之间，有可能被患者体液、血液和病原微生物等物质污染的区域。它包括医护人员办公室、护士站、治疗室、内走廊等。

3.污染区（conta minated area）

一般指进行传染病诊治的病区中传染病患者和疑似传染病患者接受诊疗的区域，及被患者血液、体液和分泌物等污染的场所。它包括病室、处置室、污物间、患者出入院处置室等。

4.缓冲间（buffer room）

一般指进行传染病诊治的病区中清洁区与潜在污染区、潜在污染区与污染区之间设立的两侧均有门的小室，为医务人员的准备间。

（二）隔离单位的设置

（1）隔离病区应设置在远离普通病区、生活区的相对独立的区域，清洁区、潜在污染区和污染区的划分要明确，并设缓冲间。

（2）隔离病区及梯道设立“两通道”，医护人员与患者、清洁物品与污染物品分通道进出，避免人流、物流交叉导致感染。

（3）隔离病区需配置一些其他设施，如隔离室外的防护用品，非手触式开关洗手池，良好的通风换气设施，正压、负压装置等。

（4）不同病种患者应分开安置，同一病种患者可同居一室，但应少于4人，床间距不少于1.1 m；对疑似患者、具有高度传染性或毒力强的菌株所致的感染患者应安置在单间隔离病室。

（三）隔离的管理要求

（1）隔离建筑的布局应符合医院卫生要求，且需要具备隔离预防的功能，区域划分明确、标识清楚。

（2）制定并严格遵守隔离预防制度，做到定期培训和督察。

（3）加强隔离患者的管理，严格执行探视制度。

（4）遵循“标准预防”和“基于疾病传播途径的预防”的原则，做到管理感染源、切断传播途径和保护易感人群。

二、隔离原则

（一）隔离的基本原则

1.隔离标志明晰、设施齐全

隔离室外应设立明确的隔离标志：黄色为空气传播的隔离；粉色为飞沫传播的隔离；蓝色为接触传播的隔离。隔离区域入口处配置更衣、换鞋的缓冲间，并配有必要的卫生、消毒设备等。

2.进出隔离室符合隔离要求和流程工作

医护人员进入隔离室必须按照疾病的隔离要求穿隔离衣，戴口罩、帽子等防护用具。进入隔离室前，应备齐操作所需用物，各项护理操作集中执行，以减少人员进出隔离室的消毒程序；离开隔离室时，必须消毒手，脱去防护用具。

3.分类处理隔离室内物品

患者接触过的物品不得进入清洁区，严格消毒后的物品方可给他人使用，患者的排泄物、污水等必须经无害化处理后向外排放。需要送出病区处理的物品分类置于黄色污物袋内，袋外要有明显标记。

4.定期消毒隔离室环境

空气用紫外线照射或消毒液喷雾消毒；床、床旁桌椅、门窗、地面用消毒液擦拭。

5.严格执行探陪制度

隔离病室应限制人员出入，患者必须探陪时，应向探陪人员进行相关隔离防护知识的教育、解释，并且采取相应的隔离措施。

6.加强隔离患者心理护理

对患者和探陪人员进行隔离知识的教育，使其能主动协助、执行隔离管理；了解患者的心理情况，尽量排除患者因隔离而产生的恐惧、悲观、孤独、自卑等不良心理反应。

7.掌握解除隔离的标准

患者传染性分泌物3次培养结果均为阴性或已度过隔离期，医生开出医嘱后，方可解除隔离。

（二）终末消毒处理

终末消毒处理指对出院、转科或死亡患者及其所住病室、用物及医疗器械等进行的消毒处理。它包括患者的终末处理，病室和物品的终末处理。

1.患者的终末处理

患者在出院或转科前应沐浴、更衣，其个人用物消毒处理后方可带出。若患者死亡，尸体要严格进行消毒处理，并用浸湿消毒液的棉球填塞口、鼻、耳、肛门、阴道等腔道，其衣物要进行焚烧处理。

2.病室和物品的终末处理

关闭病室门窗，打开室内柜门、抽屉，摊开床上用品，用熏蒸或紫外线照射消毒，消毒后开窗通风换气，家具、地面用消毒液擦拭；体温计用消毒液浸泡处理，血压计等熏蒸消毒。

三、隔离种类及措施

（一）切断传播途径

1.接触传播的隔离与预防

对确诊或可疑感染了经接触传播疾病的患者，如肠道感染、多重耐药菌感染、埃博拉出血热、皮肤感染等，采取的隔离预防措施有：

（1）隔离病室使用蓝色的隔离标志。

（2）患者的隔离：

①安置单人病室，无条件时，同一病种患者可同居一室，但应少于4人。

②限制患者的活动范围。

③患者接触过的物品均应先灭菌，然后再进行清洁、消毒、灭菌，被患者污染的敷料应装袋，标记后做焚烧处理。

（3）医护人员的防护：

①进入隔离室前必须穿戴防护用具，离开病室前，脱下防护用具，并消毒双手。接触甲类传染病应按要求穿脱防护服。

②接触患者的血液、体液、分泌物、排泄物等物质时，应戴手套；离开隔离病室前、接触污染物品后应摘除手套，洗手并消毒双手。

2.空气传播的隔离与预防

对确诊或可疑感染了经空气传播的呼吸道传染疾病的患者，如肺结核、水痘等，采取的隔离预防措施有：

（1）隔离病室使用黄色的隔离标志。

（2）患者的隔离：

①安置单间病室，无条件时，同一病种患者可同居一室，但应少于4人。

②限制患者的活动范围，进出隔离区域应戴外科口罩。

③病室定期进行负压通气，严格空气消毒。

④被患者污染的敷料应装袋标记后做焚烧处理。

（3）医护人员的防护：

①在不同的区域，穿不同的防护用品，离开时按要求摘脱，并正确处理使用后的物品。

②进入隔离病室时，应戴帽子、医用防护口罩；当接触患者及其血液、体液、分泌物、排泄物等物质时应戴手套；必要时还应戴防护目镜或防护面罩等。

3.飞沫传播的隔离与预防

对确诊或可疑感染了经飞沫传播疾病的患者，如百日咳、流行性感冒、病毒性腮腺炎及急性传染性非典型肺炎（SARS）等，采取的隔离预防措施有：

（1）隔离病室使用粉色隔离标志颜色。

（2）患者的隔离：同空气传播的患者隔离①②③相同。患者之间、患者与探视者之间应相距1 m以上，并戴外科口罩。

（3）医护人员的防护：同空气传播的医护人员的防护①②相同。

（二）保护易感人群

（1）患者应住单间病室隔离，室外悬挂明显的隔离标志。病室内空气应保持正压通风，定时换气；地面、家具等均应定期严格消毒。

（2）进入病室内人员应穿隔离衣，戴帽子、口罩、手套等防护用具；未经消毒处理的物品不可带入隔离区域；接触患者前、后均应洗手并消毒。

（3）患者的引流物、排泄物及被其血液和体液污染的物品，应及时分装密闭，标记后送指定地点处理。

（4）应尽量避免接触患呼吸道疾病的患者，一般不予探视。

四、隔离技术基本操作方法

戴无菌口罩

（一）口罩的使用

1.操作前准备

（1）环境准备：清洁，宽敞，明亮。

（2）护理人员准备：着装整齐，修剪指甲，按七步洗手法进行洗手。

（3）用物准备：依据诊疗和护理操作需要准备合适的口罩。

2.操作步骤

（1）检查：打开包装取出口罩，检查口罩是否干燥和完好。

（2）准备：双手撑开口罩两侧系带，有鼻夹的一面向上，口罩内侧多为白色或浅色，口罩外侧多为蓝色或深色，避免手部接触口罩内侧，将口罩置于面部，调整至合适位置（如图3-5-1A）。

（3）戴口罩：

①挂耳式：打开包装，手持口罩，有金属片一端向上，有颜色面朝外；将口罩耳带挂住双耳，用手轻按口罩鼻夹，用双手示指从鼻夹中部开始，向两侧一边移动一边向下按压鼻夹，塑造鼻梁形状；保证整个口罩包住口鼻。

②头戴式：手持口罩，有金属片一端向上，有颜色面朝外；将口罩紧贴面部，双手压紧鼻片两侧，使之与鼻部契合，持口罩上两侧的系带分别过耳朵上方以及下方，并调校口罩至舒适位置；将口罩两侧的系带分别在枕后上部及后颈部打结（如图3-5-1B、C）。

（4）调整：将双手示指指尖沿着鼻梁金属片由中间至两边，慢慢向内按压，直至紧贴鼻梁，不要单手捏鼻梁金属片，那样会使金属片出现锐角，扎伤皮肤，而且会导致密封不严实，降低防护性能（如图3-5-1D）。

（5）密合试验：每次佩戴后，必须进行佩戴气密性检查，即双手捂住口罩，呼气，若感觉有气体从鼻夹处漏出，按照操作步骤重新调整鼻夹，若感觉气体从口罩两侧漏出，进一步向脑后方调整头带位置。

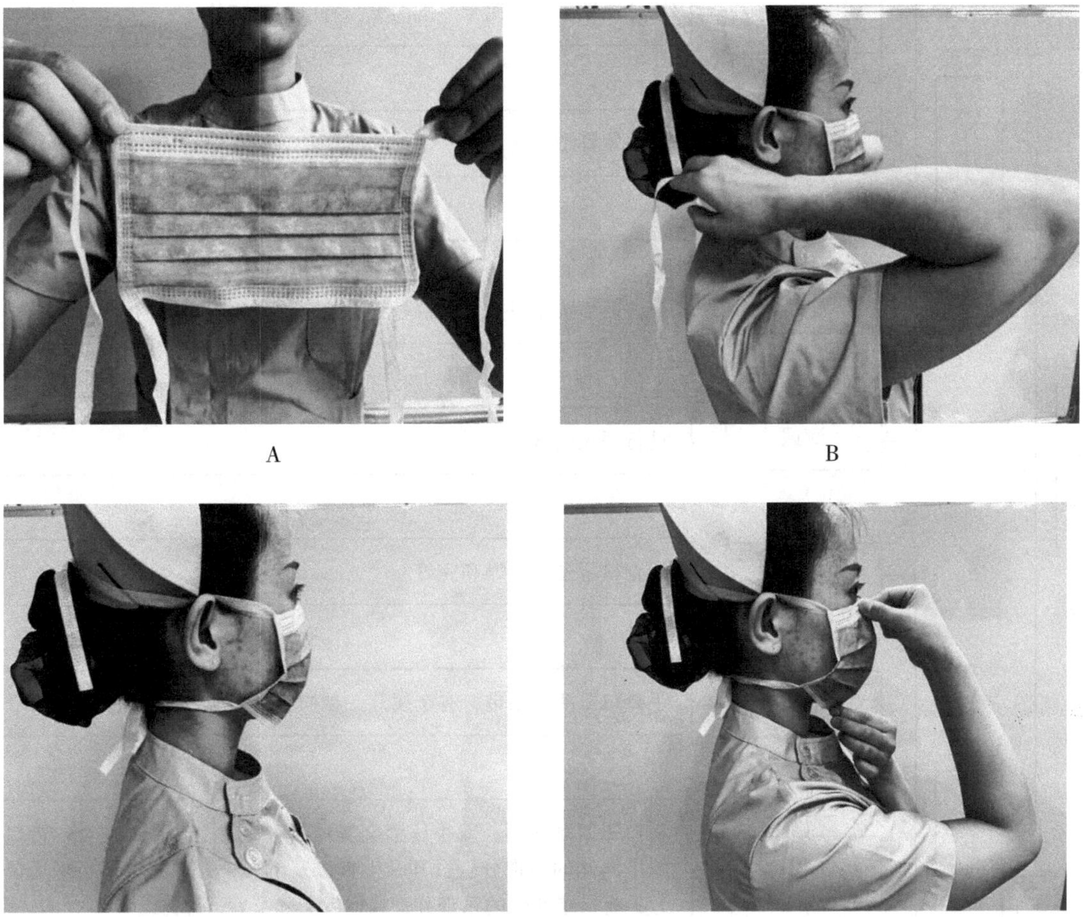

A B C D

图3-5-1 戴口罩

注意事项

1.使用前检查包装是否完好，包装或口罩破损，请勿使用。外包装标志、生产日期、有效期要进行确认，并在灭菌有效期内使用。

2.口罩佩戴后进行密合试验。戴医用防护口罩应进行面部密合性试验。简单的试验方法是:戴上口罩后，用力呼气，空气不能从口罩边缘漏出。

3.使用过程中如出现呼吸抗阻明显增强（呼吸困难），口罩破损，口罩受污染（染有血渍及飞沫等异物）时，应及时更换。

4.口罩只限一人一次性使用，使用后应按医院和环保部门要求进行处理。

5.对无纺布过敏者慎用。

3.操作流程图

戴口罩操作流程图（如图3-5-2所示）。

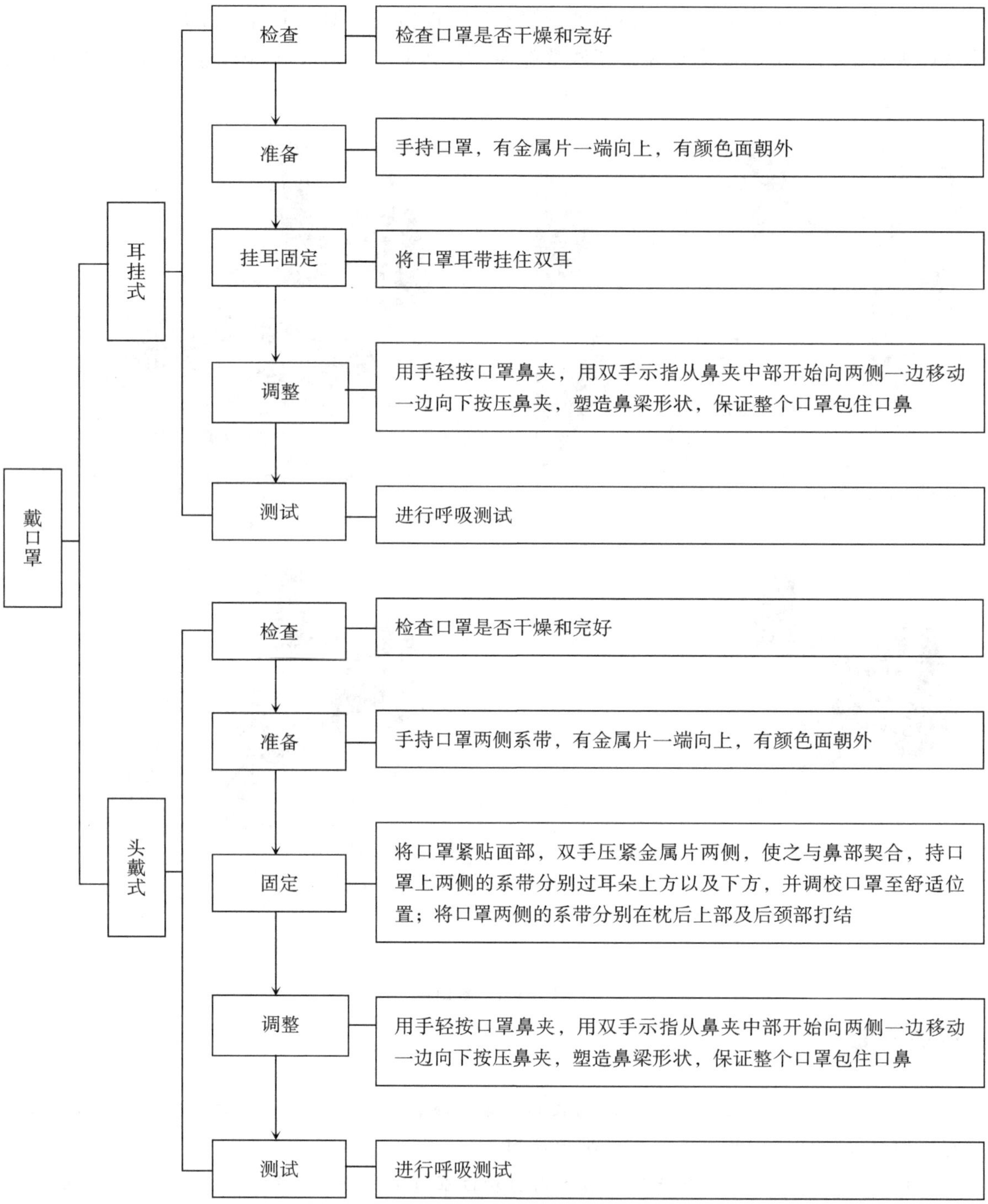

图3-5-2　戴口罩操作流程图

4.操作评分标准

戴口罩操作评分标准（见表3-5-1）。

表3-5-1　戴口罩操作评分标准

项目	技术操作要求	评分	评分等级				实际得分
			A×1	B×0.7	C×0.4	D×0	
评估	洗手（七步洗手法），衣、帽、鞋整齐	10					
操作过程	1.取出口罩，将口罩下方带系于颈后	10					
	2.将口罩上方带系于头顶上方	10					
	3.将双手示指指尖放在鼻夹上，从中间位置开始，用示指向内按压，并逐步向两侧移动，根据鼻梁形状塑造鼻夹	20					
	4.根据面部形状，调整系带的松紧度	10					
操作后处理	1.双手不可触碰使用后的口罩外侧面	20					
	2.使用后的口罩应扔入医疗垃圾袋内	10					
	3.操作流程熟练	10					
总分		100					

（二）穿脱隔离衣

穿脱防护装备

1.护理评估

（1）评估患者的病情、治疗、护理、意识以及合作程度。

（2）评估患者的隔离种类及措施、穿隔离衣的环境。

2.操作前准备

（1）环境准备：清洁，宽敞，明亮。

（2）护理人员准备：着装整齐；修剪指甲，取下手表及手部饰物，洗手，戴口罩、帽子。

（3）用物准备：隔离衣、衣架、速干手消毒剂、污物桶。

3.操作步骤

（1）检查：隔离衣长短是否合适，是否符合隔离要求，是否干燥、完好。

（2）穿隔离衣：

①取衣：手持衣领取下隔离衣，将隔离衣清洁面朝向自己，污染面向外，衣领两端向外折齐，对齐肩缝，露出肩袖内口（如图3-5-3A、B所示）。

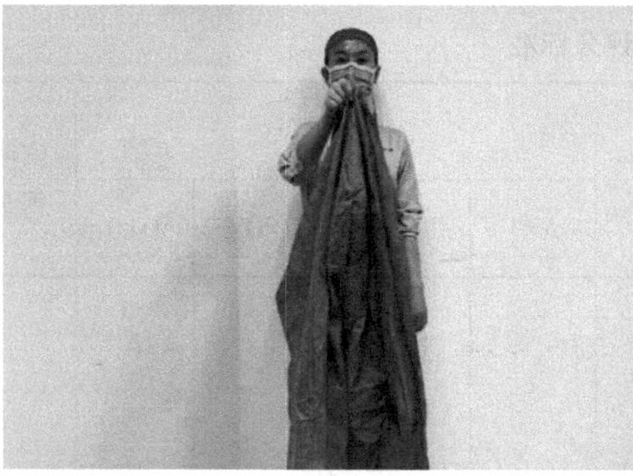

A

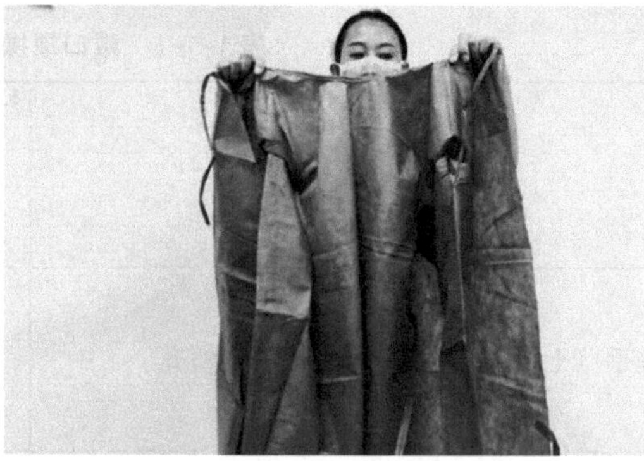

B

图3-5-3　取衣

②穿袖：将左臂入袖，举起手臂，穿好衣袖；用左手持衣领；同法穿右臂衣袖（如图3-5-4所示）。

③系领：两手持衣领中央，沿着领边由前向后将领口系好（如图3-5-5所示）。

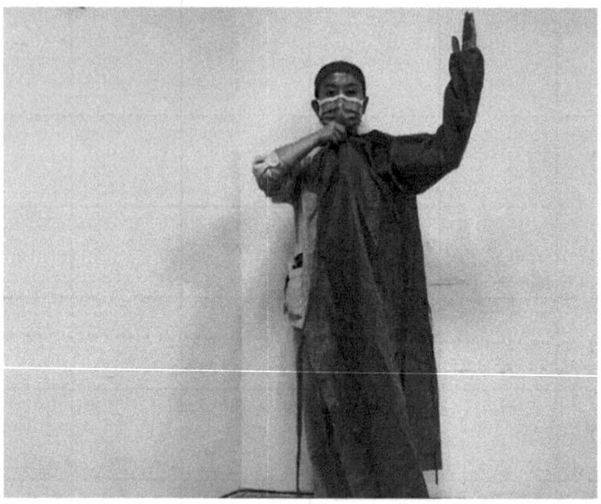

图3-5-4　穿袖

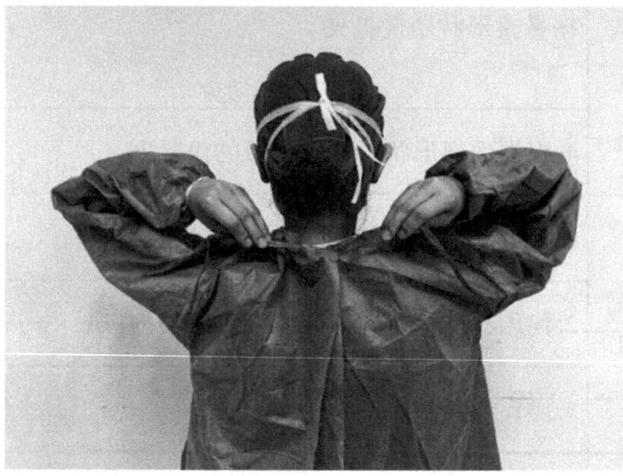

图3-5-5　系领

④系袖口：扣好袖扣或系上袖带，需要时用橡皮圈束紧袖口；衣袖过长系肩扣。

⑤系腰带：将隔离衣一边（约在腰下5 cm处）腋中线拉住，然后渐向前拉，见到衣边捏住边缘，同法捏住另一侧边缘（注意手勿触及衣的内面）。双手在后面将衣边边缘对齐，向后方拉伸，向一侧折叠。一手按住折叠处，另一手将腰带拉至背后压住折叠处，将腰带在背后交叉，回到前面打一活结系好（注意勿使折处松散）（如图3-5-6所示）。

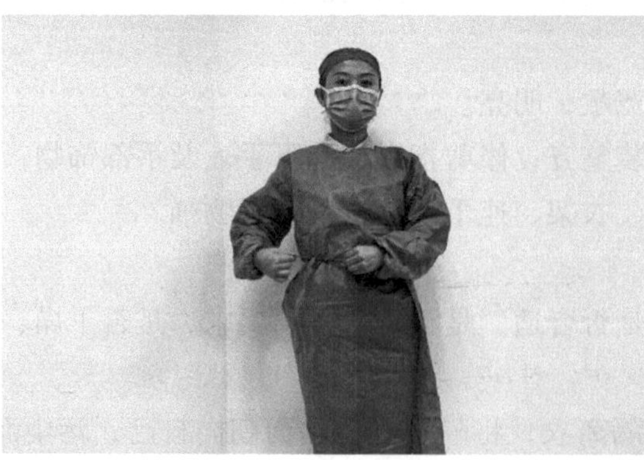

图3-5-6　系腰带

（3）脱隔离衣

①解腰带：解开腰带，在腹前打一活结（如图3-5-7所示）。

②解袖口：解开两袖口，将衣袖上拉，在肘部将部分袖子塞入工作服衣袖下，使双手充分暴露（如图3-5-8所示）。

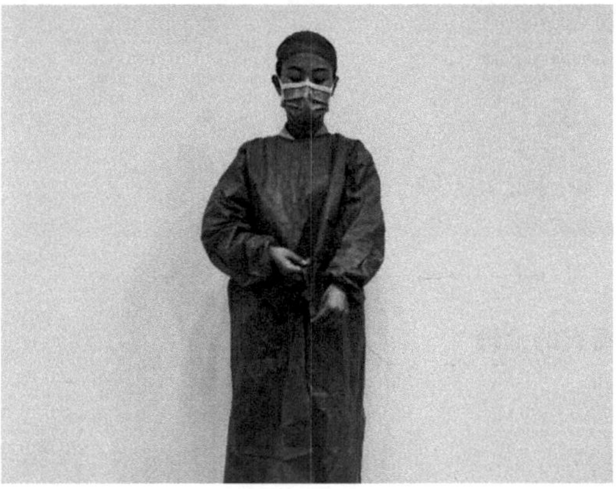

图3-5-7　解腰带

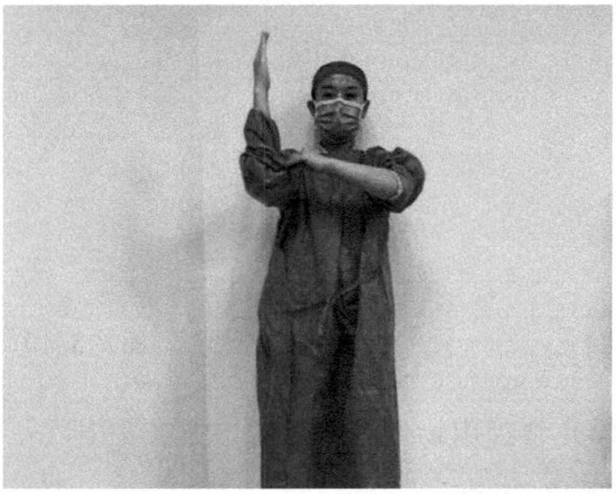

图3-5-8　解袖口

③消毒双手：卫生手消毒，待干。

④解开领口。

⑤脱衣袖：一手伸入另一侧袖口内，拉下衣袖过手（遮住手）再用衣袖遮住的手在外面拉下另一衣袖，两手在袖内使袖子对齐，双臂逐渐退出（如图3-5-9A、B所示）。

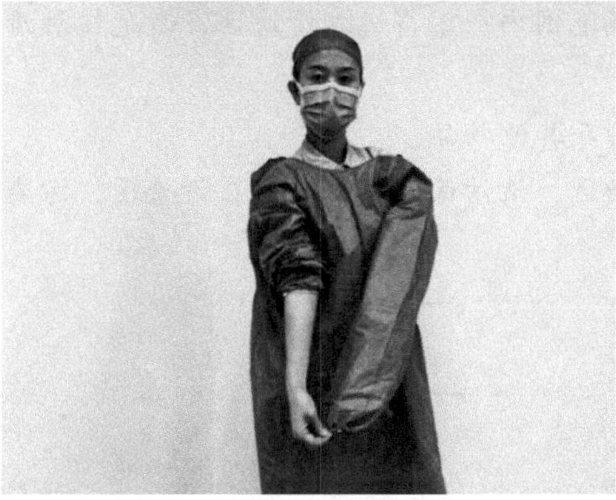

A

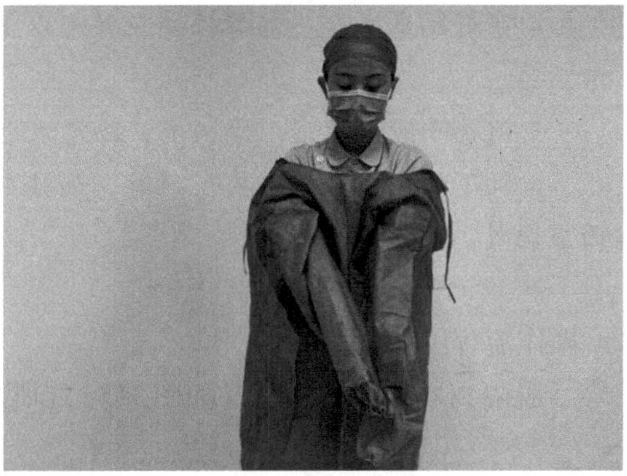

B

图3-5-9　脱衣袖

⑥一手拉住衣领，另一手自衣内握住肩缝，对齐后襟边缘，找前襟中线，露出马蹄袖；将隔离衣挂回原位；一次性隔离衣要投入医疗垃圾袋内（如图3-5-10A、B所示）。

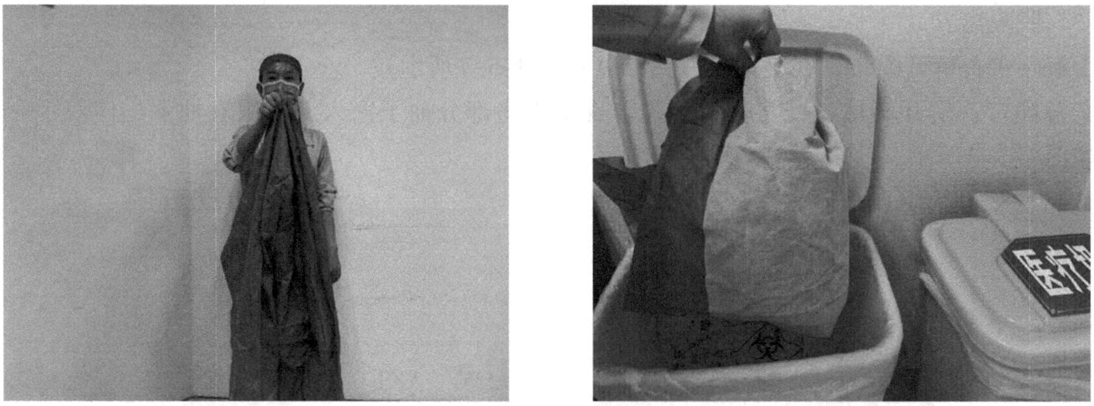

A　　B

图3-5-10　脱下隔离衣的处理

（4）整理用物：洗手，脱口罩。

注意事项

1.隔离衣只能在规定区域内穿、脱，穿前检查有无潮湿、破损，衣长必须能全部遮盖工作服。

2.隔离衣每日更换，如有潮湿或污染，应立即更换。接触不同病种的患者时应更换隔离衣。

3.穿、脱隔离衣过程中避免污染衣领、面部、帽子和清洁面，始终保持衣领清洁。

4.穿好隔离衣后，双臂保持在腰部以上，视线范围内；不得进入清洁区，避免接触清洁物品。

5.消毒手时不能沾湿隔离衣，隔离衣也不可触及其他物品。

6.脱下的隔离衣还需要使用时，如挂在半污染区，清洁面应向外；挂在污染区，污染面应向外。

4.操作流程图

穿、脱隔离衣操作流程图（如图3-5-11所示）。

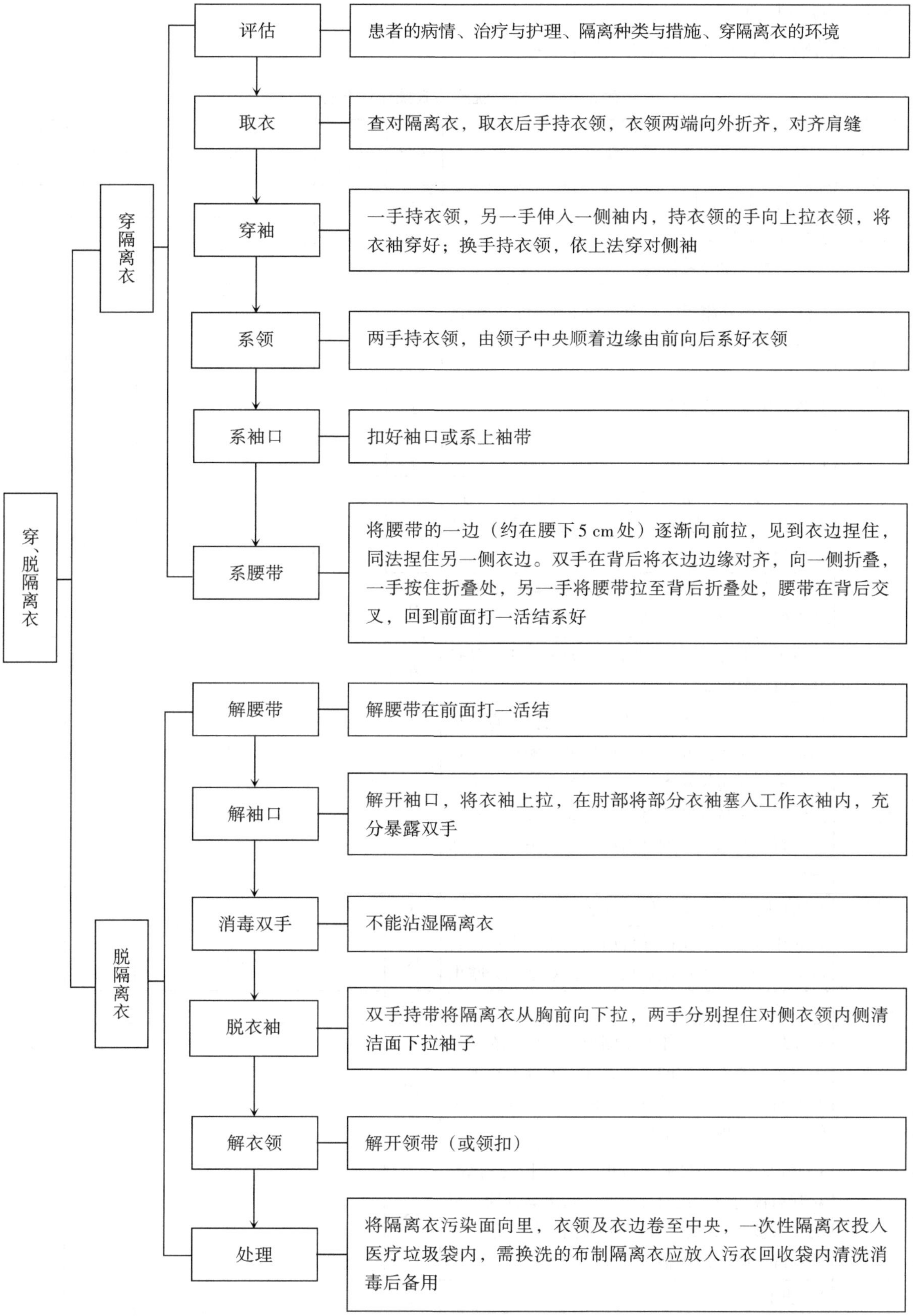

图3-5-11　穿、脱隔离衣操作流程图

5.操作评分标准

穿、脱隔离衣操作评分标准（见表3-5-3）。

表3-5-3　穿、脱隔离衣操作评分标准

项目	技术操作要求	评分	评分等级				实际得分
			A×1	B×0.7	C×0.4	D×0	
评估	1.个人着装符合操作要求	3					
	2.环境符合要求	3					
	3.评估患者的隔离种类	5					
操作前准备	1.洗手，戴好帽子、口罩，取下手表，挽袖过肘（冬天挽袖过前臂中部）	5					
	2.备齐用物，放置合理	3					
操作过程	1.隔离衣是否符合要求	3					
	2.右手持衣领将隔离衣取下，两手将衣领的两端向外折，使内面向着操作者，并露出袖子内口	6					
	3.将左臂入袖，举起手臂，穿好衣袖；用左手持衣领同法穿右臂衣袖	6					
	4.两手持领子中央，沿着领边向后将领口扣好，再扣好袖子	6					
	5.解开腰带，将隔离衣的一边向前拉，直至见到边缘后用手捏起，同法捏住另一侧；两手在背后将两侧边缘对齐，向一侧折叠，以一手按住，另一手将腰间拉直背后压住折叠处，将腰带在背后交叉，再回到前面打一活结，双手放胸前	10					
	6.解开腰带，在腹前打一活结	3					
	7.解开两袖口，在袖外将袖管上拉，在肘部将部分袖子塞入工作服衣袖下，使双手充分露出	10					
	8.泡手1 min，擦干	2					
	9.解开领口，右手伸入左侧袖口内拉下衣袖过手，再用衣袖遮住的左手，在衣袖外面拉下右手衣袖过手，双手轮换拉下袖子，对齐双袖管，手在袖内退到袖中间	10					
	10.用左手拉住衣领，右手自衣内捏住肩缝，对其后襟边缘，找前襟中线，露出马蹄袖，将隔离衣挂回原位。不再穿的隔离衣将清洁面向外卷好，投入污衣桶	15					
	11.洗手	5					
整体评价	全程稳准、轻快、美观，符合操作原则	5					
总分		100					

思考与练习

患者女性，42岁，近一个月自觉乏力、食欲下降，主诉厌油、恶心、呕吐，入院后测生命体征：体温38.9 ℃，脉搏78次/分，呼吸23次/分，血压140/75 mmHg；查体可见皮肤、巩膜黄染，肝大，肝区隐痛，同时有叩击痛和压痛；实验室检查ALT明显升高。临床诊断：急性黄疸性甲型肝炎。

请思考：

（1）对此患者应采取何种隔离种类及哪些隔离措施？

（2）如何划分病区的隔离区域？

（3）患者出院后如何对该患者的床单元进行终末消毒？

（张玉芳）

第四章 患者安全与转运技术

学习目标

通过本章的学习，学生能够掌握以下内容：

◎**识记**

1.能正确说出临床上常用卧位的适用范围及临床意义。

2.能正确陈述舒适卧位的基本要求。

3.能正确描述影响患者安全的因素。

4.能正确描述急危重症患者的特点。

◎**理解**

1.能正确理解卧位的分类方法。

2.能正确解释变换卧位法的目的。

3.能正确识别医院常见的不安全因素。

4.能正确理解患者安全十大目标。

5.能正确理解急危重症患者的转运流程。

◎**应用**

1.能按正确的方法协助患者变换卧位。

2.能正确使用轮椅或平车搬运不能行走、不能起床的患者入院、出院、检查、治疗或进行室外活动。

3.能针对医院内常见的不安全因素，采取有效的防范措施。

4.能针对急危重症患者进行安全转运。

患者安全是卫生保健的一项基本原则，也是临床治疗护理的核心目标。其主要包括感染控制、安全使用药物、设备安全、安全的临床实践和安全的医疗环境。

第一节　患者卧位

VTE护理规范

卧位（patient position）指患者的卧床姿势。常根据患者的病情与治疗需要来调整相应的卧位，一个正确的卧位可以让患者感到舒适，起到预防并发症、减轻疾病症状的作用。护理人员应熟悉各种卧位的安置方法和要求，协助或指导患者取正确舒适的卧位。

一、舒适卧位的基本要求

舒适卧位是指患者的身体各部位处在轻松舒适的位置。其基本要求有：

（1）卧床姿势符合人体力学的要求，体重平均分配在身体的各负重位置，关节维持于正常功能位置，脏器在体腔内拥有较大的空间。

（2）经常变换体位，至少每2 h变换体位1次，避免局部长期受压导致的压力性损伤。

（3）身体各部位每天活动，改变卧位时做关节活动范围练习；但禁忌证应除外，如骨折急性期、关节扭伤等。

（4）加强受压部位皮肤护理，预防压疮的发生。

（5）保护患者的隐私，实施治疗和护理应适当地遮盖患者身体，促进患者身心舒适。

二、卧位的分类

根据卧位的平衡性，可分为稳定性卧位和不稳定性卧位。在稳定性卧位下，患者会感到舒适和轻松；在不稳定性卧位下，患者会感到不适，大量肌群处于紧张状态，易疲劳（如图4-1-1、4-1-2所示）。

根据卧位的自主性，可分为主动卧位、被动卧位和被迫卧位。主动卧位（active lying position）指患者可以根据自己的意愿和习惯取最舒适的卧位。多见于轻症患者，术前及恢复期患者。被动卧位（passive lying position）指患者自身无力变换卧位，由他人帮助安置卧位。常见于极度衰弱或意识丧失的患者。被迫卧位（compelled lying position）指患者意识清楚，有变换卧位的能力，但因为疾病影响或治疗需要而被迫采取的卧位。如支气管哮喘急性发作时患者由于极度呼吸困难而被迫采取端坐位。

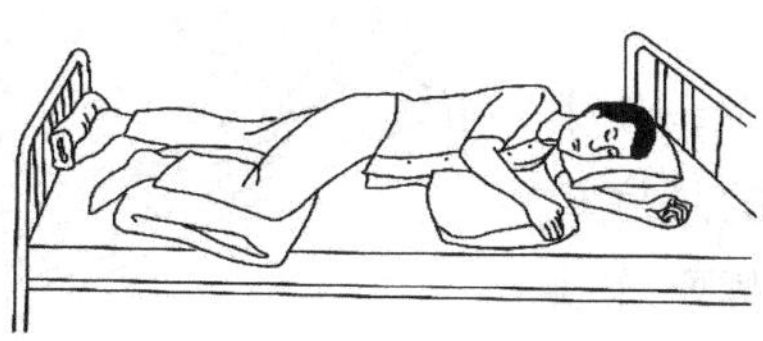

图4-1-1　稳定性卧位

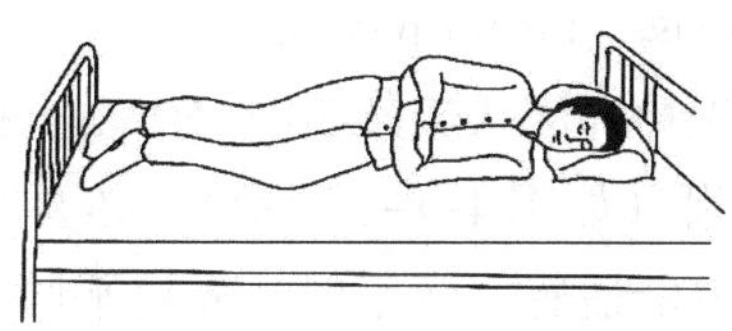

图4-1-2　不稳定性卧位

三、常用卧位

（一）仰卧位（supine positon）

仰卧位是一种自然的休息卧位，也称平卧位，指患者仰卧，头下垫枕，两臂放于身体两侧，双腿自然伸直；也可以做适当调整，包括去枕仰卧位、中凹卧位、屈膝仰卧位三种类型。

1. 去枕仰卧位

去枕平卧，头偏向一侧，两臂放于身体两侧，双腿自然伸直，枕头横立于床头（如图4-1-3所示）。适用范围：

（1）全身麻醉未清醒或昏迷的患者，可避免因误吸引起的窒息或肺部并发症。

（2）椎管内麻醉或脊髓腔穿刺后的患者，可预防颅内压降低引起的头痛。

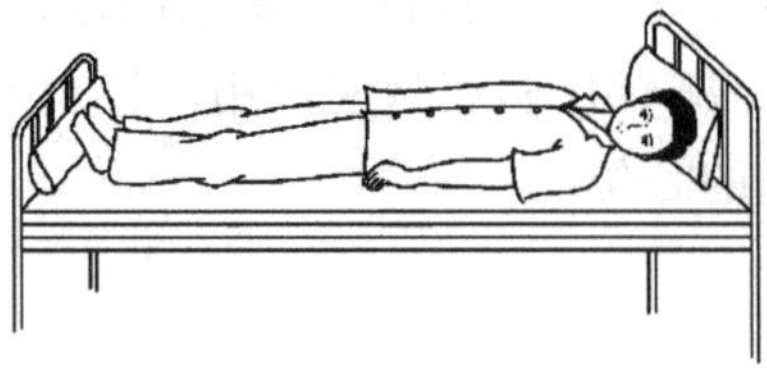

图4-1-3　去枕仰卧位

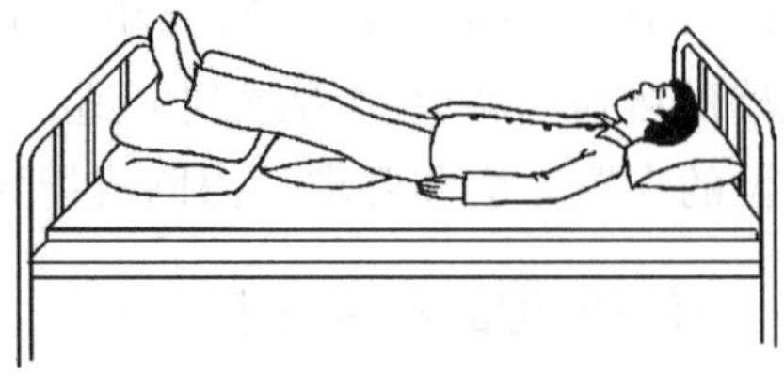

图4-1-4　中凹卧位

2. 中凹卧位

用软垫抬高患者头胸部10°～20°，抬高下肢约30°（如图4-1-4所示）。适用范围：休克患者。抬高头胸部，可以保持气道通畅，改善呼吸和缺氧症状；抬高下肢，有利于静脉血回流，增加心输出量，改善休克症状。

3. 屈膝仰卧位

患者平卧，头下置枕头，两臂自然放于身体两侧，两膝稍分开并向外屈曲（如图4-1-5所示）。适用范围：胸腹部检查或行导尿术、会阴冲洗等。

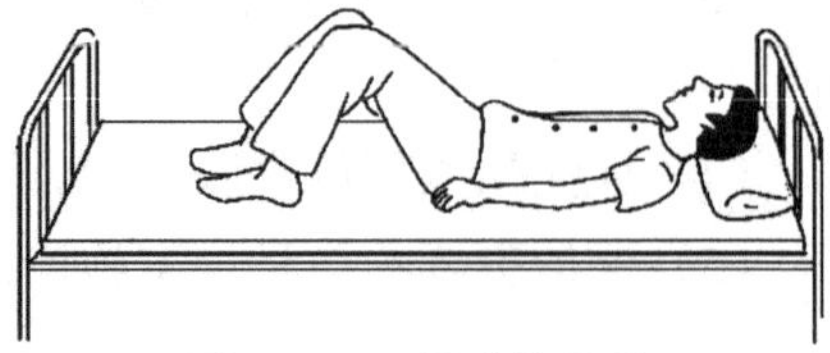

图4-1-5　屈膝仰卧位

（二）侧卧位（side-lying position）

患者侧卧，臀部稍后移，双臂屈肘，一只手放在枕旁，另一只手放在胸前，下腿稍伸直，上腿弯曲（如图4-1-6所示，臀部肌肉注射时，下腿弯曲，上腿伸直）。必要时在胸腹部、后背部和两膝之间放置软垫，以增加患者的舒适感与安全感。适用范围：

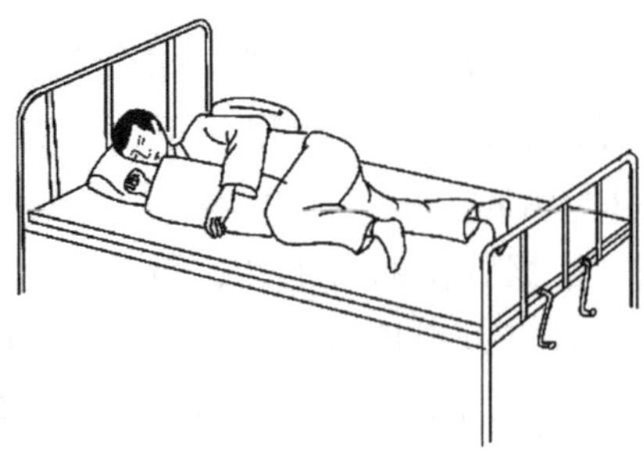

图4-1-6　侧卧位

（1）预防压疮。

（2）灌肠，肛门检查，配合胃肠镜检查等。

（3）臀部肌肉注射。

（4）单侧肺部病变患者，可视病情采取患侧卧位或健侧卧位。

（三）半坐卧位（fowler position）

患者仰卧，先抬高床头支架30°～50°，再摇高膝下支架，使下肢屈曲，防止下滑（如图4-1-7所示）。必要时，在患者的足底放置软垫，增进患者舒适感。放平时，先摇平膝下支架，再摇平床头支架。适用范围：

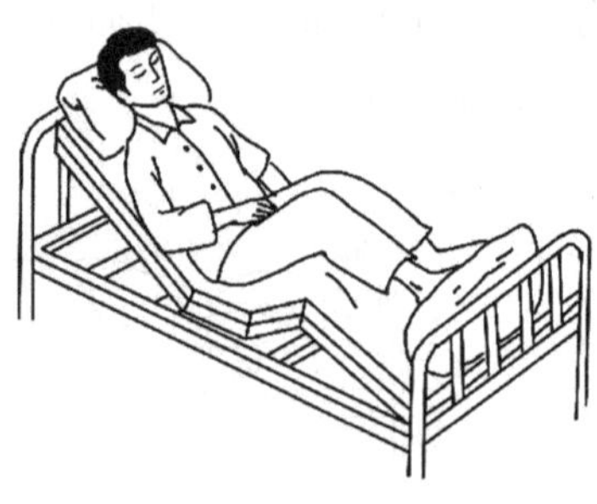

图4-1-7　半坐卧位

（1）胸部创伤、胸腔疾病或心肺疾病引起的呼吸困难。一般可以借助重力作用使膈肌下降，增大胸腔容积，减轻腹腔内脏器对心脏和肺的压力，部分血液滞留于下肢和盆腔脏器内，回心血量减少，减轻肺部瘀血和心脏负担，有利于气体交换，改善呼吸困难症状；亦利于血液、渗出液及脓液的引流。

（2）某些面部及颈部手术后患者。一般可以减少局部出血。

（3）腹腔、盆腔手术后或有炎症的患者。一般可以减轻腹部伤口缝合处的张力，缓解疼痛，有利于切口愈合；也可使腹腔渗出液流入盆腔，促使感染局限和减少毒性反应，便于引流。

（4）恢复期体质虚弱的患者。有利于患者向站立位过渡，使其逐渐适应体位改变。

（四）端坐位（sitting position）

帮助患者坐起，身体稍向前倾，抬高床头支架70°～80°，摇起膝下支架15°～20°。必要时可放一跨床小桌，桌上放软垫，患者可伏桌休息（如图4-1-8所示）。适用范围：左心衰竭、支气管哮喘发作、心包积液的患者，由于极度呼吸困难，患者被迫取端坐位。

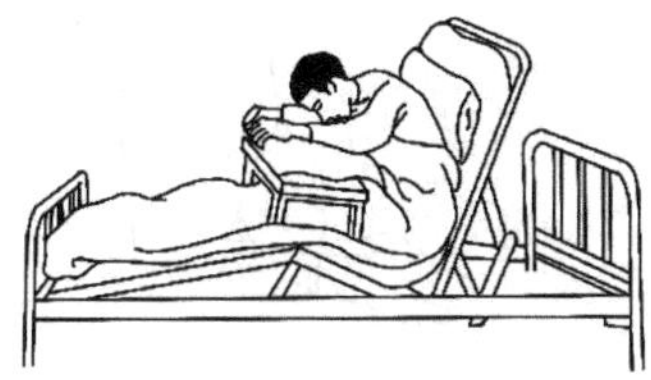

图4-1-8　端坐位

（五）俯卧位（prone position）

患者俯卧，头偏向一侧，两臂屈肘放于头的两侧，双腿伸直；胸下、髋部及踝部各放一软垫（如图4-1-9所示）。适用范围：

（1）脊椎手术后或背、腰、臀部有伤口，不能平卧或侧卧的患者。

（2）背、腰部检查或配合胰、胆管造影检查时。

（3）胃肠胀气所致的腹痛。

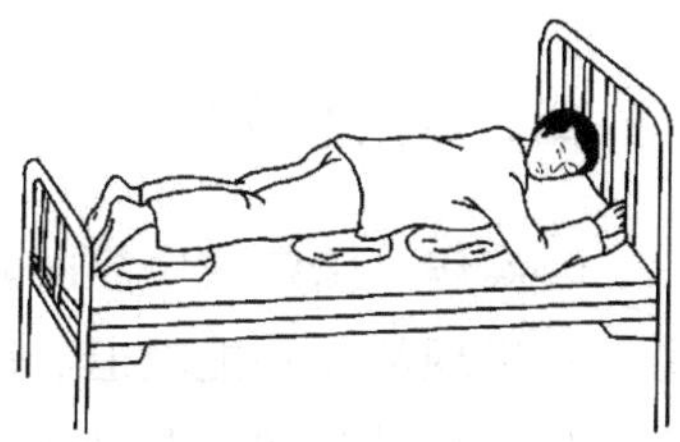

图4-1-9　俯卧位

（六）头低足高位（trendelenburg position）

患者仰卧，头偏向一侧，枕头横立于床头，床尾垫高15～30 cm（如图4-1-10所示）。该卧位易使患者感到不适，不可长时间使用，颅内高压者禁用。适用范围：

（1）十二指肠引流术，有利于胆汁引流。

（2）肺部分泌物引流，利于痰液咳出。

（3）妊娠时胎膜早破，防止脐带脱垂。

（4）跟骨或胫骨结节牵引时，利用人体重力为反牵引力，防止下滑。

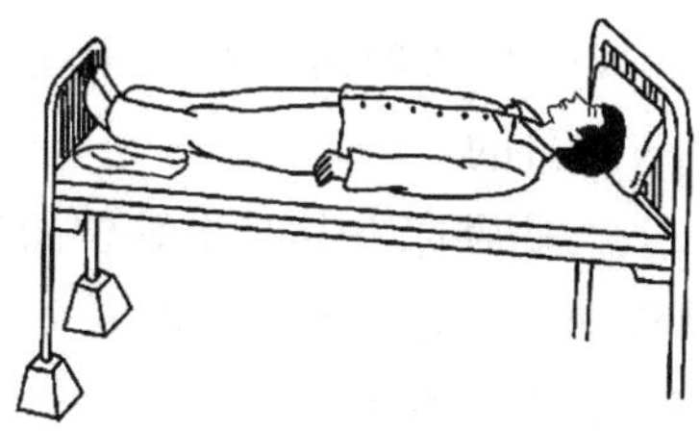

图4-1-10　头低足高位

（七）头高足低位（dorsal elevated position）

患者仰卧，床头垫高15～30 cm（如图4-1-11所示）或根据病情而定。适用范围：

（1）降低颅内压，预防脑水肿。

（2）颈椎骨折患者做骨牵引时，用作反牵引力。

（3）颅脑术后患者。

（八）膝胸卧位（knee-chest position）

患者跪卧，两小腿平放于床上，稍分开；大腿和床面垂直，胸贴床面，腹部悬空，臀部抬起，头转向一侧，两臂屈肘，放于头的两侧（如图4-1-12所示）。孕妇采取此卧位矫正胎位时，应注意保暖，每次不应超过15 min。适用范围：

（1）矫正胎位不正或子宫后倾。

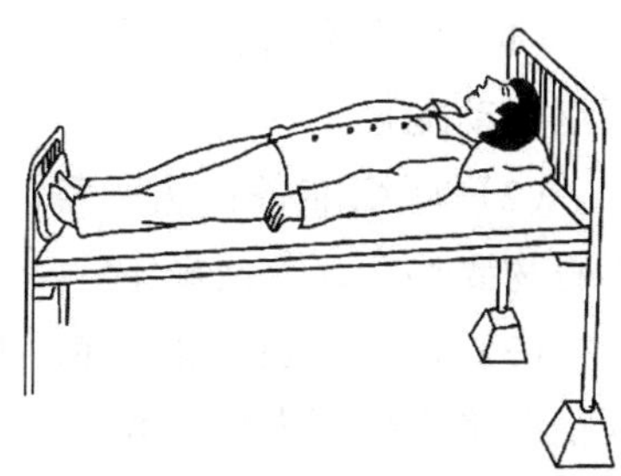

图4-1-11　头高足低位

（2）肛门、直肠、乙状结肠镜检查或治疗。

（3）促进产后子宫复原。

（九）截石位（lithotomy position）

患者仰卧于检查台上，双腿分开，放于支腿架上，支腿架上放软垫，臂部齐台边，两手放在身体两侧或胸前（如图4-1-13所示）。采用此卧位时，应注意保暖和遮挡。适用范围：

（1）产妇分娩。

（2）会阴、肛门部位的检查、治疗或手术，如妇产科检查、膀胱镜、阴道灌洗等。

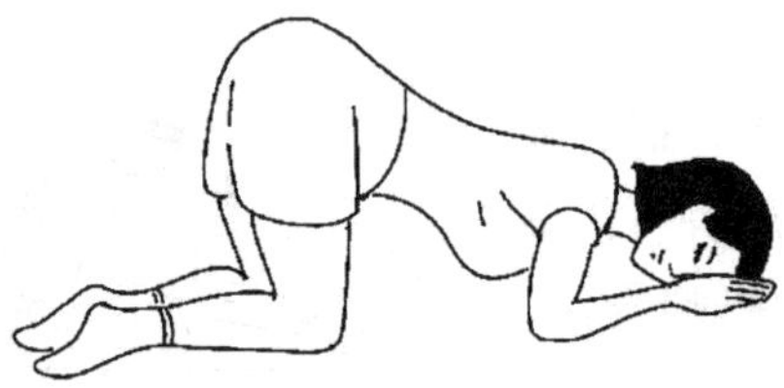

图4-1-12　膝胸卧位

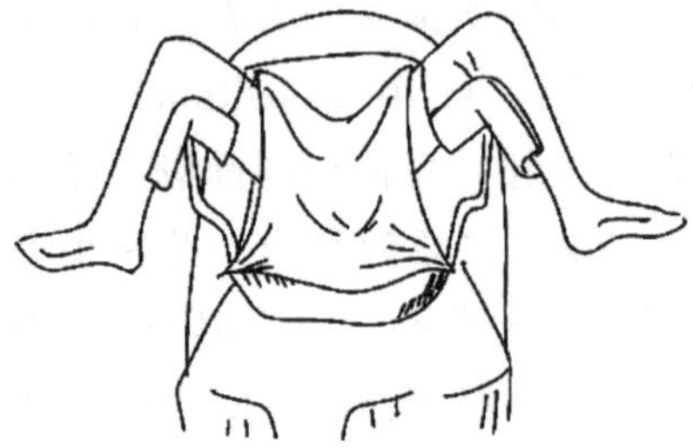

图4-1-13　截石位

四、变换卧位技术

良肢位摆放三人轴线俯卧位通气

因疾病、治疗或康复的限制，部分患者需要长期卧床，在卧床期间容易出现消化功能减退、肌肉萎缩等各种并发症，最常见的有坠积性肺炎、尿路感染、压疮等。因此护理人员应定时为患者更换卧位，使患者身体各部分肌肉轮流承受身体的重量，维持肌肉的弹性，减少压疮、坠积性肺炎等并发症的发生，同时保持患者舒适和安全的需要。

（一）协助患者移向床头的技术

1.目的

长期卧床尤其是半卧位的患者，身体重心常滑向床尾而不能自行改变体位者，由护理人员协助移动，使之恢复舒适而安全的体位。

2.护理评估

（1）患者情况评估：患者的年龄、体重、意识状态、病情、治疗情况、身体活动情况、心理状态以及是否能配合操作；还需评估患者有无输液、引流管、石膏或夹板固定，如有则应注意保护肢体。

（2）解释：向患者及家属讲明更换体位的目的、方法、注意事项及配合要点，取得患者及家属的配合。

3.操作前准备

（1）患者准备：帮助患者了解更换体位的目的、步骤和配合要点；帮助患者稳定情绪，使其愿意主动配合。

（2）环境准备：病室整洁、安静，温、湿度适宜，采光充足，无对流风或关闭门窗，病室障碍物要移开，方便操作。

（3）护理人员准备：衣、帽、鞋整洁，洗手，熟悉更换卧位的操作技术。依据患者病情和活动情况确定护理人员人数。

（4）用物准备：依据患者病情和活动情况准备好靠垫等辅助物品。

4.操作步骤

变换卧位技术操作步骤（见表4-1-1）。

表4-1-1　变换卧位技术操作步骤

步　骤	要点与说明
1.核对：患者腕带姓名、床号信息	确认患者，避免发生差错
2.固定：病床脚轮	
3.安置：将各种管道及输液装置安置妥当，必要时将棉被移至床尾	防止导管脱出；摇下床头，依据患者病情和活动情况使用枕头，保护患者头部
4.实施： （1）一人协助患者移向床头技术（如图4-1-14所示） a.患者仰卧屈膝，双手握住床头栏杆，也可抓住床沿或搭在护理人员肩部 b.护理人员双脚分开，一脚在前，一脚在后，呈弓形箭步；一手托在患者肩下，另一手托臀下，同时让患者两臂用力，双脚抵床，抬起身体；托住患者的重心顺势向床头移动 （2）两人协助患者移向床头技术（如图4-1-15所示） a.患者仰卧屈膝 b.护理人员分别站在床的两侧，双手交叉托住患者颈肩部和臀部；或一人托住肩及腰部，一人托住臀及腘窝部，两人同时抬起患者移向床头；或护理人员站在同侧，一人托肩部、腰部，另一人托臀部、腘窝，同时抬起患者移向床头	适用于有部分自理能力的患者；降低患者与床表面的摩擦力，防止患者皮肤组织受损 适用于重症或体重较重的患者；不可拖拽患者，以免损伤患者皮肤组织；两人协助移动时，保持动作协调轻稳；依据患者病情保护患者头部
5.患者舒适与安全：放回枕头，依据病情和患者活动情况协助患者取舒适体位，必要时摇起床头或支起床头支架，整理床单元	

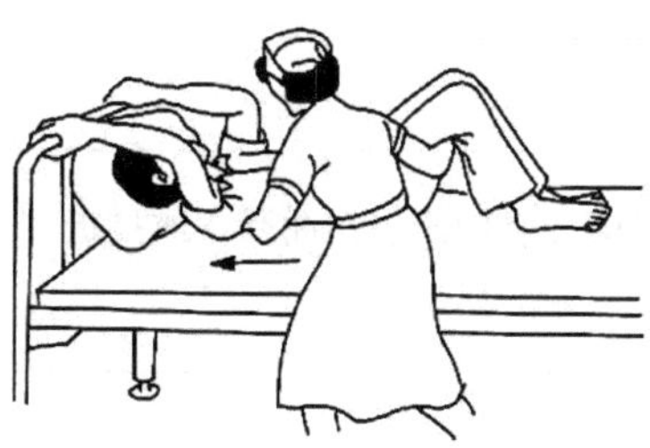

图4-1-14　一人协助患者移向床头法

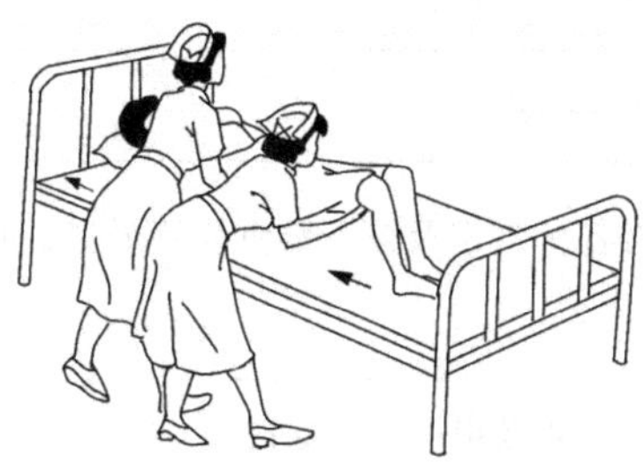

图4-1-15　双人协助患者移向床头法

注意事项

1.根据患者的意识状态、体重、身体下移的情况及向床头移动的距离选择移动患者的方法。

2.移动患者时动作应轻稳，协调一致，不可拖拽，应将患者身体稍抬起后再行翻身，防止擦伤患者皮肤。

3.患者身上带有各种导管，移动前后要妥善安置，保持导管通畅，防止导管脱落、移位、扭曲、受压。

（二）协助患者翻身侧卧位技术

1.目的

（1）协助不能起床的患者更换卧位，使患者感觉舒适。

（2）减轻患者局部组织受压，预防并发症的发生，如压疮、坠积性肺炎等。

（3）检查、治疗和护理的需要，如背部皮肤的护理。

（4）便于更换或整理床单元。

2.护理评估

（1）患者的基本状态：意识、年龄、病情等；患者的治疗情况：有无输液、引流管、石膏或夹板固定等；患者的体位、体重及四肢活动情况以及患者的心理状况及配合能力。

（2）解释：向患者及家属说明更换体位的目的、方法、注意事项及配合要点，取得患者及家属的配合。

3.操作前准备

（1）患者准备：帮助患者了解更换体位的目的、步骤、注意事项和配合要点；帮助患者稳定情绪，能主动配合。

（2）环境准备：病室整洁、安静，温、湿度适宜，采光充足，无对流风或关闭门窗；障碍物应移开，方便操作。

（3）护理人员准备：衣、帽、鞋整洁，洗手，熟悉更换卧位的操作技术；依据患者病情和活动情况确定护理人员人数。

（4）用物准备：依据患者病情和活动情况准备好靠垫等辅助物品。

4.操作步骤

协助患者翻身侧卧位技术（见表4-1-2）。

表4-1-2　协助患者翻身侧卧位技术

步　骤	要点与说明
1.核对：患者腕带姓名、床号信息	确认患者，避免发生差错
2.固定：病床脚轮	
3.安置：将各种管道及输液装置安置妥当，必要时将棉被移至床尾	防止翻身时导管脱出、扭曲受压或打折
4.协助卧位：协助患者仰卧屈膝位	
5.实施： （1）一人协助患者翻身侧卧位技术： a.将对侧床档拉起、固定 b.先将患者肩部臀部移向护理人员侧的床沿，再将患者双下肢移近护理人员侧床沿，嘱患者屈膝 c.护理人员一手扶肩，另一手托膝，轻轻将患者推转到护理人员的对侧，使患者背向护理人员（如图4-1-16所示）	适用于有部分自理能力且体重较轻的患者；保护患者安全，防止坠床；不可拖拽，以免损伤皮肤；应用节力原则，翻身时尽量让患者靠近护理人员；依据患者病情和意识状况，必要时拉起床档，防止坠床

表4-1-2

步　骤	要点与说明
（2）两人协助患者翻身侧卧位技术： a.拉起对侧床档并固定； b.护理人员站在床的同一侧，一人托住患者颈肩部和腰部，另一人托住患者臀部和腘窝部，两人同时将患者稍抬起移向近身侧（如图4-1-17所示） c.接着分别托扶患者的肩、腰、臀和膝部，轻推，将患者转向对侧	适用于重症或体重较重的患者；保护患者安全，防止坠床；不可拖拽患者，以免损伤患者皮肤组织；两人协助翻身时，保持动作协调轻稳；依据患者病情保护患者头部
6.患者舒适与安全：依据卧位要求，在患者的背部、胸前及两膝盖间放置靠垫和软枕，必要时使用床档	使患者处于稳定、舒适体位
7.检查安置：检查并妥善安置患者，使患者各关节处于功能位置；各管道保持通畅	促进患者舒适，防止关节挛缩
8.记录并交班：检查患者受压部位皮肤组织并进行皮肤护理，记录翻身时间和皮肤状况于翻身登记表，并做好交接班	

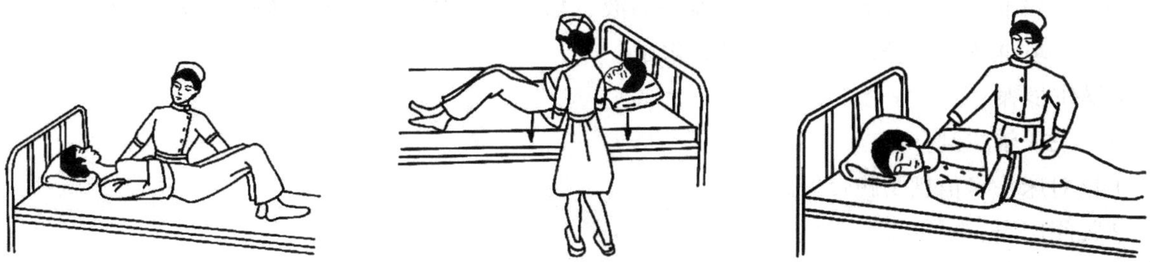

A　　B　　C

图4-1-16　一人协助患者翻身侧卧法

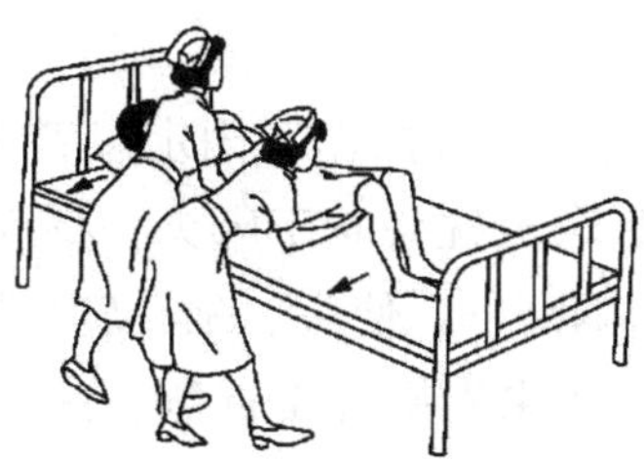

图4-1-17　两人协助患者翻身侧卧法

注意事项

1.翻身时，护理人员应注意节力原则，尽量让患者靠近护理人员，使重力线通过支撑面保持平衡。

2.翻身侧卧位时，要维持躯干正常的生理弯曲，以防加重脊椎骨折、脊髓损伤等，移动后要用软枕垫好背部及膝下。

3. 对有导管者，应先将导管安置妥当，翻身后检查导管，保持通畅。严重烧伤者可应用翻身床。

4. 做颈椎和颅骨牵引者，翻身时牵引不可放松，并要使头、颈、躯干保持在同一水平翻动。石膏固定和伤口较大的患者翻身后应将患处放于适当的位置，防止受压。

5. 手术后患者翻身时，应先检查敷料是否干燥、有无脱落，如分泌物浸湿敷料，应先更换敷料再行翻身。

（三）轴线翻身技术

1. 护理评估

（1）患者评估：了解患者病情、生命体征、意识状态及配合能力；观察患者损伤部位、伤口情况和全身管路情况；检查护理记录单或翻身卡、患者卧位及皮肤情况。

（2）向患者解释轴线翻身的目的、方法、注意事项及配合要点。

2. 操作前准备

（1）患者准备：帮助患者了解轴线翻身的目的、步骤、注意事项和配合要点；帮助患者稳定情绪，能主动配合。

（2）护理人员准备：着装规范，洗手，熟悉更换卧位的操作技术。

（3）用物准备：翻身垫、软垫、快速手消液、翻身卡、生活垃圾桶、医疗垃圾桶、口罩。

（4）环境准备：安静，整洁，安全，舒适。

3. 操作步骤

（1）三人轴线翻身：

①核对床头卡信息及腕带信息。

②关闭门窗，围帘遮挡。

③夹闭管路，将引流袋平放床上，并妥善固定。

④移开床头桌，三人同时把床向后拉，留一个人进出的空隙，并固定。

⑤一号操作者取下床头，放置合理；二号操作者将近侧床档放下，将患者的双手交叉放置腹部；三号操作者松开被尾。

⑥二、三号操作者站于患者同侧，一号操作者固定患者头部，沿纵轴向上略加牵引，使头、颈随躯干一起缓慢移动；二号操作者取出枕头立于床头，将双手分别放于患者的肩部、腰部；三号操作者将双手分别放于患者腰部、腘窝下，使头、颈、肩、腰、髋处于同一水平面上。

⑦由一号操作者发出口令，同时将患者平移至近侧，三号操作者将近侧下肢弯曲。一号操作者固定患者头部，沿纵轴向上略加牵引，使头、颈随躯干一起缓慢移动；二号操作者将双手分别置于患者肩部、腰部；三号操作者将双手分别置于患者腰部、腘窝下，使头、颈、肩、腰、髋处于同一水平面上。

⑧由一号操作者发出口令，三人同时缓慢将患者翻至侧卧，翻身角度小于60°。一号操作者不动；二号操作者固定患者肩部的手不动，将另一只手从患者腰部移至臀部固定患者；三号操作者协助患者双膝自然屈曲。

⑨三号操作者查看患者的皮肤和引流管后，将一翻身垫置于患者腰背部以支撑身体，将一软垫置于患者两膝之间。

⑩二号操作者放置枕头，并打起床档；三号操作者打开尿管夹，固定引流袋，并整理床单元。

⑪一号操作者放置床头，三人将床、床头桌回归原位。

（2）两人轴线翻身：

①至③同三人轴线翻身，移开床头桌。

④两位操作者均站在患者同侧，一号操作者放下床档，将患者的枕头取下立于床头；二号操作者松开被尾，将患者的双手交叉放于腹部。

⑤一号操作者站在患者肩部与腰部中间水平处，二号操作者站在患者腰部与臀部中间水平处。

⑥一号操作者将手放于患者肩下和腰下，二号操作者将手放于患者臀部和腘窝，由一号操作者发出口令，两人同时将患者移至近侧，二号操作者将近侧下肢弯曲。

⑦一号操作者将手分别放于患者的肩部和腰部，二号操作者将手分别放于患者臀部和腘窝。

⑧两名操作者双脚前后分开，由一号操作者发出口令，两人同时用力，动作一致，缓慢将患者整个身体以圆滚轴式翻转至侧卧，二号操作者协助患者双膝自然屈曲。

⑨一号操作者固定患者肩部的手不动，将另一只手从患者腰部移至臀部固定患者，二号操作者观察患者皮肤伤口及引流管；迅速将一软垫置于患者腰背部，支撑身体，另一软垫置于患者两膝之间，打起同侧床档，协助抬起患者头颈部，枕好枕头。

⑩二号操作者打开尿管夹，固定引流袋，并整理床单元。

⑪一号操作者将床头桌放置原位。

⑫洗手，摘口罩，再次核对，在翻身卡上记录，拉开围帘，开窗通风。

注意事项

1.翻转患者时，应注意保持脊椎平直，以维持脊椎的正确生理弯度，避免由于躯干扭曲加重脊椎骨折、脊髓损伤和关节脱位。翻身角度不可超过60°，避免由于脊柱负重增大而引起关节突骨折。

2.患者有颈椎损伤时，勿扭曲或者旋转患者的头部，防止加重神经损伤引起呼吸肌麻痹而死亡，固定头部的护理人员很重要，要有固定的技巧。

3.密切观察病情变化，特别是呼吸变化，谨防呼吸骤停，痰液多时，先吸净痰液。

4.有牵引的患者翻身时注意保持牵引的有效性，不能放松牵引。

5.翻身时注意为患者保暖并防止坠床，倾听患者主诉，注意沟通、交流。

6.准确记录翻身的时间、卧位和受压部位的皮肤情况。

4.健康教育

（1）保持床铺平整、无屑，垫褥偏软偏厚，床单保持清洁干燥。

（2）患者和家属不要随意翻身，以免加重神经损伤引发其他并发症。

（3）卧床的患者，胃肠蠕动缓慢，消化功能较差，易致便秘。所以，饮食宜清淡，易消化，且富含蛋白质和维生素，如小米粥、瘦肉、鱼类、豆奶制品、绿叶蔬菜等，少食多餐，注意调节膳食品种及味道，以增进食欲。

5.操作流程图

轴线翻身操作流程图（如图4-1-18所示）。

- 轴线翻身
  - 操作准备 —— 按规定着装，洗手，戴口罩
  - 用物准备 —— 翻身垫、软垫、快速手消液、翻身卡
  - 护理人员准备 —— 着装规范，洗手
  - 携用物至床旁 —— 核对患者信息，取舒适体位
  - 翻身
    - 翻身前准备 —— 关闭门窗，围帘遮挡，保护患者隐私；夹闭管路，将引流袋平放床上，并妥善固定；移开床头桌
    - 两人翻身 —— 两位操作者均站在患者同侧，一号操作者放下床档，将患者的枕头取下立于床头。二号操作者松开被尾，将患者的双手交叉放于腹部。一号操作者站在患者肩部与腰部中间水平处，二号操作者站在患者腰部与臀部中间水平处。一号操作者将手放于患者肩下和腰下，二号操作者将手放于患者臀部和腘窝。由一号操作者发出口令，两人同时将患者移至近侧，二号操作者将近侧下肢弯曲，一号操作者将手分别放于患者的肩部和腰部，二号操作者将手分别放于患者臀部和腘窝，两名操作者双脚前后分开，由一号操作者发出口令，两人同时用力，动作一致，缓慢将患者整个身体以圆滚轴式翻转至侧卧。二号操作者协助患者双膝自然屈曲。一号操作者固定患者肩部的手不动，将另一只手从患者腰部移至臀部固定患者；二号操作者观察患者皮肤伤口及引流管，迅速将一软枕置于患者腰背部，支撑身体，另一软枕置于患者两膝之间，打起同侧床档，协助抬起患者头颈部，枕好枕头。二号操作者打开尿管夹，固定引流袋，并整理床单元
    - 三人翻身 —— 二、三号操作者站于患者同侧，一号操作者固定患者头部，沿纵轴向上略加牵引，使头、颈随躯干一起缓慢移动；二号操作者取出枕头立于床头，将双手放于患者的肩部、腰部；三号操作者将双手分别放于患者腰部、腘窝下，使头、颈、肩、腰、髋处于同一水平面上。由一号操作者发出口令，同时将患者平移至近侧，三号操作者将近侧下肢弯曲。由一号操作者发出口令，三人同时缓慢将患者翻至侧卧，翻身角度小于60°。一号操作者不动，二号操作者固定患者肩部的手不动，将另一只手从患者腰部移至臀部固定患者；三号操作者协助患者双膝自然屈曲。三号操作者查看患者的皮肤和引流管后，将一翻身垫置于患者腰背部以支撑身体，将一软枕置于患者两膝之间，并整理床单元
  - 操作后 —— 洗手，摘口罩
  - 翻身记录 —— 翻身卡上记录；拉开围帘，开窗通风

图4-1-18　轴线翻身操作流程图

6. 操作评分标准

轴线翻身操作评分标准（见表4-1-3）。

表4-1-3　轴线翻身操作评分标准

项目	技术操作要求	评分	评分等级				实际得分
			A×1	B×0.7	C×0.4	D×0	
素质	着装规范，仪表端庄，举止得体，符合要求（口述：手已洗，指甲已剪）（1分）	1					
评估	1. 患者评估：了解患者病情、意识状态及配合能力，观察伤口部位及管路情况（2分） 2. 向患者解释轴线翻身的目的、方法、注意事项及配合要点（3分）	5					
	2. 环境评估：安静，整洁，安全，舒适，符合操作要求（1分）	1					
用物准备	翻身垫、软枕、快速手消液、翻身卡、生活垃圾桶、医疗垃圾桶、口罩（3分）	3					
操作前	用物放置合理（1分） 核对医嘱（1分） 检查用物（1分）	3					
	洗手，戴口罩方法正确（1分）	1					
三人操作	礼貌进入，随手关门，备齐用物，携至床旁（1分）	1					
	核对床头卡信息（1分）及腕带信息（1分）	2					
	关闭门窗（1分），围帘遮挡（1分）	2					
	向家属及患者解释，取得合作（1分）	1					
	夹闭管路，将引流袋平放床上，并妥善固定（3分）	3					
	移开床头桌（2分） 三人同时把床向后拉，留一个人进出的空隙，并固定（1分）	3					
	一号操作者取下床头，放置合理（1分） 二号操作者将近侧床档放下，将患者的双手交叉放置腹部（1分） 三号操作者松开被尾（1分）	3					
	二、三号操作者站于患者同侧，一号操作者固定患者头部，沿纵轴向上略加牵引，使头、颈随躯干一起缓慢移动（5分） 二号操作者取出枕头立于床头；将双手分别放于患者肩部、腰部（5分） 三号操作者将双手分别放于患者腰部、腘窝下，使头、颈、肩、腰、髋处于同一水平面上（5分）	15					
	由一号操作者发出口令，同时将患者平移至近侧，三号操作者将近侧下肢弯曲（3分）	3					

续表 4-1-3

项目	技术操作要求	评分	评分等级				实际得分
			A×1	B×0.7	C×0.4	D×0	
	一号操作者固定患者头部，沿纵轴向上略加牵引，使头、颈随躯干一起缓慢移动（5分） 二号操作者将双手分别置于患者肩部、腰部（5分） 三号操作者将双手分别置于患者腰部、腘窝下，使头、颈、肩、腰、髋处于同一水平面上（5分）	15					
	由一号操作者发出口令，三人同时缓慢将患者翻至侧卧，翻身角度小于60°（2分）	2					
	一号操作者不动（2分） 二号操作者固定患者肩部的手不动，将另一只手从患者腰部移至臀部固定患者（2分） 三号操作者协助患者双膝自然屈曲（2分）	6					
	三号操作者查看患者的皮肤和引流管（3分） 三号操作者将一翻身垫置于患者腰背部以支撑身体，将一软枕置于患者两膝之间（3分）	6					
	二号操作者放置枕头，并打起床档（2分） 三号操作者打开尿管夹，固定引流袋并整理床单元（4分）	6					
	一号操作者放置床头（1分） 三人将床、床头桌回归原位（1分）	2					
两人操作	（1～5）同三人操作（9分），移开床头桌（2分）	11					
	两位操作者均站在患者同侧，一号操作者放下床档，将患者的枕头取下立于床头（5分） 二号操作者松开被尾，将患者的双手交叉放于腹部（5分）	10					
	一号操作者站在患者肩部与腰部中间水平处（2分） 二号操作者站在患者腰部与臀部中间水平处（2分）	4					
	一号操作者将手放于患者肩下和腰下（3分） 二号操作者将手放于患者臀部和腘窝（3分）	6					
	由一号操作者发出口令，两人同时将患者移至近侧（2分） 二号操作者将近侧下肢弯曲（1分）	3					
	一号操作者将手分别放于患者的肩部和腰部（2分） 二号操作者将手分别放于患者的臀部和腘窝（3分）	5					
	两名操作者双脚前后分开，由一号操作者发出口令，两人同时用力，动作一致，缓慢将患者整个身体以圆滚轴式翻转至侧卧（5分） 二号操作者协助患者双膝自然屈曲（3分）	8					
	一号操作者固定患者肩部的手不动，将另一只手从患者腰部移至臀部固定患者（4分） 二号操作者观察患者皮肤伤口及引流管（4分）	8					

续表 4-1-3

项目	技术操作要求	评分	评分等级				实际得分
			A×1	B×0.7	C×0.4	D×0	
	迅速将一软枕置于患者腰背部，支撑身体（4分） 另一软枕置于患者两膝之间，打起同侧床档，协助抬起患者头颈部，枕好枕头（4分） 二号操作者打开尿管夹，固定引流袋，并整理床单元（4分）	12					
	一号操作者将床头桌放置原位（3分）	3					
操作后	洗手，摘口罩，再次核对（1分） 在翻身卡上记录（1分） 拉开围帘，开窗通风（1分）	3					
	患者须知： 1. 患者和家属不要随意翻身，以免加重神经损伤引发其他并发症（1分） 2. 防止坠床（2分）	3					
整体评价	操作熟练、稳重、节力，保持脊柱平直（1分） 爱伤观念强（1分）	2					
	语言通俗易懂，吐字清晰，语速适中，沟通效果好，有亲和力，体现人文关怀（3分） 沟通效果好，沟通有创新（5分）	8					
总分		100					
操作时间	15 min完成（从评估患者开始计时至报告操作完毕结束），超过15 min停止操作						
选手用时：							

第二节　患者转运技术

患者转运技术

搬运和运送患者是临床的一项常规工作，其目标是患者被正确、安全、及时地运送到目的地。操作中正确应用人体力学原理，可以减少患者痛苦，保证患者舒适和安全；同时也可以预防职业损伤，提高工作效率。

一、轮椅运送技术

（一）护理评估

（1）评估患者的年龄、病情、体重、意识、躯体活动能力、手术方式、有无引流管、夹板固定及牵引等，确定患者移动水平和活动限制。

（2）评估患者的疼痛、心理状态、理解合作程度；评估运送距离及道路情况，确定需要协助的程度和类型。

（二）操作前准备

（1）患者准备：了解转运目的、方法及转运时的注意事项和配合要点，能主动配合；排便，穿好病服，注意保暖。

（2）护理人员准备：着装整齐，熟练掌握运送患者的技术。

（3）用物准备：轮椅、别针和软枕，检查轮椅的性能是否安全可靠，必要时准备毛毯。

（4）环境准备：移除障碍物，环境宽敞，温、湿度适宜，采光充足及地面防滑。

（三）操作步骤

（1）评估患者的状况是否适宜搬运，协助患者排便。

（2）检查轮椅安全可靠性能，将轮椅推至床旁，椅背和床尾平齐，面向床头。

（3）检查确认轮椅制动系统放在锁定位置。

（4）协助患者穿好病服，注意保暖，协助患者坐起穿鞋。

（5）协助患者下床、站起。

（6）搬运者一手抵住轮椅，一手协助患者坐在轮椅上（如图4-2-1A所示）。

（7）叮嘱患者手扶轮椅扶手、靠后坐，协助将患者患肢移至轮椅脚踏板上（如图4-2-1B所示）。

（8）询问患者的感觉。

（9）检查后返回病室，协助患者卧床休息，保暖，整理床单元，放置好呼叫装置。

（10）轮椅放回原处后洗手，记录检查时间、返回时间。

（四）健康教育

（1）向患者及家属介绍搬运的目的、方法、路线和路程。

（2）告知搬运时可能出现的风险及注意事项，指导患者和家属掌握配合要点。

（3）选择恰当的方式，讲解检查或治疗的方法、目的和注意事项，缓解患者的紧张情绪。

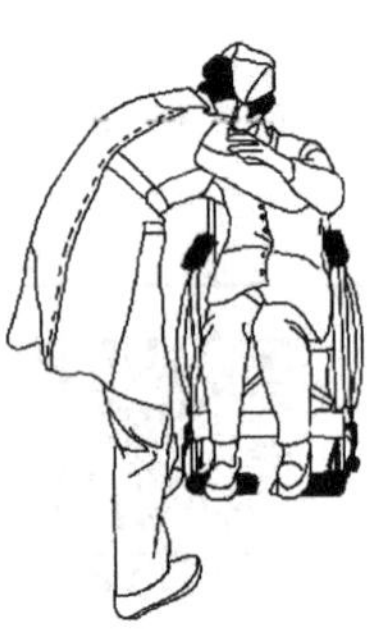

A

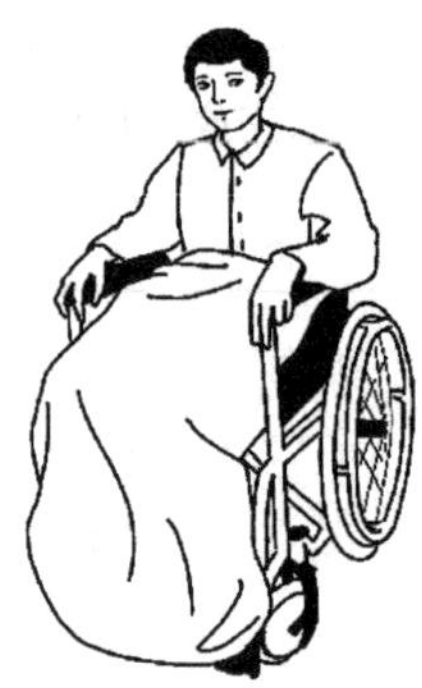

B

图4-2-1　轮椅接送患者

☞ 注意事项

1.转运时注意动作轻稳、协调一致，保证患者安全、舒适且连续性治疗不受影响。

2.根据室外温度适当地增加衣服、盖被（或毛毯），以免患者受凉。

3.运送过程中，轮椅的小轮在前，转弯灵活，速度不可过快；上下坡时，患者头部应位于高处以减轻患者不适，并嘱患者抓紧扶手以保持平衡，保证患者安全。

4.运送过程中使患者尽量靠后坐，勿向前倾身和歪斜；躯干难以保持平衡者，应采用腰带将其固定；头颈部控制不良者可使用颈托。

5.护理人员应密切观察患者的病情变化，避免造成损伤等并发症。

（五）操作流程图

轮椅运送技术操作流程（如图4-2-2所示）。

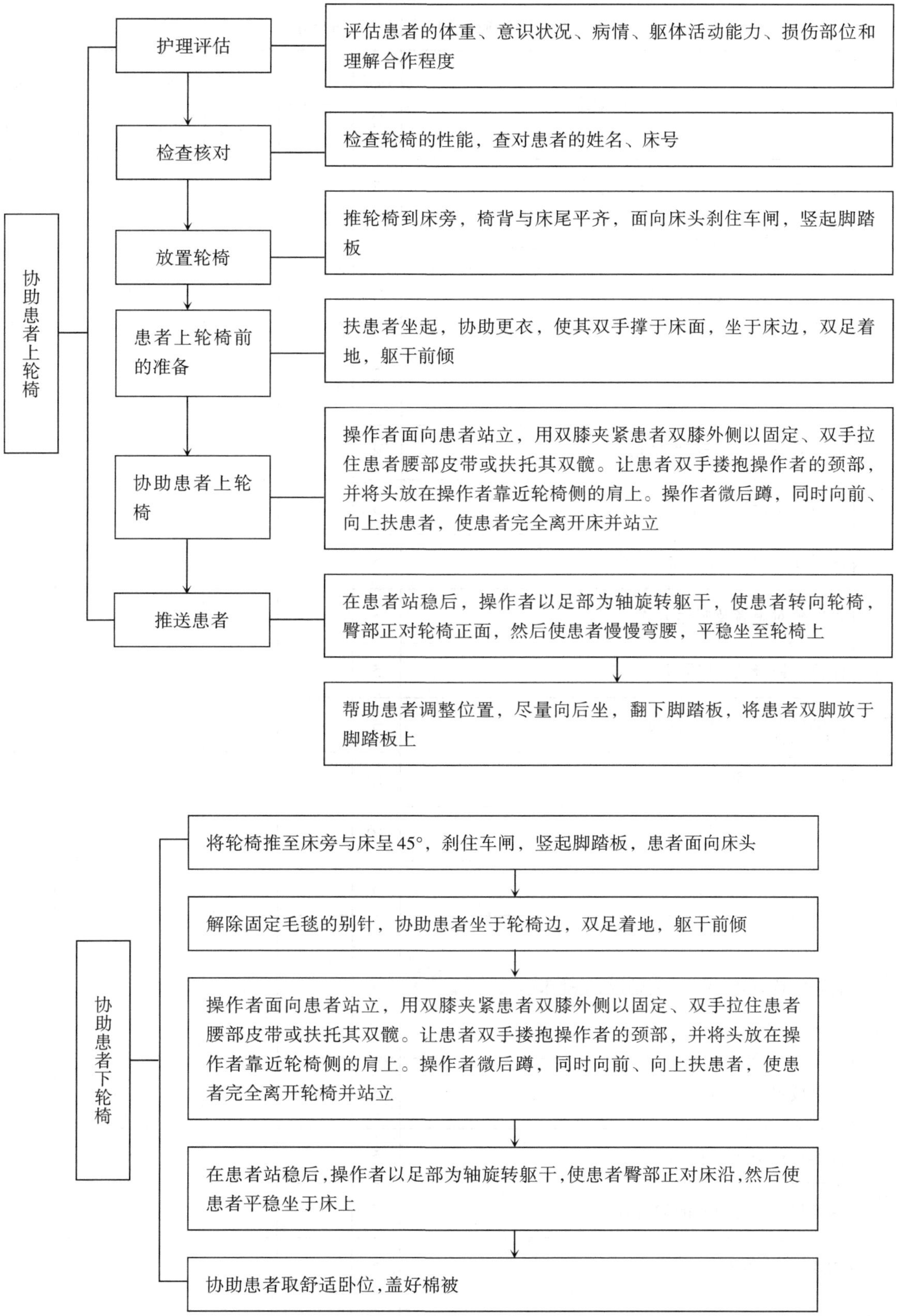

图4-2-2　轮椅运送技术操作流程

（六）操作评分标准

轮椅运送技术操作评分标准（见表4-2-1）。

表4-2-1 轮椅运送技术操作评分标准

项目	技术操作要求	评分	评分等级				实际得分
			A×1	B×0.7	C×0.4	D×0	
素质	着装规范、整洁，仪表大方，举止端庄	5					
评估	评估患者病情，手术方式，引流、疼痛情况	5					
	评估患者自理及配合程度	5					
操作前准备	洗手	2					
	备齐使用用物，检查轮椅情况	8					
	环境安排合理(宽敞)	5					
	注意安全，系好安全带，保暖	5					
操作过程	再次核对患者及搬运方式	5					
	体位选择舒适，环境布置合理	5					
	协助患者穿衣，注意保暖	5					
	搬运方法正确	10					
	搬运时观察患者	10					
	配合默契，动作熟练	5					
操作后处理	合理安置患者，观察患者情况，整理床单元	5					
	物品放置合理，洗手	5					
整体评价	操作过程中注意患者的安全	5					
	操作过程中与患者的沟通有效	5					
	操作熟练，节力	5					
总分		100					

二、平车运送技术

（一）护理评估

（1）评估患者的病情、体重、年龄、意识、肌力、躯体活动能力、损伤部位等。

（2）评估患者各种管道、石膏或夹板，牵引固定牢固，自理及合作能力。

（二）操作前准备

1.护理人员准备

着装整洁、规范，熟练掌握运送患者的技术。

2.用物准备

平车、枕头、大单、平车垫或毛毯，按需要备中单、木板，并检查平车的制动系统和护栏，确保性能良好。

3患者准备

了解转运目的、方法及转运时的注意事项和配合要点，能主动配合；排便，穿好病服，注意保暖。

4.环境准备

地面整洁、干燥、平坦，环境宽敞，便于平车通行。

（三）操作步骤

1.协助患者由床至平车

（1）挪动法（适用于能配合的患者，如图4-2-3所示）

①推平车至患者床旁，移开床旁桌、床旁椅，松开盖被。

②平车与床平行并紧靠床边，大轮靠近床头，用制动闸制动，将盖被平铺于平车上。

③操作者抵住平车，帮助患者按上身、臀部、下肢的顺序向平车挪动（患者头部枕于大轮端，搬运者制动平车，防止平车滑动，回床时顺序相反）。

④协助患者在平车上躺好，用盖被包裹患者，先足部，再两侧，头部盖被折成45°。

（2）一人搬运法（适用于上肢活动自如，体重较轻的患者，如图4-2-4所示）

①推平车至患者床旁，大轮端靠近床尾，使平车与床成钝角，用制动闸制动。

②松开盖被，协助患者穿衣；将盖被铺于平车上，患者移至床边。

③协助患者屈膝，搬运者一臂自患者近侧腋下伸入至对侧肩部，另一臂伸入至患者臀下；患者双臂绕过搬运者肩部，双手交叉于搬运者颈后；搬运者抱起患者，稳步移动将患者放于平车中央，为患者盖好被子。

（3）两人搬运法（适用于不能活动，体重较重的患者，如图4-2-5所示）

①同一人搬运法步骤①。

②同一人搬运法步骤②。

③两人站于床同侧，协助患者上肢交叉于胸前；一名操作者一手托住患者颈肩部，另一手托住患者腰部；另一名操作者一手托住患者臀部，另一手托住患者腘窝，使患者身体稍向操作者倾斜；两名操作者同时合力抬起患者向平车处移动，将患者轻放于平车中央，为患者盖好被子。

（4）三人搬运法（适用于不能活动，体重超重的患者，如图4-2-6所示）

①同一人搬运法步骤①。

②同一人搬运法步骤②。

③三人站于床同侧，协助患者将上肢交叉于胸前；一名操作者双手托住患者头及肩胛部；另

一名操作者双手托住患者背部及臀部；第三名操作者双手托住患者腘窝及小腿部；三人同时抬起患者，使患者身体稍向操作者倾斜，同时移步转向平车，将患者轻放于平车中央，为患者盖好被子。

（5）四人搬运法（适用于颈椎、腰椎骨折和病情较重的患者，如图4-2-7所示）

①同一人搬运法步骤①。

②同一人搬运法步骤②

③一名操作者站于床头，双手托住患者头及颈肩部；第二名操作者站于床尾，双手托住患者两腿；第三名操作者和第四名操作者分别站于床及平车两侧，将中单放于患者腰臀部下方（中单能承受患者体重），然后紧握中单四角；四人合力同时抬起患者，轻放于平车中央，为患者盖好被子。患者从平车返回病床时，则反向移动。

2.推送患者

上、下坡时，患者头部应位于高处，减轻患者不适，并嘱患者抓紧扶手，确保安全。

3.协助患者从平车移到床上

（1）协助患者从床移到平车上，再将患者从平车转到床上。

（2）协助患者取舒适卧位，盖好棉被。

（3）整理床单元，观察病情，记录。

4.健康教育

（1）向患者及家属讲述转运的目的和方法。

（2）向患者及家属讲述可能出现的不适、并发症和注意事项，缓解患者的紧张情绪。

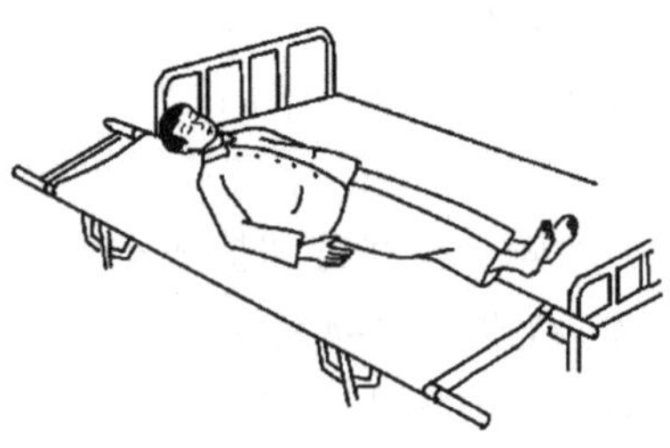

图4-2-3　患者仰卧挪动上平车法

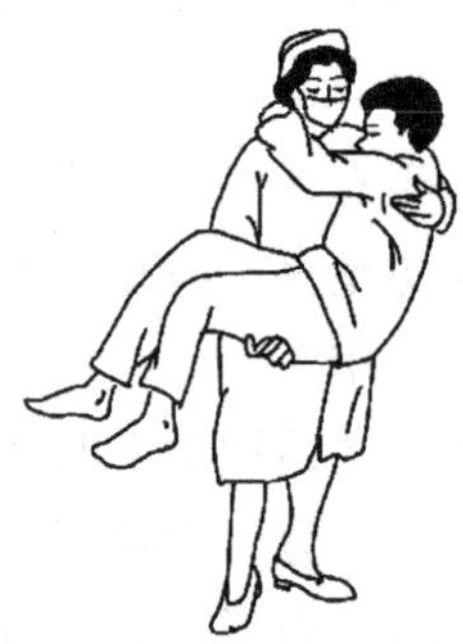

图4-2-4　一人搬运患者上平车法

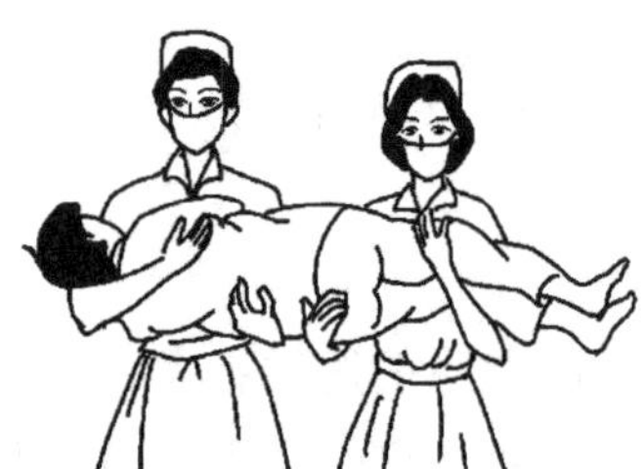

图4-2-5　两人搬运患者上平车法

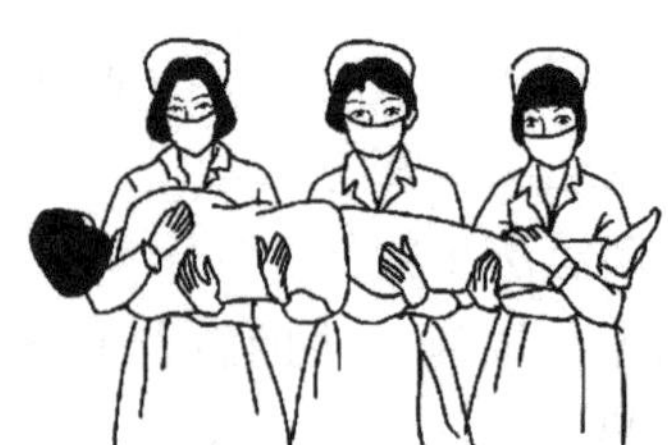

图4-2-6　三人搬运患者上平车法

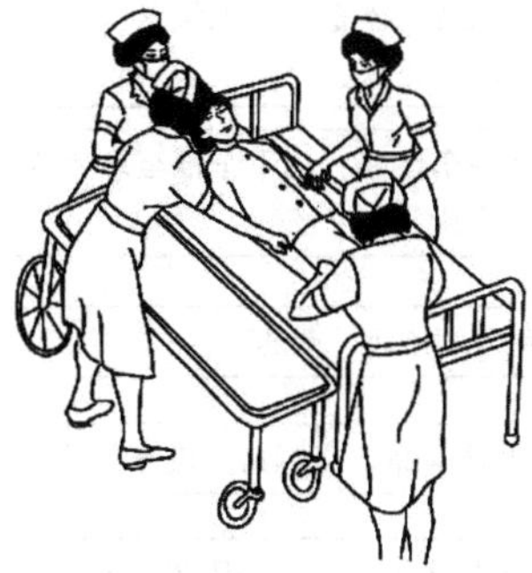

图4-2-7 四人搬运患者上平车法

☞ 注意事项

1.搬运时注意动作轻稳、协调一致，确保患者安全、舒适且连续性治疗不受影响。

2.行进时护理人员应站在患者头侧，以便观察；上、下坡时患者头部应在高处一端，以免引起不适。

3.搬运过程中注意病情观察，发生心跳呼吸骤停、窒息等情况时，就地抢救。

4.颅脑损伤、颌面部外伤及昏迷患者，应注意头偏向一侧；带气管插管/气管切开套管的患者，头部切勿后仰，搬运者身体水平上移，以防气管插管脱出。

5.尽量减少运送途中停留，病情危重者利用绿色通道。

6.搬运过程中，妥善安置各种管路，避免牵拉、脱出和折叠。

7.病情危重者备急救器材和药品。

5.操作流程图

平车运送技术操作流程（如图4-2-8所示）。

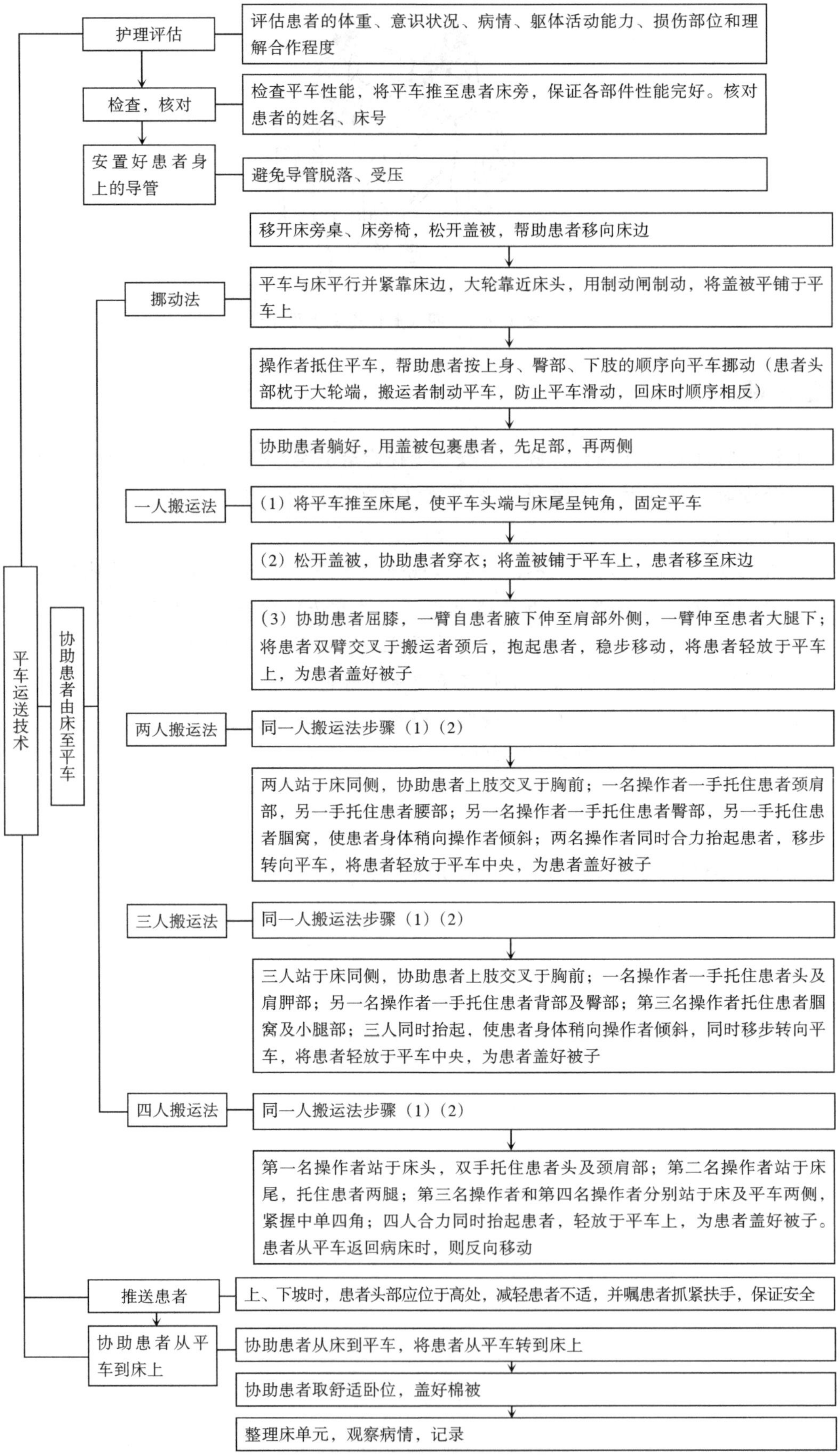

图4-2-8　平车运送技术操作流程

6.操作评分标准

平车运送技术操作评分标准（见表4-2-2）。

表4-2-2 平车运送技术操作评分标准

项目	技术操作要求	评分	评分等级				实际得分
			A×1	B×0.7	C×0.4	D×0	
素质	着装规范、整洁，仪表大方，举止端庄	5					
评估	评估并核对患者：身体状况，适宜搬运者选择合适的搬运方式（单人搬运、两人搬运、三人搬运或四人搬运法）	5					
	评估患者手术情况及局部皮肤愈合情况	5					
	评估患者各种管道、石膏、夹板、牵引固定牢固情况，评估患者自理及合作能力	5					
操作前准备	洗手	2					
	备齐使用物品：平车、大单、棉被或毛毯	3					
	环境安排合理（宽敞） 患者卧位舒适（仰卧位）	5					
	注意安全，保暖	5					
操作过程	再次核对患者及搬运方式	5					
	体位选择舒适，环境布置合理	5					
	佩戴围领、围腰等方法正确	5					
	协助患者穿衣，注意保暖	5					
	平车摆放方法正确	5					
	搬运者手法正确	10					
	搬运时观察患者	5					
	配合默契，动作熟练，注意保暖	5					
操作后处理	合理安置患者，观察患者情况，再次核对患者及搬运方法 检查各种管道、石膏、夹板、牵引固定牢固情况	3					
	整理床单元,用物处理正确,洗手	2					
整体评价	操作过程中注意患者的安全	5					
	操作过程中注意与患者的沟通	5					
	操作过程熟练,注意节力	5					
总分		100					

三、急危重症患者的院内转运技术

急危重症患者常因诊断和治疗的需要而进行院前、院内、院外的转运，成功转运对降低急危重症患者病死率有积极意义。鉴于急危重症患者具有病情危重、病情变化快且常常依赖生命支持手段及转运难度大等特点，因而急危重症患者安全转运的关键在于掌握转运的指征及风险评估，转运人员的组成，转运的急救器械、药品的准备，转运前的预防处理，途中的观察与抢救。

（一）概念

急危重症患者：指在原有（或没有）基础病的前提下，由于某一或某些原因造成危及患者生命，器官功能短暂或较长期发生紧急病理生理障碍，需要进行紧急和持续有效的气道管理，呼吸、循环等生命支持手段的患者。

（二）急危重症患者的特点

病情危重变化快，具有一定的不确定性和不可预见性；病情危重，需要多种生命支持措施；病情紧急，生命体征不平稳，转运工作繁杂且风险大，意外事件及并发症增多。

（三）急危重症患者的转运风险

1.与病情相关的危险因素

（1）循环系统：低血压、高血压、心动过速或过缓、心律失常。

（2）呼吸系统：低氧血症、高气道压、分泌物阻塞、剧烈咳嗽。

（3）中枢神经系统：颅内压增高、烦躁、抽搐。

（4）其他：骨折、出血等。

2.与运送人员相关的危险因素

（1）转运前未监测生命体征。

（2）未进行权衡及意外评估。

（3）未提前通知相关科室做好接收准备。

（4）转运前未做好充分的准备工作。

（5）急救转运制度不完善、运送方法不当及搬运和监护不同步。

（6）出现病情变化不能及时发现和处理。

（四）转运前的评估和准备

急危重症患者院内安全转运是抢救急危重症患者的重要环节和基本保障，具有一定的难度及特殊性。因而急危重症患者的院内转运应充分评估病情，制定转运预案，优化分级，实现最佳路径，并在转运过程中动态评估以充分保证患者转运安全。

1.风险评估并优化分级

转运前对患者进行综合情况的风险评估是转运安全的基础，根据患者的病情特征和临床实践等情况，从患者的生命体征、意识状态、呼吸支持、循环支持、主要临床问题以及预计转运的时间六个方面进行综合评估，并依据评估结果进行综合分级，以分级为依据标准配置相应转运人员及装备。

2.转运前进行预处理

对高风险的危重患者进行转运前和转运中预处理是降低风险和保障转运安全的重要措施。转运前清除气道内分泌物及误吸物，呼吸困难或血氧饱和度较低患者应预先进行气管插管，保持气道通畅，出血部位的有效包扎止血及输血，失血性休克患者的扩容，心衰患者的血管活性药物的微泵调整，颅内高压患者的脱水剂使用，血气胸状态下的胸腔闭式引流，骨折部位的固定等。

3.充分准备

（1）患者准备：

①转运前由护理人员测量生命体征，并依据病情填写好交接记录单。

②转运前10 min电话通知相关科室并交代需要的特殊准备，如呼吸机、监护仪、吸痰器等，确保接收科室做好充分准备。

③检查各种导管是否通畅，连接是否紧密并妥善固定，防止管道扭曲滑脱，清空尿袋，检查转运中所使用各种仪器的蓄电情况，保证电量充足。

④转运前要清除患者呼吸道分泌物，呼吸困难或血氧饱和度较低患者要预先进行气管插管，保证气道通畅。出发前按照转运分级再次评估病情（主要包括生命体征、意识、呼吸、循环等），检查各种管道及引流固定妥当情况，确保通畅，尽量在患者病情稳定的情况下转运。

（2）转运人员准备：依据转运分级人员配置转运医护人员，做好分工，明确职责，转运人员需具备较强的责任心和准确的判断力，要熟悉工作流程和应急方案，熟练掌握使用各项急救技术及设备，有独立工作和应急处理问题的能力。

（3）设备、药品准备：按照转运分级配备相应的仪器设备和药品，转运仪器设备要进行调试和试运行，及时发现并解决问题。

（4）转运方式：根据不同的病种及病情轻重选择合适的转运工具，病床能去的地方尽量不用推车，减少搬运次数，避免因搬运造成管道滑脱，甚至加重病情。护理人员在转运过程中搬运患者时应采取正确有效的方法，有条不紊，动作熟练并做好心理护理，使患者和家属有安全感，积极配合治疗和护理。

（五）转运中动态评估和监测

急危重症患者病情危急、变化快，存在难以预知的病情变化和较大的转运风险，应将动态评估贯穿整个转运过程，注重转运流程每个阶段的持续动态评估。

转运过程中连续监测患者生命体征、意识呼吸、循环的变化，保证呼吸道通畅，气管导管、引流管道通畅；重视患者的主诉，及时发现问题，如颅脑损伤昏迷的患者，途中重点观察瞳孔的变化，对光反射，同时注意有无呕吐等颅内高压症状，加强呼吸道的管理；外伤及骨折出血的患者要注意观察伤口包扎敷料渗透情况，骨折固定肢体的血液循环情况；内出血的患者有无休克发生，重点观察患者的皮肤湿度、神志状况等，保证转运中监测、治疗措施的连续性。

转运途中如出现心跳呼吸骤停应立即进行就地抢救，同时呼叫附近医护人员协助，做好转运中的记录，包括各种检测指标、意识活动状态，检查或治疗期间的情况及转运过程中发生意外时的救治等。

（六）转运后记录及交接

转运人员将患者运送到目标科室后，与接收科室的医护人员共同安置患者，同时进行详细的床边交接。交接内容包括：基本信息、病情、检查项目、化验项目、过敏试验结果、输入药物情况、各种引流管和伤口情况，以及转运前后和途中的病情、生命体征、用药情况，特殊治疗措施，患者的心理状态等，接收科的医护人员了解交接内容无误后，进行接班记录，最后由双方医护人员签全名，即完成交接流程。

☞ 注意事项

1.所有急危重症患者转运前应建立静脉通路。对于创伤患者，除非确定没有脊柱损伤的体征，否则都要进行脊柱固定；肠梗阻和机械通气患者要放置胃管。

2.如果考虑可能施行气道干预治疗，则在气道稳定前不要转运。

3.转运途中医护人员要密切配合，明确职责，在转运过程中持续监测生命体征。

4.注意各种管路连接的有效性，避免牵拉松脱。

5.保证仪器正常工作，力求在最短时间内完成转运工作。

6.为确保医护人员安全，转运仪器须规范放置，防止被仪器砸伤；同时在转运途中也要特别注意行人，避免不必要的意外事件。

7.做好转运后的交接记录。

第三节　患者安全

保障患者安全，防护患者在医疗护理的全过程中发生意外伤害是衡量医疗护理质量的重要标志。2009年WHO将患者安全（patient safety）定义为："患者安全是指将卫生保健相关的不必要伤害减少到可接受的最低程度的风险控制过程"，这种可接受的最低程度的风险是指在医疗保健现有的、可获得的知识、资源和情境条件下经控制所能达到的水平。医护人员要对患者安全重要性有正确的认知，具有评估影响患者安全的知识和能力，在医疗护理的各个环节做好安全工作，满足患者的安全需要。

一、影响患者安全的因素

（一）患者因素

患者年龄、个人特点、感觉功能、目前健康状况、对环境的熟悉程度等因素可能会影响其对安全的认知、态度和行为，继而影响患者的安全。

（二）医护人员因素

医护人员直接参与了患者的诊治和护理，对患者安全的认知和态度会直接影响其能否为患者提供安全的医疗和护理行为。此外，医护人员的素质高低、身心状态、人员配备是否符合标准等因素在一定程度上也会影响患者的安全。

（三）医院环境因素

医院环境是保障患者安全的基础。基础设施、机械性能及物品配置、药品质量等直接影响患者的安全。医院的患者安全文化是患者安全的重要组织行为保障，主要包括医院安全行为规范、管理制度、安全氛围等。

（四）社会和文化因素

卫生资源的可及性、医疗经济负担、公众的健康意识、医患关系、护患关系等社会和文化因素均会对患者的安全有一定影响。

二、患者安全的评估

由于医院工作环境及患者的特殊性、复杂性，使得患者的安全可能会受到生物性、物理性、化学性等各种危害因素的影响。因此，医务人员要能够及时、准确地评估现存的或潜在的影响患者安全的因素，及时采取积极有效的防护措施，确保患者的安全。

（一）患者方面

（1）是否因年龄或身体状况而需要安全协助和保护。

（2）意识是否清楚，精神状态是否良好，是否有安全意识。

（3）感觉功能是否障碍，是否能满足自身的需要。

（4）是否有影响安全的不良嗜好，如吸烟、酗酒等。

（5）是否对自身健康状况有正确的认知。

（二）治疗方面

（1）患者是否使用过影响感觉功能、精神功能的药物。

（2）患者是否正接受氧气治疗，冷、热等治疗。

（3）患者是否需要限制行动或约束身体。

（4）病房内是否有电器设备在使用，床旁是否有电器用品。

三、医院常见的不安全因素

医院常见的影响患者安全的因素包括物理性、化学性、生物性、心理性、医源性五种。

（一）物理性损伤（physical harms）

由于物理性因素导致患者损伤，一般包括：

（1）机械性损伤：常见跌伤、撞伤等损伤；跌倒和坠床是医院最常见的机械性损伤。

（2）温度性损伤：常见烫伤、烧伤、灼伤和冻伤等，如使用热水袋所致烫伤；应用冰袋所致的冻伤；易燃易爆物品如氧气、乙醚等液化气体所致的烧伤；各种电器如烤灯、高频电刀等所致的灼伤。

（3）压力性损伤：常见有因骨突处长期受压所致压力性损伤；使用石膏或夹板固定过紧形成的局部压力性损伤；高压氧舱治疗不当所致气压伤等。

（4）放射性损伤：多由于放射性诊断和治疗过程中处理不当所致。如紫外线灯直接照射可引起皮肤、黏膜损伤；深部X线照射治疗等各种放射疗法的不当使用。

（二）化学性损伤（chemical harms）

由于药物使用不当如剂量过大、次数过多等，药物配伍不当，甚至用错药引起的药物不良反应，从而对患者造成一定程度的损伤。多见不正确的给药方法、途径、浓度、剂量、时间、漏忘给药、重复给药等。

（三）生物性损伤（biological harms）

一般包括微生物及昆虫等对人体的损伤。病原微生物侵入人体后会诱发各种疾病，直接或间接地威胁患者的安全。如微生物引起的切口感染、呼吸道感染、肠道感染等各类医院感染；蚊、蝇、虱、蚤、蟑螂等昆虫叮咬，不仅可能导致过敏性伤害，还可能传播疾病。

（四）心理性损伤（psychological harms）

由于各种原因所致的情绪不稳、神经系统受到损害或精神受到打击而引起。如患者对疾病的认识和态度、患者与其他人的情感交流、医护人员对患者的行为和态度、周围的环境等都会对患者的心理产生影响，严重者可能导致患者心理损伤的发生。

（五）医源性损伤（iatrogenic harms）

由于医护人员言谈及行为上的不慎或操作上的不当、失误而造成患者生理或心理上的损伤。如医务人员对患者不尊重，言语粗鲁，缺乏耐心，不正确的信息传递等对患者心理上的伤害；医务人员因工作疏忽而发生医疗差错或医疗事故，使患者病情加重或危及生命。

四、患者安全的防护

（一）定期开展患者安全危险性评估

定期对相关高危患者进行常见患者安全问题危险性评估，如跌倒、压力性损伤、导管滑脱等，及时发现患者存在的安全问题，及时采取有效的防护措施，避免患者发生安全意外或损伤。

（二）采取有效措施保护患者安全

对于易发生损伤的患者，医护人员应及时去除不安全因素，积极采取有效的措施保护患者安全，在可能威胁患者安全的环境中设置警示或标语，如在床头放置“防坠床”的警示，CT室门口设置“小心辐射”的警示等，在诊断或治疗过程中正确使用必要的防护设备。

（三）妥善保管、规范使用各种医疗设备、仪器和器械

医护人员应妥善保管、维护各种医疗设备和器械等，确保其时刻处于备用状态，还应正确、熟练地掌握各种设备和器械的使用方法。

（四）制定常见安全问题的应急预案

医院应制定各种常见安全问题的应急预案，定期开展相关培训和演练。如制定各种易燃、易爆物品意外事件的应急预案，重要医疗仪器和设备突发意外的应急预案，跌倒、错误用药等安全意外事件的应急预案，以便在安全意外发生时能及时、正确地进行处理。

（五）加强对患者和家属的安全防护教育

加强患者及其家属安全防护教育，增强其安全防护意识，鼓励患者及其家属参与安全防护，共同促进患者安全。

（六）营造积极、开放的患者安全文化

医院应制定具体的安全管理制度、行为准则，营造积极的安全氛围，从系统层面查找安全隐患，积极开展患者安全防护教育和培训。

五、保护具的应用

保护具（protective device）是用来约束患者身体某部位的活动，防止患者因虚弱、意识不清而发生坠床、跌倒、撞伤等意外，以达到维护患者安全和治疗效果的各种器具。

（一）适用范围

（1）儿科患者因自我保护能力及认知尚未发展完善，易发生坠床、撞伤、抓伤等意外或不配合治疗等行为。

（2）跌倒或坠床概率高者，如麻醉后未清醒、意识不清、躁动不安、失明或视力障碍、痉挛或年老体弱患者等。

（3）易发生压疮者，如长期卧床、极度消瘦、虚弱的患者。

（4）精神疾患患者，如狂症患者、自我伤害者。

（5）实施特殊手术者，如白内障摘除术后的患者。

（6）皮肤瘙痒者，包括全身或局部瘙痒难忍的患者。

（二）使用原则

（1）使用前应向患者及其家属解释说明使用保护具的种类、原因、目的和方法，取得同意及配合。

（2）使用保护具要保证患者的安全，使用时保证患者肢体、关节处于功能位置，且只能短期使用。

（3）应预防被约束部位发生血液循环障碍或皮肤破损，一般应在身体施压部位放置软垫。定时观察受约束肢体的末梢循环，一般15 min/次；放松约束带一般2 h/次，并及时协助患者翻身和进行皮肤护理。

（4）记录使用保护具的种类、原因、目的、时间、每次观察结果、护理措施及解除约束的时间等。

保护性约束

（三）医院常见的保护具（如图4-3-1所示）

（1）床档（side rails）：主要预防患者发生坠床。

（2）约束带（restraints）：主要用于保护躁动的患者，限制失控的肢体活动，防止患者坠床和自伤。根据使用部位的不同，分为肩部约束带、肘部约束带、保护器、约束手套、约束衣、膝部约束带等。

（3）支被架（over bed cradle）：主要用于肢体瘫痪或极度虚弱的患者，防止盖被压迫肢体而造成足下垂、足尖压力性损伤等，也可用于烧伤患者暴露疗法需保暖时。使用时将支被架罩在防受压部位之上，盖好被子。

图4-3-1　常用的保护具

知识拓展

患者安全十大目标

患者安全目标是倡导和推动患者安全活动最有效的方法之一，目的是进一步推动我国医院医疗质量的持续改进，切实保障患者安全，提高医院管理水平。我国积极响应世界卫生组织世界患者安全联盟工作，中国医院协会发布了《中国医院协会患者安全目标（2019）》，并进行了解读。2019版是在历年《中国医院协会患者安全目标》的基础上，结合当前我国医院质量与安全管理工作实际，使之简明化、标识化，更具操作性。

【目标一】正确识别患者身份

（1）严格执行查对制度，确保对正确的患者实施正确的操作和治疗。识别时应至少使用两种标识确认患者身份，如姓名、病案号、出生日期等，但不包括患者的床号或病房号。

(2) 在实施输血等关键治疗时，应采用双人独立核对识别患者身份。

(3) 对术中患者，精神疾病、意识障碍、语言障碍等特殊患者，应有身份识别标识(如腕带、指纹等)。

(4) 鼓励应用条码扫描、人脸识别等身份信息识别技术，但仍需口头查对。

(5) 加强新生儿身份识别管理。

【目标二】确保用药与用血安全

(1) 规范药品管理流程，对高警示药品、易混淆（听似、看似）药品有严格的贮存、识别及使用要求。

(2) 严格执行麻醉药品、精神药品、医疗用毒性药品、放射性药品等特殊药品，以及药品类易制毒化学品、抗肿瘤药物的使用与管理规范。

(3) 规范临床用药医嘱的开具、审核、查对、执行、点评制度及流程。制定并执行药物重整制度及流程。

(4) 建立和实施抗菌药物管理的诊疗体系和技术规范。

(5) 制定并严格执行静脉用药调配中心操作规范、审核、查对、安全配送制度。

(6) 制定并严格执行储血、配血、发血、输血制度和流程，落实输血前指征评估和输血后效果评价，实行输血信息系统全流程管理。

【目标三】强化围手术期安全管理

(1) 制定并实施择期手术（包括日间手术）必要的术前检查与评估，加强围手术期相关学科协作，强化术前、麻醉前病情评估及术后访视等制度的规范落实。

(2) 制定并实施统一的手术及有创操作的部位标识流程，由实施手术的医生标记手术部位，标记时应在患者清醒和知晓的情况下进行，并将其纳入术前核对流程予以执行。

(3) 建立手术安全核查及手术风险评估制度和流程，落实世界卫生组织手术安全核对表，并提供必需的保障与有效的监管措施。

(4) 预防性抗菌药物选择与使用应符合相关规范。

(5) 加强围手术期疼痛管理。

(6) 加强孕产妇安全分娩管理，落实世界卫生组织安全分娩核查表实践指南。

(7) 建立完整的标本采集、标识、运输、交接和报告制度，实现标本全流程可追溯管理。

【目标四】预防和减少健康保健相关感染

(1) 建立健全医院感染管理组织体系与制度，落实医院感染监控指标并持续改进。

(2) 提高医务人员手卫生依从性，为执行手卫生提供必需的设施和有效的监管。

(3) 使用合格的无菌医疗用品，遵循无菌操作要求。确保安全注射。安全处理医疗废物。

(4) 建立抗菌药物管理和监测机制，制定多重耐药管理制度。

(5) 落实呼吸机相关肺炎、血管导管相关感染、导尿管相关尿路感染等器械相关感染的防控措施。加强相应感染监测与反馈。

(6) 开展手术部位感染目标性监控，落实相应预防措施。

【目标五】加强医务人员之间有效沟通

(1) 建立医务人员之间有效沟通机制，规范信息交接流程，保障相关医疗照护措施落实到位。

（2）加强跨专业协作，倡导多学科诊疗模式，为医务人员提供多种沟通方式和渠道，提升团队合作能力。

（3）建立健全临床“危急值”报告制度，规范并落实操作流程。

（4）建立不良事件自愿报告及强制性报告的制度和流程，倡导从错误中学习，构建公正的患者安全文化。

（5）合理配置人力资源，关注医务人员的劳动强度对患者安全的影响。

（6）防护医院暴力，确保“安全的人员”在“安全的环境”中执行“安全的医疗照护”。

【目标六】防范与减少意外伤害

（1）加强高风险意外伤害人群管理，制定相关风险防范应急预案。

（2）落实跌倒、坠床、压力性损伤、走失等意外事件的风险评估。

（3）识别具有自我攻击风险的患者，评估自我伤害、拒绝饮食、自杀倾向等行为，制定相应防范措施和应急处置预案。

（4）完善意外伤害的报告及处置流程，有效降低伤害程度，改进相关风险防范能力。

（5）加强对患者及其家属意外伤害防范的教育。

【目标七】提升管路安全

（1）建立管路安全的管理制度和风险评估流程。

（2）建立管路事件的监测流程，及时处置管路事件，减少对患者的伤害。

（3）建立管路事件的报告流程并鼓励主动上报，对管路事件的发生原因及时进行分析和改进，有效减少管路事件的发生。

（4）落实非计划拔管风险防范措施，建立相应防范和处置预案，并进行有效演练。

（5）加强对医务人员管路安全的培训，鼓励和教育患者及其家属主动参与管路安全管理。

【目标八】鼓励患者及其家属参与患者安全

（1）提高医务人员对患者参与医疗照护过程重要性的认识，及时有效地与患者及其家属进行信息沟通。

（2）为患者提供多种方式与途径参与医疗照护过程，协助其正确理解与选择诊疗方案。

（3）鼓励患者及家属主动参与患者身份识别、手术操作部位确认、输液输血、药物使用、患者转运等诊疗过程。

（4）引导患者就诊时提供真实病情和相关信息，注重保护患者隐私。

（5）为患者提供多种形式的患者安全教育培训，帮助和指导患者建立更好的健康意识，提升健康素养。

【目标九】加强医学装备安全与警报管理

（1）建立医学装备安全使用与管理制度，确保急救和生命支持类设备的及时性、可用性和安全性。

（2）建立医学装备安全使用的培训计划，加强对相关医务人员的培训和考核。

（3）加强对医疗设备警报的管理，提升警报管理意识，制定警报设置制度和规范及警报响应和处置流程。

（4）鼓励监测并上报医学装备相关不良事件，鼓励评价医学装备的安全性和有效性。

【目标十】加强电子病历系统安全管理

（1）加强医院电子病历系统的安全等级管理。

（2）加强对电子病历系统的培训，有效避免电子病历系统的使用错误。

（3）加强电子病历系统的登录和使用者权限管理，强化患者隐私保护。

（4）确保录入内容的标准、完整及准确，避免由于复制、粘贴所致的错误。

（5）推行电子病历用药医嘱的闭环管理，建立电子病历用药医嘱知识库。有效应用电子病历信息进行医嘱合理用药规范化审核。

思考与练习

男，35岁，在交通事故中受伤，入院后诊断为骨盆骨折。

请思考：

1.接诊护理人员应为患者做哪些入院护理工作？

2.护理人员在搬运患者时应选择哪种方式？同时在运送患者至手术室的过程中需要注意哪些问题以确保患者的安全和舒适？

3.患者在进行手术期间，病房护理人员应该为患者准备哪种床单元？

4.患者术后返回病房后，责任护理人员应该协助患者采取哪种卧位以确保患者的安全和舒适？该卧位的操作要点有哪些？

5.术后患者病情稳定，但需卧床休息，期间该患者适用的护理级别是什么？该患者的护理重点有哪些？

6.在该患者住院期间，责任护理人员应向患者及其家属做的健康教育有哪些？

（张玉芳）

第五章 皮肤护理技术

学习目标

通过本章的学习，学生能够完成以下要求：

◎**识记**

1.解释压力性损伤的定义及发生原因。

2.描述压力性损伤的分期及相关护理措施。

◎**理解**

理解皮肤护理的重要性。

◎**应用**

1.针对不同患者能分析其出现压力性损伤的原因，并能及早进行干预。

2.对已经发生的压力性损伤进行合理正确的分期判断并采取相关护理措施。

3.能对患者进行正确的皮肤评估。

4.能对家属或患者进行相关皮肤清洁护理的指导。

皮肤是人体最大的器官，由表皮、真皮及皮下组织组成。皮肤还包括由表皮衍生而来的附属器，如毛发、皮脂腺、汗腺和指（趾）甲等。皮肤的完整性对于保护机体，调节体温、感觉、吸收、分泌及排泄等功能都有至关重要的作用。

第一节　皮肤的评估

患者入院后要进行系统的全身皮肤评估，其评估内容主要包括皮肤颜色、温度、湿度和弹性。

一、颜色

皮肤颜色与种族和遗传有关，受毛细血管分布、血红蛋白含量、皮肤厚度、皮下脂肪含量和皮肤色素含量等因素影响。同一个人不同部位、不同生理及疾病状态、不同环境下，皮肤颜色也各不相同。临床上常见的异常皮肤颜色包括以下几种。

（一）苍白

皮肤苍白由贫血、末梢毛细血管痉挛或充盈不足所致，如寒冷、惊恐、虚脱、休克及主动脉瓣关闭不全等。

（二）发红

皮肤发红由毛细血管扩张充血、血流加速、血量增加及红细胞含量增多所致。生理情况常见于运动、饮酒后；病理情况常见于发热性疾病或阿托品、一氧化碳中毒；皮肤持久性发红常见于库欣综合征、长期服用肾上腺糖皮质激素或真性红细胞增多症。

（三）发绀

皮肤呈青紫色，由单位容积血液中还原血红蛋白含量增高所致。常见于口唇、耳郭、面颊和肢端；病理情况见于心肺疾病、亚硝酸盐中毒等。

（四）黄染

皮肤黏膜发黄。常见原因有以下三种：

（1）黄疸：因胆道阻塞、肝细胞损害或溶血性疾病导致血清内胆红素浓度增高，而使皮肤黏膜乃至体液及其他组织黄染者。黄染者首先出现于巩膜、硬腭后部及软腭黏膜，随血中胆红素浓度持续增高，黄染更明显时才见于皮肤。

（2）食物影响：过多食用胡萝卜、南瓜等使血中胡萝卜素含量增高导致黄染。黄染多见于手掌、足底、前额及鼻部皮肤，一般不出现于巩膜和口腔黏膜。

（3）药物影响：长期服用呋喃类含有黄色素的药物也可引起皮肤黄染。黄染首先出现于皮肤，重者也可出现于巩膜，但靠近角膜缘处黄染色深，远离角膜缘处黄染色浅。这是与黄疸区别的重要之处。

（五）色素沉着

因表皮基底层黑色素增多，引起部分或全身皮肤色泽加深称为色素沉着。正常人身体外露部分、乳头、乳晕、腋窝、关节、肛门及外阴部分皮肤色素较深。妊娠女性面部、额部可有棕褐色对称性色素沉着，称为妊娠斑。老年人面部有散在的色素沉着，称为老年斑。全身皮肤色素加深，口腔黏膜出现色素沉着则为病理征象，常见于肾上腺皮质功能减退症、肝硬化、肝癌，以及使用白消安（马利兰）等药物。

（六）色素脱失

皮肤丧失原有色素。常见于白癜、白斑和白化病。

二、湿度

皮肤湿度主要与汗腺的排泄功能、气温和湿度的变化有关。

三、温度

皮肤温度有赖于真皮层循环血量，可提示有无感染和循环障碍。

四、弹性

皮肤弹性与年龄、营养状态、皮下脂肪及组织间隙含液量有关。评估时取手背或上臂内侧部位，用示指和拇指将皮肤捏起，1～2 s后松开，观察皮褶平复的速度。正常人皮褶平复迅速。异常表现为皮肤弹性减退，表现为皮褶平复缓慢。常见于长期消耗性疾病、营养不良或严重脱水的患者。

第二节　压力性损伤

压力性损伤（pressure ulcer）是发生在皮肤和/或潜在皮下软组织的局限性损伤，通常发生在骨隆突处或与医疗或其他医疗设备有关的损伤。表现为局部组织受损但表皮完整或开放性溃疡，并可能伴有疼痛，通常是由于持续存在的压力或压力联合剪切力导致的。

一、压力性损伤的发生原因

（一）力学因素

垂直压力、摩擦力和剪切力都可引起压力性损伤，通常是由2～3种力联合作用所致。

1.垂直压力（pressure）

对局部组织的持续性垂直压力是引起压力性损伤最重要的原因。当持续性垂直压力超过毛细血管压（正常为16～32 mmHg）时，即可阻断毛细血管对组织的灌注，致使氧和营养物质供应不足，代谢废物排泄受阻，导致组织发生缺血、溃烂或坏死。压力性损伤的形成与压力强度和持续时间有密切关系。压力越大，持续时间越长，发生压力性损伤的概率就越高。此外，压力性损伤的发生还与组织耐受性有关，肌肉和脂肪组织因代谢活跃，较皮肤对压力更为敏感，因此最先受累且较早出现变形和坏死。

2.摩擦力（friction）

由两层相互接触的表面发生相互移动而产生。摩擦力作用于皮肤可损害皮肤的保护性角质层而使皮肤屏障作用受损，增加皮肤对压力性损伤的敏感性。摩擦力主要来源于皮肤与衣、裤或床单表面逆行的阻力摩擦，尤其当床面不平整（如床单、衣、裤有褶皱或床单有渣屑）时，皮肤受到的摩擦力会增加。患者在床上活动或坐轮椅时，皮肤随时可受到床单和轮椅表面的逆行阻力摩擦。搬运患者时，拖拉动作也会产生摩擦力而使患者皮肤受到损伤。皮肤擦伤后，受潮湿、污染而易发生压力性损伤。

3.剪切力（shearing force）

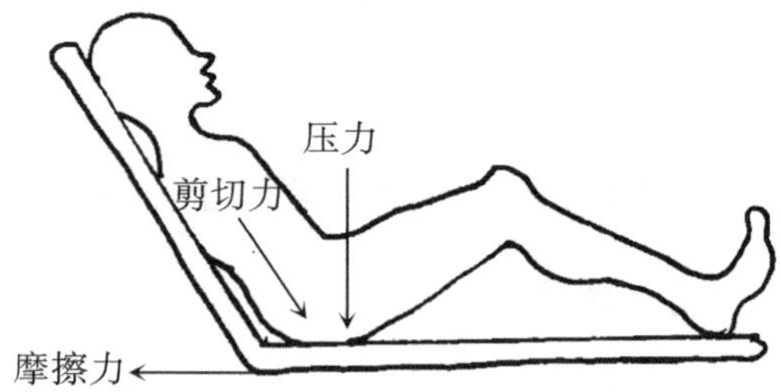

图5-2-1　剪切力形成示意图

由两层组织相邻表面间的滑行而产生的进行性相对移位所引起，由压力和摩擦力协同作用而成，与体位有密切关系。如半坐卧位时，骨骼及深层组织由于重力作用向下滑行，而皮肤及表层组织由于摩擦力的缘故仍停留在原位，从而导致两层组织间产生牵张而形成剪切力（如图5-2-1所示）。剪切力发生时，因由筋膜下及肌肉内穿出供应皮肤的毛细血管被牵拉、扭曲、撕裂，阻断局部皮肤、皮下组织、肌层等全层组织的血液供应，引起血液循环障碍而发生深层组织坏死，形成剪切力溃疡。由剪切力造成的严重伤害早期不易发现，且多表现为口小底大的潜行伤口。当剪切力与压力共同作用时，阻断血流的作用将更加显著。

（二）局部潮湿或排泄刺激

因大小便失禁、汗液、尿液及各种渗出引流液等引起的潮湿刺激导致皮肤浸渍、松软，削弱其屏障作用，致使皮肤易受剪切力和摩擦力等损伤。尤其是尿液和粪便中化学物质的刺激易使皮肤酸碱度发生改变，致使表皮角质层的保护能力下降，皮肤组织破溃，容易继发感染。此外，不必要的擦洗可进一步清除保护皮肤的天然润滑剂，致使皮肤易损性增加。

（三）营养状况

营养状况是影响压力性损伤形成的重要因素。全身出现营养障碍时，营养摄入不足，蛋白质合成减少，出现负氮平衡，皮下脂肪减少，肌肉萎缩。一旦受压，骨隆突处皮肤要承受外界压力和骨隆突本身对皮肤的挤压力，受压处因缺乏肌肉和脂肪组织保护而容易引起血液循环障碍，出现压力性损伤。过度肥胖者卧床时体重对皮肤的压力较大，因而容易发生压力性损伤。

（四）年龄

老年人因老化过程导致皮肤在解剖结构、生理功能及免疫功能等方面均出现衰退现象，表现为皮肤松弛、干燥，缺乏弹性，皮下脂肪萎缩、变薄，皮肤抵抗力下降，对外部环境反应迟钝，皮肤血流速度下降且血管脆性增加，导致皮肤易损性增加。

（五）体温升高

体温升高时，机体新陈代谢率增高，组织细胞对氧的需求量增加。加之局部组织受压，使已有的组织缺氧更加严重。因此，伴有高热的严重感染患者存在组织受压情况时，压力性损伤发生概率升高。

（六）医疗器械使用不当

因医疗器械（如图5-2-2所示），如心电监护仪、吸氧面罩、呼吸机、气管切开导管、各种约束装置及矫正器使用不当，可在医疗器械使用的部位产生压力和/或造成局部温、湿度改变，进而发生不同程度的压力性损伤。另外，因医疗器械固定会使接触部位皮肤破损隐秘而难以被及时发现。

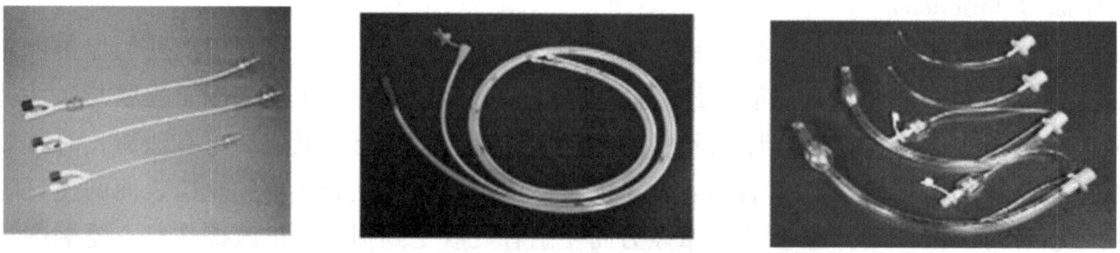

图5-2-2　部分医疗器械（尿管、胃管和气管插管）

（七）机体活动和/或感觉障碍

活动障碍多由神经损伤、手术麻醉或制动造成，自主活动能力减退或丧失使局部组织长期受压，血液循环障碍而发生压力性损伤。感觉受损可造成机体对伤害性刺激反应障碍，保护性反射迟钝，长时间受压后局部组织坏死可导致压力性损伤发生。

（八）急性应激因素

急性应激使机体对压力的敏感性增加，导致压力性损伤发生率增高。此外，急性应激引起体内代谢紊乱，应激激素大量释放，中枢神经系统和神经内分泌传导系统发生紊乱，机体内环境的稳定性被破坏，机体组织失去承压能力，从而引发压力性损伤。

二、压力性损伤的分期

在临床工作中，实际患者出现的压力性损伤难以准确划分。因而，2014美国压力性损伤咨询委员会（National Pressure Ulcer Advisory Panel，NPUAP）将压力性损伤重新分为六期，在2016年4月对压力性损伤分期进行了新的修订。

（一）1期（如图5-2-3所示）

指压不变白的红斑（非苍白性发红）。局部组织表皮完整，出现压之不褪色的局限性红斑，温度和硬度的变化可能先于视觉的变化，颜色改变不包括紫色或褐红色变化。

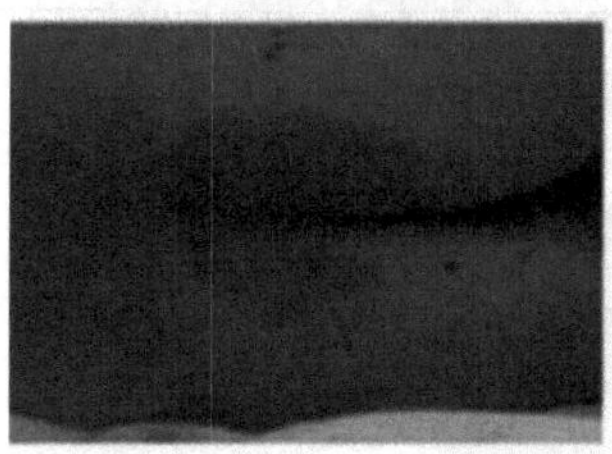

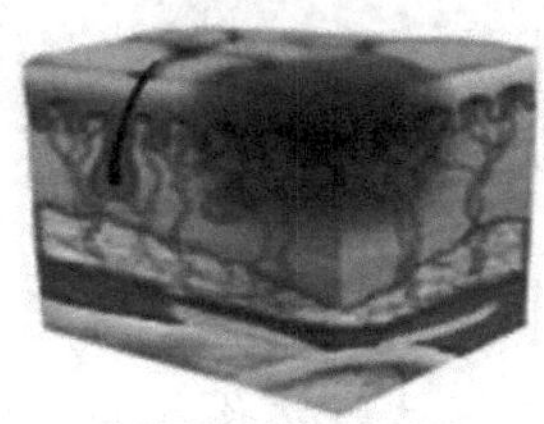

图5-2-3　压力性损伤1期

（二）2期（如图5-2-4所示）

部分皮层缺失，真皮层暴露。创面有活力性，基底面表现为粉红色或红色，湿润；也可能表现为完整或破裂的血清性水泡。脂肪和深部组织未暴露，无肉芽组织和焦痂。

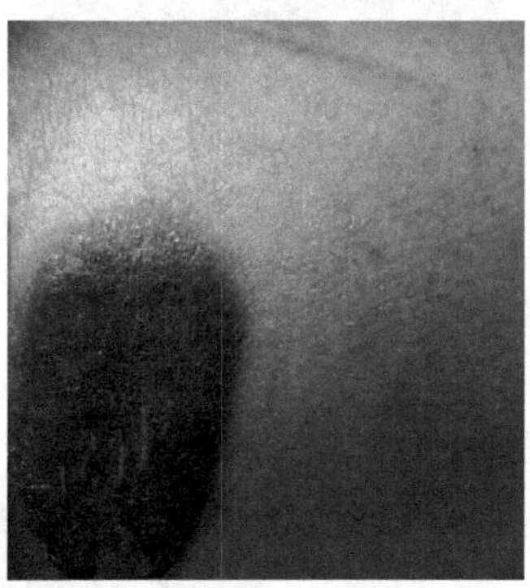

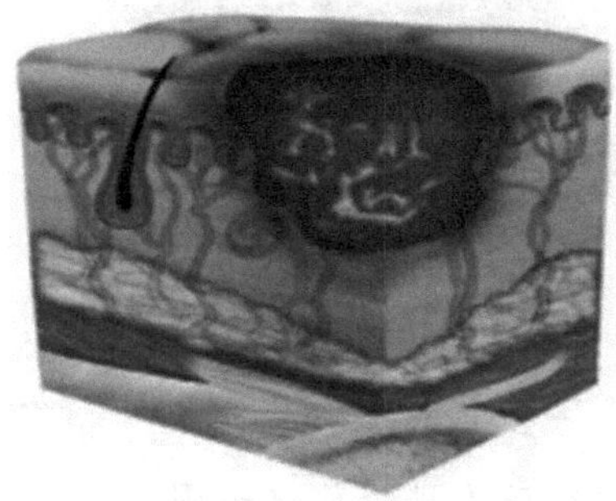

图5-2-4　压力性损伤2期

（三）3期（如图5-2-5所示）

全层皮肤缺失。常可见皮下脂肪组织、肉芽组织或伤口边缘内卷（上皮内卷），可有腐肉或焦痂。可能会出现潜行或窦道。无筋膜、肌肉、肌腱、韧带和骨头暴露。

深度按解剖位置而异：皮下脂肪较多的部位可能会呈现较深的创面；皮下脂肪组织菲薄的部

位创面是表浅的，包括鼻梁、耳朵、枕部和踝部。

如果腐肉或焦痂掩盖了组织缺损的程度，即为不可分期的压力性损伤。

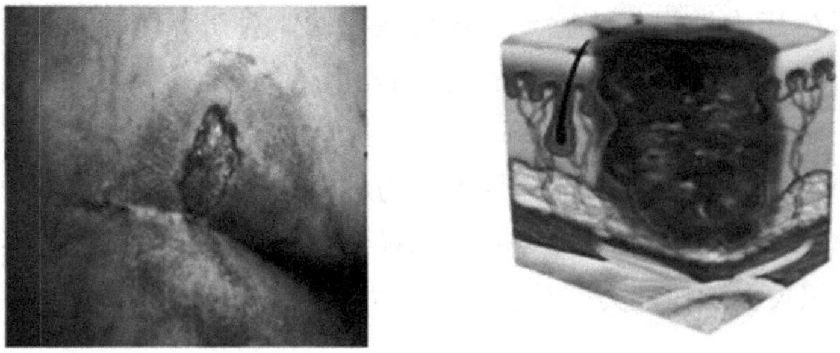

图5-2-5　压力性损伤3期

（四）4期（如图5-2-6所示）

全层皮肤和组织的缺失。一般可见或直接触及筋膜、肌肉、肌腱、韧带软骨或骨头。可有腐肉或焦痂。常可见上皮内卷、潜行和或窦道。深度按解剖位置而异。

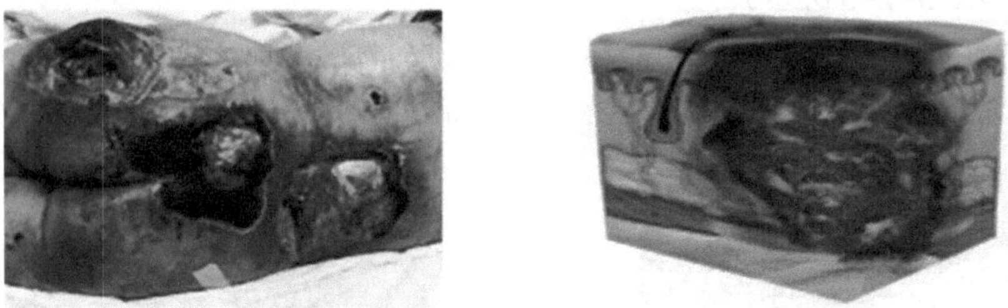

图5-2-6　压力性损伤4期

（五）不可分期压力性损伤（如图5-2-7所示）

掩盖了全层皮肤和组织缺损的程度。全层组织缺失，创面基底部覆盖腐肉和/或焦痂。此期无法确定其实际缺损深度。彻底清除坏死组织和/或焦痂，暴露创面基底部后，方可判断其实际深度和分期。

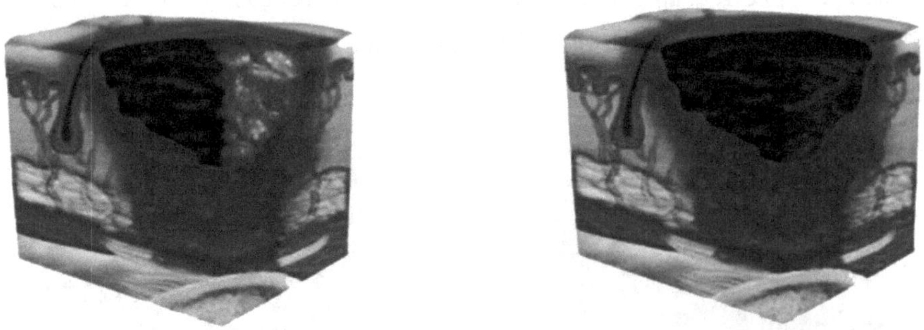

图5-2-7　不可分期压力性损伤

（六）深部组织压力性损伤（如图5-2-8所示）

完整或破损的皮肤局部出现持久性非苍白性发红、褐红色或紫色变化或表皮分离后出现暗红色伤口床或充血性水泡。此类损伤常出现在骨隆突处，由强烈和/或持续的垂直压力和剪切力导致。伤口可能会迅速发展，暴露组织损伤的实际程度或可能自行消失而不出现组织损伤。

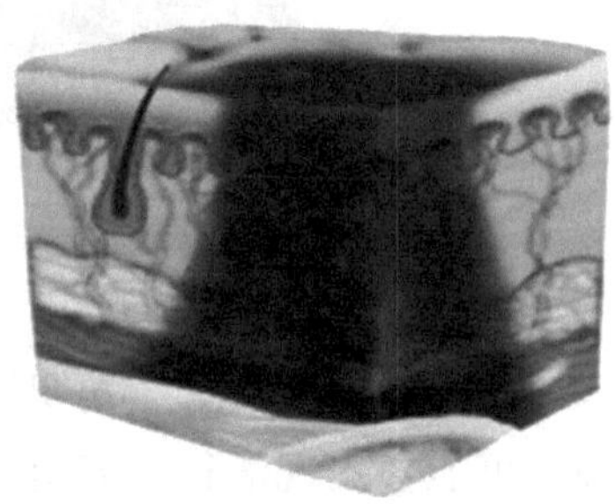

图5-2-8　深部组织压力性损伤

三、压力性损伤的评估

（一）危险因素

评估内容包括皮肤状态、行为/行动能力、组织灌注及氧合、患者营养状态、皮肤潮湿度、年龄、体温、感觉以及血液学指标和健康状况。根据临床工作，并对患者压力性损伤相关因素进行量化评估，从而指导压力性损伤的预防和治疗。目前常用的风险评估工具有Braden危险因素评估表（表5-2-1）、Norton压力性损伤风险评估量表（表5-2-2）、Waterlow压力性损伤风险评估量表（表5-2-3）、Andersen危险指标记分法等。应用这些压力性损伤风险评估量表需据实评估，并及时根据评分制定预防和治疗措施。

表5-2-1　Braden危险因素评估表

项目/分值	1	2	3	4
感觉：对压力相关不适的感受能力	完全受限	非常受限	轻度受限	未受限
潮湿：皮肤暴露于潮湿环境的程度	持续潮湿	潮湿	有时潮湿	很少潮湿
活动力：身体活动程度	限制卧床	坐位	偶尔行走	经常行走
移动力：改变和控制体位的能力	完全无法移动	严重受限	轻度受限	未受限
营养：日常食物摄取状态	非常差	可能缺乏	充足	丰富
摩擦力和剪切力	有问题	有潜在问题	无明显问题	—

表5-2-2　Norton压力性损伤风险评估量表

身体状况	分值	精神状态	分值	活动能力	分值	灵活程度	分值	失禁情况	分值
良好	4	思维敏捷	4	可以走动	4	行动自如	4	无失禁	4
一般	3	无动于衷	3	需协助	3	轻微受限	3	偶有失禁	3
不好	2	不合逻辑	2	坐轮椅	2	非常受限	2	经常失禁	2
极差	1	昏迷	1	卧床	1	不能活动	1	二便失禁	1

表5-2-3　Waterlow压力性损伤风险评估量表

体重指数BMI	分值	皮肤类型	分值	性别和年龄	分值
中等(BMI=20～24.9)	0	健康	0	男	1
超过中等(BMI=25～29.9)	1	薄	1	女	2
肥胖(BMI>30)	2	干燥	1	14～49	1
低于中等(BMI<20)	3	水肿	1	50～64	2
		潮湿	1	65～74	3
		颜色差	2	75～80	4
		裂开/红斑	3	81+	5

营养筛查(WET)总分>2分应给予营养评估/干预	
是否存在体重减轻?	
是→B 否→C 不确定→C(计2分)	
B体重减轻程度 0.5～5 kg=1 5～10 kg=2 10～15 kg=3 >15 kg=4 不确定=2	C是否进食很差或缺乏食欲 否=0 是=1

失禁情况	分值	运动能力	分值	组织营养不良	分值	神经功能衰竭	分值
完全控制	0	完全	0	恶病质	8	糖尿病/多发性硬化症	4～6
偶失禁	1	烦躁不安	1	多器官衰竭	8	心脑血管疾病/感觉受限	4～6
小便/大便失禁	2	冷漠的	2	单器官衰竭	5	半身不遂/截瘫	4～6
大小便失禁	3	限制的	3	外周血管病	5		
		迟钝	4	贫血(Hb<8)	2		
		固定	5	吸烟	1		

特殊情况	分值
大剂量类固醇/细胞毒性药/抗生素	4
外科/腰以下脊椎手术	5
手术时间>2 h	5
手术时间>6 h	8

评分结果： 总分>10;危险 总分>15;高度危险 总分>20;非常危险

（二）高危人群

压力性损伤发生的高危人群包括：神经系统疾病、脊髓损伤、老年、身体衰弱营养不良、肥胖、水肿、疼痛、发热、使用医疗器械、手术等患者。临床中做好防治措施，避免出现压力性损伤。

（三）易患部位

1.好发位置

患者卧位不同，受压点也不同，好发位置也不相同。

（1）仰卧位：好发于枕骨粗隆、肩胛部、肘部、脊椎体隆突处、骶尾部及足跟部。

（2）侧卧位：好发于耳郭、肩峰、肋骨、肘部、髋部、膝关节内外侧及内外踝处。

（3）俯卧位：好发于面颊部、耳郭、肩部、女性乳房、男性生殖器、髂嵴、膝部及足尖处。

2.医疗器械与皮肤及黏膜接触的相关位置

一般容易出现压力性损伤的有与吸氧面罩、连续加压装置、各类支具、胃管、尿管等接触的位置。

四、压力性损伤的预防

（一）进行皮肤评估

系统、全面的皮肤评估对于压力性损伤的预防、分类、诊断及治疗至关重要。评估时需检查皮肤有无红斑，若有红斑需鉴别红斑范围和分析红斑产生原因。此外，皮肤评估时还应评估皮肤温度、有无水肿和疼痛，以及相对于周围组织硬度的改变。

（二）采取预防性皮肤护理措施

保护皮肤、预防皮肤损伤的措施包括：

（1）摆放体位时避免红斑区域受压。

（2）保持皮肤清洁干燥，避免局部不良刺激。

（3）禁止按摩或用力擦洗压力性损伤易患部位的皮肤，防止造成皮肤损伤。

（4）失禁患者制订并执行个体化失禁管理计划。

（5）使用皮肤保护用品或采取隔离防护措施，预防皮肤浸渍。

（三）进行营养筛查与营养评估

营养不良既是导致压力性损伤发生的原因之一，也是直接影响压力性损伤进展和愈合的因素。因此，对于压力性损伤高危人群需进行营养筛查以判断营养不良风险。经筛查有营养不良风险者，需进行全面营养评估并制订个体化营养治疗计划。合理膳食是改善患者营养状况、促进创面愈合的重要措施。因此，在病情允许情况下，应给予压力性损伤高危人群高热量、高蛋白及高维生素饮食，以增强机体抵抗力和组织修复能力，并促进创面愈合。维生素C和锌对伤口愈合具有重要作用，对于压力性损伤高危人群可适当给予补充。

（四）体位变换

体位变换（如图55-2-9所示）要根据患者的实际情况进行。定时翻身，减轻受压部位的压力是预防压疮最重要的措施。

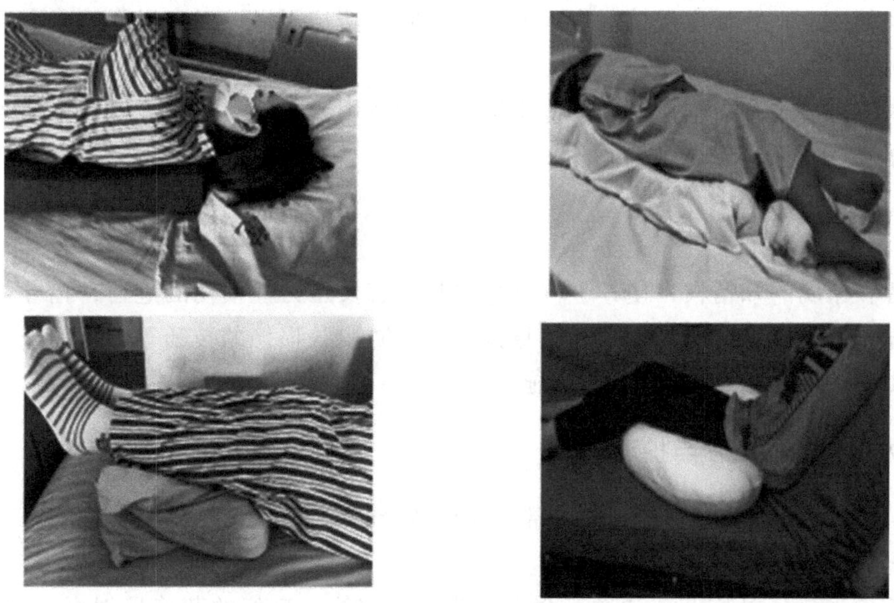

图5-2-9　体位变换

（1）侧卧位时尽量选择30°，避免90°侧卧位。

（2）充分抬高足跟。

（3）避免长时间摇高床头超过30°体位、半坐卧位。

（4）所有高危人群都应该定时变换体位，以减少身体易受压部位承受压力的时间和强度。

（5）体表支持性减压。

（6）体位变换的频率应根据患者的病情、皮肤耐受程度、移动能力和所使用支撑面的材质而决定。

（7）协助患者进行体位变换和移动患者时，应抬高患者身体，尽量减少摩擦力和剪切力。避免拖、拉、拽等动作。

（8）指导患者坐轮椅时，采用正确的自我减压方法，应15～30 min减压15～30 s，1 h需减压60 s。

（五）选择和使用合适的支撑面

支撑面是指用于压力再分布的装置，可调整组织负荷和微环境情况，如泡沫床垫、气垫床、减压坐垫等。选择支撑面时需考虑患者制动的程度，对微环境控制和剪切力降低的需求，患者的体型和体重以及压力性损伤发生的危险程度等因素。需要注意的是，尽管使用支撑面，仍需不断进行体位变换以预防压力性损伤发生。

（六）鼓励患者早期活动

早期活动可降低因长期卧床造成患者临床情况恶化的风险，活动频率和活动强度需根据患者受限程度和发生压力性损伤危险程度决定。在病情允许情况下，协助患者进行肢体功能练习，鼓励患者尽早离床活动，预防压力性损伤发生。

（七）预防医疗器械相关压力性损伤

采取措施预防医疗器械相关压力性损伤：

（1）合理选择和正确使用医疗器械：选择医疗器械时避免压力和/或剪切力所致的损伤，使用时佩戴合适，避免过度受压，在不造成额外压力的情况下防止脱落。

（2）定期评估皮肤，做好皮肤护理：每天至少检查医疗器械下方或周围皮肤两次，观察有无压力相关损伤的迹象，并注意保持医疗器械下方皮肤的清洁干燥。对于局限性或全身性水肿患者需增加皮肤评估次数。

（3）采取压力再分布措施：通过调整体位、交替使用或重新放置医疗器械，使医疗器械所致压力得以再分布。

（4）使用预防性敷料。

（八）实施健康教育

确保患者和家属的知情权，使其了解自身皮肤状态及压力性损伤的危害，指导其掌握预防压力性损伤的知识和技能，如营养知识、翻身技巧及预防皮肤损伤的技巧等，从而鼓励患者及家属有效参与或独立采取预防压力性损伤的措施。

伤口换药

五、压力性损伤的治疗与护理

压力性损伤的治疗采取全身治疗和局部治疗相结合的综合性治疗措施。

（一）全身治疗与护理

积极治疗原发病，补充营养和进行全身抗感染治疗等。良好的营养是创面愈合的重要条件，因此应给予患者平衡饮食，增加蛋白质、维生素及微量元素的摄入。对长期不愈的压力性损伤，可静脉滴注复方氨基酸溶液。低蛋白血症患者可静脉输入血浆或人血清蛋白，提高血浆胶体渗透压，改善皮肤血液循环。胃肠道摄入、消化和吸入营养障碍者可采用全胃肠外营养治疗，保证营养物质供给以满足机体代谢需要。此外，遵医嘱给予抗感染治疗，预防败血症发生；同时加强心理护理，消除不良心境，促进身体早日康复。

（二）局部治疗与护理

除可采取上述压力性损伤预防措施用于压力性损伤的局部治疗和护理外，还需根据压力性损伤各期创面的特点和伤口情况，采取针对性的治疗和护理措施。

1期压力性损伤的护理重点是去除致病原因，保护局部皮肤，促进局部血液循环，防止压力性损伤继续发展；2期压力性损伤的护理重点是保护皮肤，避免感染。除继续加强上述措施外，对未破的小水疱应减少摩擦，防止感染，可任其自行吸收，也可用无菌注射器抽出水疱内液体后覆盖水胶体敷料（如透明贴）；大水疱可使用无菌刀片或注射器针头划开切口，充分引流后，外面覆盖水胶体敷料（溃疡贴/透明贴）。

1.压力性损伤评估及愈合监测

全面的压力性损伤评估是制定压力性损伤治疗和护理方案的前提。评估内容包括压力性损伤的部位、分期、大小（长、宽、深）、颜色、组织类型、创缘、窦道、潜行、瘘管、渗出、气味及伤口周围情况等。每次更换敷料时需根据创面情况、渗出液变化和有无感染迹象等判断压力性损伤是否改善或恶化。若伤口面积增大、组织类型改变、伤口渗液增多或出现临床感染等其他迹象，提示压力性损伤恶化，需及时调整治疗方案；若渗液减少、伤口面积缩小和创面组织好转提示压力性损伤愈合良好。

压力性损伤的愈合监测由医疗专业人员辅以压力性损伤评估工具和数字成像得以完成，对压力性损伤愈合过程进行精确测量和描述有助于评价伤口的愈合趋势，为进一步治疗提供依据。常用于评估压力性损伤愈合过程的量表包括 Bates-Jensen 伤口评价工具（Bats-Jensen wound assessment tool，BWAT）、压力性损伤愈合量表（pressure ulcer scale for healing，PUSH）和压力性损伤状态工具（pressure ulcer status tool，PUST）等。

2.疼痛评估与处理

压力性损伤会产生痛感，无论在静息状态和进行治疗及护理操作时均可出现。因而，做好压力性损伤相关性疼痛的评估、预防和管理，尤其是预防和减轻治疗及护理操作所致的疼痛至关重要。如为患者变换体位时可使用吊带或转运床单以减少摩擦力和剪切力，同时保持床单平整无皱褶；摆放体位时避开压力性损伤部位和避免采用导致压力增加的体位；选择敷料时选择更换频率低、容易去除的敷料，避免对皮肤产生机械性损伤。在伤口治疗和护理操作开始前需采取充分的疼痛控制手段。

3.使用伤口敷料

湿性伤口愈合理论提出，适度湿润、密闭、微酸（接近于皮肤pH）、低氧或无氧且接近于体温的伤口环境为创面愈合的适宜环境。随着湿性伤口愈合理论的提出及创面愈合病理生理过程的深入研究，湿性敷料不断改进并发展，目前已广泛用于压力性损伤的临床治疗。常用的湿性敷料包括水胶体敷料、透明膜敷料、水凝胶敷料、藻酸盐类敷料、泡沫敷料、银离子敷料、硅胶敷料和胶原基质敷料等。每种类型敷料具有各自的优缺点和临床适应证，需根据保持创面湿性环境的特性，伤口渗出物的性质和量，创面基底组织状况，压力性损伤周围情况，压力性损伤大小、深度和部位，以及是否存在瘘管和/或潜行等因素进行选择。

4.伤口护理

主要包括清洗和清创。

（1）清洗：每次更换敷料时需进行伤口清洗，以清除表面残留物和敷料残留物。伤口清洗液需根据伤口类型进行选择，创面无感染时多采用对健康组织无刺激的生理盐水进行冲洗，对确诊感染、疑似感染或疑似严重细菌定植的压力性损伤，需根据创面细菌培养及药物敏感试验结果选择带有表面活性剂和/或抗菌剂的清洗液。清洗时需避免交叉感染并注意窦道、潜行或瘘管的处理。

（2）清创：清除压力性损伤创面或创缘无活力的坏死组织。常用的清创方法包括外科清创、保守锐性清创、自溶性清创、生物性清创和机械性清创，清创方法需根据患者的病情和耐受性、局部伤口坏死组织情况和血液循环情况选择。对于免疫缺陷、供血障碍和全身败血症期间未采用抗生素治疗的患者，清创应慎重。

5.药物治疗

为控制感染和增加局部营养供给，可于局部创面采用药物治疗，如碘伏、胰岛素等，或采用具有清热解毒、活血化瘀、去腐生肌的中草药治疗。

6.手术治疗

对于经保守治疗无效的压力性损伤，或已发展为蜂窝织炎或疑似有败血症，或伴有潜行、窦道、瘘管和/或广泛坏死组织的压力性损伤，可采用手术方法予以修复。护理人员需加强围手术期护理，如术后体位减压等。密切观察皮瓣的血供情况和引流物的性状，加强皮肤护理，减少局部刺激等。

7.其他

新兴治疗方法：如将生长因子、生物物理方法等用于压力性损伤治疗。压力性损伤是全身、局部因素综合作用所引起的皮肤组织变性、坏死的病理过程。护理人员只有认识到压力性损伤的危害性，了解其病因和发生发展规律，综合考虑压力性损伤的危险因素，掌握其防治技术，才能自觉、有效地做好压力性损伤防治工作。护理中应强化“预防为主，立足整体，重视局部”的观念，使压力性损伤护理走向科学化、制度化、程序化和人性化。

思考与练习

患者王某，男，76岁，车祸伤，肋骨及颈椎骨折，鼻饲饮食，BMI评分17.4，给予颈托持续固定，近日护理人员发现患者下颌颈托固定处皮肤有大小不等的血清性水泡。请思考：

1.患者下颌处皮肤出现了何种并发症？

2.导致患者出现此并发症的原因有哪些？

3.目前对于此并发症应采取哪种治疗和护理措施？

（张小敏）

第六章 生命体征的测量及护理技术

学习目标

通过本章的学习，学生能够完成以下要求：

◎**识记**

1.解释生命体征的意义。

2.描述生命体征测量技术的评估内容。

3.解释生命体征的正常范围。

4.解释疼痛的定义。

5.描述各种疼痛评估内容。

6.解释疼痛的护理原则。

◎**理解**

1.理解生命体征测量技术的操作要点及注意事项。

2.理解疼痛作为第五大生命体征的意义。

3.理解三阶梯镇痛疗法。

◎**应用**

1.为患者提供生命体征测量技术。

2.正确地为患者实施疼痛评估。

3.正确地为患者实施起罐。

生命体征（vital signs）是体温（T）、脉搏（P）、呼吸（R）、血压（BP）的总称。世界卫生组织将疼痛确定为继体温、脉搏、呼吸、血压之后的“第五大生命体征”。生命体征受大脑皮质控制、自主神经调节，它们是维持机体正常活动的支柱，缺一不可，不论哪项异常都会导致严重或致命的疾病；同时，某些疾病也可导致生命体征的变化或恶化，因此，生命体征是护理人员评估患者身心状态的基本资料。正常情况下，生命体征在一定范围内是相对稳定的；而在病理情况下会出现极其敏感的变化。观察、测量、分析及记录生命体征是临床工作的重要内容之一。

第一节　体温的评估测量及异常时的护理

一、正常体温的评估

体温测量（temperature measurement）是诊断疾病时的常用检查方法，凡需监测体温及怀疑体温异常者均应测量并记录，以观察机体内在温度及病情变化与转归，为诊断、治疗、护理提供依据。临床上测量体温常以腋下温度、口腔温度、直肠温度为标准，以“体表温度”反映“体核温度”（身体内部即胸腔、腹腔和中枢神经的温度）。其中，直肠温度最接近体核温度，但在日常工作中，测量腋下温度和口腔温度更为方便。

（一）体温的形成

体温是由人体供能三大营养物质（糖、蛋白质和脂肪）氧化分解而产生。三大营养物质在体内氧化时释放产生能量，其能量的50%以上迅速转化为热能，以维持体温，并不断地散发到体外；其余不足50%的能量贮存于三磷腺苷（ATP）内，供机体利用，最终转化为热能散发到体外。

（二）产热与散热

1.产热的过程

机体产热的过程就是细胞的新陈代谢过程。人体以化学方式产热。人体器官中主要的产热部位是肝脏和骨骼肌。

2.散热的过程

人体以物理方式散热。人体主要是通过皮肤散热，呼吸、排尿、排便也能散发部分热量。人体的散热方式有辐射传导、对流和蒸发四种。

3.体温调节

人体的体温是相对恒定的，维持体温相对恒定依赖于机体自主性体温调节和行为性体温调节。自主性体温调节是在下丘脑体温调节中枢控制下，机体受内、外环境温度刺激，通过一系列生理反应，调节机体的产热和散热，使体温维持相对恒定的调节方式；行为性体温调节即人体通过其行为使体温不致过高或过低，是对自主性体温调节的补充。

（三）正常体温

健康成人不同部位的体温范围及平均值见表6-1-1。

表6-1-1　健康成人不同部位的体温范围及平均值

部　位	正常范围	平均值
腋下	36～37 ℃(96.8～98.6 °F)	36.5 ℃(97.7 °F)
口腔	36.3～37.2 ℃(97.3～99 °F)	37 ℃(98.6 °F)
直肠	36.5～37.7 ℃(97.7～99.9 °F)	37.5 ℃(99.5 °F)

温度可用摄氏温度（℃）和华氏温度（°F）来表示。摄氏温度和华氏温度换算公式如下：

$$°F = ℃ \times 9/5 + 32$$

$$℃ = (°F - 32) \times 5/9$$

（四）影响体温的因素

1.昼夜

一般情况下，凌晨2～6时体温最低，下午1～6时体温最高。体温的这种昼夜有规律波动称为昼夜节律，是由于人类长期的生活方式，包括活动、代谢、血液循环等相应的周期性变化所形成的，与下丘脑的生物钟功能有关。

2.年龄

因各年龄段代谢水平存在差异，所在各年龄段的体温也有所不同。新生儿体温易受外界温度影响。因为新生儿中枢神经系统发育尚未完善，皮肤、汗腺发育也不全，所以体温调节功能较差，容易受环境影响。儿童代谢率高，体温高于成人。老年人由于代谢率低，故体温低于青壮年。

3.性别

一般情况下，男性较女性体温稍低0.3 ℃，可能与女性皮下脂肪厚，散热减少有关。女性体温在月经前期和妊娠早期轻度升高，在排卵期较低，这种体温波动主要与孕激素分泌周期有关。

4.情绪与运动

情绪变化时，交感神经兴奋，体温略有升高；运动时骨骼肌紧张并收缩，产热增加，可使体温升高。此外，环境温差、进食的温度、药物等都可使体温产生波动。

二、异常体温的评估及护理

（一）体温过高

体温过高是指各种原因引起体温调节中枢的调定点上移而导致体温升高超过正常范围。病理性体温过高包括发热和过热。发热指在致热源作用下，体温调定点上移而引起的调节性体温升高，超过正常值0.5 ℃以上，根据致热原的性质和来源不同分为感染性发热和非感染性发热。过热是指调定点未发生变化，而体温调节障碍、产热过多、散热减少引起的非调节性体温升高。

1.临床分级

以口腔温度为标准，发热程度可划分为：

（1）低热：37.3～38.0 ℃。

（2）中等热：38.1～39.0 ℃。

（3）高热：39.1～41.0 ℃。

（4）超高热：41 ℃ 以上。

2.发热的过程

一般发热包括三期：

（1）体温上升期：此期特点是产热大于散热。体温上升可有两种方式：骤升和渐升。

（2）高热持续期：此期特点是产热和散热趋于平衡。

（3）退热期：此期特点是机体散热大于产热，体温逐步恢复至正常水平。

3. 常见热型

（1）稽留热：体温持续保持在39～40 ℃，长达数天或数周，24 h内波动范围不超过1 ℃。此种热型常见于链球菌性肺炎、伤寒等，如图6-1-1所示。

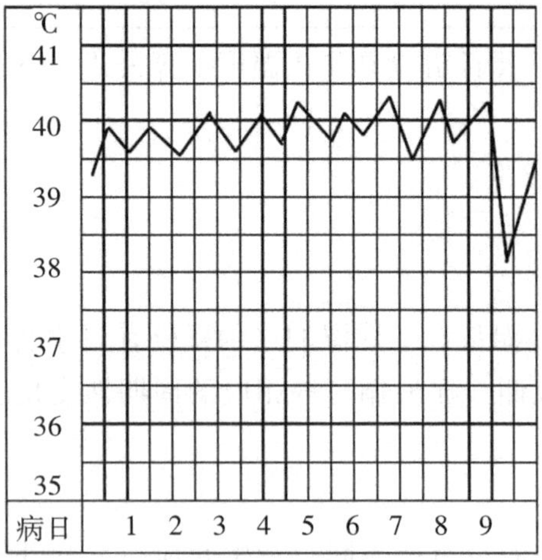

图6-1-1　稽留热

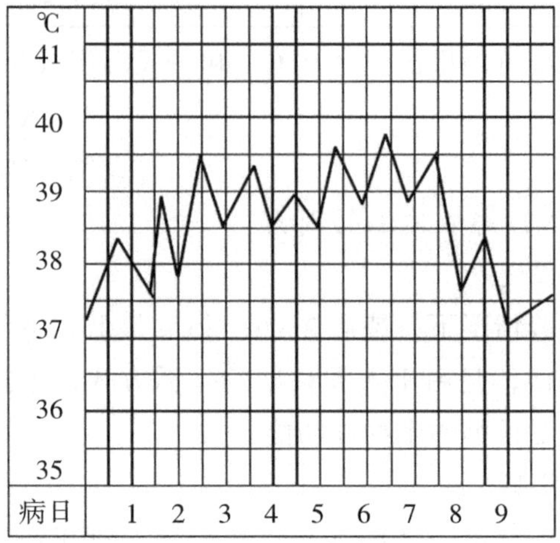

图6-1-2　弛张热

（2）弛张热：体温在39 ℃以上，24 h内温差达1 ℃以上，体温最低时仍高于正常水平。常见于风湿热、败血症、化脓性疾病等，如图6-1-2所示。

（3）间歇热：体温骤升至39 ℃以上，持续数小时或更长，然后下降至正常或以下，经过一个间歇后又反复发作。常见于疟疾，如图6-1-3所示。

（4）不规则热：发热没有一定规律，且持续时间不恒定。常见于流感、癌性发热等，如图6-1-4所示。

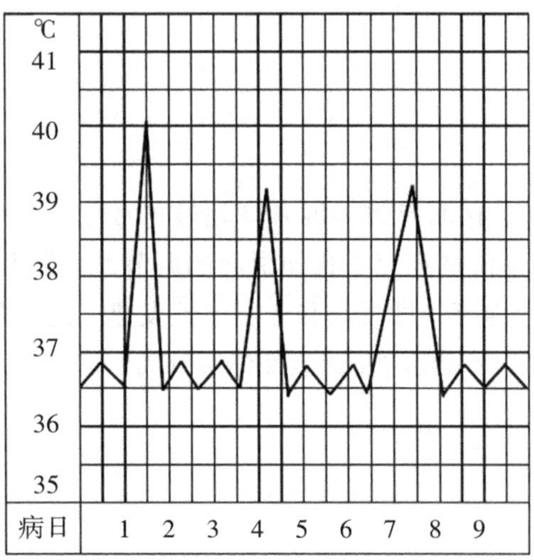

图6-1-3　间歇热

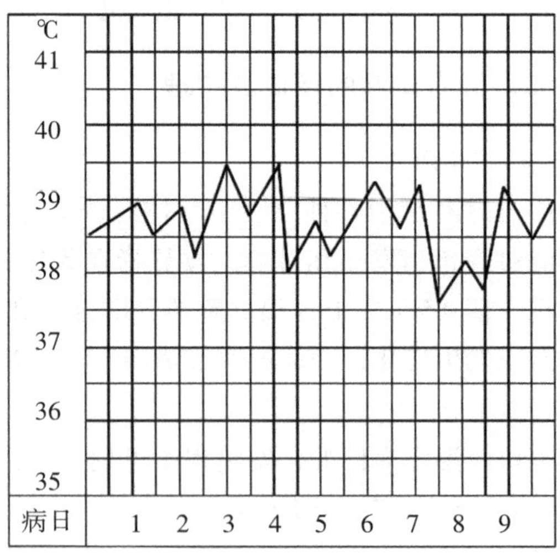

图6-1-4　不规则热

4. 高热患者的治疗与护理

（1）积极查找病因：对于由感染引起的高热，应根据病情选用有针对性的抗生素治疗，及时清除感染病灶。非感染性疾病所致的高热需根据不同病因，采取相应的治疗措施。

（2）降温：可选用物理或药物的方法降温。物理降温有局部降温和全身降温两种。体温超过39 ℃时，可用冰袋、冷毛巾、化学制冷袋等通过传导方式散热；体温超过39.5 ℃时，可用冷生理盐水（28～32）℃灌肠、温水擦浴、酒精擦浴或大动脉冷敷等方式降温。药物降温是通过降低体温调节中枢的兴奋性，促进血管扩张、出汗等方式来达到降温目的。

（3）观察病情：高热患者应每4 h测量体温；体温降至38.5 ℃（口腔温度）以下时，可改为4次/d；体温降至正常3 d后，改为1～2次/d。

（4）营养支持：给予高热量、高蛋白、易消化的流质或半流质食物。注意食物的色、香、味，鼓励少量多餐以补充高热的能量消耗，提高机体的抵抗力。鼓励患者多饮水，以每日3000 mL为宜，以补充高热消耗的大量水分。

（5）增进舒适度：注意休息，预防口腔及皮肤等相关并发症。

（6）加强心理护理：观察发热各阶段患者的心理变化，对体温的变化及伴随的症状予以耐心解释与开导，以消除顾虑，缓解其焦虑、紧张的情绪。

（7）健康教育：与患者共同讨论发热原因及预防措施；鼓励患者加强营养、积极锻炼，以增强身体素质，提高防病能力。

（二）体温过低

1.定义

体温过低是指各种原因引起的产热减少或散热增加导致体温低于正常范围。常见于早产儿、全身脏器衰竭的危重人群。休克、极度衰弱、重度营养不良等患者在应用退热药后发生急剧降温反应，也可导致体温过低。

2.分类

（1）轻度：32.1～35.0 ℃。

（2）中度：30.0～32.0 ℃。

（3）重度：<30 ℃可有瞳孔散大，对光反射消失。

（4）致死温度：23～25.0 ℃。

3.临床表现

皮肤苍白冰冷，口唇、耳垂呈紫色，轻度颤抖，心跳、呼吸减慢，血压下降，尿量减少，意识障碍，晚期可出现昏迷。

4.体温过低患者的治疗与护理

（1）病因治疗：去除引起体温过低的原因，使体温恢复正常。

（2）环境温度：提供合适恒定的环境，室温维持在22～24 ℃。

（3）保暖措施：给予毛毯、棉被，添加衣物，防止体热散失；也可给予热饮，提高机体温度。

（4）加强监测：严密观察生命体征变化，持续监测体温，至少每小时测量一次，直至体温恢复至正常且稳定。

（5）积极指导：教会患者尽量避免导致体温过低的因素，如挑食导致的营养不良、衣服穿着过少、供暖设施不足、相关疾病等。

三、体温测量技术

（一）护理评估

（1）评估患者的基本情况，如年龄、病情、临床诊断、治疗等。

（2）评估患者的意识状态、心理状况及配合程度以确定测量的方法。

（3）评估有无影响体温测量准确性的因素存在。

（4）检查测体温处皮肤黏膜有无异常。

（二）操作前准备

1.护理人员准备

着装整齐，洗手，修剪指甲，备齐用物。

2.患者准备

（1）测量前15～30 min内避免激动、情绪紧张及沐浴、运动、冷热饮食及冷热疗法、灌肠等活动。

（2）了解体温测量的目的、方法、注意事项及配合要点。

（3）取舒适体位，如坐位、仰卧位或侧卧。

3.用物准备（如图6-1-5所示）

（1）体温测量盘内备用已消毒的体温计（用纱布擦干体温计，清点体温计数目，检查体温计完好性，水银柱至35 ℃以下）、消毒纱布，另备一盛有消毒液的容器（初次消毒体温计用）。

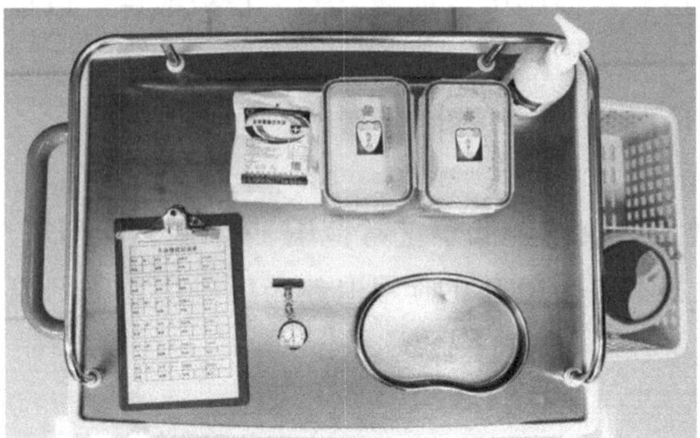

图6-1-5　体温测量用物

（2）有秒针的表、记录本及笔、体温单。

（3）如测肛温，另备润滑剂、棉签、卫生纸巾。

4.环境准备

环境安静，整洁，宽敞，明亮。必要时关闭门窗，窗帘遮挡保护患者隐私。

（三）操作步骤

1.评估并解释

护理人员至患者床旁，核对患者的姓名及腕带；评估患者的病情、合作程度及局部皮肤黏膜情况，并向患者及家属解释体温测量的目的、方法、注意事项及配合要点；告知患者做好准备。

2.核对

护理人员备齐用物携至患者床旁，再次核对患者的姓名、床号及腕带。

3.安置体位

协助患者取舒适体位（坐位、仰卧位或侧卧位）。

4.根据病情选择测温部位测量体温

（1）腋下测温：协助患者解开衣扣，必要时擦干腋下汗液，将体温计汞（水银）端放于腋下深处并紧贴皮肤，屈臂过胸（如图6-1-6所示），夹紧体温计，5～10 min后取出，查看体温计度数。

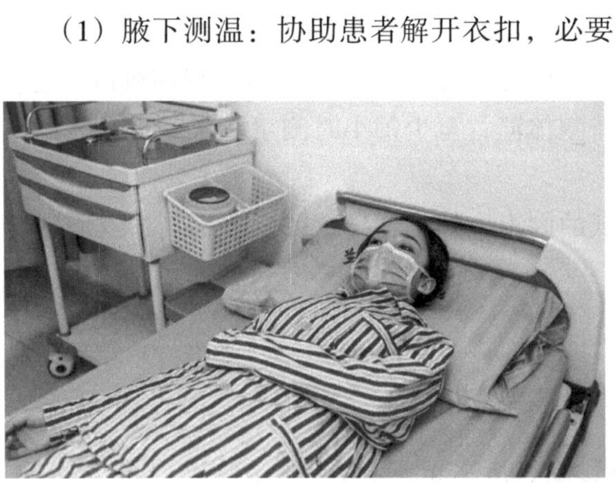

图6-1-6　腋下测温，屈臂过胸

（2）口腔测温：嘱患者张口，将口表汞端斜放于患者舌下热窝，嘱患者闭口勿咬，用鼻呼吸，3 min取出，擦净并查看体温计度数。

（3）直肠测温：协助患者取侧卧位或屈膝仰卧位，露出臀部，用20%肥皂液或油剂润滑肛表汞端，汞端轻轻插入肛门3～4 cm，扶托，3 min取出，用卫生纸擦净肛门，擦净并查看体温计度数。

5.记录

护理人员记录数据。

6.整理

护理人员协助患者取舒适卧位，整理床单元及用物。

7.分类处理用物

（1）肛表、腋表、口表应分别清洁消毒处理。

①腋表：可直接浸泡于消毒液中30 min，取出体温计甩汞柱至35 ℃以下，再放入另一消毒容器中浸泡30 min，取出用灭菌水冲洗，纱布擦干放于清洁容器内备用。

②口表、肛表：应清洗干净后，浸泡于消毒液中，其他同上。

（2）纱布、卫生纸等放置于医用垃圾袋内。

（四）健康教育

1.向患者解释影响测温的因素

进食、饮水、冷热饮食及面颊部冷热疗法、沐浴、坐浴或者灌肠、腋下局部冷热敷者，须待30 min后方可测量相应部位的体温。

2.向患者讲解测量体温时体温计使用的注意事项

（1）甩体温计时要用腕部的力量，抓紧体温计，不可触及其他物品，以防撞碎。

（2）测口腔温度时，如患者不慎咬碎体温计，应立即清除玻璃碎屑，再口服牛奶或鸡蛋清延缓汞的吸收。病情允许者可服用富含粗纤维的食物促使汞排泄。

注意事项

1.注意不同病情时体温测量方法的选择：

（1）对腋下有创伤、手术、炎症、腋下出汗较多、极度消瘦的患者，不适用腋下测温。

（2）婴幼儿、精神异常、昏迷、不合作、口鼻手术或者呼吸困难者，不可测口温。

（3）腹泻、直肠或肛门手术、心肌梗死及某些心脏病患者，不可做直肠测温。

2.发现体温和病情不相符时，应重复测温，必要时可同时测量另一部位以对照，以便得到更为准确的体温数值。

3.为婴幼儿、意识不清或不合作患者测温时，护理人员需守候在旁或用手托扶体温计，以免发生意外。

（五）操作流程图

体温测量操作流程图（如图6–1–7所示）。

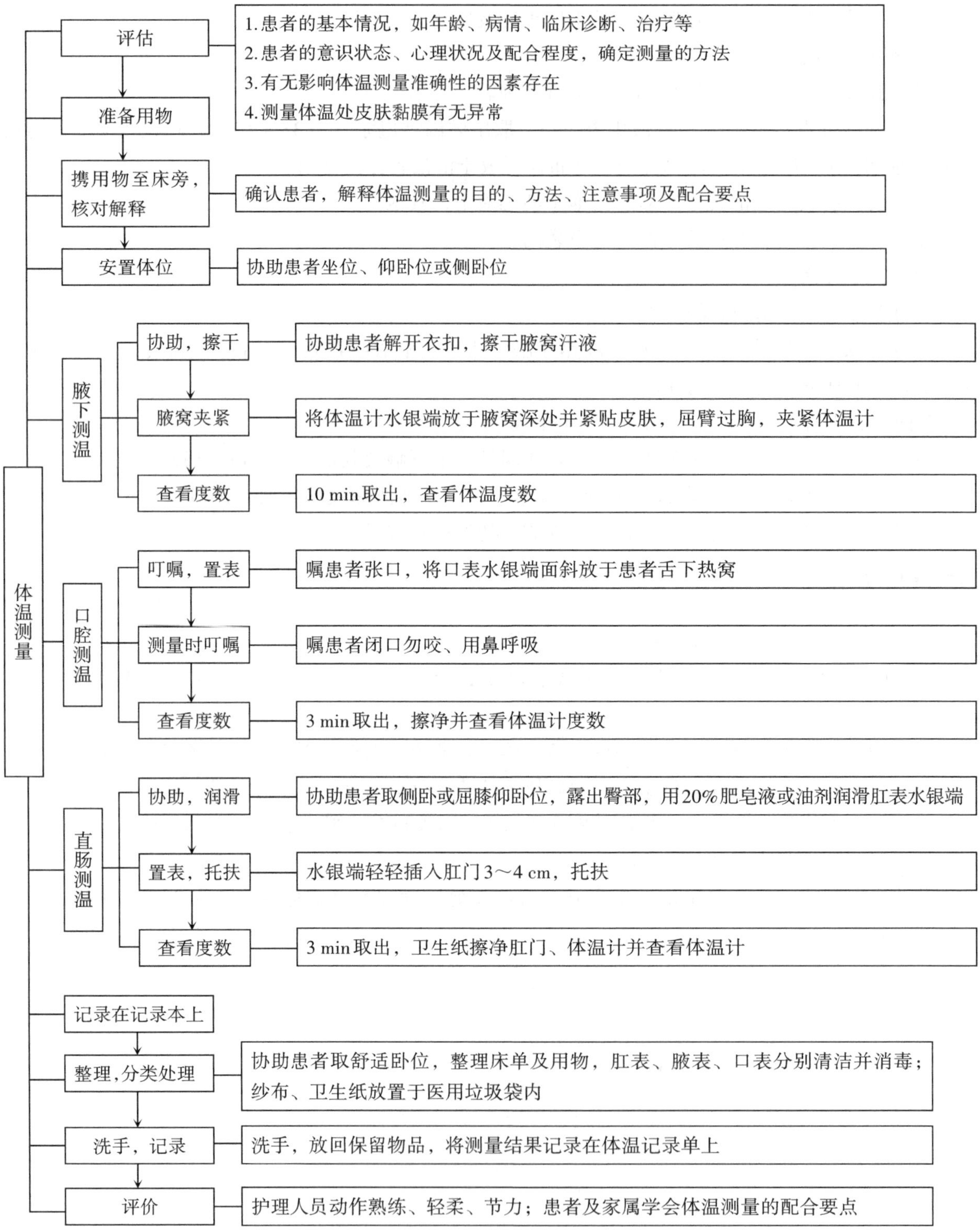

图6–1–7 体温测量操作流程图

（六）操作评分标准

体温测量操作评分标准（见表6-1-2）。

表6-1-2 体温测量操作评分标准

项目	技术操作要求	评分	评分等级				实际得分
			A×1	B×0.7	C×0.4	D×0	
素质	仪表、着装符合要求	2					
	操作熟练、轻柔，沟通有效	3					
评估	评估患者的基本情况，如年龄、病情、临床诊断、治疗等	5					
	评估患者的意识状态、心理状况及合作程度以确定测量方法	5					
	了解有无影响体温测量准确性的因素存在	5					
	检查测体温处皮肤黏膜有无异常	5					
操作前准备	洗手，戴口罩	2					
	用物准备，放置合理	3					
操作过程	携用物至床旁，核对	5					
	协助患者选择合适体位，注意保暖	5					
	根据病情选择测量部位及方法	5					
	患者配合测量，部位正确	15					
	体温测量时间正确	10					
	查看度数，读表方法正确	10					
	记录	5					
操作后处理	妥善安置患者，整理床单元	2					
	用物处理正确（体温计清点，消毒等）	2					
	洗手，放回保留物品，测温结果绘制在体温单上	4					
整体评价	认真倾听患者的反映和需要，沟通语言恰当，患者安全，无不适感	3					
	动作熟练、节力	2					
	操作在15 min以内	2					
总分		100					

案例分析

患者，女性，65岁，因反复心前区闷痛1年余，加重伴气促、冷汗2 h，含服硝酸甘油无法缓解，急诊入院。诊断为急性心肌梗死。住院第3天静脉输液时出现寒战。

请思考：

1. 判断患者出现何种情况？

2. 应立即给予何种处理？

第二节　脉搏的评估测量及异常时的护理

脉搏（pulse， P）即在每一个心动周期中，随着心脏的收缩和舒张，动脉内的压力发生周期性的变化，导致动脉管壁产生的节律性扩张和回位搏动。脉搏测量是通过计数患者每分钟的脉搏数，通过评价脉搏节律及强弱，判断脉搏有无异常，以了解心脏负荷、心脏功能、动脉管壁及血容量等情况， 为疾病诊断、治疗和护理提供依据。脉搏测量的部位多选择浅表、靠近骨骼的大动脉，如桡动脉、肱动脉、颞动脉、颈动脉、腘动脉、股动脉、足背动脉及胫后动脉等，首选桡动脉。

一、正常脉搏的评估

（一）脉率

脉率指每分钟脉搏搏动的次数（频率）。正常情况下，脉率和心率是一致的。当脉搏微弱无法测定时，应测心率。正常成人在安静状态下，脉率为60～100次/min。脉率受以下因素影响：

（1）年龄：年龄愈小脉搏愈快，新生儿可达130～160次/min，随年龄的增长而逐渐减慢，到年老时轻度增加。

（2）性别： 女性比男性稍快。

（3）体型：身材高大者比同龄身材矮小者较慢。

（4）其他因素：进食、服药、运动、情绪激动、紧张时脉搏可暂时增快； 休息、睡眠时脉搏较慢。

（二）脉律

脉律指脉搏的节律性。它反映了左心室的收缩情况。正常脉律搏动强弱均匀、间隔时间相等。

（三）脉搏的强度

脉搏的强度指血流冲击血管壁力量的强弱程度。 正常情况下，每搏强弱相同。它取决于心每搏量、脉压、血管阻力和动脉壁的弹性。

（四）动脉壁的情况

触诊时可感觉到的动脉壁性质。正常动脉壁光滑、柔软，富有弹性。

二、异常脉搏的评估及护理

（一）脉率异常

1.速脉

成人脉率超过100次/min，称速脉（心动过速）。常见于高热、血容量不足、甲亢、心力衰竭等。

2.缓脉

成人脉率低于60次/min，称缓脉（心动过缓）。常见于颅内压增高、房室传导阻滞、心肌梗死、甲状腺功能减低等。正常人如运动员、老年人或者熟睡时也可有心动过缓。

（二）脉律异常

1.间歇脉

在正常均匀的脉搏中，出现一次提前而较弱的脉搏，其后有一正常延长的间歇（代偿间歇），称间歇脉。每隔一个或两个正常搏动后出现一次期前收缩，前者称二联律，后者称三联律。常见于各种心脏病或洋地黄中毒患者。

2.脉搏短绌

在同一单位时间内，脉率小于心率称脉搏短绌（绌脉）。其特点为心律不规则，心率快慢不一，心音强弱不等。发生机制是由于心肌收缩无力，心输出量过少，以致不能引起周围动脉搏动所致。多见于心房纤维颤动的患者。

（三）脉搏强度的异常

1.洪脉

当心输出量增加，脉搏充盈度和脉压较大时，出现形态正常而振幅大的脉搏，触诊血管时可发现脉搏强大有力。常见于高热、主动脉瓣关闭不全、甲状腺功能亢进等患者。

2.丝脉

当心输出量减少，动脉充盈度降低时，脉搏细弱无力，称丝脉，也称细脉。其特点是脉窄，波动小。常见于大出血休克、主动脉瓣狭窄和全身衰竭的患者，是一种危险脉象。

3.水冲脉

脉搏骤起骤落，如洪水冲涌，故名水冲脉。主要见于甲状腺功能亢进、贫血、主动脉瓣关闭不全、肝衰竭及肺源性心脏病等疾病。检查方法是将患者前臂抬高过头，检查者用手紧握患者的手腕掌面，示指、中指、环指指腹触于桡动脉上可明显感知水冲脉。

4.交替脉

节律正常而强弱交替出现的脉搏，与心室的收缩力强弱交替有关，交替脉是左心室衰竭的重要体征。常见于高血压性心脏病、严重的冠心病、扩张型心肌病、主动脉瓣关闭不全等患者。

5.奇脉

当平静吸气时，脉搏明显减弱甚至消失，呼气时又出现或恢复原状的现象称奇脉，可见于心包积液、缩窄性心包炎、心包填塞、肺气肿、大量胸腔积液的患者。

（四）动脉壁的异常

正常动脉用手指压迫时，其远端动脉管不能触及，若仍能触到者，提示动脉硬化。其特点为动脉管壁增厚、变硬且失去弹性，管腔狭小。

（五）异常脉搏患者的治疗与护理

1.病因治疗

做好各项检查，查清病因，积极治疗原发疾病。

2.休息

适当卧床休息，减少心肌耗氧，必要时氧气吸入。

3.加强观察

注意脉搏的脉率、节律和强弱等，观察药物的治疗效果和不良反应。

4.准备急救药品和急救仪器

准备抗心律失常等血管活性药物，除颤仪、起搏器处于完好备用状态。

5.心理护理

稳定情绪，消除顾虑。

6.健康教育

指导患者饮食易消化、清淡，戒烟限酒，学会自我监测脉搏。

三、脉搏测量方法

（一）护理评估

（1）评估患者的基本情况，如年龄、病情、服药手术经历、临床诊断、治疗、既往脉搏状况等。

（2）评估患者的意识状态、自理能力、心理状态及配合程度。

（3）了解有无影响脉搏测量准确性的因素。

（4）评估测量部位的皮肤完整性、血管有无手术史及肢体活动度等。

（二）操作前准备

1.护理人员准备

着装整齐，洗手，修剪指甲，备齐用物。

2.患者准备

（1）测量前15～20 min内避免过度劳累、情绪激动、服药等，安静休息。

（2）解释测量脉搏的目的、方法、注意事项及配合要点。

（3）取舒适体位，手臂放松，腕部伸展。

3.用物准备

治疗盘内备有秒针的表、记录本和笔、体温单，必要时备听诊器（如图6-2-1所示）。

4.环境准备

环境安静，整洁，宽敞，明亮。

（三）操作步骤

1.评估并解释

护理人员至患者床旁，核对患者的姓名、床号和腕带；评估患者的病情及合作程度、影响因素、局部皮肤及肢体活动度；并向患者及家属解释脉搏测量的目的、方法及配合要点。

2.核对

护理人员备齐用物至患者床旁，再次核对患者的姓名和腕带。

3.安置体位

护理人员协助患者取舒适体位，手臂放于舒适位置，腕部伸展。

4.根据病情选择测量部位和方法，测量脉搏

（1）护理人员以示指、中指和环指指端按在桡动脉处（如图6-2-2）或其他浅表大动脉处，压力大小以能清楚触及脉搏搏动为宜，测量时间为30 s，将所测数值乘以2，即为每分钟脉率；并应注意脉搏的节律及强弱。异常脉搏及危重患者应测1 min。脉搏细弱无法触诊时，可用听诊器听诊心尖搏动1 min代替诊脉。

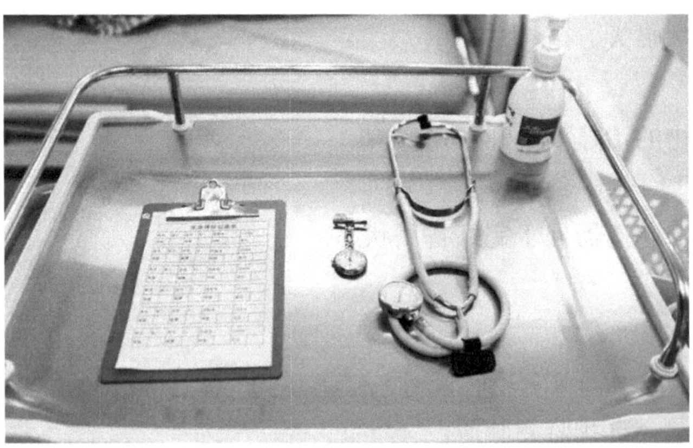

图6-2-1　脉搏测量用物准备

（2）脉搏短绌的患者，应由两名护理人员同时测量，一人听心率，另一人测脉率（如图6-2-3所示）。由听心率者发出“起”“停”口令，两人同时开始计数1 min。

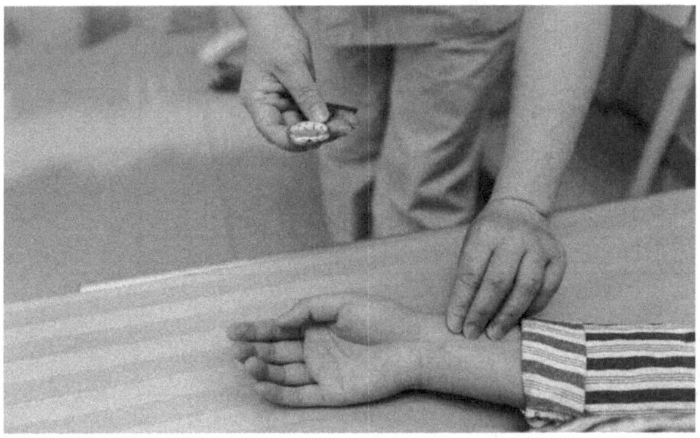

图6-2-2　桡动脉测量方法

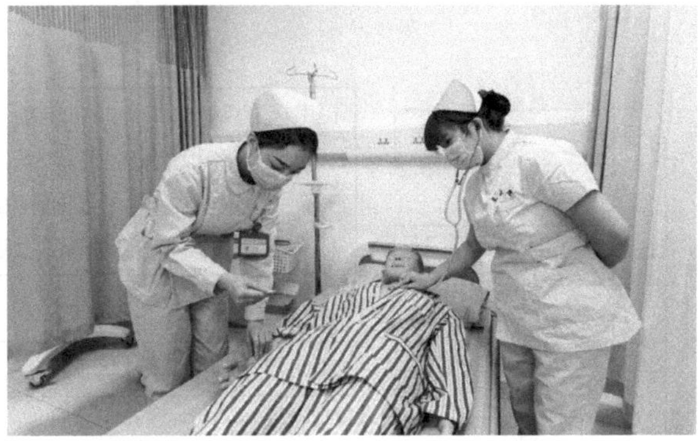

图6-2-3　脉搏短绌测量方法

5.记录

在记录本上，格式为"××次/min"；短绌脉的记录方法：心率/脉率（次/min）。

6.整理

协助患者取舒适卧位，整理床单元及用物。

7.其他

洗手，放回保留物品，将测量结果绘制在体温单上。

注意事项

1.注意不同病情脉搏测量方法的选择。

2.因拇指小动脉搏动较强，易与患者的脉搏相混淆，所以勿用拇指诊脉。

3.为偏瘫患者测量脉搏，应选择健侧肢体进行测量。

4.检查结果与病情不相符时，应分析原因，排除人为因素，再检查一次，若有异常，立即通知医生并予适当处理。

（四）健康教育

（1）向患者解释影响脉搏测量的因素：测量脉搏前如有剧烈运动、紧张、恐惧、哭闹、受惊吓等，应休息20～30 min后再测。

（2）向患者解释测量脉搏的注意事项。

（五）操作流程图

脉搏测量操作流程图（如图6-2-4所示）。

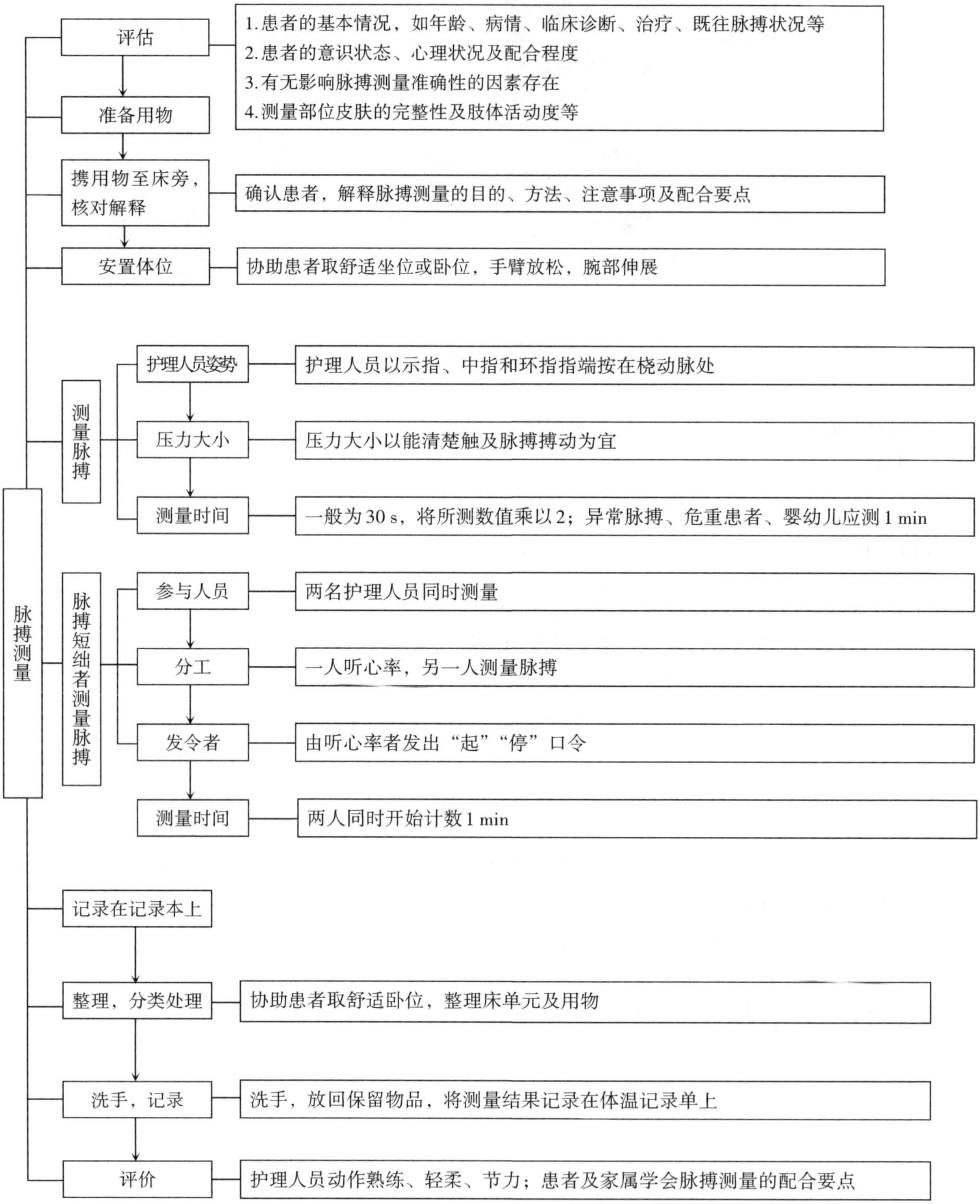

图6-2-4　脉搏测量操作流程图

（六）操作评分标准

脉搏测量操作评分标准（见表6-2-1）。

表6-2-1 脉搏测量操作评分标准

项目	技术操作要求	评分	评分等级				实际得分
			A×1	B×0.7	C×0.4	D×0	
素质	仪表、着装符合要求	2					
	操作熟练、轻柔，沟通有效	3					
评估	评估患者的基本情况，如年龄、病情、临床诊断、治疗、测前脉搏状况等	5					
	评估患者的意识状态、心理状况及合作程度	5					
	了解有无影响脉搏测量准确性的因素存在	5					
	评估测量部位的皮肤完整性及肢体活动度等	5					
操作前准备	洗手，戴口罩	2					
	用物准备，放置合理	3					
操作过程	携用物至床旁，核对	5					
	协助患者选择合适体位、安全，注意保暖	5					
	根据病情选择测量部位及方法	10					
	患者配合测量，部位正确	15					
	测量时间正确	10					
	记录数值正确	10					
操作后处理	妥善安置患者，整理床单元	2					
	洗手，放回保留物品，脉搏测量结果绘制在体温单上	6					
整体评价	认真倾听患者的反映和需要，沟通语言恰当，患者安全，无不适感	3					
	动作熟练、节力	2					
	操作在3 min以内	2					
总分		100					

案例分析

患者，男性，55岁，因心律失常收住入院，患者入院后随即出现心悸、气促症状，测量脉搏为90次/min，节律不齐，1 min可触及期前收缩10次。

请思考：

应给予患者何种相对应的处理？

第三节 呼吸测量

呼吸（respiration，R）是指机体与外界环境之间气体交换的过程。机体在新陈代谢过程中，不断地从外界环境中摄取氧气，并把自身产生的二氧化碳排出体外。它是维持机体新陈代谢和功能活动所必需的生理过程之一。呼吸测量是通过计数患者每分钟的呼吸次数，评价呼吸快慢、深度及形态的改变，判断呼吸有无异常，为诊断、治疗和护理提供依据。正常成人呼吸频率为16～20次/min。

一、正常呼吸的评估

（一）呼吸调节

1.呼吸中枢

中枢神经系统内产生和调节呼吸运动的神经细胞群，呼吸中枢分布在大脑皮层、间脑、脑桥、延髓和脊髓等各级部位，参与呼吸节律的产生和调节，共同实现机体的正常呼吸运动。

2.呼吸的反射性调节

（1）肺牵张反射：由肺的扩张和回缩所引起的反射性呼吸变化，称肺牵张反射，又称黑-伯氏反射。其生理意义是能使吸气不致过长、过深，促使吸气转为呼气。

（2）呼吸肌本体感受性反射：呼吸肌本体感受器传入冲动引起的反射性呼吸变化。其生理意义是随着呼吸肌负荷增加，呼吸运动也相应地增强。

（3）防御性呼吸反射：包括咳嗽反射和打喷嚏反射，是对机体有保护作用的呼吸反射。

3.化学性调节

动脉血氧分压（PaO_2）、二氧化碳分压（$PaCO_2$）和氢离子浓度［H^+］的改变对呼吸运动的影响，称化学性调节。

（二）正常呼吸

正常成人安静状态下呼吸频率为16～20次/ min，节律规则，呼吸均匀、无声且不费力。呼吸与脉搏的比例约为1：4，男性及儿童以腹式呼吸为主，女性以胸式呼吸为主。新生儿呼吸约40次/ min，随着年龄增长而逐渐减慢。

二、呼吸异常的评估及护理

（一）频率异常

1.呼吸增快

一般指成人呼吸超过20次/ min。常见于发热、疼痛、缺氧、甲亢等患者。

2.呼吸减慢

一般指成人呼吸低于12次/ min。常见于颅内压增高、安眠药过量等患者。

（二）节律异常

1.潮式呼吸

潮式呼吸又称陈-施氏呼吸，其特点是呼吸逐步减弱以至停止和呼吸逐渐增强两者交替出现，周而复始，呼吸呈潮水涨落样，故称潮式呼吸。发生机理：当呼吸中枢兴奋性减弱时，呼吸减弱至停止，造成缺氧及血中二氧化碳潴留，通过主动脉弓和颈动脉体的化学感受器反射性的刺激呼吸中枢，刺激呼吸由弱到强来排出潴留的二氧化碳，随着呼吸的进行，二氧化碳排出，二氧化碳分压降低，呼吸再次减弱至停止，从而形成周期性呼吸。常见于中枢神经疾病、脑循环障碍和中毒的患者。

2.间断呼吸

间断呼吸又称毕奥氏呼吸，其表现为呼吸和呼吸暂停现象交替出现。特点：有规律的呼吸几次后，呼吸突然暂停，间隔一个短时间后又开始呼吸。如此反复交替出现。发生机理：同潮式呼吸，为呼吸中枢兴奋性显著降低的表现，但比潮式呼吸更为严重，多在临终前出现。多见于颅内病变、呼吸中枢衰竭的临终患者。

3.深度异常

（1）深度呼吸：又称库斯莫氏呼吸，是一种深大而规则的呼吸。常见于尿毒症酸中毒和糖尿病酮症酸中毒等。

（2）浅快呼吸：是一种浅表而不规则的呼吸，有时呈叹息样。常见于某些肺与胸膜疾病，如重症肺炎、胸膜炎、肺纤维化、肋骨骨折等，也可见于濒死的患者。

4.呼吸声音的异常

（1）蝉鸣样呼吸：表现为吸气时有一种似蝉鸣样的高音调音响。多见于喉头水肿、气道异物、痉挛等。

（2）鼾声呼吸：表现为呼吸时发出粗糙的鼾声，由于舌后坠、气管或支气管内有较多的痰液蓄积所致。多见于各种原因导致的昏迷患者。

5.呼吸困难

呼吸困难是指患者自感通气不足，呼吸费力，严重者出现发绀、鼻翼翕动、端坐呼吸，辅助呼吸肌参与呼吸活动，造成呼吸频率、深度、节律的异常。临床上可分为：

（1）吸气性呼吸困难：其特点是吸气困难，吸气时间延长，出现三凹征（吸气时胸骨上窝、锁骨上窝、肋间隙出现凹陷）。由于上呼吸道部分梗阻，气体不能顺利进入肺内，吸气时呼吸肌收缩，肺内负压极度增高所致。常见于舌后坠、气管梗阻狭窄、气管异物、喉头水肿等。

（2）呼气性呼吸困难：其特点是呼气时费力，呼气时间延长。由于下呼吸道部分梗阻、气流呼出不畅所致。常见于细支气管痉挛、阻塞性肺气肿等。

（3）混合性呼吸困难：其特点是吸气和呼气都感觉费力，呼吸浅而快。由于广泛性肺部疾病影响换气功能所致。常见于肺部感染、大量胸腔积液、肺不张和气胸等。

6.异常呼吸患者的治疗与护理

（1）观察与治疗：评估患者目前的健康状况，如有无咳嗽、咳痰、咯血、发绀、呼吸困难及胸痛等症状，并注意呼吸频率、深度和形态等；积极治疗原发病。

（2）休息与活动：如果病情需要卧床休息，向患者解释其重要性；如果病情好转，允许增加活动量，应循序渐进，要注意患者对增加的活动量的耐受程度，以能耐受、不疲劳为度。

（3）提供营养与水分：选择营养丰富、易于咀嚼和吞咽的食物，注意患者对水分的补充；指导患者进餐不宜过饱，避免进食产气食物，以免膈肌上抬，压迫胸腔，影响呼吸。

（4）吸氧：保持呼吸道通畅，及时清理气道，必要时给予雾化及氧气吸入。

（5）心理护理：维持良好的医患关系，稳定患者情绪，保持良好的心态。

（6）健康教育：戒烟限酒，养成规律、良好的生活习惯；教会患者缩唇式呼吸、腹式呼吸等呼吸训练的方法。

三、呼吸测量方法

（一）护理评估

（1）评估患者的基本情况，如年龄、性别、病情、临床诊断、治疗及呼吸既往史等。

（2）评估患者的意识状态、心理状态及配合程度。

（3）了解有无影响呼吸测量准确性的因素。

（二）操作前准备

1.护理人员准备

着装整齐，洗手，修剪指甲，用物准备齐全。

2.患者准备

（1）测量前15～20 min内避免剧烈运动、情绪激动、紧张、惊吓、哭闹等，安静休息。

（2）了解测量呼吸的目的及配合要点。

（3）取舒适体位，放松四肢，腕部伸展。

3.用物准备

治疗盘内备有秒针的表、记录本、体温单（如图6-3-1所示），必要时备少许棉球。

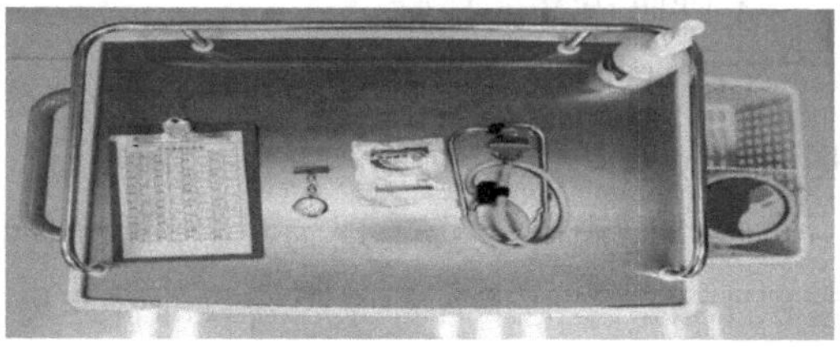

图6-3-1　呼吸测量用物

4.环境准备

环境安静，整洁，宽敞，明亮。

（三）操作步骤

1.评估并核对

护理人员至患者床旁，核对患者的姓名、床号及腕带信息；评估患者的病情及合作程度、影响测量的因素。

2.核对

护理人员备齐用物携至患者床旁，再次核对患者的姓名、床号及腕带。

3.安置体位

护理人员协助患者取舒适坐位或者卧位，放松手臂，腕部伸展。

4.取诊脉位，测量呼吸

（1）护理人员诊脉后仍保持诊脉手势，以免影响患者，观察患者胸腹部起伏状况。

（2）一般患者测30 s，将所测数值乘以2即为每分钟呼吸频率，如呼吸不规则或是婴儿，应测1 min；同时应注意观察呼吸的节律、深浅度、声音及是否有呼吸困难的症状。

（3）呼吸微弱不易观察时，将少许棉花置于患者鼻孔或口唇前，注意观察棉絮被吹动的次数，计数1 min。

5.记录

在记录本上记录，格式为（××次/min）。

6.整理

协助患者取舒适卧位，整理床单元及用物。

7.其他

洗手，物品归位，将测量结果记录在体温单上。

☞ 注意事项

1. 呼吸频率会受到医护人员操作的影响，测量时不必告诉患者正在进行的操作。
2. 如患者有剧烈运动、紧张、哭闹等，需稳定后测量。

（四）健康教育

向患者讲解影响呼吸测量的因素，测量脉搏前如有剧烈运动、紧张、惊吓、恐惧等，应休息20～30 min后再测量。

（五）操作流程图

呼吸测量操作流程图（如图6-3-2所示）。

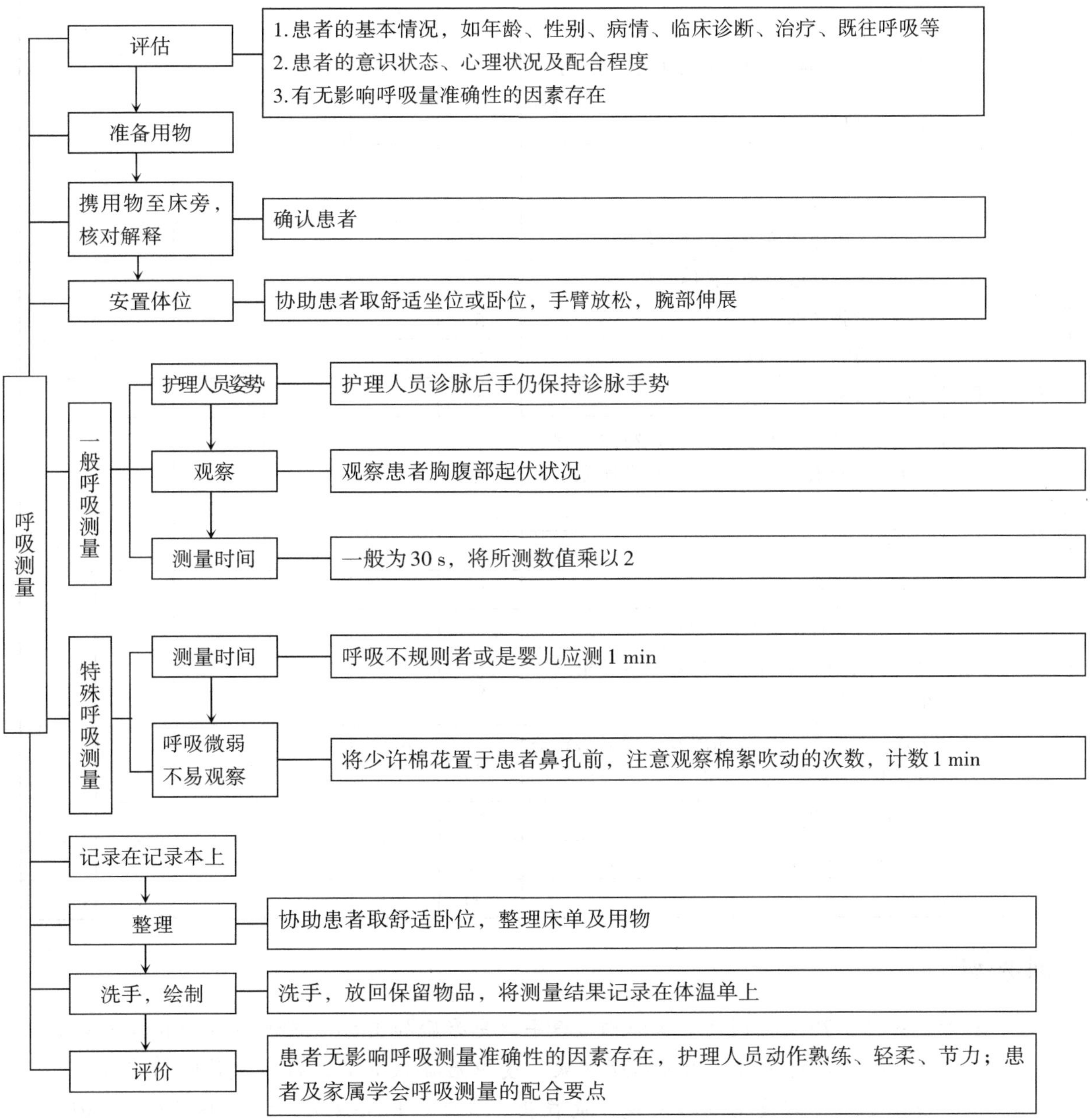

图6-3-2　呼吸测量操作流程图

(六) 操作评分标准

呼吸测量操作评分标准(表6-3-1)。

表6-3-1 呼吸测量操作评分标准

项目	技术操作要求	评分	评分等级				实际得分
			A×1	B×0.7	C×0.4	D×0	
素质	仪表、着装符合要求	2					
	操作熟练、轻柔,沟通有效	3					
评估	评估患者的基本情况,如年龄、病情、临床诊断、治疗及既往呼吸等	10					
	评估患者的意识状态、心理状况及合作程度	5					
	了解有无影响呼吸测量准确性的因素存在	5					
操作前准备	洗手,戴口罩	2					
	用物准备,放置合理	3					
操作过程	携用物至床旁,核对	5					
	协助患者选择合适体位,注意保暖	5					
	护理人员诊脉后仍保持诊脉手势	5					
	观察患者胸腹部起伏情况	5					
	一呼一吸为一次呼吸	5					
	呼吸计数30 s,所得数值乘以2	5					
	危重患者呼吸不易被观察时,将少许棉絮置于患者鼻孔前,观察棉絮吹动次数,计时1 min	15					
	整理用物	5					
	记录数值正确	5					
操作后处理	妥善安置患者,整理床单元	2					
	洗手,放回保留物品,呼吸测量结果绘制在体温单上	6					
整体评价	认真倾听患者的反映和需要,沟通语言恰当,患者安全,无不适感	3					
	动作熟练、节力	2					
	操作在3 min以内	2					
总分		100					

案例分析

患者,男性,70岁,因反复咳嗽咳痰3年,受凉后加重5 d,呼吸困难2 h急诊收住入院,患者3年前无明显诱因出现咳嗽咳痰,受凉后症状加重,每年发作时间超过2个月,病情逐渐加重,轻度活动后表现气促症状。查体:T:36.8 ℃,P:128次/min,BP:110/78 mmHg,呼吸深快,口唇及鼻根发绀,桶状胸。

请思考：

1.该患者最可能的诊断是什么？

2.应给予患者何种相对应的处理？

第四节　血压测量

血压（blood pressure，BP）是血液在血管内流动时对血管壁的侧压力，通常所说的血压是指动脉血压。心室收缩时，主动脉压急剧升高，在收缩期的中期达到最高值，这时的动脉血压值称为收缩压；心室舒张时，主动脉压下降，在心室舒张末期动脉血压的最低值称为舒张压。收缩压与舒张压之差称为脉搏压。测量血压一般以肱动脉血压为标准。血压测量分为直接测量法和间接测量法。因直接测量法属于一种创伤性检查，需进行动脉置管，所以临床仅限于急危重患者、特大手术及严重休克患者的血压监测。间接测量法是目前临床上广泛应用的血压测量方法，应用水银血压计或电子血压计间接测量血压。

一、正常血压的评估

（一）正常血压

正常成人安静状态下血压范围为：收缩压90～139 mmHg（12.0～18.6 kPa）；舒张压为60～89 mmHg（8.0～12.0 kPa）；脉压为30～40 mmHg（4.0～5.3 kPa）。

换算公式：

$$1\ \text{kPa}=7.5\ \text{mmHg}$$

$$1\ \text{mmHg}=0.133\ \text{kPa}$$

（二）影响血压形成的因素

1.每搏输出量

在外周阻力和心率不变时，如果每搏输出量增大，心舒期射入主动脉的血量增多，收缩压出现明显升高。

2.心率

在外周阻力和每搏输出量不变时，心率增快，心舒期缩短，心舒张末期主动脉内存留的血量增多，收缩压明显升高。

3.外周阻力

在心输出量不变而外周阻力增大时，心舒期血液向外周流动的速度减慢，心舒末期存留在主动脉中血量增多，舒张压明显升高。

4.主动脉和大动脉管壁的弹性

大动脉管壁弹性对血压有缓冲作用。动脉管壁硬化时，动脉的弹性减弱，故收缩压升高，舒张压降低，脉压增大。

5.循环血量和血管容积

正常情况下，循环血量和血管容积相适应，才能保持一定水平的体循环充盈压。

（三）影响血压变化的因素

1.年龄与性别

血压随着年龄的增长而增高。新生儿最低，小儿比成人低，男女之间血压差异较小。

2.昼夜与睡眠

一天中不同的时段，血压会有不同，清晨起床前的血压最低，饭后略有升高，晚餐后的血压值最高，睡觉时又会降低；睡眠不佳时，血压稍增高。

3.体型

高大、肥胖者血压较高。

4.体位

立位血压＞坐位血压＞卧位血压。

5.环境

寒冷环境血压可升高，高温环境血压可下降，与温度导致的血管收缩和舒张有关。

6.部位

一般情况右上肢血压高于左上肢，下肢高于上肢。

7.其他因素

情绪激动、剧烈运动、过度兴奋、疼痛、饮酒吸烟等均可使血压升高。

二、异常血压的评估及护理

（一）异常血压的评估

1.高血压

未使用降压药的情况下，成年人收缩压≥140 mmHg或舒张压≥90 mmHg称高血压。95%患者的高血压病因不明，称为原发性高血压，5%患者血压升高是某种疾病的一种临床表现，称为继发性高血压。由于高血压患病率高，且常引起心脏、血管、脑和肾脏等器官功能性或器质性改变，是医学领域重点防治的疾病之一。中国高血压分级标准（2010版）见表6-4-1。

表6-4-1　中国高血压分级标准（2010版）

分　级	收缩压/mmHg	舒张压/mmHg
正常血压	＜120	＜80
正常高值	120～139	80～89
高血压	≥140	≥90
1级高血压（轻度）	140～159	90～99
2级高血压（中度）	160～179	100～109
3级高血压（重度）单纯	≥180	≥110
收缩期高血压	≥140	＜90

注：当收缩压与舒张压分属不同级别时，以较高的级别作为标准。

2.低血压

收缩压低于90 mmHg，舒张压低于60 mmHg称低血压。根据其产生原因的不同，大致可分为生理性低血压和病理性低血压。其共同表现是往往伴有眩晕、视力模糊、虚弱、嗜睡、精力不集中或意识不清、晕厥等，严重者可发展为休克。

3.脉压异常

脉压增大，常见于动脉硬化、主动脉瓣关闭不全、甲亢等；脉压减小，常见于心包积液、主动脉瓣狭窄、末梢循环衰竭等。

（二）高血压患者的治疗与护理

1.休息与活动

合理安排作息时间，养成良好的生活习惯，劳逸结合，保证足够休息和睡眠。

2.饮食与营养

低钠饮食，食盐<6 g/d；补充钙和钾盐，多吃新鲜水果蔬菜；限制脂肪摄入，戒烟限酒。

3.病情观察

密切观察血压及其他症状，避免血压剧变。

4.正确使用降压药

强调长期药物治疗的必要性，详细告知患者及家属降压药物的名称、作用、用法、剂量、疗效与不良反应；遵医嘱服药，不可随意增减药量，或漏服、补吃其他辅助药物或突然停药；注意药物的不良反应，应规律监测血压，为药物治疗提供依据。

5.其他

注意心理护理，加强健康指导。

三、血压测量技术

（一）护理评估

（1）评估患者的基本情况，如年龄、性别、病情、临床诊断、治疗情况及既往基础血压值等。

（2）评估患者的意识状态、心理状况及配合程度。

（3）评估有无影响血压测量准确性的因素。

（4）评估被测肢体活动情况及测量部位皮肤状况。

（二）操作前准备

1.护理人员准备

着装整齐，洗手，修剪指甲，备齐用物。

2.患者准备

（1）测量前安静休息10～20 min，避免吸烟饮酒。测量前15～30 min内避免激动、情绪紧张及剧烈运动等。

（2）解释测量血压的目的、方法、注意事项及配合要点。

（3）取舒适体位（坐位、仰卧位、俯卧位、屈膝仰卧位）。

3.用物准备

治疗盘内备血压计、听诊器、汞柱或电子血压计、记录本（如图6-4-1所示）。测量前，如为汞柱血压计，应检查血压计橡胶管有无老化、衔接是否紧密，听诊音传导是否正常。

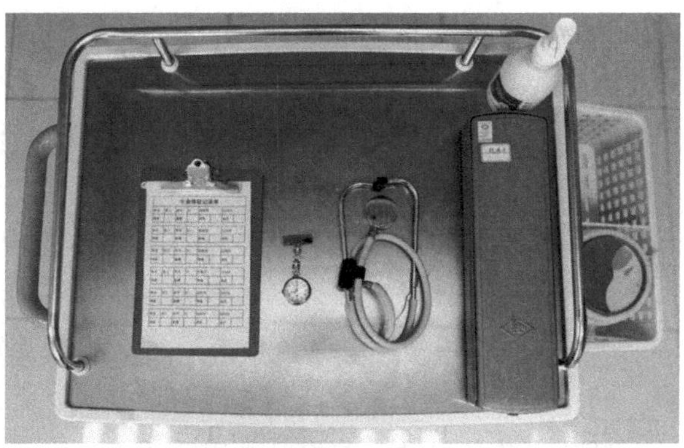

图6-4-1 血压测量用物

4.环境准备

环境安静，整洁，宽敞，明亮。

（三）操作步骤

1.评估并解释

护理人员至患者床旁，核对患者的姓名、床号及腕带信息；评估患者的病情及合作程度、影响因素、被测肢体活动情况及测量部位皮肤状况，并向患者及家属解释血压测量的目的、方法、注意事项。

2.核对

护理人员备齐用物携至患者床旁，再次核对患者的姓名及腕带信息。

3.安置体位

护理人员协助患者取坐位或仰卧位，不可取侧卧位。

4.测量血压

(1）上肢测量血压法：被测肢体肱动脉与心脏在同一水平面上。坐位时平第四肋间，仰卧位时平腋中线。卷袖，露臂，手掌向上，肘部伸直。打开血压计盒放在患者肢体近旁的平稳处并使水银柱垂直到零点，驱尽袖带内的空气，将袖带平整地缠于上臂中部，不能太松或者太紧，松紧以能放入一指为宜，袖带下缘距肘窝2～3 cm。戴听诊器，将听诊器胸件放在肱动脉搏动最明显处，以一手稍加固定。(如图6-4-2）打开汞槽开关，关闭输气球气门，打气至肱动脉搏动音消失，再升高20～30 mmHg后以每秒4 mmHg左右的速度缓慢放气，视线应与汞柱所指刻度保持在同一水平面上。水银缓缓降落当听见脉搏跳动的声音时，汞柱所指刻度即为收缩压；当搏动音突然变弱或消失时，汞柱所指刻度即为舒张压。

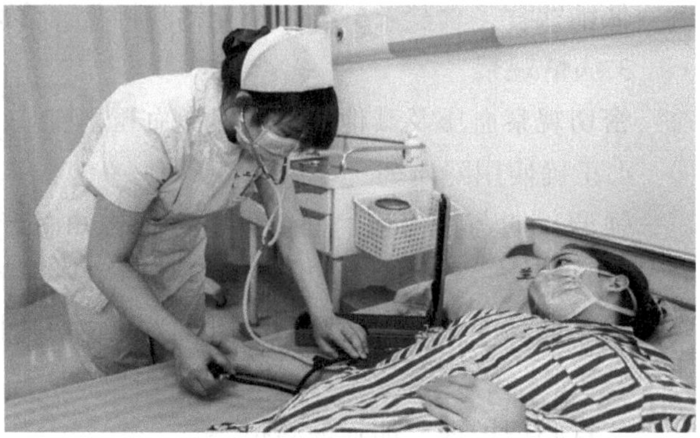

图6-4-2　上肢测量血压法

(2）下肢血压测量法：患者取仰卧位、俯卧位或侧卧位，露出大腿部，将袖带缠于大腿下部，松紧以能放入一指为宜，其下缘距腘窝2～3 cm，将听诊器胸件贴于腘动脉搏动处，其他同上肢测量法。

5.整理血压计

解开袖带，驱尽袖带内的空气，整理好放入盒内，将盒盖右倾45°，待汞全部流入汞槽后，关闭汞槽开关。

6.整理

协助患者穿衣，放下袖子，取舒适体位，整理床单元及用物。

7.记录

在记录本上记录“收缩压/舒张压（mmHg）”。

8.其他

洗手，放回保留物品，将测量结果记录在体温单上。

注意事项

1.注意测压装置（血压计、听诊器）的功能完好，减小测量者等引起血压测量的误差，以保证测量的准确性。

2.汞柱零点，视线与心脏在同一水平面上。袖带位置正确。

3.充气速度不宜过猛、过慢。

4.《中国高血压防治指南》对血压测量的要求：应间隔1～2 min重复测量，取2次读数的平均值记录。如果收缩压或舒张压的2次读数相差5 mmHg以上，应再次测量，取3次读数的平均值记录。首诊时要测量两上臂血压，以后通常测量较高读数一侧的上臂血压。

（四）健康教育

（1）向患者解释影响血压的因素：测量前安静休息20 min，排空膀胱。测量前15～30 min内避免激动、情绪紧张及剧烈运动等。

（2）向患者讲解测量血压的注意事项。

（五）操作流程图

血压测量操作流程图（如图6-4-3所示）。

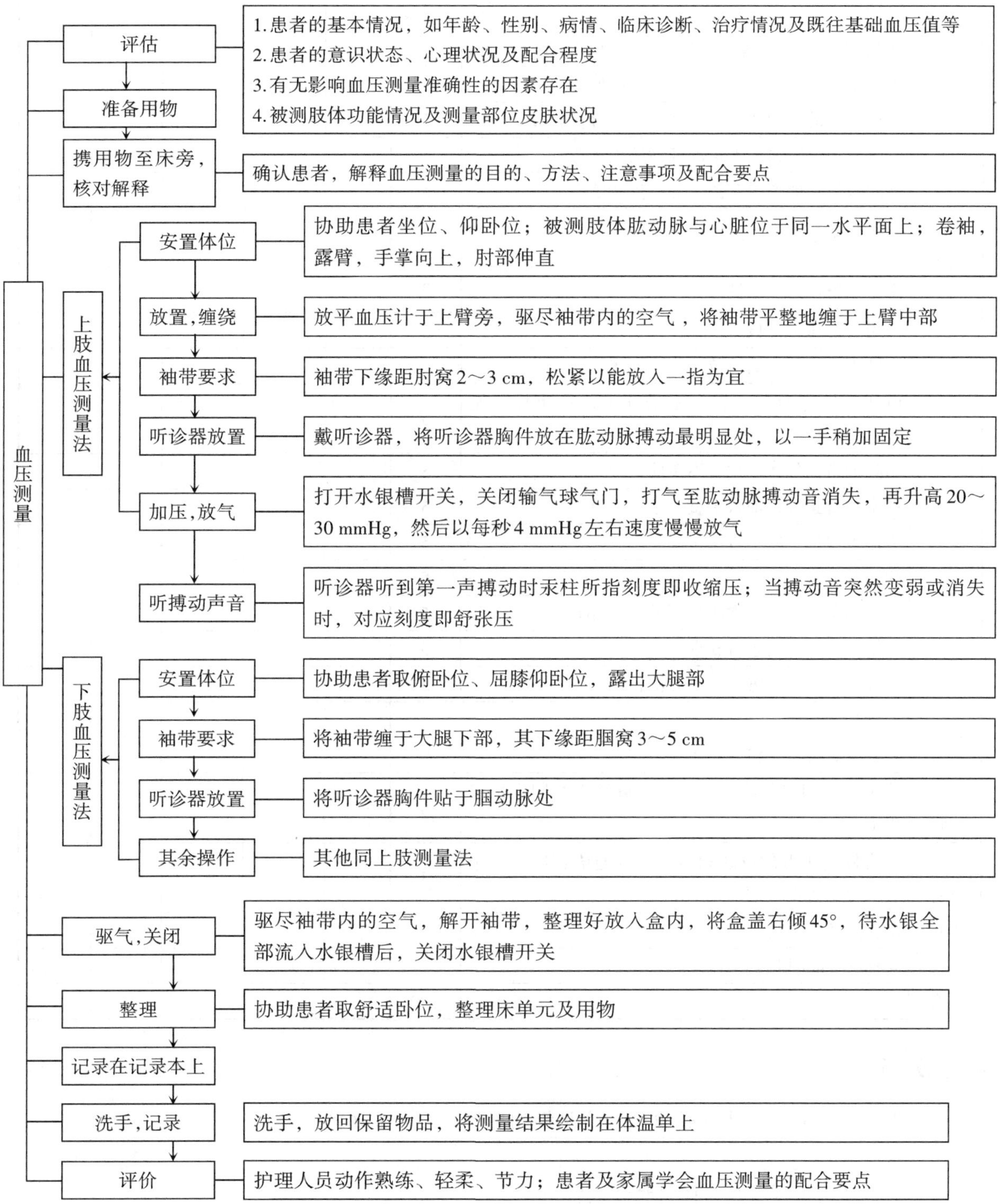

图6-4-3　血压测量操作流程图

（六）操作评分标准

血压测量操作评分标准（见6-4-2）。

表6-4-2　血压测量操作评分标准

项目	技术操作要求	评分	评分等级				实际得分
			A×1	B×0.7	C×0.4	D×0	
素质	仪表、着装符合要求	2					
	操作熟练、轻柔，沟通有效	3					
评估	评估患者的基本情况，如年龄、性别、病情、临床诊断、治疗情况及既往基础血压值等	5					
	评估患者的意识状态、心理状况及合作程度	5					
	了解有无影响血压测量准确性的因素存在	5					
	被测肢体功能情况及测量部位皮肤状况	5					
操作前准备	洗手，戴口罩	2					
	用物准备，放置合理	3					
操作过程	携用物至床旁，核对	5					
	协助患者选择合适体位，注意保暖	5					
	血压计放置合理，打开汞槽开关，将汞柱降至“0”	5					
	驱除袖带内气体，皮管不扭曲	5					
	袖带位置正确，袖带平整、松紧适宜	5					
	听诊器放置、使用方法正确	5					
	注气及放气平稳	5					
	测量结果正确（一次听诊误差<4 mmHg）	5					
	取下袖带，协助患者整理衣袖	5					
	整理血压计，放置、保管方法正确	5					
	记录数值正确	5					
操作后处理	妥善安置患者，整理床单元	2					
	洗手，放回保留物品，血压测量结果绘制在体温单上	6					
整体评价	认真倾听患者的反映和需要，沟通语言恰当，患者安全，无不适感	3					
	动作熟练、节力	2					
	操作在3 min以内	2					
总分		100					

案例分析

李先生，61岁，出血性中风，意识模糊不清，左侧肢体瘫痪。

请思考：

1. 患者测量体温应选择何种方式？

2. 患者测量血压应选择哪侧肢体？

第五节　疼痛的护理技术

疼痛是一种复杂的主观感受，是一种令人苦恼和痛苦的感觉。疼痛作为临床上常见的症状之一，与疾病的发生、发展和转归有着密切的联系，同时也是临床评价治疗和护理效果的标准之一。因此，医护人员应掌握疼痛的相关知识，做好疼痛患者的护理。国际疼痛研究学会（International Association for the Study of Pain，IASP）于1973年成立，1995年世界疼痛大会将疼痛确认为继体温、脉搏、呼吸、血压之后的人类“第五大生命体征”。自2004年开始，IASP确立每年10月11日为“世界镇痛日”。2016年，IASP对疼痛有了新定义：疼痛是一种与组织损伤或潜在组织损伤相关的感觉、情感、认知和社会四个维度的痛苦体验，这提示疼痛管理需要多模式、多维度的全面管理。

一、疼痛的概念及分类

（一）疼痛的概念

疼痛（pain）是一种令人不愉快的感觉和情绪上的感受，伴随着现有的或潜在的组织损伤。

（二）疼痛的分类

临床上常用的分类方法有以下几种：

（1）按疼痛的持续时间及机体损伤的可能愈合时间分类：急性痛（持续时间短于3个月）、慢性痛。

（2）按疼痛的程度分类：微痛、轻痛、甚痛、剧痛。

（3）按疼痛的性质分类：钝痛、锐痛、跳痛、压榨样痛、牵拉样痛。

（4）按疼痛的起始部位及传导途径分类：皮肤痛、躯体痛、内脏痛、牵涉痛、假性痛、神经痛。

（5）按疼痛的部位分类：头痛、胸痛、腰痛、骨痛等。

（6）按疼痛的系统分类：神经系统疼痛、心血管系统疼痛、血液系统疼痛等。

二、疼痛的原因

（一）温度刺激

机体接触过高或过低的温度均会引起组织的损伤，受伤的组织释放的化学物质作用于神经末梢产生疼痛。

（二）化学刺激

强酸、强碱等化学物质作用于机体，可直接刺激机体神经末梢引起疼痛。同时，强酸、强碱等物质引起的灼伤也可使组织释放化学物质引起疼痛。

（三）物理损伤

切割、针刺、身体组织受到牵拉、肌肉受压等物理因素均可使组织受损，刺激神经末梢引起疼痛。同时，物理因素导致的组织损伤释放的化学物质也可引起疼痛。

（四）病理改变

各种疾病引起的组织缺血缺氧、空腔脏器阻塞或过度扩张、炎症反应等均会引起疼痛。

（五）心理因素

情绪低落、愤怒、焦虑、抑郁等不良心理状态可引起机体局部血管收缩或扩张而导致疼痛。

学科进展

疼痛发生机制示意图如图6-5-1所示。

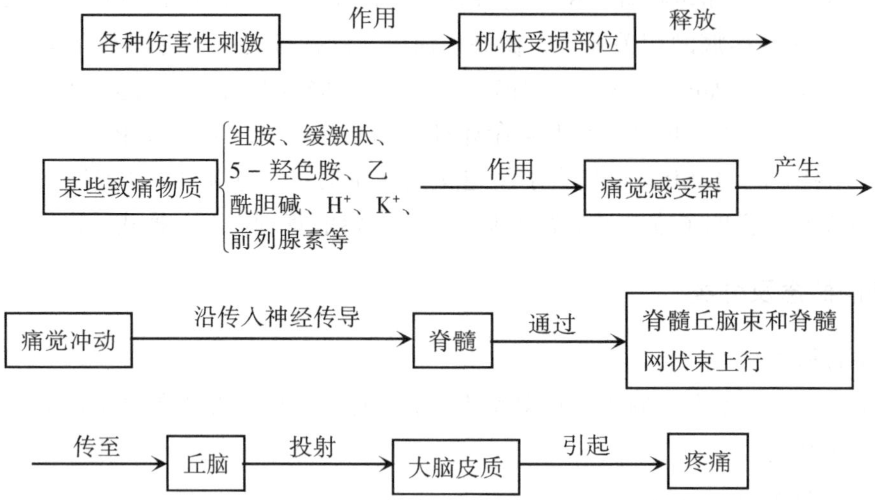

图6-5-1　疼痛发生机制示意图

三、疼痛对个体的影响

个体疼痛时会出现心理、生理、行为方面的改变，提示疼痛会对全身产生影响。

（一）精神心理方面的改变

1.抑郁

慢性疼痛与抑郁关系密切，两者可互为因果、互相促进。

2.焦虑

疼痛常与焦虑同时出现，急性疼痛患者更明显。患者常由于急性的疼痛表现出难以控制的坐立不安、易激动、呼吸困难、颤抖等焦虑症状。

3.愤怒

长期反复发作的疼痛，会使患者对治疗丧失信心。患者可能会因为一点小事向家人和医务人员大发脾气，无缘无故地摔打东西，甚至无端地指责或辱骂别人，以发泄他们强烈的不满情绪。

4.恐惧

身患绝症的患者常表现出对死亡的恐惧，尤其当疾病所导致的各种不适症状或疼痛出现时。

（二）生理反应

1.神经内分泌系统

疼痛刺激使交感神经和肾上腺髓质兴奋，儿茶酚胺分泌增加，胰高血糖素的分泌增加，糖原分解和糖异生作用增强，导致血糖升高，机体呈负氮平衡。同时，机体促肾上腺皮质激素、皮质醇、醛固酮、抗利尿激素含量升高，甲状腺素的生成增快，机体处于分解状态。

2.循环系统

疼痛刺激使机体交感神经兴奋，心率增快，外周血管收缩，血压升高。

3.呼吸系统

常表现为呼吸急促、浅快，尤以急性疼痛显著。

4.消化、泌尿系统

短暂强烈的疼痛可引起恶心、呕吐。长时间的疼痛可导致消化系统功能紊乱。因血管收缩、抗利尿激素增加，机体尿量减少。

5.生化反应

研究表明，疼痛患者体内内源性镇痛物质减少，抗镇痛物质和致痛物质增加。

（三）行为反应

1.语言反应

患者可因疼痛出现叫喊、呻吟、哭闹或不停地向医务人员提要求等语言表现。疼痛的语言表述尽管主观，却是患者对疼痛的最可靠的反应，所以更应注意那些无法用语言表达疼痛的患者。

2.躯体反应

主要表现为机体在遭受伤害性刺激时所做出的躲避、逃跑、反抗、防御性保护或攻击等行为，常带有强烈的情绪色彩。

四、疼痛的评估

（一）评估的内容

1.疼痛史

疼痛的部位、时间、性质、程度、伴随症状、影响因素，患者控制疼痛的方式、对疼痛的耐受力及疼痛表达方式等。

2.社会心理因素

社会支持情况、镇痛药物使用情况、精神病史及精神状态等。

3.既往史

目前及以往的疾病史和治疗史。

4.镇痛效果评估

对治疗和护理后的效果及不良反应进行评价，为下一步疼痛管理提供依据。

（二）评估的方法

1.交谈法

通过与患者和家属的交谈收集患者疼痛评估的内容。

2.观察与临床检查

主要收集患者疼痛时的心理、生理和行为反应方面的资料。

3.使用评估工具

（1）数字评分法（NRS）（如图6-5-2所示）：将一条直线等分为10段。用数字0～10代替文字来表示患者的疼痛感受，一端“0”表示无痛，另一端“10”表示最严重的疼痛，中间依次表示疼痛的不同程度。

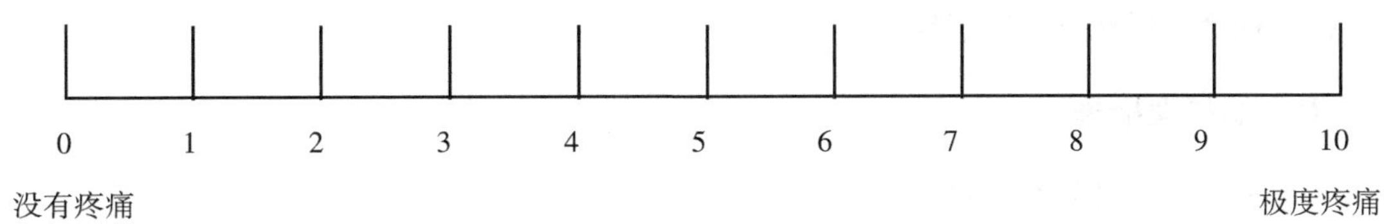

图6-5-2　数字评分法

（2）文字描述评分法（VDS）（如图6–5–3所示）：将一条直线等分为5段，每个点均有描述疼痛的文字，患者可选择其中之一表示自己的疼痛程度。

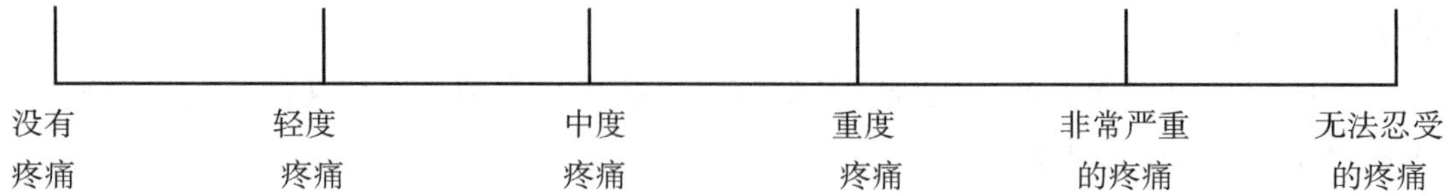

图6–5–3　文字描述评定法

（3）视觉模拟评分法（VAS）：用一条直线，不做任何划分，仅在直线的两端分别注明不痛和剧痛，患者根据自己对疼痛的感觉在直线上标记疼痛的程度。

（4）面部表情疼痛评分法（FPS）（如图6–5–4所示）：采用六个代表不同疼痛程度的面部表情图，患者从中选择一个作为自己的疼痛感觉。

图6–5–4　面部表情疼痛测量表

（5）按WHO的疼痛分级标准进行评估，疼痛分为4级：

①0级：无痛。

②1级（轻度疼痛）：平卧时无疼痛，翻身咳嗽时有轻度疼痛，但可以忍受，睡眠不受影响。

③2级（中度疼痛）：静卧时痛，翻身咳嗽时加剧，不能忍受，睡眠受干扰，要求用镇痛药。

④3级（重度疼痛）：静卧时疼痛剧烈，不能忍受，睡眠严重受干扰，需要用镇痛药。

（6）Prince–Henry评分法：主要用于胸腹部术后或气管切开插管不能说话的患者，需要提前训练患者用手势表达疼痛反应，分为5个等级：

①0分：咳嗽时无疼痛。

②1分：咳嗽时有疼痛发生。

③2分：安静时无疼痛，但深呼吸时有疼痛发生。

④3分：静息状态时即有疼痛，但较轻微，可忍受。

⑤4分：静息状态时即有剧烈疼痛，并难以忍受。

（三）评估的记录

记录疼痛的方法一般分为由医护人员完成的住院患者的护理记录和由门诊患者自己完成的护理记录。医护人员应在护理病历中的入院评估单、护理记录单中记录患者疼痛的评估内容。

五、疼痛的护理原则

（1）正确地评估患者的疼痛。

（2）消除和缓解患者的疼痛。

（3）协助病因治疗和正确用药。

（4）提供社会心理支持和健康教育。

六、疼痛的护理措施

（一）减少或消除引起疼痛的原因

外伤引起的疼痛，应酌情给予止血、包扎、固定、处理伤口等措施；胸腹部术后，医护人员可以协助患者按压伤口，指导患者进行有效咳嗽。

（二）合理运用缓解或解除疼痛的方法

1.药物止痛

药物止痛治疗是疼痛治疗的主要方法。医护人员应掌握相关的药理学知识，在正确评估患者的身体状况和有关疼痛治疗情况的基础上，正确使用镇痛药。

（1）镇痛药物分类（目前主要分为3种类型）：

①阿片类镇痛药，如吗啡、美沙酮、哌替啶、芬太尼、可待因等；

②非阿片类镇痛药，如阿司匹林、对乙酰氨基酚、双氯芬酸钠、布洛芬等；

③辅助药物，如激素、解痉药、抗惊厥药、抗抑郁药、抗焦虑药、镇静催眠药等。

（2）镇痛药的给药途径：以无创为主，但应根据药物性质和患者自身具体情况选择给药途径，常见的给药方法有口服给药法、直肠给药法、经皮肤给药法、舌下含服给药法、肌内注射法、静脉给药法、皮下注射等。

（3）三阶梯镇痛疗法：对于癌痛的药物治疗，目前临床上普遍采用WHO所推荐的三阶梯镇痛疗法。其目的是逐渐升级，合理应用镇痛药以缓解疼痛。其原则是口服给药、按时给药、按阶梯给药、个体化给药、密切观察药物不良反应及宣教。其内容是：

①第一阶梯：主要适用于轻度疼痛的患者，使用非阿片类镇痛药，可酌情加用辅助药。

②第二阶梯：主要适用于中度疼痛的患者，使用弱阿片类镇痛药，可酌情加用辅助药。

③第三阶梯：主要适用重度和剧烈癌痛的患者，使用强阿片类镇痛药，可酌情加用辅助药。

（4）患者自控镇痛泵的应用：患者自控镇痛泵（PCA）是通过计算机或机械弹性原理控制的微量注射泵，患者可以根据自己的需要支配给药镇痛。

2.物理止痛

应用冷疗法和热疗法可减轻患者局部疼痛。此外，理疗、电疗、光疗、磁疗、超声波疗法、传导热疗法及经皮神经电刺激疗法（通过皮肤将特定的低频脉冲电流输入人体以治疗疼痛的电疗方法）等是临床常用的物理止痛方法。

3.中医止痛

针灸疗法（根据疼痛的部位，针刺相关穴位以达到止痛的目的）、中医外敷、推拿、拔罐、刮痧等。

4.外科手术止痛

外科手术疗法、小针刀疗法等。

（三）提供社会心理支持

告知患者和家属疼痛对个体的影响，使他们认识到这是一种正常反应。鼓励患者和家属正确描述疼痛，并和他们一起积极寻求缓解疼痛的方法。

（四）运用心理护理方法及疼痛心理疗法

1.运用心理护理方法

一般有减轻心理压力、转移注意力、放松疗法等。

2.疼痛的心理疗法

一般有安慰剂疗法、暗示疗法、催眠疗法、生物反馈疗法等。

（五）采取促进患者舒适的措施

通过医疗护理活动采取促进患者舒适的措施，可以减轻或缓解疼痛。比如安置患者舒适的卧位，提供舒适整洁的床单元，定时开窗通风，调节病室温度、湿度等。

（六）健康教育

根据患者的具体情况，选择相应的健康教育内容。一般应包括：讲解疼痛相关知识，使患者能准确、客观地描述疼痛；指导患者正确用药；指导患者能够正确使用疼痛评估工具。

（七）拔罐操作流程图

拔罐（闪罐、走罐、坐罐）操作流程图（如图6-5-5所示）。

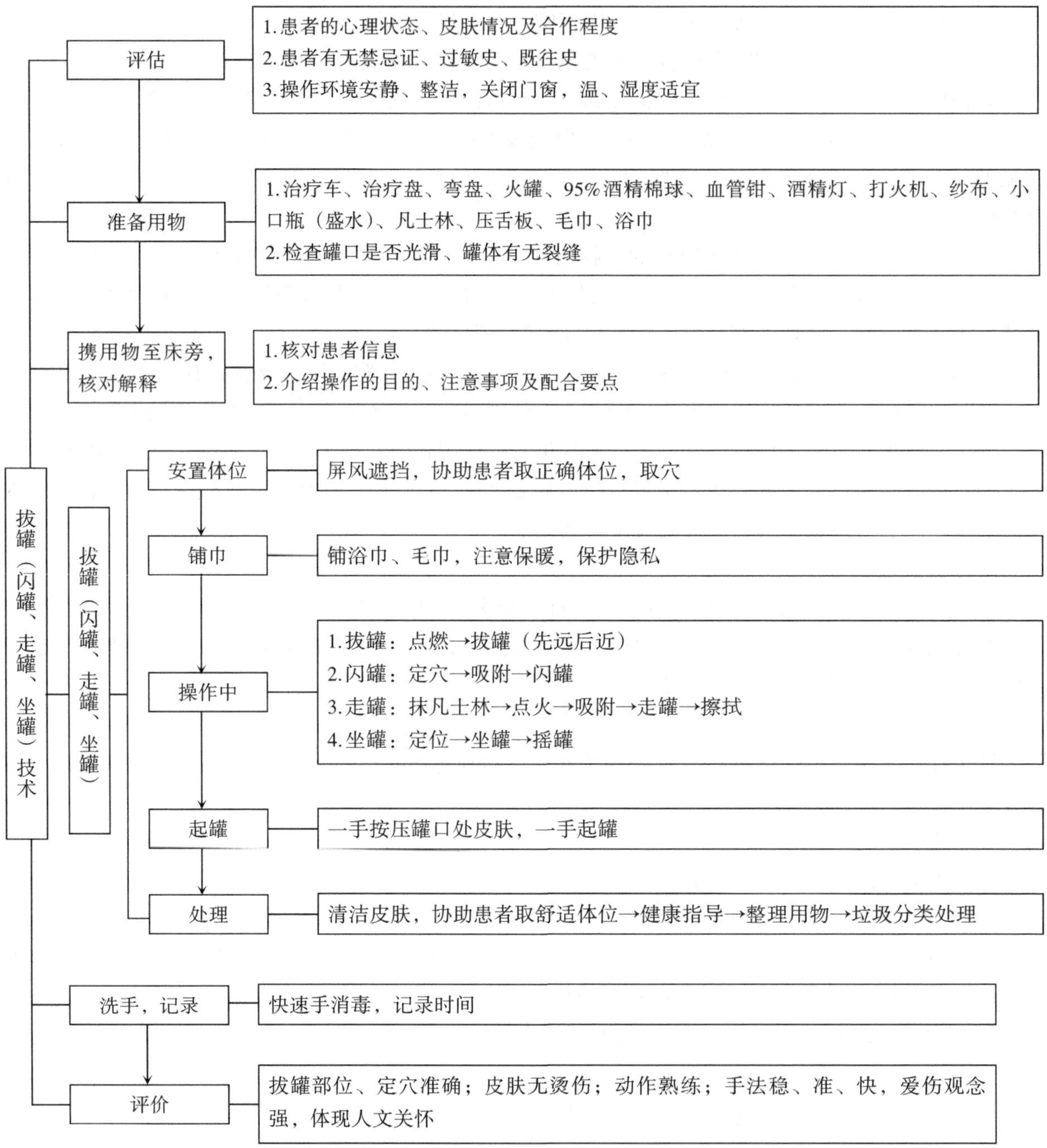

图6-5-5 拔罐（闪罐、走罐、坐罐）操作流程图

（八）拔罐操作评分标准

拔罐（闪罐、走罐、坐罐）技术评分标准（见表6-5-1）。

表6-5-1　拔罐（闪罐、走罐、坐罐）技术评分标准

项目	技术操作要求	分值	评分等级				实际得分
			A×1	B×0.7	C×0.4	D×0	
素质	着装规范，仪表端庄，举止得体，符合要求（口述：指甲已剪，手已洗）	1					
评估	患者评估： （1）全面评估（心理状况，身体状况，皮肤情况，有无禁忌证）（2分） （2）告知操作方法、目的、注意事项，指导患者配合（2分） （3）询问患者既往史、过敏史，有无操作前需求（1分） （4）同身寸测量（1分）	6					
	环境评估：安静，整洁，安全，舒适。关闭门窗，符合操作要求（1分）	1					
操作前准备	治疗车、治疗盘、弯盘、火罐7～9个（4号罐）、95%酒精棉球、血管钳（卵圆钳）、酒精灯、打火机、纱布、小口瓶（内盛水）、凡士林、压舌板、治疗牌、笔、快速手消液、毛巾、浴巾；口述：备屏风（用物少1件扣1分，扣完为止）（4分）	4					
	检查用物：罐口是否光滑、罐体有无裂缝，方法正确，放置合理（3分）	3					
	双人核对医嘱，洗手	2					
操作过程	携用物至床旁，核对、屏风遮挡患者	2					
	协助患者取正确体位，确定拔罐部位，铺浴巾、毛巾，注意保护隐私，保暖	4					
	酒精棉球干湿适宜	2					
	规范拔罐： 点燃酒精棉球后在罐内中下段环绕，注意火源位置，未烧罐口（3分） 拔罐先远侧，后近侧（2分）	5					
	闪罐： 定穴准确(2分) 火罐吸附在穴位上,吸附牢固(2分) 一罐右上肺俞穴开始(2分) 另一罐左下大肠俞穴开始(2分) 以右上肺俞穴为起点,闪罐3个循环(2分) 酒精棉球稳妥投入盛水小口瓶中(1分) 随时观察火罐吸附情况(1分) 观察局部皮肤情况(1分) 询问患者感受(1分) 闪罐速度适中(2分) 闪罐、起罐方法正确(2分)	18					

续表 6-5-1

项目	技术操作要求	分值	评分等级				实际得分
			A×1	B×0.7	C×0.4	D×0	
	走罐： 正确涂抹凡士林（2分） 点火方法正确（2分） 火罐吸附后，沿两侧膀胱经走罐，疏理经络，方法正确（3分） 每侧走罐3次，至皮肤充血或瘀血为度（2分） 走罐力度、方向、方法正确（2分） 将燃烧的酒精棉球稳妥投入小口瓶中灭火（2分）	13					
	坐罐： 沿经络方向由上至下坐罐7个（大椎一个、左右膀胱经各三个）（3分） 两罐间隔两横指（3分） 有吸附力（3分） 从上至下摇罐检查吸附力（4分） 随时询问患者有无不适（2分） 再次摇罐检查吸附力，坐罐5～10 min（1分）	16					
	起罐： 一手拇指按压罐口周边皮肤（1分） 另一手握住罐体向对侧扳动，使罐口与皮肤间形成一空隙，让空气进入罐内，取下火罐（2分） 起罐顺序先上后下，方法正确，皮肤无损伤（2分）	5					
	清洁局部皮肤（1分） 整理床单元，协助舒适体位（1分）	2					
操作后处理	健康指导：局部皮肤会出现瘀点瘀斑以及疼痛感，几天后会自动消退；如果局部皮肤有瘙痒、水疱或局部过敏等不适及时告知；切勿自行触碰或抓挠局部皮肤；拔罐后3～5天不宜洗澡，注意保暖，勿吹对流风	3					
	整理用物，垃圾分类处置	1					
	再次核对医嘱，洗手，记录，礼貌告退（报告操作完毕）	2					
整体评价	拔罐部位、定穴准确（1分） 皮肤无烫伤（2分） 动作熟练流畅（1分） 手法稳、准、快，爱伤观念强（2分）	6					
	语言通俗易懂，吐字清晰，语速适中，沟通有效，有亲和力，体现人文关怀（4分）	4					
总分		100					
操作时间	15 min完成，超过15 min停止操作（从评估患者开始计时至报告操作完毕结束）						

备注：火焰外窜，衣被烧毁扣10分；皮肤灼伤或烫伤扣20分。

案例分析

患者，男性，55岁，肩颈部放射性疼痛5年余，近一月逐渐加重，疼痛蔓延至后脑部，静卧时疼痛剧烈，不能忍受，睡眠严重受干扰，来院就诊。请问：

1. 该患者的疼痛按疼痛的持续时间及机体损伤的可能愈合时间分类，属于何种疼痛？

2. 该患者的疼痛按WHO的疼痛分级标准进行评估，属于几级？是否需要镇痛药物治疗？

3. 镇痛药物有哪些种类？

4. 癌痛的药物治疗，目前临床上普遍采用WHO所推荐的三阶梯镇痛疗法的内容是什么？

5. 该患者若医生给予拔罐疗法，请问起罐时注意事项有哪些？

（李存斌　张兰芳）

第七章 冷疗和热疗技术

学习目标

通过本章的学习，学生能够完成以下要求：

◎**识记**

1. 能分别叙述冷疗法和热疗法的生理效应和继发效应。
2. 能掌握冷疗法和热疗法生理效应及继发效应对临床的意义。
3. 能正确叙述影响冷疗法和热疗法效果的因素。

◎**理解**

1. 能正确理解相关概念：冷疗法和热疗法、继发效应。
2. 能理解冷疗法和热疗法的禁忌。
3. 能比较不同冷疗法之间的目的和方法。
4. 能比较不同热疗法之间的目的和方法。

◎**应用**

根据临床实际情况正确地选择并实施冷疗法或热疗法，且做到操作规范。

冷疗法和热疗法是通过用冷或热作用于人体的局部和全身，从而达到镇痛、消炎、降温、止血以及增进舒适的作用，是常用的物理治疗方法。作为冷疗法和热疗法的实施者，为了促进疗效、减少损伤发生，护理人员应了解冷疗法和热疗法的效应，掌握正确的使用方法。

第一节　冷疗法和热疗法技术概述

一、冷疗法和热疗法的概念

冷疗法和热疗法是利用低于或高于人体温度的物质（固体、液体、气体）作用于体表皮肤，通过神经传导和内脏器官血管的收缩或舒张，从而改变机体各系统体液循环和新陈代谢，达到治疗目的的方法。

二、冷疗法和热疗法的效应

冷疗法和热疗法的效应主要包括生理效应和继发效应。

（一）生理效应

生理效应表现（见表7-1-1）。

表7-1-1　生理效益表现

生理指标	生理效应用热	生理效应用冷
血管扩张/收缩	↑	↓
细胞代谢率	↑	↓
需氧量	↑	↓
毛细血管通透性	↑	↓
血液黏稠度	↓	↑
血液流动速度	↑	↓
淋巴流动速度	↑	↓
结缔组织伸展性	↑	↓
神经传导速度	↑	↓
体温	↑	↓

（二）继发效应

用冷或用热超过一定时间，产生与生理效应相反的作用，这种现象称为继发效应。因此，冷、热治疗需有适当的时间，一般以20～30 min为宜，如需反复使用，中间需间隔1 h的时间，让组织有一个复原过程，以免产生继发效应而抵消生理效应，减弱冷疗法和热疗法的效果。

三、影响冷疗法和热疗法效果的因素

（一）方式

冷疗法和热疗法分为干法（干冷及干热）和湿法（湿冷及湿热）两大类，应用方式不同效果也不同。如热疗法中湿热法穿透力强、不易使皮肤干燥、体液丢失较少且患者的主观感觉较好，而干热法保温时间长、不会浸软皮肤、烫伤危险性较小、患者易耐受，相比之下在同样的温度条件下，湿冷、湿热的效果优于干冷、干热。所以在临床应用中，需要根据病变部位和病情特点选择合适的冷疗法和热疗法。

（二）时间

冷、热应用的时间对治疗效果有直接影响，在一定时间内其效应随着时间的增加而增强，以达到最大治疗效果。但如果时间过长，就会产生继发效应而抵消治疗效应，甚至还可引起不良反应，如疼痛、皮肤苍白、冻伤、烫伤等。

（三）面积

冷疗法和热疗法的效果与应用的面积大小有关。冷、热应用面积越大，冷疗法和热疗法的效果就越强；反之，则越弱。

（四）温度

冷疗法和热疗法的温度与机体治疗前体表的温度相差越大，机体对冷、热刺激的反应越强；反之，则越小。其次，环境温度也可影响冷、热效应。

（五）部位

（1）不同厚度的皮肤对冷、热反应的效果不同，皮肤较厚的区域，对冷、热的耐受性大，冷疗法和热疗法效果比较差；反之，皮肤较薄的区域则对冷、热敏感性强，冷疗法和热疗法效果比较好。

（2）皮肤的不同层次对冷、热反应也不同，皮肤浅层，冷觉感受器较温觉感受器浅表且数量也多，故浅层皮肤对冷较敏感。

（3）血液循环也能影响冷疗法和热疗法的效果，血液循环良好的部位，会增强冷、热效应的效果。

（六）个体差异

年龄、性别、身体状况、居住习惯、皮色等都会影响冷、热治疗的效果。

第二节　冷疗法

一、目的

（一）降低体温

冷疗直接与皮肤接触，通过物理作用，降低体温。适用于高热、中暑患者。

（二）减轻局部充血或出血

冷疗使局部血管收缩，减轻局部充血；同时使血流减慢，增加血液黏稠度从而控制出血。适

用于局部软组织损伤的初期、扁桃体摘除术后、鼻出血等。

（三）控制炎症扩散

冷疗可使局部血管收缩，血流减少，细胞的新陈代谢和细菌活力降低，从而限制炎症的扩散。适用于炎症早期。

（四）减轻疼痛

冷疗可抑制细胞活动，降低神经末梢的敏感性而减轻疼痛，适用于急性损伤初期、牙痛等。

二、禁忌证

（一）血液循环障碍

大面积组织受损、全身微循环障碍、周围血管病变等患者会存在循环不良、组织营养不足等问题，若继续使用冷疗，会进一步使血管收缩，加重血液循环障碍，导致局部组织坏死。

（二）慢性炎症或深部化脓病灶

因冷疗使局部血流减少，妨碍炎症的吸收。

（三）慎用冷疗法的情况

通常有昏迷、感觉异常、年老体弱者、婴幼儿、关节疼痛、心脏病、哺乳期产妇涨奶等情况应慎用冷疗法

三、冷疗的禁忌部位

（1）枕后、耳郭、阴囊处：用冷易引起冻伤。

（2）心前区：用冷可导致反射性心率减慢、心房纤颤或心室纤颤及房室传导阻滞。

（3）腹部：用冷易引起腹泻。

（4）足底：用冷可导致反射性末梢血管收缩，影响散热或引起一过性冠状动脉收缩。

四、冷疗法分类

冷疗法主要分为局部冷疗法和全身冷疗法。

（一）局部冷疗法

1.医用冰袋（如图7-2-1所示）

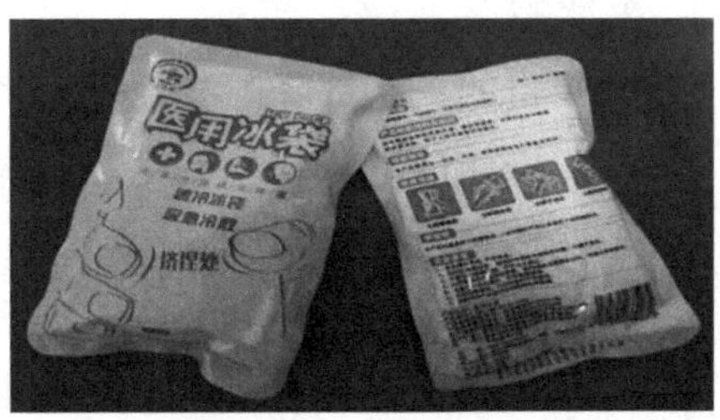

图7-2-1　医用冰袋

（1）目的：降温、止血、镇痛、消炎。

（2）操作前准备

①评估患者并解释：

评估：患者的年龄、病情、体温、局部皮肤情况、活动能力、合作程度及心理状态。

解释：向患者及家属解释使用冰袋的目的、方法、注意事项及配合要点。

②患者准备：了解冰袋使用的目的、方法、注意事项并表示愿意配合；取舒适体位。

③环境准备：室温适宜，酌情关闭门窗。

④操作者准备：着装整洁，双手指甲已修剪，洗手，戴口罩。

⑤用物准备：毛巾、冰袋、冰囊、布套、水温计、冰块、勺、冷水、速干手消毒剂，以及生活垃圾桶、医疗垃圾桶。

（3）操作步骤

①将冰块放入盆中用水冲去棱角。

②将冰块装入冰袋（1/2）～（2/3）满。

③排气后扎紧袋口。

④擦干冰袋外水渍，检查是否漏水。

⑤装入布套。

⑥携用物至床旁，核对患者床号、姓名、腕带。

⑦将冰袋放置所需部位（前额、头顶部和体表大血管流经处，如颈部两侧、腋窝、腹股沟等）。

⑧观察局部血液循环，如出现苍白、麻木感立即停用。

⑨30 min后若体温降至39 ℃以下，撤出冰袋。

⑩整理用物，洗手，记录。

（4）注意事项

①随时观察患者病情变化及体温变化情况。

②随时检查冰袋有无破损漏水现象，布套潮湿后立即更换，冰块融化后立即更换。

③观察患者皮肤情况，防止冻伤，严格交接班。

④避开枕部、耳郭、心前区、腹部、阴囊及足底部等禁忌冷敷部位。

⑤指导患者高热期间摄入足够的水分。

⑥冰袋使用后30 min测体温，当体温降至39 ℃以下，应取下冰袋，并记录。

（5）健康教育

①用冷的时间＜30 min，长时间使用者，需间隔1 h后重复使用，以防发生继发效应。

②注意观察局部皮肤变化，每10 min查看一次皮肤颜色，确保患者局部皮肤无发紫、麻木及冻伤发生。

③物理降温应在用冷30 min后测量体温并记录。

（6）操作流程图

冰袋使用操作流程（如图7-2-2所示）。

2.冰帽

（1）目的：头部降温，预防脑水肿。

（2）操作前准备

①评估患者并解释

评估：患者的年龄、病情、意识、体温、治疗情况、头部情况、合作程度及心理状态。

解释：向患者或家属解释使用冰帽的目的、方法、注意事项及配合要点。

②患者准备：了解冰帽使用的目的、方法、注意事项及配合要点；体位舒适、愿意合作。

③环境准备：室温适宜，酌情关闭门窗。

④操作者准备：着装整洁，双手指甲已修剪；洗手，戴口罩。

⑤用物准备：毛巾、冰帽、肛表、海绵、冰块、勺、冷水、速干手消毒剂，以及生活垃圾桶、医疗垃圾桶。

（3）操作步骤

①将冰块放入盆中用水冲去棱角。

②将冰块装入冰帽（1/2）～（2/3）满。

③排气后拧紧封口。
④擦干冰帽外水渍，检查是否漏水。
⑤携用物至床旁，核对患者床号、姓名、腕带。
⑥头部置于冰帽中，后颈部、双耳郭垫海绵，排水管放水桶内。
⑦维持肛温在33 ℃左右，不可低于30 ℃，以防心室纤颤。
⑧整理用物，洗手，记录。

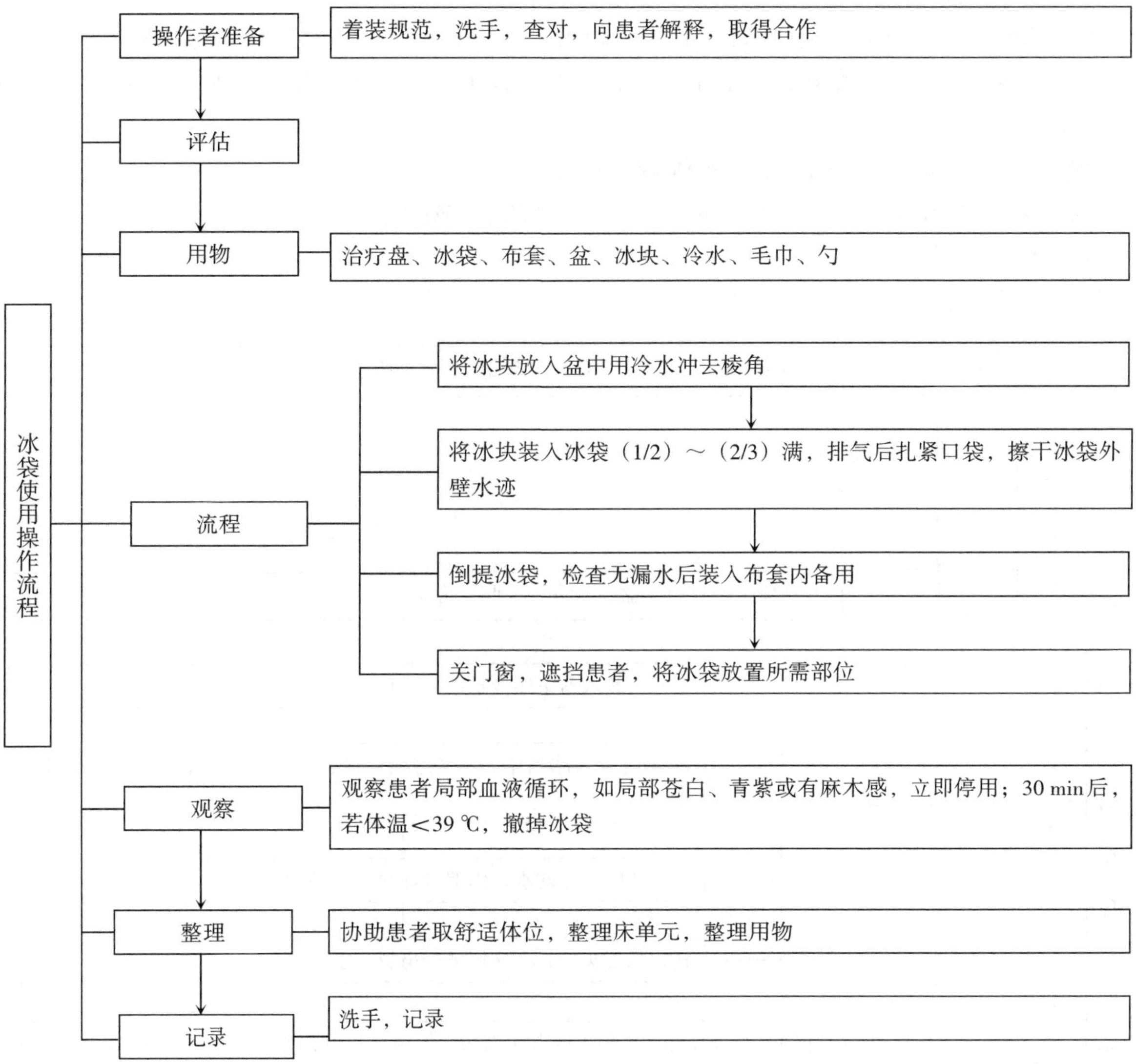

图7-2-2　冰袋使用操作流程

（4）注意事项：

①随时观察患者病情变化及体温变化情况。

②随时检查冰帽有无破损漏水现象，冰块融化后立即更换。

③注意保护患者耳郭，防止冻伤。

④防止水流入耳内，保护角膜。

⑤维持肛温在33 ℃左右，不可低于30 ℃，以防心室纤颤。

⑥时间不超过30 min，以免发生继发效应。

（5）健康教育：

①用冷的时间<30 min，长时间使用者，需间隔1 h后重复使用，以防发生继发效应。

②注意观察局部皮肤变化，每10 min查看一次皮肤颜色，确保患者局部皮肤无发紫、麻木及冻伤发生。

③物理降温应在用冷30 min后测量体温并记录。

④解释使用冰帽的目的，作用、注意事项及达到的治疗效果。

（6）操作流程图

冰帽使用操作流程（如图7-2-3所示）。

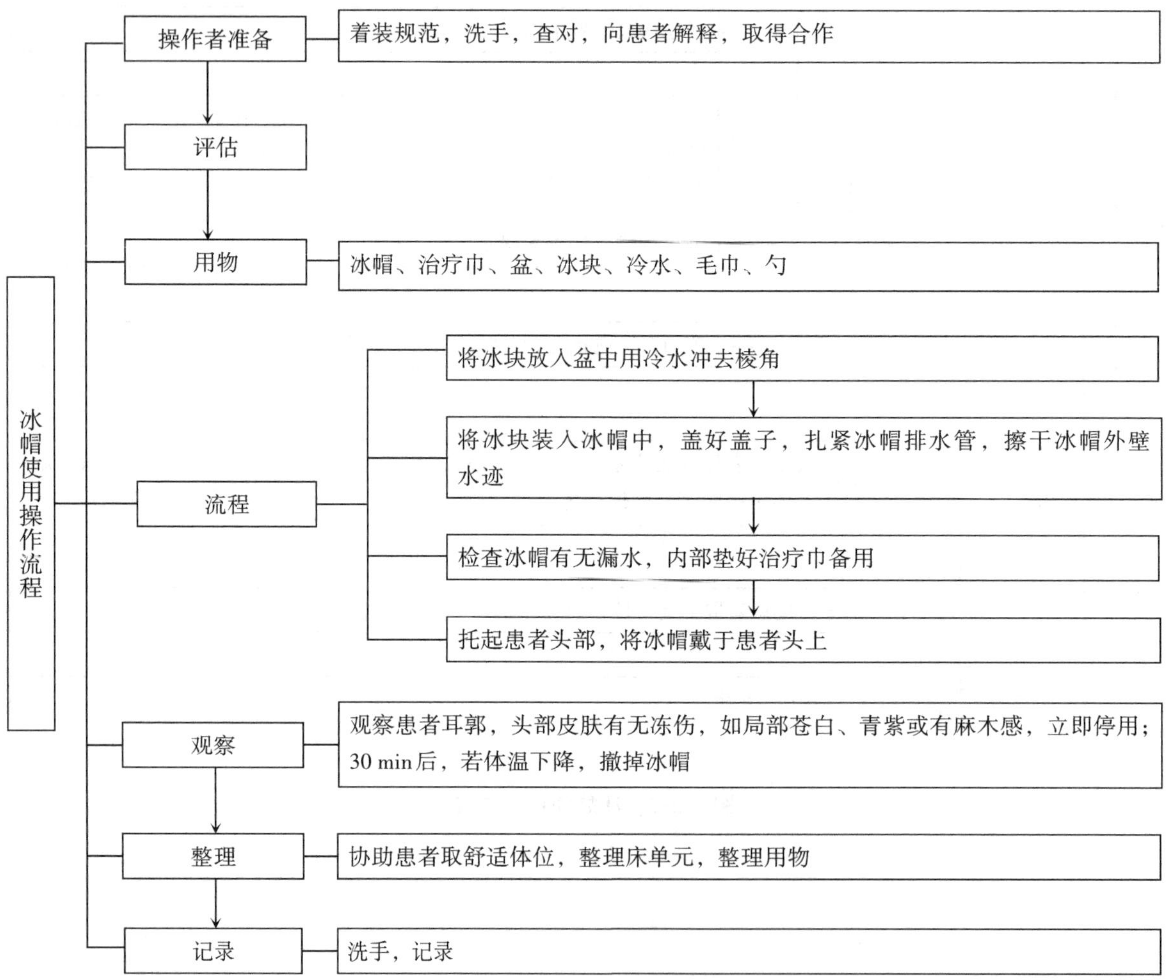

图7-2-3　冰帽使用操作流程

3.冷湿敷

（1）目的：止血、消炎、消肿、止痛。

（2）操作前准备

①评估患者并解释

评估：患者的年龄、病情、体温、治疗情况、局部皮肤状况、活动能力、合作程度及心理状态。

解释：向患者或家属解释使用冷湿敷的目的、方法、注意事项及配合要点。

②患者准备：了解冷湿敷使用的目的、方法、注意事项及配合要点；体位舒适、愿意合作。

③环境准备：室温适宜，酌情关闭门窗，必要时屏风遮挡。

④操作者准备：操作者着装整洁，洗手，戴口罩，修剪指甲。

⑤用物准备：敷布、凡士林、纱布、棉签、治疗巾、手套、换药用物、盆、速干手消毒剂，以及生活垃圾桶、医疗垃圾桶。

（3）操作步骤

①携用物至床旁，核对患者床号、姓名、腕带。

②患处准备：暴露患部，将一次性治疗巾垫于冷敷部位下面。

③局部涂凡士林，上盖一块纱布。

④戴手套，将敷布浸入冰水中，拧至半干折叠后敷在患处，3～5 min更换一次敷布，持续15～20 min。

⑤完毕擦干冷敷部位，擦去凡士林，脱手套。

⑥整理用物，洗手，记录。

（4）注意事项

①敷布需浸透，以不滴水为度。

②若冷敷部位为开放性伤口，需按无菌技术处理伤口。

（5）健康教育

①用冷的时间＜30 min，长时间使用者，需间隔1 h后重复使用，以防发生继发效应。

②注意观察局部皮肤变化，10 min查看一次皮肤颜色，确保患者局部皮肤无发紫、麻木及冻伤发生。

③物理降温应在用冷30 min后测量体温并记录。

④解释使用冰帽的目的、作用、注意事项及达到的治疗效果。

（6）操作流程图

冷湿敷操作流程（如图7-2-4所示）。

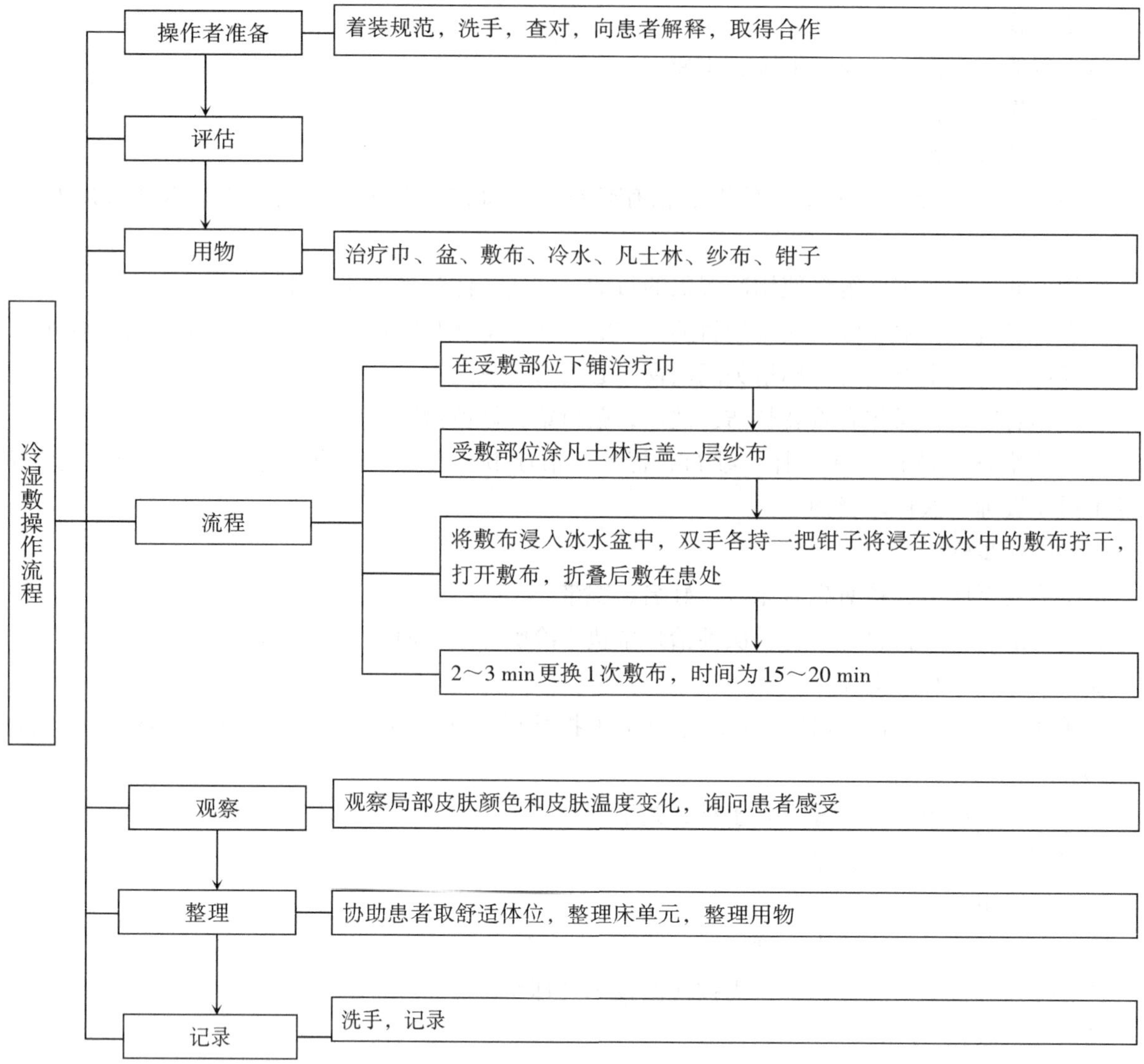

图7-2-4　冷湿敷操作流程

（二）全身冷疗法

1.温水擦浴或乙醇擦浴

（1）目的：通过全身用冷的方法，为高热患者降温。乙醇是一种挥发性液体，擦浴时在皮肤上迅速蒸发，吸收和带走机体大量的热，并且乙醇又具有刺激皮肤使血管扩张的作用，因而散热能力较强。

（2）操作前准备

①评估患者并解释：

评估：患者的年龄、病情、体温、意识、治疗情况、有无乙醇过敏史、皮肤状况、活动能力、合作程度及心理状态。

解释：向患者或家属解释温水擦浴或乙醇擦浴的目的、方法、注意事项及配合要点。

②患者准备：了解温水擦浴或乙醇擦浴使用的目的、方法、注意事项及配合要点；体位舒适、愿意合作、按需排尿。

③环境准备：调节室温，关闭门窗，必要时屏风遮挡。

④操作者准备：操作者着装整洁，洗手，戴口罩，修剪指甲。

⑤用物准备：小毛巾2条、热水袋及布套、冰袋及布套、盆、25%～35%乙醇200～300 mL或32～34 ℃温水、大毛巾1条、衣服1套、水温计、速干手消毒剂，以及污物桶、生活垃圾桶、医疗垃圾桶。

（3）操作步骤

①携用物至床旁，核对患者床号、姓名、腕带。

②松开被尾，脱上衣，下垫大毛巾。

③冰袋置于头部，热水袋置于足底。

④擦拭顺序：

上肢：颈外侧→肩→上臂外侧→前臂外侧→手背。

侧胸→腋窝→上臂内侧→肘窝→前臂内侧→掌心。同法擦拭远侧上肢。

背部：第七颈椎棘突下→骶尾部。

左肩胛下→腰部→臀部。

右肩胛下→腰部→臀部。

下肢：髋部→下肢外侧→足背。

腹股沟→下肢内侧→内踝。

股下→腘窝→足跟。同法擦浴对侧。取下大毛巾并放于污物袋内，协助患者（8字手法）穿好清洁衣裤。

⑤时间：每侧（四肢、腰背部）3 min，时间＜20 min。

⑥取下热水袋，更换干净衣物。

⑦整理用物，洗手，记录。

（4）注意事项

①擦至腋下、腹股沟、腘窝等血管丰富部位时稍用力，停留时间稍长，边擦边按摩至皮肤发红。

②禁止擦拭胸前区、腹部、后颈、足心，这些部位对冷刺激敏感，能反射性引起心率减慢、腹泻等不良反应。

（5）健康教育

①用冷的时间＜30 min，长时间使用者需间隔1 h后重复使用，以防发生继发效应。

②注意观察局部皮肤变化，10 min查看1次皮肤颜色，确保患者局部皮肤无发紫、麻木及皮肤破损发生。

③物理降温应在用冷30 min后测量体温并记录。

④解释使用温水或酒精擦浴的目的、作用、注意事项及达到的治疗效果。

（6）操作流程图

温水、酒精擦浴流程图（如图7-2-5所示）。

- 温水、酒精擦浴
  - 操作者准备
    - 操作者着装规范，仪表端庄，举止得体，符合要求
  - 评估
    - 患者评估：患者的意识状态、心理状态及合作程度；向患者解释温水、酒精擦浴的目的、方法、注意事项及配合要点；擦浴前检查患者体温及皮肤状况、循环状况，对冷的耐受程度；有无感觉障碍；有无酒精过敏史；确定有无擦浴禁忌证
    - 环境评估：整洁，安静，舒适，安全。酌情关闭门窗，必要时用围帘或屏风遮挡患者
  - 操作前
    - 1. 口述七步洗手法洗手并汇报评估内容。2. 核对医嘱，确认患者。3. 检查用物的有效期，备齐用物，放置在治疗车上合理美观。4. 洗手，戴口罩
  - 温水擦浴
    - 推治疗车携用物至患者床边
    - ↓ 核对患者身份（床头卡及腕带）
    - ↓ 询问患者需要
    - ↓ 关闭门窗，调节室温在21～24 ℃，用水温计测水温，拉上围帘，按需协助患者排尿，注意保护患者隐私
    - ↓ 戴手套
    - ↓ 协助患者取舒适卧位，松开床尾盖被
    - ↓ 将降温贴贴于患者前额
    - ↓ 热水袋（水温60～70 ℃）套上布套置于足底
    - ↓ 上肢：协助患者脱去上衣，并放于污物袋，松解腰带。露出近侧上肢，下垫大毛巾并将大毛巾的另一半盖于裸露部位，将浸有温水的小毛巾拧至半干，包裹于手掌成手套状，取下大毛巾以离心方式擦拭颈外侧→肩→上臂外侧→前臂外侧→手背，擦拭后用大毛巾盖上上肢；清洁小毛巾再擦拭侧胸→腋窝→上臂内侧→肘窝→前臂内侧→掌心，擦拭后用大毛巾拭干近侧上肢。同法擦拭远侧上肢
    - ↓ 背部：先拉起对侧床档，协助患者侧卧，背对护理人员，下垫大毛巾并将大毛巾的另一半盖于背部，将浸有温水的小毛巾拧至半干，包裹于手掌成手套状，取下大毛巾以离心方式擦拭第七颈椎棘突下→骶尾部，盖上大毛巾；清洁小毛巾后再擦拭左肩胛下→腰部→臀部，盖上大毛巾；清洁小毛巾后再擦拭右肩胛下→腰部→臀部，用大毛巾拭干背部并将大毛巾取下放于床尾。放下床档，协助患者仰卧，穿好清洁上衣，脱裤并放于污物袋内
    - ↓ 下肢：露出一侧下肢，下垫大毛巾并将大毛巾的另一半盖于下肢，将浸有温水的小毛巾拧至半干，包裹于手掌成手套状，取下覆盖的大毛巾以离心方式擦拭髋部→下肢外侧→足背，盖上大毛巾；清洁小毛巾后再擦拭腹股沟→下肢内侧→内踝，盖上大毛巾；清洁小毛巾后再擦拭股下→腘窝→足跟，用大毛巾拭干近侧下肢。同法擦浴对侧。取下大毛巾并放于污物袋内，协助患者（8字手法）穿好清洁裤
    - ↓ 20 min内完成擦拭，撤去热水袋放于治疗车下层，协助患者取舒适卧位，整理床单位元，拉开围帘
  - 酒精擦浴
    - 同温水擦浴
  - 操作后
    - 整理用物
    - ↓ 速干手消毒剂洗手，摘手套，摘口罩
    - ↓ 记录物理降温的时间，询问有无不适，解释注意事项
    - ↓ 将垃圾分类处理，用物按规定进行消毒
    - ↓ 洗手，报告操作完毕

图7-2-5　温水、酒精擦浴流程图

（7）温水、酒精擦浴操作评分标准

温水、酒精擦浴操作评分标准（见表7-2-1）。

表7-2-1　温水、酒精擦浴操作评分标准

<table>
<tr><th rowspan="2">项目</th><th rowspan="2" colspan="2">技术操作要求</th><th rowspan="2">评分</th><th colspan="4">评分等级</th><th rowspan="2">实际得分</th></tr>
<tr><th>A×1</th><th>B×0.7</th><th>C×0.4</th><th>D×0</th></tr>
<tr><td rowspan="2">评估</td><td colspan="2">1.患者评估：
（1）患者的意识状态、心理状态及合作程度（1分）
（2）向患者解释温水、酒精擦浴的目的、方法、注意事项及配合要点（注意礼貌用语和交流效果）（3分）
（3）擦浴前患者的体温及皮肤状况，循环状况，对冷的耐受程度，有无感觉障碍（3分）
（4）确定有无酒精过敏史，有无擦浴禁忌证（1分）</td><td>8</td><td></td><td></td><td></td><td></td><td></td></tr>
<tr><td colspan="2">2.环境评估：整洁，安静，舒适，安全。酌情关闭门窗，必要时用围帘或屏风遮挡患者（1分）</td><td>1</td><td></td><td></td><td></td><td></td><td></td></tr>
<tr><td>操作前准备</td><td colspan="2">洗手，戴口罩方法正确，修剪指甲（2分）
用物：备速干手消毒剂；治疗车上层有小毛巾、大毛巾各1条，热水袋加套；治疗车下层有生活垃圾桶、医疗垃圾桶；盆内盛32～34 ℃温水至2/3处或25%～35%的酒精200～300 mL；清洁衣裤1套；乳胶手套（以上用物少1件物品扣1分，扣完为止）（3分）
核对医嘱，确认患者（1分）
检查用物的有效期，备齐用物，放置合理美观（2分）</td><td>8</td><td></td><td></td><td></td><td></td><td></td></tr>
<tr><td rowspan="8">操作过程（选其一进行）</td><td rowspan="8">1.温水擦浴</td><td>礼貌进入，随手关门，备齐用物，携用物至床旁（2分）</td><td>2</td><td></td><td></td><td></td><td></td><td></td></tr>
<tr><td>核对患者身份（床头卡及腕带）（2分）</td><td>2</td><td></td><td></td><td></td><td></td><td></td></tr>
<tr><td>询问患者需要（1分）</td><td>1</td><td></td><td></td><td></td><td></td><td></td></tr>
<tr><td>关闭门窗，调节室温至21～24 ℃，拉上围帘，按需协助排尿，注意保护患者隐私（2分）</td><td>2</td><td></td><td></td><td></td><td></td><td></td></tr>
<tr><td>戴手套（1分）</td><td>1</td><td></td><td></td><td></td><td></td><td></td></tr>
<tr><td>协助患者取舒适卧位，松开床尾盖被（1分）</td><td>1</td><td></td><td></td><td></td><td></td><td></td></tr>
<tr><td>将降温贴贴于患者前额，热水袋（水温60～70 ℃）套上布套置足底（4分）</td><td>4</td><td></td><td></td><td></td><td></td><td></td></tr>
<tr><td>上肢：
协助患者脱去上衣，并放于污物袋（顺序正确：近→远；健→患）（4分）
松解腰带，露出近侧上肢，下垫大毛巾并将大毛巾的另一半盖于裸露部位（2分）
将浸有温水的小毛巾拧至半干，包裹于手掌成手套状（2分）
取下大毛巾以离心方式擦拭颈外侧→肩→上臂外侧→前臂外侧→手背（2分）
擦拭后大毛巾盖上上肢（1分）
清洁小毛巾再擦拭侧胸→腋窝→上臂内侧→肘窝→前臂内侧→掌心（2分）
擦拭后用大毛巾拭干近侧上肢（1分）
同法擦拭对侧上肢，用大毛巾拭干并将大毛巾取下放于床尾（4分）</td><td>18</td><td></td><td></td><td></td><td></td><td></td></tr>
</table>

续表 7-2-1

项目		技术操作要求	评分	评分等级				实际得分
				A×1	B×0.7	C×0.4	D×0	
操作过程（选其一进行）	1.温水擦浴	背部： 先拉起对侧床档（1分） 协助患者侧卧，背对护理人员，下垫大毛巾并将大毛巾的另一半盖于背部（2分） 将浸有温水的小毛巾拧至半干，包裹于手掌成手套状（2分） 取下大毛巾以离心方式擦拭第七颈椎棘突下→骶尾部，盖上大毛巾（2分） 清洁小毛巾后再擦拭左肩胛下→腰部→臀部，盖上大毛巾（2分） 清洁小毛巾后再擦拭右肩胛下→腰部→臀部（2分） 用大毛巾拭干背部并将大毛巾取下放于床尾（1分） 放下床档，协助患者仰卧，穿好清洁上衣，脱裤并放于污物袋内（3分）	15					
		下肢： 露出一侧下肢，下垫大毛巾并将大毛巾的另一半盖于下肢（1分） 将浸有温水的小毛巾拧至半干，包裹于手掌成手套状（1分） 取下覆盖的大毛巾以离心方式擦拭髋部→下肢外侧→足背，盖上大毛巾（3分） 清洁小毛巾后再擦拭腹股沟→下肢内侧→内踝，盖上大毛巾（3分） 清洁小毛巾后再擦拭股下→腘窝→足跟（3分） 用大毛巾拭干近侧下肢（1分） 取下大毛巾，并垫于对侧下肢下，清洁小毛巾后再同法擦浴对侧（3分） 取下大毛巾并放于污物袋内，协助患者穿好清洁裤（1分）	16					
		20 min内完成擦拭，撤去热水袋放于治疗车下层（2分）	2					
		协助患者取舒适卧位（1分）	1					
		整理床单元，注意保暖，拉开围帘	3					
	2.酒精擦浴	礼貌进入，随手关门，备齐用物，携用物至床旁	2					
		核对患者身份（床头卡及腕带）（2分）	2					
		询问患者需要（1分）	1					
		关闭门窗，调节室温至21～24 ℃，拉上围帘，按需协助排尿，注意保护患者隐私（2分）	2					
		戴手套（1分）	1					
		协助患者取舒适卧位，松开床尾盖被（1分）	1					

续表 7-2-1

项目	技术操作要求		评分	评分等级				实际得分
				A×1	B×0.7	C×0.4	D×0	
操作过程（选其一进行）	2.酒精擦浴	将降温贴贴于患者前额，热水袋（水温60～70 ℃）套上布套置足底（4分）	4					
		上肢： 协助患者脱去上衣，并放于污物袋（顺序正确：近→远；健→患）（4分） 松解腰带，露出近侧上肢，下垫大毛巾并将大毛巾的另一半盖于裸露部位（2分） 将浸有温水的小毛巾拧至半干，包裹于手掌成手套状（2分） 取下大毛巾以离心方式擦拭颈外侧→肩→上臂外侧→前臂外侧→手背（2分） 擦拭后大毛巾盖上上肢（1分） 清洁小毛巾再擦拭侧胸→腋窝→上臂内侧→肘窝→前臂内侧→掌心（2分） 擦拭后用大毛巾拭干近侧上肢（1分） 同法擦拭对侧上肢，用大毛巾拭干并将大毛巾取下放于床尾（4分）	18					
		背部： 先拉起对侧床档（1分） 协助患者侧卧，背对护理人员，下垫大毛巾并将大毛巾的另一半盖于背部（2分） 将浸有温水的小毛巾拧至半干，包裹于手掌成手套状（2分） 取下大毛巾以离心方式擦拭第七颈椎棘突下→骶尾部，盖上大毛巾（2分） 清洁小毛巾后再擦拭左肩胛下→腰部→臀部，盖上大毛巾（2分） 清洁小毛巾后再擦拭右肩胛下→腰部→臀部（2分） 用大毛巾拭干背部并将大毛巾取下放于床尾（1分） 放下床档，协助患者仰卧，穿好清洁上衣，脱裤并放于污物袋内（3分）	15					
		下肢： 露出一侧下肢，下垫大毛巾并将大毛巾的另一半盖于下肢（1分） 将浸有温水的小毛巾拧至半干，包裹于手掌成手套状（1分） 取下覆盖的大毛巾以离心方式擦拭，髋部→下肢外侧→足背，盖上大毛巾（3分） 清洁小毛巾后再擦拭腹股沟→下肢内侧→内踝，盖上大毛巾（3分） 清洁小毛巾后再擦拭股下→腘窝→足跟（3分） 用大毛巾拭干近侧下肢（1分） 取下大毛巾，并垫于对侧下肢下，清洁小毛巾后再同法擦浴对侧（3分） 取下大毛巾并放于污物袋内，协助患者穿好清洁裤（1分）	16					
		20 min内完成擦拭，撤去热水袋放于治疗车下层（2分）	2					

续表 7-2-1

项目	技术操作要求	评分	评分等级				实际得分
			A×1	B×0.7	C×0.4	D×0	
	协助患者取舒适卧位（1分）	1					
	整理床单元，注意保暖，拉开围帘（3分）	3					
操作后处理	（1）整理用物（1分）	1					
	（2）洗手，摘手套，摘口罩（1分）	1					
	（3）记录物理降温的时间，告知患者多饮水，及时更换受潮衣物，30 min后复测体温（1分）	1					
	（4）将垃圾分类处理，用物按规定进行消毒（1分）	1					
	（5）洗手，报告操作完毕（1分）	1					
整体评价	操作熟练、规范（2分） 动作轻柔（3分） 爱伤观念强（2分） 语言通俗易懂，吐字清晰，语速适中，沟通效果好，有亲和力，体现人文关怀（3分）	10					
总分		100					

（三）其他冷疗法

1.化学制冷袋

通常可替代冰袋，维持时间2 h，较方便、实用。化学制冷袋有两种：一种是一次性的，另一种是可反复使用的，又称超级冷袋。

2.冰毯机

冰毯机即医用冰毯全身降温仪，分为单纯降温法和亚低温治疗法两种。单纯降温法适用于高热患者降温，亚低温治疗法适用于重型颅脑损伤患者。

3.半导体降温帽

半导体降温帽是利用半导体温差电制冷技术，造成帽内局部的低温环境，从而降低脑代谢率。与传统冰帽相比，具有降温时间持久，操作简便，能随意控制温度等特点。

第三节　热疗法

一、目的

（一）保暖

热疗可使局部血管扩张，促进血液循环，将热带至全身，使体温升高。主要适用于年老体弱、早产儿、末梢循环不良患者。

（二）促进炎症的消散和局限

热疗使局部血管扩张，加快血液循环，同时血流量增多，白细胞数量增多，增强了吞噬能力和新陈代谢速率，因而炎症早期用热，可促进炎性渗出物吸收与消散；炎症后期用热，可使炎症局限。

（三）减轻疼痛

热疗可降低痛觉神经兴奋性，又可改善血液循环，加速致痛物质排出和炎性渗出物吸收，解除对神经末梢的刺激和压迫，因而可减轻疼痛。同时热疗可使肌肉松弛，增强结缔组织伸展性，增加关节的活动范围，减轻肌肉痉挛、僵硬、关节强直所致的疼痛。热疗适用于腰肌劳损、肾绞痛、胃肠痉挛等患者。

（四）减轻深部组织充血

热疗使皮肤血管扩张，使平时大量呈闭锁状态的动、静脉吻合支开放，皮肤血流量增多。由于全身循环血量的重新分布，可减轻深部组织的充血。

二、禁忌

（一）未明确诊断的急性腹痛

使用热疗法易掩盖病情真相，贻误诊断和治疗，同时有引发腹膜炎的危险。

（二）面部危险三角区的感染

因该处血管丰富，面部静脉无静脉瓣，且与颅内海绵窦相通，热疗可使血管扩张，血流增多，导致细菌和毒素进入血液循环，促进炎症扩散，易造成颅内感染和败血症。

（三）各种脏器出血、出血性疾病

热疗可使局部血管扩张，增加脏器的血流量和血管通透性而加重出血。血液凝固障碍的患者，用热会增加出血的倾向。

（四）软组织损伤或扭伤的初期（48 h 内）

热疗可促进血液循环，加重皮下出血、肿胀、疼痛。

（五）其他

1.急性炎症

牙龈炎、中耳炎、结膜炎等炎症，热疗可使局部温度升高，有利于细菌繁殖及分泌物增多，加重病情。

2.恶性病变部位

热疗可使正常与异常细胞加速新陈代谢而加重病情，同时又促进血液循环而使肿瘤扩散、转移。

3.心肝肾功能不全者

大面积热疗可使皮肤血管扩张，减少对内脏器官的血液供应，加重病情。

4.孕妇

热疗可影响胎儿的生长。

5.金属移植物部位、人工关节

金属是热的良好导体，用热易造成烫伤。

6.睾丸

睾丸用热会抑制精子发育并破坏精子。

7.麻痹者、感觉异常者、婴幼儿、老年人

麻痹者、感觉异常者、婴幼儿、老年人热疗慎用。

8.皮肤湿疹

热疗可加重皮肤受损，热疗也可使患者增加痒感而不适。

三、热疗法分类

（一）热水袋

1.目的

热水袋（如图7-3-1所示）的目的是保暖、解痉、镇痛。

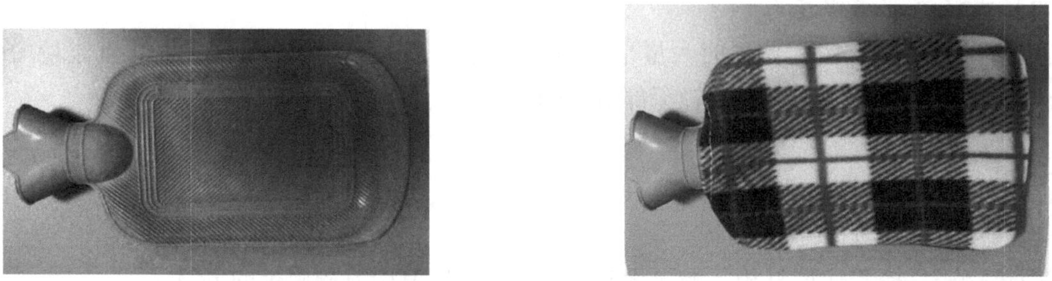

图7-3-1 热水袋

2.操作前准备

（1）评估患者并解释

评估：患者的年龄、病情、体温、意识、治疗情况、局部皮肤情况、活动能力、合作程度及心理状态。

解释：向患者或家属解释使用热水袋的目的、方法、注意事项及配合要点。

（2）患者准备：了解热水袋使用的目的、方法、注意事项及配合要点；体位舒适、愿意合作。

（3）环境准备：调节室温，酌情关闭门窗，避免对流风直吹患者。

（4）操作者准备：操作者着装整洁，洗手，戴口罩，修剪指甲。

（5）用物准备：热水袋及布套、水温计、毛巾、盆、热水、速干手消毒剂，以及生活垃圾桶、医疗垃圾桶。

3.操作步骤

（1）测量，调节水温。

（2）放平热水袋，去塞。一手持袋口边缘，一手灌水（1/2）~（2/3）满。

（3）热水袋缓慢放平，排出袋内空气并拧紧塞子。

（4）用毛巾擦干热水袋，倒提，检查。

（5）将热水袋装入布套。

（6）携用物至床旁，核对患者床号、姓名、腕带。

（7）热水袋放置所需部位，袋口朝身体外侧。

（8）整理用物，洗手，记录。

4.注意事项

（1）经常检查热水袋有无破损，热水袋与塞子是否配套，以防漏水。

（2）炎症部位热敷时，热水袋灌1/3满，以免压力过大，引起疼痛。

（3）特殊患者使用热水袋时，应再包一块大毛巾，以防烫伤。

（4）加强巡视，必要时床旁交接班。

5.健康教育

（1）向患者及家属解释使用热水袋的目的、方法、作用。

（2）说明使用热水袋的注意事项及应达到的治疗效果。

6.操作流程图

热水袋使用操作流程（如图7–3–2所示）。

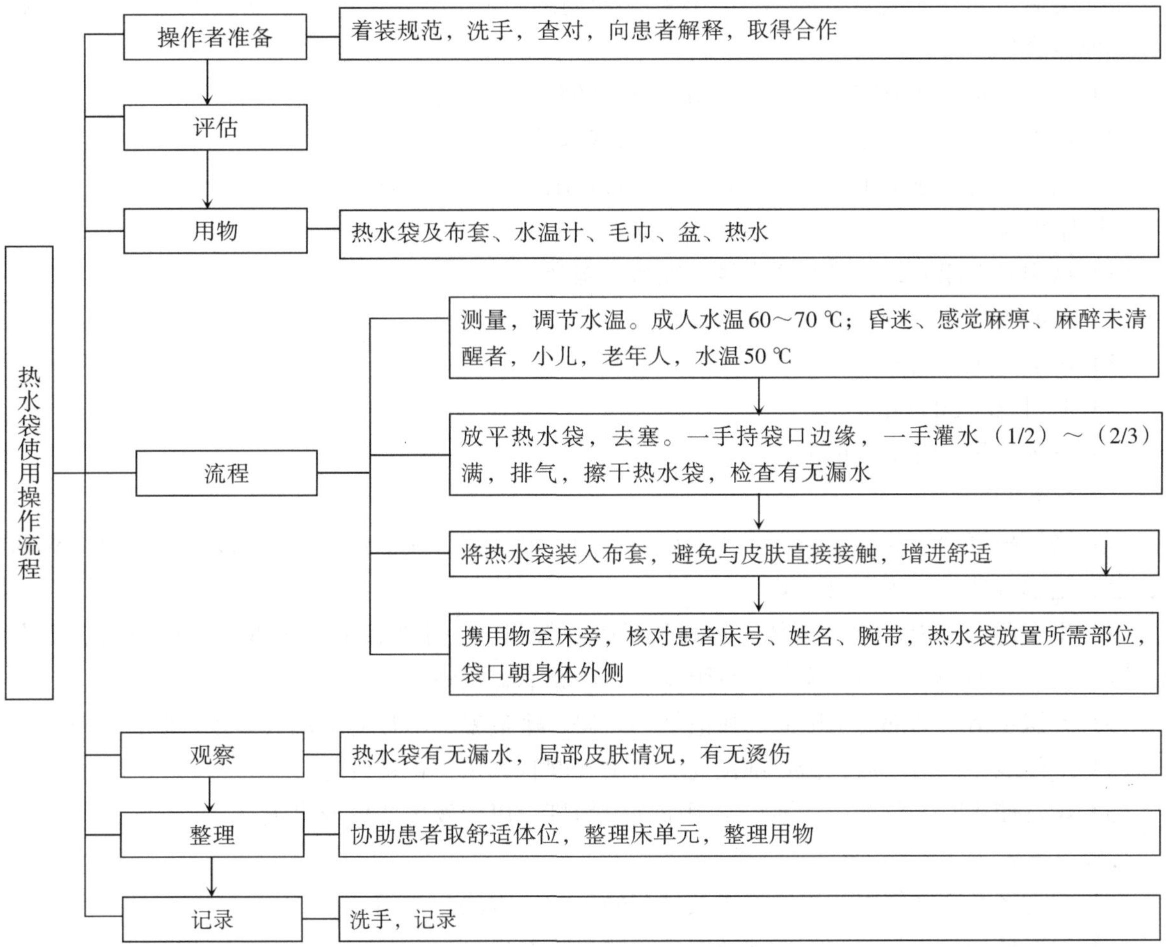

图7–3–2　热水袋使用操作流程

（二）红外线治疗仪及烤灯

1.目的

红外线治疗仪及烤灯的目的是消炎、镇痛、解痉，促进创面干燥结痂，保护肉芽组织生长。

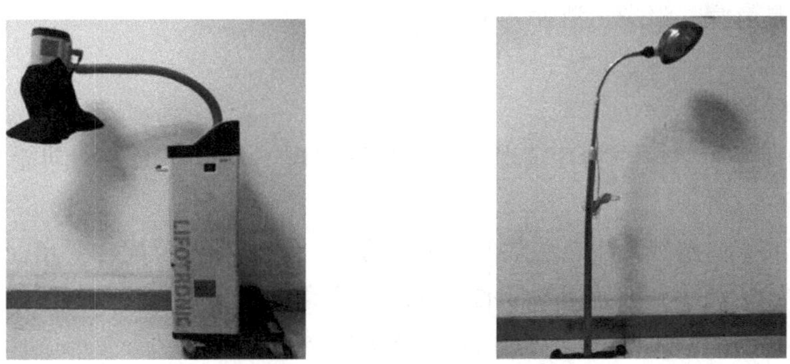

图7–3–3　红外线治疗仪及烤灯

2.操作前准备

（1）评估患者并解释

评估：患者的年龄、病情、意识、治疗情况、局部皮肤情况、活动能力、合作程度及心理状态。

解释：向患者或家属解释使用红外线治疗仪及烤灯的目的、方法、注意事项及配合要点。

（2）患者准备：了解红外线治疗仪及烤灯使用的目的、方法、注意事项及配合要点；取舒适体位，愿意合作。

（3）环境准备：调节室温，酌情关闭门窗，必要时屏风遮挡。

（4）操作者准备：操作者着装整洁，洗手，戴口罩，修剪指甲。

（5）用物准备：速干手消毒剂，必要时备有色眼镜，红外线灯。

3.操作步骤

（1）携用物至床旁，核对患者床号、姓名、腕带。

（2）暴露患处，取舒适体位，清洁治疗部位。

（3）调节灯距，温度。

（4）照射20～30 min。

（5）整理用物，洗手，记录。

4.注意事项

（1）烤灯根据治疗部位选择不同功率灯泡：胸、腰、背、腹部位选择功率为500～1000 W的灯泡，手、足部位选择功率为250 W。

（2）由于眼内含有较多的液体，对红外线吸收较强，一定强度的红外线直接照射可引发白内障。因此前胸、面颈照射时，应戴有色眼镜或用纱布遮盖眼睛。

（3）意识不清、局部感觉障碍、血液循环障碍、瘢痕者，治疗时应加大灯距，防止烫伤。

（4）红外线多次治疗后，治疗部位皮肤可出现网状红斑，色素沉着。

（5）烤灯使用时避免触摸灯泡，或用布覆盖烤灯，以免发生烫伤或火灾。

5.健康教育

（1）向患者及家属解释使用红外线及烤灯的目的、方法、作用。

（2）说明使用热水袋的注意事项及应达到的治疗效果。

6.操作流程图

烤灯使用操作流程图（如图7-3-4所示）。

（三）热湿敷

1.目的

热湿敷的目的是解痉、消炎、消肿、止痛。

2.操作前准备

（1）评估患者并解释

评估：患者的年龄、病情、治疗情况、局部皮肤情况、伤口状况、活动能力、合作程度及心理状态。

解释：向患者或家属解释使用热湿敷的目的、方法、注意事项及配合要点。

（2）患者准备：了解热湿敷使用的目的、方法、注意事项及配合要点；体位舒适、愿意合作。

（3）环境准备：调节室温，酌情关闭门窗，必要时屏风遮挡。

（4）操作者准备：操作者着装整洁，洗手，戴口罩，修剪指甲。

（5）用物准备：敷布、凡士林、纱布、棉签、一次性治疗巾、水温计、手套、热水、棉垫、盆、速干手消毒剂。必要时备大毛巾、热水袋、换药用物以及医疗垃圾桶、生活垃圾桶。

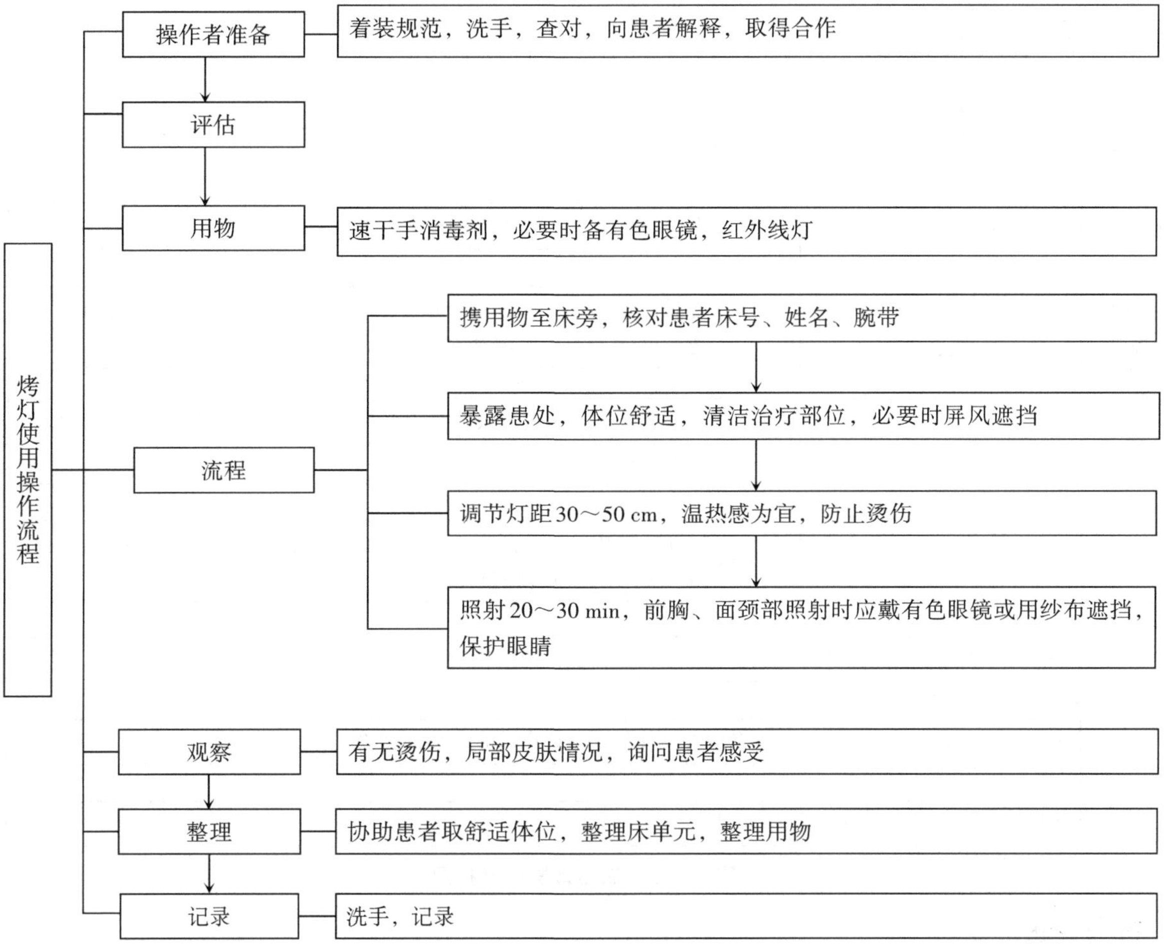

图7-3-4　烤灯使用操作流程图

3.操作步骤

（1）携用物至床旁，核对患者床号、姓名、腕带。

（2）暴露患处，垫一次性治疗巾于受敷部位下，受敷部位下涂凡士林，上盖一层纱布。

（3）戴上手套，将敷布浸入热水中后拧至半干。

（4）抖开，折叠敷布敷于患处，上盖棉垫。

（5）持续15～20 min。

（6）整理用物，洗手，记录。

4.注意事项

（1）若患者热敷部位不禁忌压力，可用热水袋放置在敷布上再盖以大毛巾，以维持温度。

（2）面部热敷者，应间隔30 min后方可外出，以防感冒。

5.健康教育

（1）向患者及家属解释使用热湿敷的目的、方法、作用。

（2）说明使用热湿敷的注意事项及应达到的治疗效果。

6.操作流程图

热湿敷操作流程图（如图7-3-5所示）。

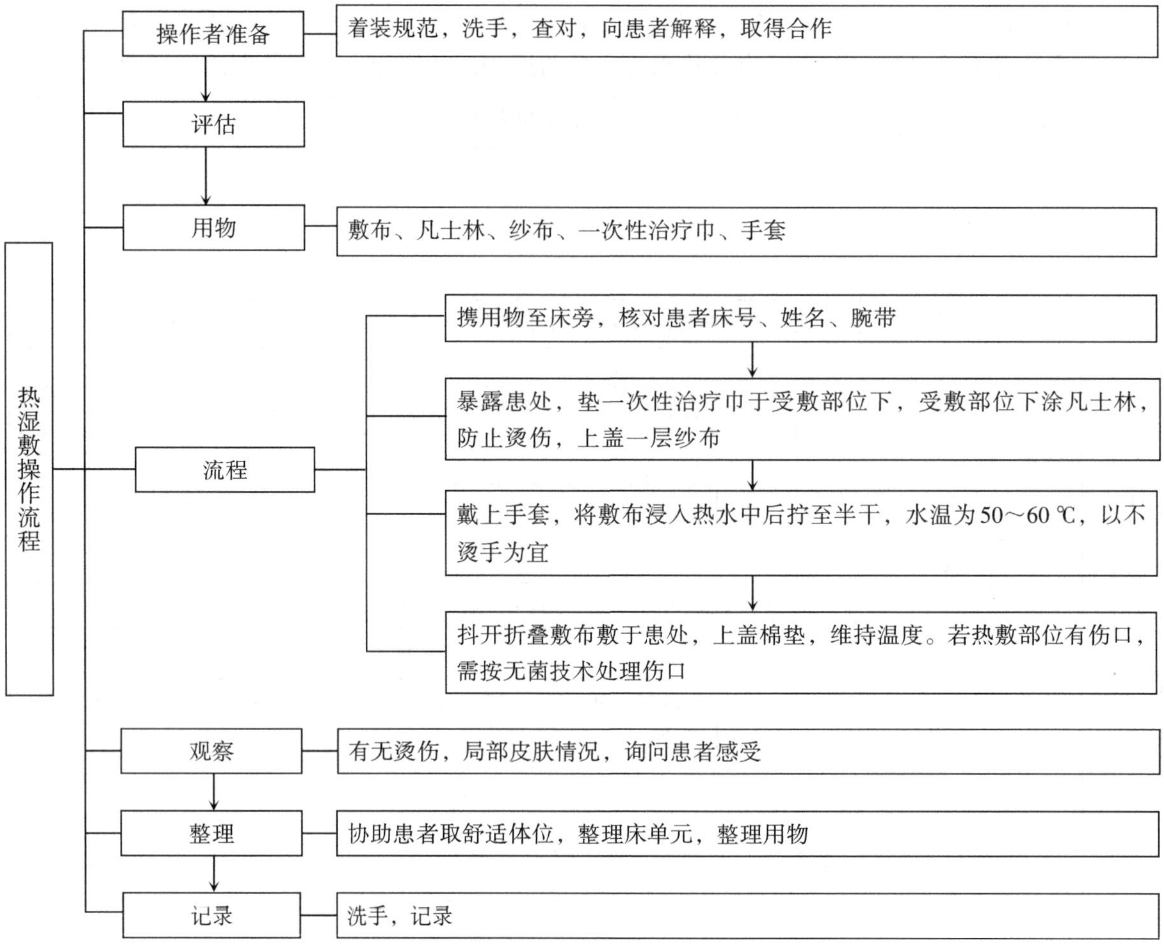

图7-3-5　热湿敷操作流程图

（四）热水坐浴

1.目的

热水坐浴的目的是消炎、消肿、止痛，促进引流，用于会阴部、肛门疾病及手术后。

2.操作前准备

（1）评估患者并解释

评估：患者的年龄、病情、治疗情况、局部皮肤情况、伤口状况、活动能力、合作程度及心理状态。

解释：向患者或家属解释使用热水坐浴的目的、方法、注意事项及配合要点。

（2）患者准备：了解热水坐浴使用的目的、方法、注意事项及配合要点；排尿、排便，并清洗局部皮肤。

（3）环境准备：调节室温，酌情关闭门窗，必要时屏风遮挡

（4）操作者准备：操作者着装整洁，洗手，戴口罩，修剪指甲。

（5）用物准备：水温计、药液（遵医嘱）、毛巾、无菌纱布、热水、盆、速干手消毒剂，必要时备换药用物；医疗垃圾桶、生活垃圾桶；坐浴椅。

3.操作步骤

（1）遵医嘱配置药液置于浴盆内1/2满，调节水温。

（2）携用物至床旁，核对患者床号、姓名、腕带。

（3）置浴盆于坐浴椅上。

（4）屏风遮挡，暴露患处。

（5）坐浴15～20 min，观察。

（6）坐浴毕，用纱布擦干臀部，协助穿裤，卧床休息。

（7）开窗，打开窗帘。

（8）整理用物，洗手，记录。

4.注意事项

（1）热水坐浴前先排尿、排便，因热水可刺激肛门和会阴部，易引起排尿、排便反射。

（2）坐浴部位若有伤口，坐浴盆，溶液及用物必须无菌；坐浴后应用无菌技术处理伤口。

（3）女性患者经期、妊娠后期、产后2周内、阴道出血和盆腔急性炎症不宜坐浴，以免引起感染。

（4）坐浴过程中，注意观察患者的面色，脉搏，呼吸，倾听患者主诉，有异常时应停止坐浴。

5.健康教育

（1）向患者及家属解释使用热水坐浴的目的、方法、作用。

（2）说明使用热水坐浴的注意事项及应达到的治疗效果。

6.操作流程图

热水坐浴操作流程图（如图7-3-6所示）。

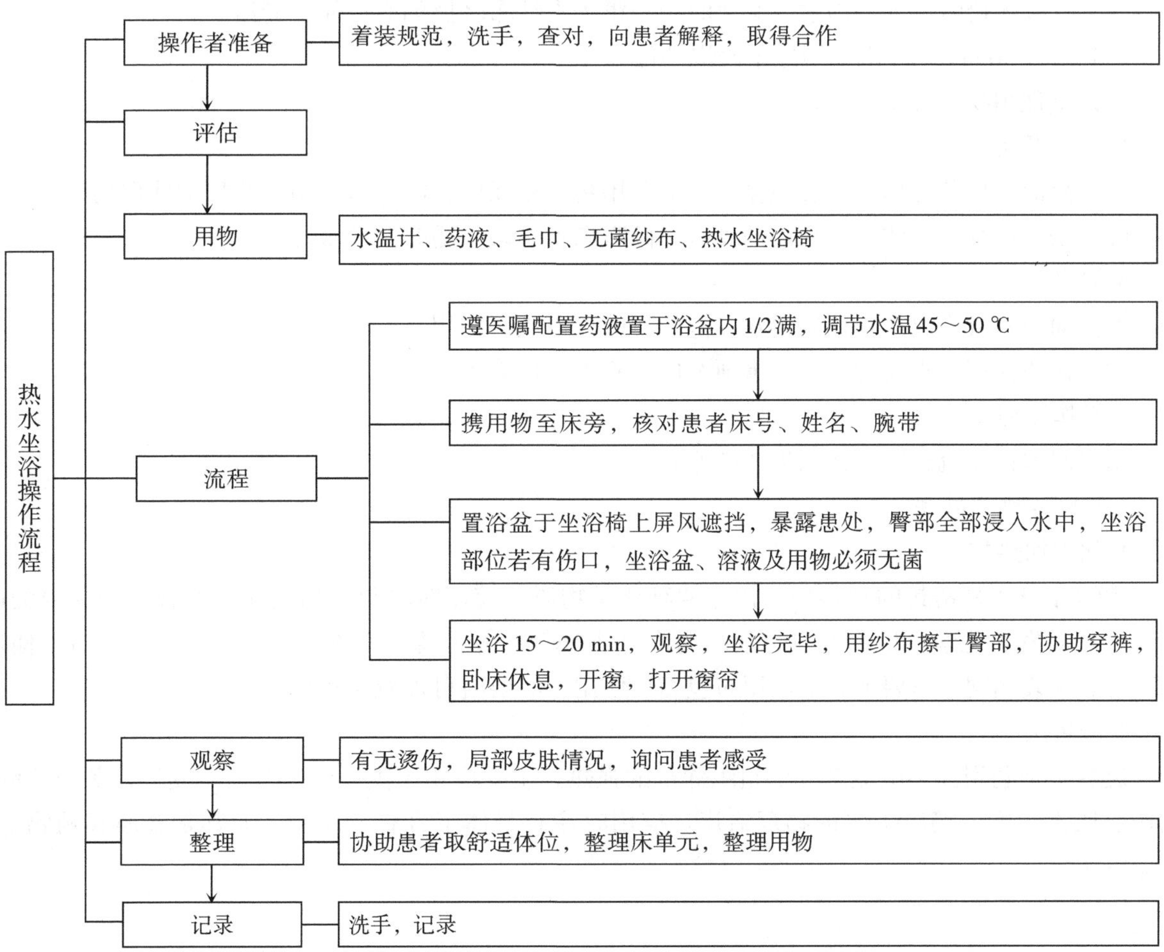

图7-3-6　热水坐浴操作流程图

（五）温水浸泡

1. 目的

温水浸泡的目的是消炎、镇痛、清洁、消毒创口，用于手、足、前臂、小腿部感染。

2. 操作前准备

（1）评估患者并解释

评估：患者的病情、治疗情况、局部皮肤情况、伤口状况、活动能力、合作程度及心理状态。

解释：向患者或家属解释使用温水浸泡的目的、方法、注意事项及配合要点。

（2）患者准备：了解温水浸泡使用的目的、方法、注意事项及配合要点；坐姿舒适，愿意配合。

（3）环境准备：调节室温，酌情关闭门窗。

（4）操作者准备：操作者着装整洁，洗手，戴口罩，修剪指甲。

（5）用物准备：长镊子、纱布、热水、药液（遵医嘱）、浸泡盆、速干手消毒剂、必要时备换药用物，以及医疗垃圾桶、生活垃圾桶。

3. 操作步骤

（1）携用物至床旁，核对患者床号、姓名、腕带。

（2）配置药液置于浸泡盆内1/2满，调节水温。

（3）暴露患处，取舒适体位。

（4）将肢体慢慢放入浸泡盆，必要时用长镊子夹纱布轻擦创面，使之清洁。

（5）持续30 min，浸泡完毕擦干浸泡部位。

（6）整理用物，洗手，记录。

4. 注意事项

（1）浸泡部位若有伤口，浸泡盆、药液及用物必须无菌；浸泡后应用无菌技术处理伤口。

（2）浸泡过程中，注意观察局部皮肤，倾听患者主诉，随时调节水温。

5. 健康教育

（1）向患者及家属解释使用温水浸泡的目的、方法、作用。

（2）说明使用温水浸泡的注意事项及应达到得治疗效果。

6. 操作流程图

温水浸泡操作流程图（如图7–3–7所示）。

（六）其他热疗法

1. 化学加热袋

化学加热袋是密封的塑料袋，内盛两种化学物质，使用时将化学物质充分混合，使袋内的两种化学物质发生化学反应而产热，最高温度可达76 ℃，平均温度为56 ℃，可持续2 h左右。使用方法与热水袋相同，需要加布套或用布包裹后使用。必要时可加双层布包裹使用。

2. 透热法

透热法是利用高频电流来提供组织深部的强热，主要应用于类风湿关节炎、变形性关节疾病、创伤、肌肉痉挛、筋膜炎等的物理治疗。应用时注意身体不可有金属物，尤其是金属移植物等，以免烫伤。

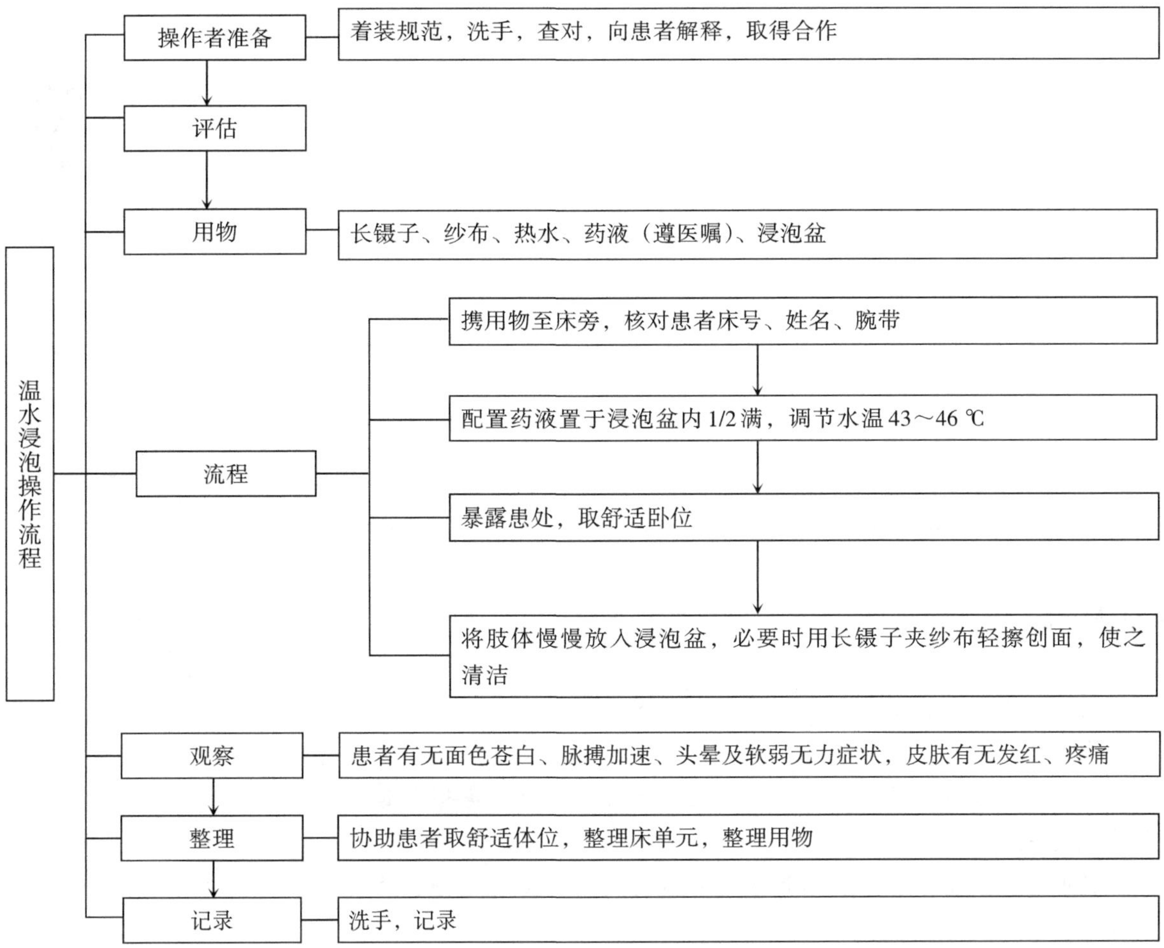

图7-3-7　温水浸泡操作流程图

思考与练习

1.李某，男，30岁，诊断大叶性肺炎，患者面色潮红，呼吸急促。查体：体温39 ℃，脉搏113次/min，呼吸28次/min，血压109/67 mmHg。

请思考：

（1）为患者进行的降温措施有哪些？

（2）降温过程中有哪些注意事项？

2.张某，女，46岁，诊断颌面间隙感染，患者寒战，手脚冰凉，护理人员用热水袋为其保暖。

请思考：

1.热水袋温度应控制在多少？

2.热水袋使用过程中有哪些注意事项？

（张小敏）

第八章 营养与排泄

学习目标

通过本章的学习，学生能够完成以下要求：

◎**识记**

1. 能正确描述各种营养素的功能、主要来源、每日参考摄入量及营养状况的评估。

2. 能正确陈述基本饮食、治疗饮食和试验饮食的适用范围、饮食原则及用法。

3. 能正确陈述鼻饲法的操作步骤及注意事项。

4. 能正确描述排尿异常的评估与护理及与排尿有关的护理技术操作和注意事项。

5. 能正确描述排便异常的评估与护理及与排便有关的护理技术操作和注意事项。

◎**理解**

1. 能正确说明饮食与健康、疾病治愈的关系。

2. 能正确描述肠内营养与肠外营养的适应证、分类和用法。

3. 能正确理解要素饮食的适应证、并发症及注意事项。

4. 能正确描述肠外营养的并发症。

5. 能正确描述泌尿系统、结直肠的结构与功能、排尿和排便的生理。

◎**应用**

1. 熟练掌握鼻饲法的操作步骤及注意事项。

2. 能严格按照无菌操作原则实施留置导尿术的操作。

3. 能严格按照无菌操作原则实施膀胱冲洗技术的操作。

4. 能正确进行大量不保留灌肠。

饮食和营养（diet and nutrition）是人类生命活动的基础。机体通过饮食摄取营养，调节机体各项生理功能和维持生长发育。不合理的饮食可以导致人体营养失衡，危害人体健康。因此，医护人员应掌握饮食与营养的相关知识和技术，正确评估患者的营养状况，科学制订饮食治疗计划，通过适当的途径给予患者均衡的饮食及充足的营养，以满足患者的营养需求，促进疾病康复。排泄是机体的基本生理需求之一，是将新陈代谢产生的废物排出体外的过程。人体可以通过消化道、泌尿道、呼吸道和皮肤排泄，人体排泄活动受诸多因素的影响，具有个体差异性。

第一节　营养概述

人体必须从食物中摄取一定量的能量和营养素维持机体正常的生命活动。医护人员通过了解健康和疾病与饮食和营养的关系，对患者施以有针对性的治疗及护理，从而维护患者机体健康。

一、人体对营养的需求

营养素为食物中能够被人体消化、吸收和利用的物质，为了维持生命与健康，人体必须从食物中获得营养物质。营养素有碳水化合物、蛋白质、脂肪、维生素、无机盐、水和纤维素七类。这些营养素为机体供给能量，其中，碳水化合物、脂肪和蛋白质在体内氧化可以释放能量，为产能营养素，碳水化合物、脂肪和蛋白质产热量分别为：4 kcal/g、9 kcal/g和4 kcal/g。成年人膳食中的碳水化合物、脂肪和蛋白质供能百分比分别为：50%～65%、20%～30%和10%～15%。各种营养素的生理功能、主要来源及每日参考摄入量见表8-1-1。

表8-1-1　各种营养素的功能、来源及参考摄入量

营养素		生理功能	主要来源	每日参考摄入量
蛋白质		人体组织的构成、修复及更新；构成机体生理活性物质；维持血浆渗透压；提供热能	动物性蛋白和植物性蛋白，如肉、蛋、奶、豆类、谷类、坚果类	男性65 g 女性55 g
脂肪		提供和储存热能；维持体温，对脏器提供保护；人体组织的构成；提供必需脂肪酸；促进脂溶性维生素的吸收和增加饱腹感	动物性脂肪和植物性脂肪，如肉类、植物油、坚果类等	占总能量的20%～30%
碳水化合物		提供热能；人体组织的构成；节约蛋白质的作用；抗生酮作用	糖类、谷物、水果和干果类、干豆类、根茎蔬菜类等	占总能量的50%～65%
矿物质	钙	人体必需常量元素之一。骨骼和牙齿的主要构成成分。维持神经肌肉兴奋性；调节及维持体液酸碱平衡、细胞功能；血液凝固和激素分泌	奶类及豆制品、虾皮、海带、绿色蔬菜、发菜、银耳、芝麻酱、骨粉	800～1000 mg

续表 8-1-1

营养素			生理功能	主要来源	每日参考摄入量
矿物质	钾		人体必需常量元素之一。参与碳水化合物和蛋白质的代谢，维持神经肌肉的兴奋性、渗透压及酸碱平衡	糖蜜、土豆粉、脱水水果、米糠、调味品、海藻、大豆粉、向日葵籽、麦麸	2000 mg
	磷		人体必需常量元素之一。骨骼和牙齿的构成成分；参与物质代谢，维持酸碱平衡	花生粉、可可粉、南瓜子、米糠、大豆粉、麦麸、牛肉、干酪、鱼、海产品、羊肉	700～720 mg
	钠		人体必需常量元素之一。调节细胞外液渗透压和容量，维持神经肌肉兴奋性和酸碱平衡。钠摄入过多是引发高血压的原因之一	食盐、肉类、鱼类和绿色蔬菜	1400～1500 mg
	镁		人体必需常量元素之一。酶的激活剂，调节细胞钠、钾分布，维持神经肌肉兴奋性和骨骼生长	绿叶菜、坚果类、豆制品、小鱼干	320～330 mg
	锌		人体必需微量元素之一。参与体内多种酶的组成，具有催化、结构和调节功能。锌缺乏可引起味觉障碍、生长发育不良、皮肤损害和免疫功能损伤等	高蛋白质的食物含锌都较高。海产品及坚果类是锌的良好来源	男性 12.5 mg 女性 7.5 mg
	铁		人体必需微量元素之一。血红素和铁硫基团的成分与原料，参与体内氧的运送和组织呼吸过程，维持正常的造血功能	动物肝脏、蛋黄、豆类、绿色蔬菜、海带、木耳等	男性 12 mg 女性 20 mg
	碘		人体必需微量元素之一。合成甲状腺激素的成分。摄入不足可引起碘缺乏病。长期过量摄入可导致高碘性甲状腺肿等危害	海产品，如海带、紫菜、海参、海盐；碘盐	120 μg
维生素	脂溶性维生素	维生素A	所有具有视黄醇生物活性的化合物，包括维生素 A_1 及维生素 A_2 两种。参与视觉功能、生殖系统、机体免疫和代谢、骨骼发育、胚胎器官建成等多种生理过程。安全摄入量范围较小	动物肝脏、全脂奶及其制品、绿色和黄色蔬菜、红心甘薯、胡萝卜、青椒、南瓜等	男性 800 μg 女性 700 μg
		维生素D	最具生物活性的形式为胆钙化醇（维生素 D_3）和麦角骨化醇（维生素 D_2）。具有维持钙磷代谢平衡的功能	海鱼、动物肝脏及蛋黄、奶油、干酪、鱼肝油等；体内转化	10 μg
		维生素E	有抗氧化活性，保持红细胞完整性，参与DNA、辅酶Q的合成，改善微循环	植物油、谷类、豆类、坚果、绿叶蔬菜等	14 mg
		维生素K	包括维生素 K_1、K_2 和 K_3，为形成活性凝血因子Ⅱ、Ⅶ、Ⅺ和Ⅹ所必需	动物肝脏、绿色蔬菜；肠内细菌合成	80 μg

续表 8-1-1

<table>
<tr><th colspan="3">营养素</th><th>生理功能</th><th>主要来源</th><th>每日参考摄入量</th></tr>
<tr><td rowspan="6">维生素</td><td rowspan="6">水溶性维生素</td><td>维生素B_1（硫胺素）</td><td>在体内以焦磷酸硫胺素的形式构成丙酮酸脱氢酶、转酮醇酶、α-酮戊二酸脱氢酶等的辅酶参与能量代谢。维生素B_1缺乏可引起脚气病</td><td>动物内脏、肉类、豆类及花生、糙米</td><td>男性1.4 mg
女性1.2 mg</td></tr>
<tr><td>维生素B_2（核黄素）</td><td>在体内以黄素腺嘌呤二核苷酸、黄素单核苷酸作为辅基与特定蛋白质结合，形成黄素蛋白，参与氧化还原反应和能量代谢。维生素B_2缺乏可引起口腔、皮肤和阴囊等部位的炎症</td><td>肝脏、肾脏、心脏、蛋黄、鳝鱼、奶类等，许多绿叶蔬菜和豆类</td><td>男性1.4 mg
女性1.2 mg</td></tr>
<tr><td>维生素B_6</td><td>包括吡哆醇、吡哆醛及吡哆胺。其磷酸化形式是氨基酸代谢过程中转氨酶等的辅酶。维生素B_6缺乏可引起末梢神经炎、唇炎、舌炎、皮脂溢出和小细胞性贫血等。维生素B_6过量可引起感觉神经疾患和光敏感反应等</td><td>谷类、肉类、豆类、鱼类、蔬菜、水果</td><td>1.4～1.6 mg</td></tr>
<tr><td>维生素B_{12}（钴胺素）</td><td>其辅酶形式是甲基钴胺素和腺苷钴胺素，参与核酸与红细胞生成。维生素B_{12}缺乏可引起巨幼红细胞贫血等</td><td>肝脏、肾脏、牛肉、猪肉、鸡肉、鱼类、蛤类、蛋、牛奶、乳酪、乳制品、腐乳</td><td>2.4 μg</td></tr>
<tr><td>叶酸</td><td>B族维生素之一。其辅酶形式是四氢叶酸的一些衍生物，在一碳单位代谢中发挥作用。叶酸缺乏可引起巨幼红细胞贫血，在妇女围孕期可导致胎儿神经管畸形、唇腭裂等出生缺陷。叶酸过量可掩盖维生素B_{12}缺乏的早期表现，干扰锌吸收和抗惊厥药物的作用等</td><td>肝脏、肾脏、鸡蛋、豆类、酵母、深绿色叶类蔬菜、水果、坚果类</td><td>400 μg</td></tr>
<tr><td>维生素C（抗坏血酸）</td><td>在体内参与氧化还原反应和羟化反应。维生素C缺乏可引起坏血病。维生素C过量可引起尿草酸盐排泄量增加，增加泌尿系结石形成的危险</td><td>柑橘、橙、鲜枣、猕猴桃、草莓、柠檬、西红柿、梨、菜花、莴苣叶、山楂、深色蔬菜</td><td>100 mg</td></tr>
<tr><td colspan="3">水</td><td>机体主要组织成分；溶解并运送营养素和代谢产物；润滑作用；调节体温；直接参与体内氧化还原反应</td><td>饮水，食物中的水，体内代谢水</td><td>1500～1700 mL</td></tr>
<tr><td colspan="3">膳食纤维</td><td>促进肠道功能，预防便秘；控制体重；降低血糖及胆固醇；预防结肠癌</td><td>蔬菜、水果、粗粮杂粮、豆类及菌藻类</td><td>25～30 g</td></tr>
</table>

注：表中每日参考摄入量引用中华人民共和国卫生行业标准2017—2018《中国居民膳食营养素参考摄入量》（第1-5部分）成人18～65岁年龄组推荐摄入量的标准。

二、饮食、营养和人体健康的关系

（一）饮食与健康的关系

饮食能满足人体对各种营养的需求，合理均衡的饮食与营养是维持人体健康的基石，能实现各项营养素的平衡，保障身体的各项机能，促进营养的吸收和消化，保障人体健康。蛋白质为机体的生长发育和组织修复提供营养补给，维持正常生理机能；维生素可以保障身体发育，增强身体的抵抗能力；无机盐是机体组织的重要成分，可以调节机体生理机能；膳食纤维对人体的排泄和肠道疾病的预防非常有利；水分是维持身体生理活动正常进行的重要物质。相反，不健康的饮食，营养素的摄入失衡或不当饮食均可导致某些疾病的发生与发展，从而危害健康。

（二）饮食与疾病治愈的关系

机体在患病状态下伴有不同程度的代谢变化，根据疾病的病理、生理特点，制订特定的饮食配方和治疗方案，以增强机体抵抗力，促进组织修复。

1.补充消耗及额外损失的营养素

及时、合理地调整营养素的摄入，满足机体由于疾病引起的能量和营养素的消耗增加或营养素的额外损失，减少机体的蛋白质消耗和糖原分解，从而提高患者的抵抗力，促进创伤组织的修复和疾病治愈。

2.辅助治疗及诊断疾病

饮食治疗是某些疾病主要的治疗措施之一。糖尿病、高血压、冠心病、痛风等疾病可以通过调整食物构成，控制某些营养成分的摄入量，从而控制病情发展。为减轻某些脏器的负担，可以减少某种营养素的摄入量，如肾功能衰竭的患者须限制钠盐的摄入，糖的摄入控制可以限制1型糖尿病发展。增加某些特定营养素的摄入，可以治疗营养缺乏疾病。营养不良时需要进行胃肠内营养和胃肠外营养，以给以营养支持。同时，特定的饮食可以协助疾病诊断，如葡萄糖耐量试验饮食可辅助诊断糖尿病。根据疾病的病理生理学特点制定合理的饮食治疗方案，可以促进患者恢复健康。

三、营养状况的评估

营养评估是对患者营养状态进行全面的评估，从而判定机体的营养状况，确定营养不良的程度和类型，评估营养不良所致的危险性，并监测营养支持治疗的疗效。评定患者的营养状态是营养治疗的第一步，通过营养评估，医护人员可以有针对性地对患者进行饮食治疗及护理。

（一）影响因素的评估

1.生理因素

（1）年龄：不同的年龄阶段对营养的需求、喜好、饮食自理能力也不同。青少年生长发育快，需要高蛋白、高热量、高维生素及高矿物质饮食。母乳喂养的婴儿需及时补充维生素等。幼儿及学龄前儿童神经系统发育旺盛，应有充足的脂肪酸摄入。中年以后，新陈代谢速度逐渐减慢，所需热量减少，但对钙等营养素的需求增加。

（2）活动量：活动量是能量代谢的主要因素，活动量大的人所需热能及营养素较多，因此在能量供给时要考虑到人的活动强度、工作性质和工作条件等。

（3）特殊生理时期：妊娠期和哺乳期的女性对营养素的需求量显著增高。妊娠期妇女由于体内激素变化，合成代谢加快，应给予高能量、高维生素、高蛋白质及高糖和适量脂肪的均衡饮食。哺乳期妇女还要满足供给婴儿乳汁的能量消耗，要充足补充蛋白质及维生素C和B族维生素。

2病理因素

（1）疾病与创伤：许多疾病与创伤会影响患者的食欲及食物在体内的代谢过程。口腔疾患或味觉异常会直接影响患者对营养素的摄取，可导致营养摄入不足。发热、甲状腺功能亢进等高代谢疾病会使机体对热量需要增加。患者在创伤愈合和感染期间，对蛋白质的需求量会增加。

（2）食物过敏与不耐受：某些个体因受机体免疫因素的影响，对牛奶、海产品等过敏，易发生腹泻、荨麻疹、哮喘等变态反应。某些个体因空肠缺乏乳糖酶，对乳类食物不耐受，食用乳制品会引起腹泻。

（3）药物：药物在治疗疾病的同时可能影响患者的食欲及营养素在体内的吸收和代谢，如类固醇、胰岛素等药物可增进食欲，非肠溶性红霉素、氯贝丁酯等药物可降低食欲，抗酸剂可导致钙的缺乏，长期服用苯妥英钠可影响叶酸和维生素C的吸收。

3.心理因素

焦虑、紧张、烦躁、恐惧、悲哀等不良情绪均可引起交感神经兴奋，抑制胃肠道蠕动及消化液分泌，降低食欲，甚至引发厌食；而轻松愉快的心情可增进食欲。此外，环境，食物的色、香、味等都可影响患者心理，从而改变食欲。

4.社会、文化因素

经济水平、文化背景、健康意识、营养知识、生活方式、民族、宗教信仰、地理位置等，均可影响个人的饮食和营养状况。

（二）身体营养状况的评估

1.体格检查

可通过外貌、毛发、皮肤、指甲、肌肉和骨骼等评估患者的营养状况。（见表8-1-2）

表8-1-2　不同营养状况的身体征象

项目	营养良好	营养不良
外貌	发育正常，有活力	发育不良，消瘦，漠然，疲倦
毛发	有光泽，浓密	无光泽，稀疏干燥
皮肤	有光泽和弹性	无光泽，弹性差，干燥，肤色过淡或过深
口唇	柔润，无裂口	肿胀，口角裂，口角炎症
指甲	粉色，坚实	粗糙，无光泽，易断裂
肌肉和骨骼	肌肉结实，富有弹性，皮下脂肪丰满；骨骼无畸形	肌肉松弛无力，皮下脂肪菲薄；锁骨上窝和肋间隙凹陷，肩胛骨、髂骨突出

2.人体测量

从身体形态和人体测量数据可以较好地反映营养状况，体格的大小和生长速度是营养状况的灵敏指标。人体测量的数据，越来越被认为是评价营养状况的有用指标，并被广泛应用于临床工作中。临床中常用的人体测量项目包括身高、体重、体质指数、特定部位的皮褶厚度及围度等。

（1）身高、体重：身高和体重是综合反映个体营养状况及生长发育的最重要的指标。测量身高和体重是营养评价中最简单、直接而又可靠的方法。体重反映一定时间内营养状况的变化，身高反映较长时期的营养状况。

①标准体重：所谓体重是指人体各部分的总重量。它经常受环境因素的影响而不断变化，并且因种族、身高、年龄、性别等因素的不同而存在差异。

标准体重的计算公式为（根据世界卫生组织推荐的计算方法）：

男性标准体重计算方法：［身高（cm）－80］×70%；

女性标准体重计算方法：［身高（cm）－70］×60%。

按照上述公式计算，一般认为凡超过标准体重10%者为偏重，超过20%者为肥胖，低于10%者为偏瘦。

②体质指数（Body Mass Index，BMI）：体质指数是最常用来量度体重与身高比例的工具，是与体内脂肪总量密切相关的指标。它利用身高和体重之间的比例来衡量一个人是否过瘦或过肥。体质指数适合除外儿童、发育中的青少年、孕妇、乳母、老人及肌肉发达者外18～65岁的患者。其计算公式如下：

$$BMI=体重（kg）/［身高（m）]^2。$$

世界卫生组织评价标准：BMI正常值为18.5～24.9，＜18.5为体重过低，≥25.0为超重，≥30为肥胖；亚太标准：BMI正常值为18.5～22.9，＜18.5为体重过低，≥23.0为超重，≥25.0为肥胖；我国BMI标准：18.5～23.9为正常，＜18.5为体重过低，≥24为超重，≥28为肥胖。

（2）皮褶厚度：皮褶厚度与全身脂肪含量有一定线性关系，可以用其推算体脂含量，并间接反映机体能量代谢的变化。皮褶厚度可用超声波、X光、皮褶卡钳等测量，其中卡钳测量皮褶厚度最为经济简便。测量皮褶厚度的常用部位有上臂肱三头肌部（代表四肢）、肩胛下角部（代表躯体）和腹部。三头肌皮褶厚度正常参考值为：男性12.5 mm，女性16.5 mm。评价标准：所测数据与正常值相比较，120%为肥胖，100%～110%为正常，80%～90%为轻度营养不良，60%～80%为中度营养不良，60%以下为重度营养不良。若皮褶厚度小于5 mm，表示无皮下脂肪。

（3）上臂围（Midarm Circumference，MAC）：上臂围可以反映肌蛋白贮存和消耗程度及热能代谢情况，是上肢自然下垂时上臂中点（肱二头肌最突出部）水平的围周长。测量值>标准值90%为营养正常，90%～80%为轻度营养不良，80%～60%为中度营养不良，＜60%为重度营养不良。

（4）腰围（Waist Circumference，WC）：腰围是腋中线肋弓下缘和髂嵴连线中点的水平位置处的体围周长。腰围是检测肥胖的有效指标，是反映脂肪蓄积总量和脂肪分布的综合指标，能很好地预测心血管病的危险因素。国际糖尿病联盟将腰围作为诊断代谢综合征的必需危险因子。中国肥胖问题工作组建议，成人男性腰围>85 cm、女性腰围>80 cm为肥胖。

（三）生化及实验室检查

利用实验室测定营养成分的血液浓度，营养吸收和代谢有关的各种酶活性，营养代谢产物的血液及尿液浓度，指甲、头发中营养素含量等数据，是评价人体营养状况的客观指标。临床中常用的检查项目包括血浆蛋白（白蛋白、前白蛋白、转铁蛋白和结合蛋白）、氮平衡、肌酐-身高指数、免疫功能（总淋巴细胞计数、皮肤迟发型超敏反应）、维生素和微量元素的含量等。

第二节　医院饮食

医院饮食是根据人体的基本营养需求和各种疾病的治疗需要而制订的，分为基本饮食、治疗饮食和试验饮食三类。

一、基本饮食

基本饮食（basic diet）是指为住院患者提供的常用饮食，适用于一般患者，包括普通饮食、软质饮食、半流质饮食和流质饮食四种。（见表8-2-1）

表8-2-1 基本饮食

饮食种类	适用范围	饮食原则	用法	选择的食物
普通饮食	与健康人饮食基本相似，是医院饮食中最常见的一种。适用于体温正常或接近正常、无咀嚼困难、消化功能无障碍的患者	均衡营养，与健康人饮食相似，可口、易消化、无刺激的食物	热量2200～2600 kcal/d，蛋白质70～90 g/d，脂肪60～70 g/d，碳水化合物450 g/d，水分约2500 mL/d；3餐/日按比例分配	基本同正常人
软质饮食	一种质地软、易消化的医院饮食。适用于胃肠手术后、溃疡病恢复期和口腔疾患恢复期患者	营养均衡，细、烂、软，易消化、易咀嚼食物，清淡少油，不选粗纤维多的蔬菜	热量2200～2400 kcal/d，蛋白质与脂肪需要量与普通饮食相同，3～4餐/日	面条、软饭、馒头、蒸煮蛋、包子、瘦嫩肉类等
半流质饮食	食物细软，呈半流体的一种医院饮食。适用于各种手术后、发热较高、消化道疾病及消化不良等的患者	食物呈半流质，易咀嚼、吞咽和消化，少纤维素，营养丰富，痢疾患者禁用牛奶、豆浆及过甜食物，胃肠功能紊乱者禁食含纤维素高或易引起胀气的食物	热量1500～2000 kcal/d，蛋白质50～70 g/d，5～6餐/日	粥、面条、乳类、鸡蛋羹、肉末等
流质饮食	将全部食物制成流体或在口腔内能融化成液体的一种医院饮食。较半流质饮食更易吞咽和消化，适用于急性病、高热患者及胸腹部大手术后等的患者	液体状食物或在口腔内可融化为液体的食物。因其能量与营养素低，只能短期食用，并辅以肠外营养以补充热量和营养素	热量800 kcal/d，蛋白质40～50 g/d，6～7餐/日，200～250 mL/次，2～3 h/次	乳类、豆浆、米汤、稀藕粉、肉汁、果菜汁

二、治疗饮食

治疗饮食（therapeutie diet）是指为了达到治疗的目的，为适合病情需要，在基本饮食的基础上，适当调整某些营养素和总能量的一种饮食，如高蛋白饮食、低脂饮食、低盐饮食、高纤维饮食等。（见表8-2-2）。

表8-2-2 治疗饮食

饮食种类	适用范围	饮食原则及用法
高热能饮食	凡处于高分解代谢的患者，如恶性肿瘤、大面积烧伤、贫血、甲亢、大手术前后、营养不良等	基本饮食基础上加餐1～2次，其中蛋、鱼和肉等优质蛋白占1/2～2/3，防止胆固醇及饱和脂肪酸过多。总热量较正常增加300 kcal/d，蛋白质90～120 /d。成年烧伤患者总热量4000 kcal/d
高蛋白饮食	高代谢性疾病的患者，如烧伤、恶性肿瘤、结核、贫血、甲亢、大手术后、肾病综合征、低蛋白血症，孕妇、乳母等	在基本饮食基础上增加富含蛋白质的食物，尤其是优质蛋白，如牛奶、鸡蛋、豆浆等。供给量为1.5～2.0 g/（kg·d），总量不超过120 g/d。总热量2500～3000 kcal/d
低蛋白饮食	尿毒症、急性肾炎、肝性脑病等限制蛋白质摄入的患者	补充足量蔬菜和含糖高的食物，以维持正常热量。成人食物中每日蛋白质含量<40 g，视病情可减至20～30 g。肝性脑病者应以植物性蛋白为主，肾功能不全者应以动物性蛋白为主，忌用豆制品
低脂肪饮食	肝胆胰疾病、高脂血症、动脉硬化、冠心病、肥胖症及腹泻等患者	食物少油、清淡，禁食肥肉、蛋黄、动物脑等富含动物性脂肪的食物，高脂血症及动脉硬化者不限制植物油（椰子油除外），脂肪含量<50 g/d，肝胆胰病患者<40 g/d，尤其限制动物性脂肪的摄入
低胆固醇饮食	高胆固醇血症、高脂血症、动脉硬化、冠心病、高血压等患者	禁食或少食富含胆固醇的食物，如动物内脏、脑、鱼子、蛋黄、肥肉、动物油等。胆固醇摄入量<300 mg/d
低盐饮食	急慢性肾炎、肝硬化腹水、心脏病、重度高血压但水肿较轻患者	禁用腌制食物，如咸菜、皮蛋、火腿、香肠、咸肉、虾米等。食盐量<2 g/d，不包括食物内自然存在的氯化钠
无盐低钠饮食	同低盐饮食，主要用于水肿较重患者	禁食含钠食物、腌制食物和含钠药物，如油条、汽水、挂面和碳酸氢钠药物等。无盐饮食除食物中自然含钠量外，不加食盐烹饪，食物中钠含量<0.7 g/d，低钠饮食需控制食物中自然存在的钠含量，应<0.5 g/d
高纤维饮食	便秘、肥胖症、高脂血症、糖尿病等患者	食用富含纤维素的食物，如韭菜、芹菜、卷心菜、粗粮、豆类、竹笋等。成人膳食纤维量>30 g/d
少渣饮食	痢疾、伤寒、腹泻、肠炎、食管胃底静脉曲张、咽喉部及消化道手术等患者	限制富含纤维素食物，忌用强刺激性调味品及坚果、带碎骨等坚硬的食物，肠道疾患者少食油脂食物
低嘌呤饮食	痛风患者	食用富含低嘌呤的食物，如精米、面条、白菜、芥蓝、植物油、水果等。根据患者的病情调节嘌呤含量，急性期选用低嘌呤食物，嘌呤量<150 mg/100 g食物

三、试验饮食（test diet）

试验饮食是指在特定的时间内，通过调整饮食的内容来协助诊断疾病和确保实验室检查结果正确性的一种饮食。（见表8-2-3）。

表8-2-3　试验饮食

饮食种类	适用范围	饮食原则及用法
胆囊超声检查饮食	适用于胆囊超声检查，以诊断有无胆系疾病的患者	检查前3天禁食牛奶、豆制品、糖类等产气的食物，检查前一日晚餐应进食无脂、低蛋白、高碳水化合物的清淡饮食，检查当日晨禁食。若需了解胆囊收缩功能，则在第一次B超检查后，如胆囊显影良好，进食高脂肪餐（油煎荷包蛋2个或高脂肪的方便餐，脂肪含量25～50 g，30～45 min后再次B超检查，若效果不明显，等待30～45 min后再次检查）
隐血试验饮食	适用于消化道出血、消化性溃疡、胃癌及原因不明贫血等需做大便隐血试验的患者	试验前3天禁食动物血、肉类、禽类、鱼类、绿色蔬菜等富含铁的食物及药物等，以免出现假阳性结果。可进食牛奶、去皮土豆、鸡蛋清、豆制品、白菜、米、面、馒头等。第4天留取粪便进行隐血试验
肌酐试验饮食	适用于协助检查、测定肾小球滤过功能的患者	试验期为3天，试验期间禁食富含蛋白质的食物，如肉、禽、鱼类，忌饮茶和咖啡，全天主食在300 g以内，蛋白质的摄入量<40 g，以排除外源性肌酐的影响，蔬菜、水果、植物油不限，热量不足可添加藕粉或含糖的点心等。第3天测定尿肌酐清除率及血肌酐含量
尿浓缩功能试验饮食	适用于检查肾小管浓缩功能的患者	试验期为1天，控制全天食物中的水分，总量500～600 mL。可进食含水分少的食物，如米饭、馒头、面包、炒鸡蛋、土豆、豆腐干等，烹调时尽量不加水或少加水，避免食用过甜、过咸或含水量高的食物，蛋白质供给量为1 g/（kg·d）
甲状腺^{131}I试验饮食	适用于协助测定甲状腺功能的患者	试验期为2周，试验期间禁食海带、海蜇、紫菜、海参、虾、鱼、加碘食盐等含碘食物，以排除外源性摄入碘对检查结果的影响；禁用碘做局部消毒。2周后做^{131}I功能测定
葡萄糖耐量试验饮食	适用于疑似糖尿病的确诊和排除的患者。如无糖尿病症状，随机或空腹血糖异常，有一过性或持续性糖尿，有糖尿病家族史或随机血糖和空腹血糖不够诊断标准的患者	试验当天清晨，成人患者在空腹状态下口服葡萄糖液（75 g葡萄糖溶于250 mL温水中），5 min内饮完，分别在1 h及2 h后再测静脉血浆糖量，儿童按每千克体重1.75 g计算，总量在75 g以内

第三节　饮食护理技术

饮食与健康和疾病有着非常重要的关系，合理的饮食可以维持机体各项生理机能，保证机体的正常生长发育，促进组织修复，提高机体免疫力。病情危重、消化道功能障碍、不能经口或不愿经口进食的患者，临床医护人员要根据患者的不同病情采用不同的特殊饮食护理，包括肠内营养和肠外营养。

一、肠内营养

肠内营养（enteral nutrition，EN）是经胃肠道用口服或管饲来提供代谢需要的营养物质及其他各种营养素的营养支持方式。当患者原发疾病或因治疗与诊断的需要而不能或不愿经口摄食，或摄食量不足以满足需要时，如胃肠道功能允许而又可耐受时，首先应考虑采用肠内营养。根据肠内营养制剂的组成，可将其分为要素制剂、非要素制剂、组件制剂和特殊治疗用制剂四种。根据营养制剂进入胃肠道的方法，可将其分为经口、管饲两种。管饲（tube feeding）是将导管插入胃肠道，为患者提供必需的食物、营养液、水及药物的方法。根据导管插入的途径分为：①鼻胃管，导管经鼻腔插入胃内；②口胃管，导管经口腔插入胃内；③胃造瘘管，经皮内镜胃造口或手术放置胃造口管，导管经胃造瘘口插入胃内；④空肠造瘘管，经皮内镜空肠造口或手术放置空肠造口管，导管经空肠造瘘口插入空肠；⑤鼻肠管，导管经鼻腔插入小肠。本节主要介绍要素饮食及鼻饲法（鼻胃管）。

（一）要素饮食

要素饮食（elemental diet）是一种化学组成明确的精致食品，含有游离氨基酸、单糖、主要脂肪酸、无机盐类、维生素和微量元素等全部人体所需的易于消化吸收的营养成分，不含纤维素，不需要消化即可直接被肠道吸收，从而促进伤口愈合，改善患者营养状况。

1.适应证

胃肠造瘘等消化吸收功能障碍的患者；晚期癌症患者；手术前后营养不良患者；严重烧伤、创伤、重度感染，导致机体代谢率增高，大量蛋白质丢失者；慢性消耗性疾病患者；肝、肾功能衰竭患者及需要增加营养的老人和小儿。

2.分类

要素饮食根据治疗的目的分为营养治疗用要素饮食和特殊治疗用要素饮食。营养治疗用要素饮食主要包括游离氨基酸、重要脂肪酸、单糖、无机盐类、维生素、微量元素等。特殊治疗用要素饮食是以达到治疗目的的一些特殊种类要素饮食，主要针对不同疾病患者以增减相应营养素，主要有适用于肾功能衰竭的以必需氨基酸为主的要素饮食、适用于肝功能损害的高支链氨基酸低芳香族氨基酸要素饮食和适用于苯丙酮尿症的低苯丙氨酸要素饮食等。

3.用法

根据患者的病情需要，配成适宜的浓度和剂量，经过口服、鼻饲、经胃或是空肠造瘘口滴注的方法供给患者。口服开始由50 mL/次逐渐增加到100 mL/次，6～10次/日，由于要素饮食口味欠佳，口服时患者不易耐受，可以在其中添加果汁或是蔬菜汁等调味料，适应于病情较轻而且能经口进食的患者。管饲可分为一次性注入、间歇重力滴注和连续滴注。采用何种方法投给取决于肠内营养的性质、喂养管的类型与大小、管端的位置及营养素的需要量，如采用质地柔软与管径小的喂养管，则不适用于黏度大或混有研碎药品的肠内营养，胃肠内喂养应以连续滴注为宜。管饲滴注要素饮食的三种方式：

（1）一次性注入：用注射器将配制好的要素饮食或现成制品缓慢（速度≤30 mL/min）通过导管注入胃内，每日4～6次，每次250～400 mL。其优点是费用低廉，操作方便；缺点是部分患者在开始注入时可能出现呕吐、恶心、腹胀、腹痛和腹泻等不耐受，但应用一段时间后多会逐渐适应。主要用于非危重，经鼻胃管或造瘘管行胃内喂养的患者。

（2）间歇重力滴注：将要素饮食放入无菌密封袋内，经输液管与喂养管连接，借助重力将营养液缓慢滴入胃肠道内，250～500 mL/次，4～6次/日，滴速20～30 mL/min。其优点是类似正常餐次，患者离床活动时间多；缺点是可能发生胃排空延缓。

（3）连续经泵滴注：装置与间歇滴注相同，在12～24 h内持续滴入要素饮食，或用肠内营养泵保持恒定滴速。输注速度可根据患者的病情及耐受程度控制，初期速度以40～60 mL/h开始逐渐增至120 mL/h，最高可至150 mL/h。适用于经十二指肠或空肠近端喂养的患者和危重患者，其优点是输注效果更接近胃肠道的工作状态，胃肠道反应轻，营养素吸收好；缺点是持续时间长，影响患者活动。

注意事项

1.严格执行无菌操作原则应用要素饮食，所有滴注导管及配制用具均需消毒灭菌后使用。

2.患者应用的要素饮食需根据具体病情选择适合的营养成分、浓度、用量及滴注速度。滴注要素饮食应由低、少、慢开始，然后逐渐增加，停用时也需要逐渐减量，以免骤停引起低血糖反应。

3.一般情况下要素饮食应现用现配，已配制好未启封的营养液应放在4 ℃冰箱内保存，时间不要超过24 h，以防被污染或变质。

4.要素饮食的温度维持在37～42 ℃。一般口服温度为37 ℃，鼻饲及经造瘘口注入时的温度以41～42 ℃为宜，温度不能过低，以防发生腹痛、腹胀、腹泻。

5.为防止食物积滞腐败变质或堵塞管腔，要素饮食滴注前后应使用生理盐水或温开水冲洗管腔。

6.滴注过程中加强巡视患者，如出现恶心、呕吐、腹泻等症状，应及时查明原因，按需要调整速度、温度，反应严重者可暂停滴入。

7.应用要素饮食期间需定期记录体重，并观察尿量、大便次数及性状，检查血糖、尿糖、血尿素氮、电解质肝功能等指标，做好营养评估。长期应用者应适当补充电解质、维生素和矿物质。

8.肠道梗阻、上消化道出血、胃大部切除后易发生倾倒综合征的患者及小于3个月的婴儿不宜使用要素饮食，症状明显的糖尿病或是糖耐量异常的患者慎用。

（二）鼻饲法

鼻饲　胃肠减压　快速血糖监测

1.适应证

（1）多种原因造成的无法经口进食而需鼻饲者；

（2）严重烧伤、高代谢、大量丢失蛋白者；

（3）手术前后需要营养支持者；

（4）非感染性严重腹泻者；

（5）慢性消耗性疾病者；

（6）肿瘤晚期者。

2.禁忌证

肠梗阻、上消化道出血、严重腹泻、严重吸收不良综合征、腹腔感染者。

3.护理评估

（1）评估患者的意识、年龄、病情、合作程度及自理能力；

（2）评估患者鼻腔的通畅、清洁情况；

（3）评估患者既往有无置管经历。

知识链接

消化系统

消化管	口腔—咽喉—食管—胃—小肠（十二指肠、空肠和回肠）—大肠（盲肠、阑尾、结肠、直肠和肛管）—肛门
消化腺	大消化腺：大唾液腺、肝、胰 小消化腺：消化管黏膜内的小腺体
功能	摄食、消化吸收、排泄

4.操作前准备

（1）评估与解释

①简单了解患者既往史（鼻腔是否有手术史），查看有无禁忌证；

②评估患者意识及神志；

③向患者解释置入胃管及鼻饲的目的、操作过程、存在的风险，告知需要配合的事项（操作过程中出现恶心，可做深呼吸或吞咽动作，如仍有不适，要及时举手示意）。

（2）自身及用物准备

①自身准备：洗手、戴口罩；

②用物准备（如图8-3-1）：基础治疗车，胃管，弯盘，10 mL注射器，一次性治疗巾，听诊器，3M胶布，别针，胃管标识，手电筒，压舌板，棉签，清洁手套，液状石蜡，纱布块，一次性换药碗。鼻饲液为38～40℃。

5.操作步骤

（1）评估与解释。至患者床边，核对患者身份，再次向患者解释此次操作的目的、方法、配合事项及注意要点。

（2）安置体位。协助患者取半卧位或坐位，昏迷患者取去枕仰卧位。

（3）铺巾。将治疗巾铺于患者颌下，弯盘置于口角处。

（4）清洁。选择好置管鼻腔侧，并用棉签清洁鼻腔。

（5）准备并置管。戴手套，测量胃管置入长度（即从耳垂到鼻尖再到剑突的距离，做好标记），液状石蜡润滑胃管前端，一手托住胃管，另一手缓慢将胃管插入10～15 cm。清醒患者嘱其做吞咽动作，顺势将胃管送至所需位置。

（6）判断位置。确认胃管是否在胃内（方法：①胃管末端接注射器抽吸，有胃液抽出；②置听诊器于胃的体表位置，用注射器从胃管注10 mL空气，听到气过水声；③当患者呼气时，将胃管末端置于水杯液体中，无气泡逸出）。

（7）固定胃管，鼻饲。确认胃管在胃内后，用胶布将胃管粘贴于鼻翼处，测量鼻饲液温度，用温水冲洗胃管，然后缓慢注入鼻饲液，注入完毕后，再用温水冲洗胃管。

（8）固定胃管末端，告知患者注意事项。将胃管末端反折并用纱布包好，橡胶圈缠绕，别针固定，清洁口、鼻、面部分泌物，让患者取舒适卧位，并向患者交代注意事项。

（9）整理，洗手，记录。整理用物，垃圾分类处理，七步洗手法洗手，记录置管时间、置管长度、鼻饲时间、鼻饲种类及量。

（10）拔出胃管，洗手，记录。核对患者姓名和床号，弯盘置于患者颌下。揭取胶布，纱布包裹靠近鼻孔处的胃管，嘱患者深呼吸，于患者呼气时将胃管快速拔出，清洁鼻部胶印，清洁口鼻、面部的皮肤，让患者取舒适体位，整理床单元及用物，七步洗手法洗手，记录拔管时间。

注意事项

1.置管时动作应轻柔、准确，以免损伤鼻腔及食道黏膜，尤其是通过食管3个狭窄部位（环状软骨水平处、平气管分叉处、食管通过膈肌处）时，要防止误入气管。

2.置管过程中，注意观察患者反应，若出现以下情况应正确处理：

（1）若患者出现恶心、呕吐等不适，暂停置管，并嘱患者做深呼吸，这有助于患者分散注意力，缓解紧张。

（2）若患者出现呛咳、呼吸困难、发绀等症状，表明胃管误入气管，应立即拔出胃管，让患者休息片刻后再置管。

（3）胃管置入不畅时应检查患者口腔，了解胃管是否盘在口咽部，或将胃管抽出少许，再小心向前推进，不得强行置入，以免损伤黏膜。

3.服用药片时，应将药片研碎溶解后注入，鼻饲液温度合适（38～40 ℃），新鲜果汁与奶液应分别注入，以免产生凝块。

4.每次鼻饲前需确认胃管在胃内通畅，鼻饲前后需用温水冲洗胃管。

5.妥善固定胃管，长期鼻饲者需每日进行3次口腔护理，并定期更换胃管，普通胃管每周更换一次，硅胶胃管每月更换一次，聚氨酯胃管可2个月更换一次。

6.健康教育

（1）向患者及其家属解释鼻饲饮食的目的、操作方法及流程，以减轻患者的焦虑情绪。

（2）鼻饲前后缓慢注入少量温开水冲洗胃管，鼻饲前将床头抬高30°～35°，可避免进食过程中及进食后发生呛咳、返流、呕吐等情况，进食30～60 min后再恢复平卧位，以免发生吸入性肺炎。

（3）鼻饲患者需要一个适应过程，鼻饲开始时应少量、清淡，后逐渐增量，每次灌注量应在200 mL以内，每日4～5次，每次间隔至少2 h以上。

（4）在留置胃管期间有任何不舒服，应及时通知护士。

7.操作流程图（如图8-3-1）

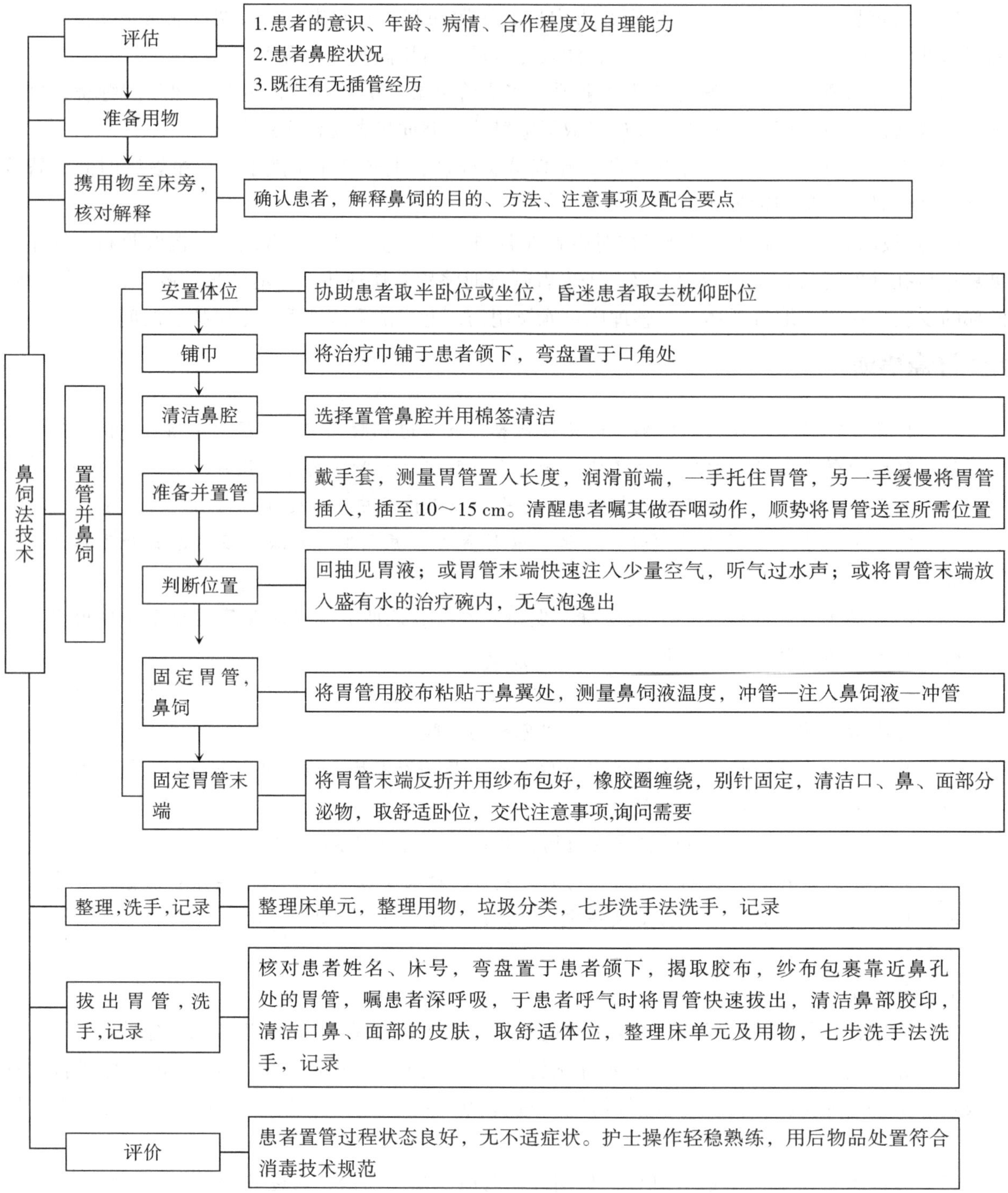

图 8-3-1　鼻饲法技术操作流程图

8.操作评分标准（见表8-3-1）

表8-3-1 鼻饲法技术操作评分标准

项目	技术操作要求	评分	评分等级				实际得分
			A×1	B×0.7	C×0.4	D×0	
素质	1.仪表端庄，服装整洁	1					
	2.口述手已洗，指甲已剪	1					
评估	1.询问患者既往史，查看有无操作禁忌证	2					
	2.了解患者意识状态及神志	2					
操作前准备	1.洗手，戴口罩	2					
	2.准备用物：基础治疗车，胃管，弯盘，10 mL注射器，一次性治疗巾，听诊器，3M胶布，别针，胃管标识，手电筒，压舌板，棉签，清洁手套，液状石蜡，纱布块，一次性换药碗，鼻饲液（38～40℃）	5					
操作过程	1.核对患者姓名，协助患者取坐位或半坐卧位	5					
	2.颌下铺巾，清洁鼻腔，戴手套	3					
	3.测量置管长度，即从耳垂到鼻尖＋鼻尖到剑突的距离	5					
	4.液状石蜡润滑胃管前端，将胃管沿一侧鼻孔轻轻置入，到咽喉部时，嘱患者做吞咽动作，随后继续将胃管置入到所需位置	20					
	5.证实胃管在胃内，可选用以下任意一种方法：①胃管末端接注射器抽吸，有胃液抽出；②置听诊器于胃部，用注射器从胃管注10 mL空气，听气过水声；③当患者呼气时，将胃管末端置于水杯液体中，无气泡逸出	15					
	6.固定，测量鼻饲液温度，冲管-注入鼻饲液-冲管	20					
	7.整理用物、床单元，协助患者取舒适体位	3					
	8.拔除胃管：戴手套，置弯盘于患者颌下，揭去固定的胶布。用纱布包裹近鼻孔处的胃管，嘱患者深呼吸，呼气时快速将胃管拔出	6					
	9.清洁患者口、鼻、面部，擦净胶布痕	1					
	10.整理用物、床单元，协助患者取舒适体位，告知注意事项	1					
操作后处理	1.用后物品处置符合消毒技术规范	1					
	2.洗手，记录	1					
整体评价	1.操作熟练、规范，爱伤观念强	2					
	2.语言沟通通俗易懂，吐字清晰，语速适中，沟通效果好，有亲和力，体现人文关怀	2					
	3.技能熟练：操作熟练，动作轻巧，手法准确	2					
总分							

（三）肠内营养泵技术

1.适应证

（1）无法经口进食而需鼻饲者；

（2）严重烧伤、高代谢、大量丢失蛋白者；

（3）手术前后需要营养支持者；

（4）非感染性严重腹泻者；

（5）慢性消耗性疾病者；

（6）肿瘤晚期者。

2.禁忌证

肠梗阻、上消化道出血、严重腹泻、严重吸收不良综合征、腹腔感染者。

3.护理评估

（1）了解既往史，查看有无禁忌证；

（2）了解患者意识状态、合作程度及自理能力；

（3）向患者解释目的、操作过程、可能的风险；

（4）评估患者是否有空肠营养管或胃管及其是否通畅。

知识链接

肠内营养泵是一种可以精确控制肠内营养输注速度的装置，能适当地克服阻力，保证输注速度，从而减少患者腹泻、腹胀等症状，减少胃肠道的不良反应。

4.操作前准备

（1）评估与解释

向患者解释肠内营养泵的输注目的、方法、配合事项及注意要点。

（2）自身及用物准备

①自身准备：洗手，戴口罩。

②用物准备（如图8-3-2）：基础治疗车，管饲营养液（根据医嘱选择营养液的种类），肠内营养泵，一次性肠内营养液专用装置（如图8-3-3），加热器，10 mL注射器。

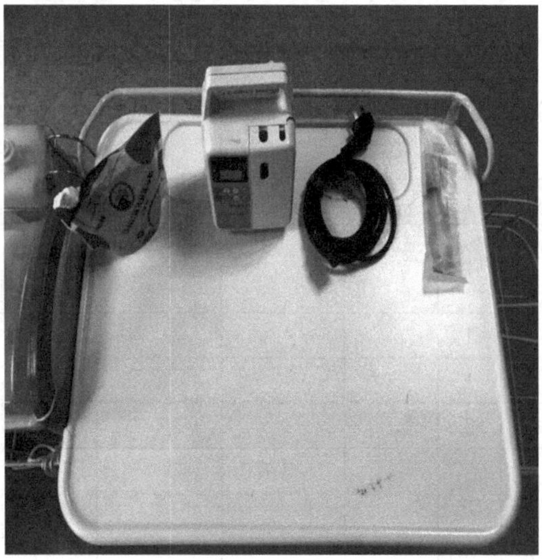

图8-3-2　用物

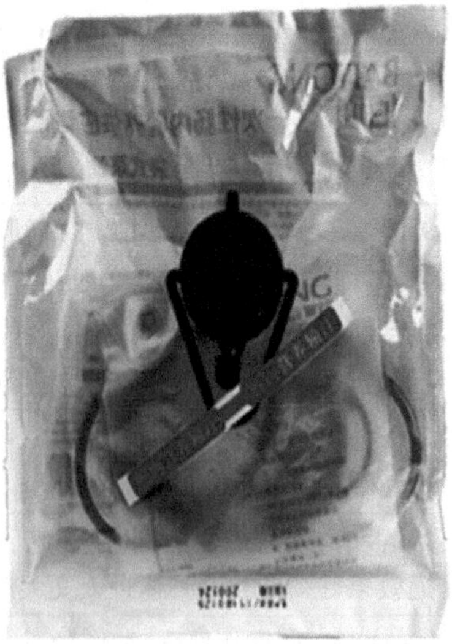

图8-3-3　一次性肠内营养液专用装置

5.操作步骤

（1）评估与解释。至患者床边，核对患者身份，再次向患者解释此次操作的目的、方法、配合事项及注意要点。

（2）安置体位。协助患者取半卧位或坐位。

（3）安装营养泵（如图8-3-4）。将管饲营养液倒入一次性肠内营养液专用装置并正确安装在肠内营养泵内（把肠内营养泵固定在输液支架上端1/3～1/2处，连接电源线，排气，保持墨菲氏滴管内的液面在滴管1/3左右处，打开机器电源开关，从上到下将一次性肠内营养液专用装置安装在肠内营养泵各卡口内，勿扭曲，感应器应与墨菲氏滴管内的液面平行）。

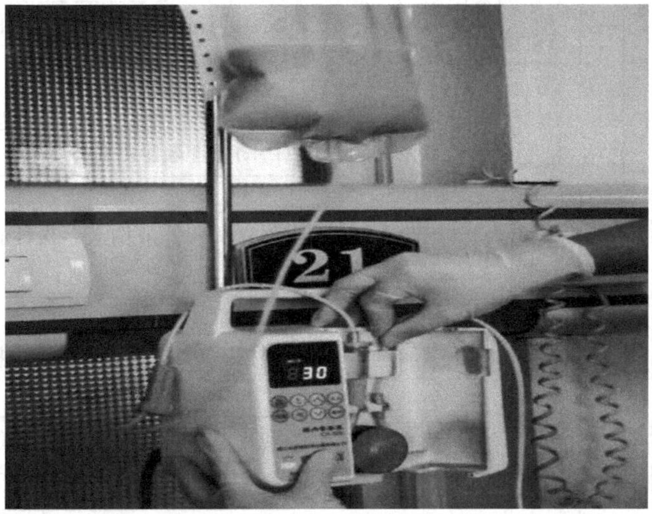

图8-3-4　正确安装一次性肠内营养液专用装置

（4）设置滴速。根据医嘱选择合适的输注速度。

（5）冲洗管道。使用温水冲洗空肠营养管或胃管。

（6）连接营养液。将一次性肠内营养液专用装置与空肠营养管或胃管相连，按开始键，开始输注管饲营养液。

（7）固定加热器。将加热器安置在一次性肠内营养液专用装置上，避开皮肤，以免发生烫伤。

（8）告知注意事项。告知患者及其家属不要随意调节输注速度或关闭电源。

（9）整理，洗手，记录。整理用物，垃圾分类处理，七步洗手法洗手，记录肠内营养泵输注开始的时间、速度及营养液的种类、量。

（10）输注完毕后冲洗管道，洗手，记录。输注完毕后，取下用物，关闭肠内营养泵，温水冲洗管道并固定好空肠营养管或胃管，七步洗手法洗手，记录肠内营养泵输注结束的时间及患者的反应。

注意事项

1.根据肠内营养泵选择合适的一次性肠内营养液专用装置，并正确连接。

2.注意观察患者适应程度及是否有胃潴留等并发症，每4 h冲洗导管一次，以免堵管。

3..服用药片时，应将其研碎溶解后注入；新鲜果汁与奶液应分别注入，以防产生凝块。

4.仔细记录肠内营养泵营养液的输注量、速度、浓度、温度以及配制方法。

5.加强口腔护理，预防并发症。

6.健康教育

（1）向患者及其家属解释肠内营养泵输注的重要性。

（2）向患者及其家属讲解肠内营养的相关知识。肠内营养过程中勿随意调节输注速度或关闭电源，若出现报警提示音，要及时通知护士。

7.操作流程图（如图8-3-5）

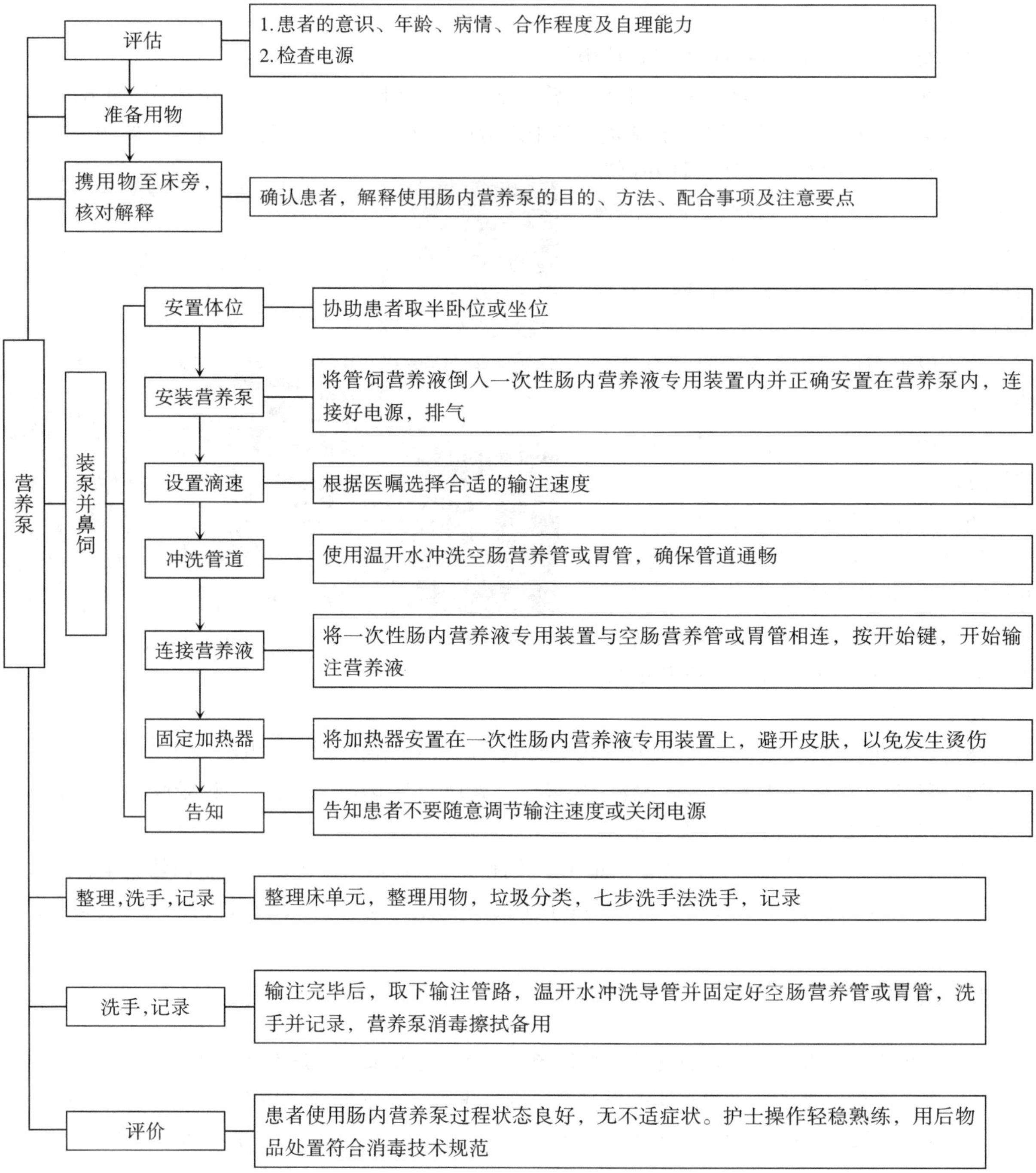

图8-3-5　营养泵的使用操作流程图

8.操作评分标准（见表8-3-2）

表8-3-2　营养泵的使用操作评分标准

项目	技术操作要求	评分	评分等级				实际得分
			A×1	B×0.7	C×0.4	D×0	
素质	1.仪表端庄，服装整洁	2					
	2.口述手已洗，指甲已剪	2					
评估	1.了解患者既往史，查看有无禁忌证	2					
	2.了解患者意识状态	2					
操作前准备	1.洗手，戴口罩	2					
	2.准备用物：基础治疗车，管饲营养液（根据医嘱选择营养液的种类），肠内营养泵，一次性肠内营养液专用装置，加热器，10 mL注射器	5					
操作过程	1.核对姓名，向患者解释，协助取坐位或半卧位	5					
	2.把肠内营养泵固定在输液支架的上端1/2～1/3处。 连接电源线。 排气，确保墨菲氏滴管内的液面在滴管的1/3左右。 打开机器电源开关。 开门。 从上到下将一次性肠内营养液专用装置安装在肠内营养泵各卡口内，勿扭曲。 感应器应与墨菲氏滴管内的液面平行。 关门	25					
	3.设置滴速（mL/h）	10					
	4.温开水冲洗空肠营养管或胃管	5					
	5.将一次性肠内营养液专用装置与空肠营养管或胃管相连，并打开一次性肠内营养液专用装置开关，无气泡后按“START/STOP/SILENCE”键，开始输注	16					
	6.加热器固定在一次性肠内营养液专用装置上，避开皮肤	5					
	7.输注完毕后，温开水冲洗空肠营养管或胃管	5					
操作后处理	1.整理用物、床单元，协助患者取舒适体位，告知注意事项	2					
	2.用后物品处置符合消毒技术规范	2					
	3.洗手，记录	2					
整体评价	1.操作熟练、规范，爱伤观念强	2					
	2.语言沟通通俗易懂，吐字清晰，语速适中，沟通效果好，有亲和力，体现人文关怀	3					
	3.技能熟练：操作熟练，动作轻巧，手法准确	3					
总分							

思考与练习

李某，男，48岁，因高处坠落致脑外伤，已昏迷一周，遵医嘱给予鼻饲肠内营养液，150 mL/h滴注。

如何正确使用肠内营养泵来完成肠内营养液的输注？

二、肠外营养

肠外营养是指根据患者的病情需要，通过静脉途径输入其所需要的全部能量及营养素，包括氨基酸、脂肪、各种维生素、电解质和微量元素等的一种营养支持方法。

1.适应证

（1）胃肠道梗阻；

（2）胰腺炎；

（3）手术前后需要营养支持；

（4）胃肠道吸收功能障碍；

（5）慢性消耗性疾病；

（6）肿瘤晚期；

（7）严重营养不良；

（8）高分解代谢状态；

（9）肠瘘；

（10）炎性肠道疾病。

2.禁忌证

（1）胃肠道功能正常者，能获得足够的营养；

（2）肠外营养应用时间小于5日；

（3）伴有严重水电解质紊乱、酸碱失衡、出凝血功能紊乱或休克者，应暂缓使用肠外营养，待内环境稳定后再考虑肠外营养。

3.并发症

（1）置管并发症：在中心静脉置管时，因患者体位不当、穿刺方向不正确等，引起气胸，皮下气肿、血肿，甚至神经损伤；因导管护理或拔管操作不当，使导管脱出、折断、堵塞等。

（2）感染性并发症：因置管时无菌操作不严格、营养液污染以及导管长期留置，而引起穿刺部位感染、导管性脓毒症等感染性并发症，周围静脉可引发血栓性静脉炎。

（3）代谢性并发症：肠外营养时营养物质直接进入血液循环中，营养物过量容易引起或加重机体代谢紊乱和器官功能异常，产生代谢性并发症，如血糖异常、氨基酸代谢紊乱、高脂血症、电解质紊乱等。

（4）脏器功能损害：长期肠外营养可引起肝脏功能损害，与长期禁食时肠内缺乏食物刺激、肠道激素分泌抑制、过高的能量供给或不恰当的营养物质摄入等有关。主要病理改变为肝脏脂肪浸润和胆汁淤积。

（5）代谢性骨病：部分长期肠外营养患者出现骨钙丢失、骨质疏松、血碱性磷酸酮增高、尿钙排出增加、四肢关节疼痛，甚至出现骨折等。

4.常用静脉通路及适应证

（1）外周留置针

适应证：①短期肠外营养（<2周）、营养液渗透压低于1200 mOsm/L者；②中心静脉置管禁

忌或不可行者；③导管感染或有脓毒症者。

（2）中心静脉导管

适应证：①肠外营养超过2周；②营养液渗透压高于1200 mOsm/L者。

5.注意事项

（1）无菌条件下配制营养液，避免感染性并发症：配制好的营养液暂时不用时，须储存于4 ℃冰箱内，并在24 h内用完。

（2）静脉穿刺及管道留置过程中严格遵循无菌操作，输液导管及输液袋每12～24 h更换一次，导管穿刺部位的敷料应每天更换一次，注意观察局部皮肤有无感染等征象。

（3）输液过程中加强巡视，注意输液是否通畅，防止液体中断或导管脱出及空气栓塞。一般成人输入速度为60滴/分。输液速度及浓度可根据患者的年龄、病情及耐受情况加以调节。

（4）输注静脉营养液时严禁同时输入其他液体、药物及血液。

（5）使用前及使用过程中密切观察患者的临床表现并定时监测实验室指标，每日记录出入量，根据患者体内代谢的动态变化及时调整营养液配方。

第四节　排尿护理

一、正常排尿的评估

（一）泌尿系统的结构与功能

泌尿系统由肾脏、输尿管、膀胱及尿道组成。肾脏是机体最重要的排泄器官，生成和排出尿，排出进入机体过剩的物质和异物以及机体代谢终产物，调节水、电解质平衡，调节体液渗透压、电解质浓度、动脉血压和酸碱平衡等。肾脏也有内分泌功能，可合成和释放促红细胞生成素和肾素，生成激肽、前列腺素，还参与调节钙的吸收和血钙水平，参与全身或局部血管活动的调节。肾脏还是糖异生的场所之一。肾脏以1～2 mL/min（约100 mL/h）的速度产生尿液，经肾盂回收，由输尿管运送到膀胱。输尿管是连接肾脏和膀胱的细长肌性管道，左右各一，成人输尿管全长20～30 cm，通过输尿管平滑肌的蠕动刺激和尿液的重力作用，将尿液由肾脏输送至膀胱。人的膀胱是中空的肌肉囊，可容纳500～600 mL尿液。贮尿时，膀胱增大呈梨状，尿排空时膀胱萎陷。膀胱肌层由平滑肌纤维构成（逼尿肌），在尿道口有较厚的环状平滑肌，形成膀胱括约肌（尿道内括约肌）。膀胱通到体外的排尿管道是尿道。男性成人尿道平均长18 cm，起始于膀胱的尿道内口，终于尿道外口，有尿道内口、尿道膜部、尿道外口3处狭窄。女性尿道长3～5 cm，较男性尿道短、宽、直，起于尿道内口，以尿道外口开口于阴道前庭。由于女性尿道短、宽、直，后方又紧邻肛门，从而易发生尿路感染。

（二）排尿的生理

肾脏尿液生成是连续不断的，膀胱的排尿是间歇进行的。膀胱扩张，牵拉了膀胱壁内的牵张感受器产生充胀感觉，引起排尿的原发性刺激。排尿由两个互相联系的反射活动组成，其基本反射中枢位于脊髓。一是由盆神经传入膀胱充胀的感觉冲动，到达脊髓骶2～4段侧柱的排尿中枢，经盆神经传出，引起逼尿肌收缩和尿道内括约肌松弛，后尿道变宽，阻力减低，尿液被压入后尿道。二是尿液已进入后尿道刺激了其中的感受器，由盆神经传入脊髓排尿中枢，从而抑制骶2～4段前角细胞，减少阴部神经的紧张性传出冲动，尿道外括约肌松弛，尿液被迫驱出。大脑皮层能够随意抑制正常成人的排尿，时机或场所不适合时，能够憋尿，一般可以憋尿600 mL，甚至忍痛憋尿达到800 mL，排尿过程中，也可以随意使尿道外括约肌和会阴部肌肉强力收缩而关闭后尿道，抑制尿液刺激后尿道引起的排尿反射，并使尿液退回膀胱和使膀胱逼尿肌逐渐松弛。大脑机能发育尚未完善的小儿，对基本排尿中枢的抑制能力弱，排尿频繁，夜间容易遗尿，甚至失禁。大脑机能衰退的老年人和昏迷患者也会发生尿失禁。

（三）尿液的评估

1.尿量及次数

正常成人24 h尿量1000～2000 mL，每次尿量200～400 mL，日间3～5次，夜间0～2次。尿量多少与饮食、饮水、运动、气温和精神因素等有关。每日尿量少于400 mL或每小时尿量少于17 mL为少尿，多见于心肾疾病和休克患者。每日尿量少于100 mL或12 h内无尿者为无尿，见于急性肾功能衰竭的无尿期和肾炎晚期。尿量多于一天尿量正常值是多尿，每日尿量可达3000～5000 mL，如饮用大量液体、妊娠、糖尿病患者和尿崩症患者。

2.颜色

正常新鲜尿液由于含有尿胆原和尿色素而呈淡黄色或深黄色。尿的颜色还受某些食物和药物的影响而呈不同颜色，如进食大量胡萝卜后，尿的颜色呈深黄色，服用大黄、利福平、四环素族、酚酞、嘌呤类药物等，尿液呈橙色、红色或褐色。在病理情况下，尿色可有以下变化：含有红细胞的尿液为血尿，血尿颜色的深浅与尿液中所含红细胞量的多少有关，当尿液中含血量超过1 mL/L，即可见淡红色尿，称为肉眼血尿；尿液中含红细胞量多时，呈洗肉水色或混有血凝块，常见于泌尿系统肿瘤、急性肾小球肾炎、感染、结核、肾或泌尿道结石等。含有血红蛋白的尿液，称为血红蛋白尿，呈浓茶色或酱油色，常见于血型不合所致的溶血、阵发性睡眠性血红蛋白尿和恶性疟疾等。含有胆红素的尿液，称为胆红素尿，呈深黄色或黄褐色，尿液振荡后泡沫亦呈黄色，常见于肝细胞性黄疸和阻塞性黄疸。含有淋巴液的尿液，称为乳糜尿，呈乳白色，常见于丝虫病。

3.透明度

正常新鲜的尿液清澈透明。新鲜尿液出现混浊，常见于脓尿和菌尿。

4.气味

正常尿液气味来自尿内的挥发性酸。尿液久置后，因尿素分解产生氨而有氨臭气味。泌尿道感染时，新鲜尿可有氨臭味。糖尿病酮症酸中毒患者的尿液呈烂苹果味，是由于尿中含有丙酮。有机磷农药中毒患者的尿液有大蒜臭味。

5.酸碱度

正常尿液呈弱酸性，pH为4.5～8.0，平均值为6.5。进食水果、蔬菜后尿液多呈碱性，进食肉类等富含蛋白质的食物后尿液多呈酸性。严重呕吐患者的尿液呈碱性尿，肾结核、肾炎患者常见酸性尿，酸中毒患者的尿液可呈强酸性。

6.比重

尿比重主要取决于肾脏的浓缩功能。正常成人尿比重为1.015～1.025，婴儿多低于成人，一般尿比重与尿量成反比。尿比重经常固定于1.010左右，提示肾功能严重障碍。

（四）影响排尿的因素

1.排尿习惯

排尿的时间与日常作息有关，如睡前、晨起排尿等。排尿的环境、排尿的姿势不适宜，也会影响排尿活动。

2.心理因素

情绪紧张或焦虑可能出现尿频、尿急或尿潴留。任何视听或暗示或躯体感觉的刺激会增强或抑制排尿反射，如有人听到流水声会产生尿意。

3.出入液量

液体的摄入量直接影响尿量。食物中含水量多或大量饮水，可使尿量增加。含盐饮食会造成水钠潴留，使尿量减少。

4.气候变化

夏季炎热，体液丢失多，血浆晶体渗透压升高，导致抗利尿激素分泌增多，肾脏的重吸收功能增强，引起尿液浓缩和尿量减少。冬季寒冷，身体的外周血管收缩，抑制抗利尿激素的分泌而尿量增加。

5.治疗因素

如利尿剂可使尿量增加，手术中使用麻醉剂、术后疼痛可导致术后尿潴留。

6.疾病因素

肾脏疾病可使尿液生成发生障碍，导致少尿或无尿。神经系统损伤可使排尿反射和意识控制发生障碍，导致尿失禁。

7.年龄和性别

婴儿排尿的反射作用不受意识控制，一般3岁以后才能自我控制。老年男性因前列腺增生压迫尿道，常引起滴尿及排尿困难。老年人因膀胱张力降低，常有尿频现象。女性在妊娠期、月经期时，排尿形态也会改变。

二、排尿异常的评估及护理

（一）尿潴留

尿液大量存留在膀胱内而不能自主排出，称尿潴留，分为急性和慢性两类。急性尿潴留见于膀胱出口以下尿路严重梗阻，患者突然不能排尿，而十分痛苦。慢性尿潴留见于膀胱颈部以下尿道不完全梗阻或神经源性膀胱，患者可无明显症状，但可在内外因素的影响下，发生急性尿潴留。膀胱容积可增至3000～4000 mL，膀胱高度膨胀，可至脐部。临床表现为排尿困难，耻骨上区不适。体检可见耻骨上膨隆，扪及囊样包块，叩诊呈实音，有压痛。

1.病因

（1）机械性梗阻：最为多见，主要包括由良性前列腺增生、尿路结石、先天或后天性尿道狭窄、尿道畸形、某些肿瘤等引起的尿道阻塞。

（2）动力性梗阻：由排尿功能障碍引起，而膀胱、尿道无器质性病变，如膀胱肌肉麻痹，腹部、会阴部术后麻醉剂的影响等，排尿反射不能形成。

2.治疗与护理

（1）治疗原发病，解除梗阻：前列腺增生患者可行前列腺摘除术，肿瘤患者行肿瘤切除术。

（2）心理护理：给予患者解释和安慰，消除其焦虑和紧张情绪。

（3）维持排尿习惯：指导患者养成定时排尿的习惯，对某些手术或卧床患者应提供隐蔽的环境，训练其在床上排尿；患者病情许可时，可协助其取适当体位，以习惯姿势排尿。

（4）按摩和热敷：按摩和热敷患者下腹部，可解除患者肌肉紧张，有利于排尿。方法：先用手掌按摩下腹部，使腹肌松弛，然后从膀胱底部向尿道方向按压推移，直至耻骨联合，按压时用力均匀，逐渐加压，一次按压到底，若未排尿，可重复操作，注意勿强力按压，避免膀胱破裂。

（5）诱导排尿：利用条件反射，如维持有利排尿的姿势，温水冲洗会阴部，听流水声，按摩或叩击耻骨上区等，可诱导排尿，也可针刺三阴交、中极穴等来刺激排尿。

经上述处理无效时，可遵医嘱采用肌肉注射卡巴胆碱等药物治疗，亦可采用导尿术或耻骨上膀胱穿刺术。

（二）尿失禁

由于膀胱括约肌损伤或神经功能障碍而丧失排尿自控能力，使尿液不自主地流出，称尿失禁。

1.分类与表现

（1）真性尿失禁：又称完全性尿失禁，即膀胱失去控制排尿的能力，尿液连续从膀胱流出，膀胱处于空虚状态。常见原因为手术、外伤或先天性疾病引起尿道括约肌损伤，女性膀胱阴道瘘、尿道口异位等。

（2）假性尿失禁：又称充溢性尿失禁，膀胱功能完全失代偿，从而过度充盈造成尿不断溢出。当膀胱内压力减低时，排尿立即停止，但膀胱仍呈胀满状态而不能排空。见于各种原因所致的慢性尿潴留。

（3）压力性尿失禁：当运动、打喷嚏或咳嗽等时腹肌收缩引起腹压升高，以致尿液不自主地流出。其原因是膀胱和尿道之间正常解剖关系异常，腹压增加，使传导至膀胱和尿道的压力不等，膀胱压力增高而尿道压力没有相应增高。另外，也与膀胱括约肌张力减低、骨盆底部肌肉及韧带松弛和肥胖有关，多见于中老年女性、多次分娩或产伤者。

2.治疗与护理

（1）原发病治疗：选择合适的药物或手术治疗原发病。

（2）心理护理：医护人员要理解和尊重患者，要耐心、和蔼，不厌其烦，用良好的护理语言和行为消除患者的羞涩、焦虑、自卑等情绪，使患者保持良好的心态，建立良好的生活习惯，激起对康复的信心。

（3）皮肤护理：注意保持患者会阴部干燥、清洁。勤换床单、衣裤、尿垫、一次性纸尿裤，及时用温水清洗会阴部皮肤。观察皮肤情况，定时按摩受压部位，防止压疮的发生。

（4）重建排尿功能：病情允许时，指导患者每天日间摄入液体2000～3000 mL，以促进排尿反射的恢复，预防泌尿系统感染，但入睡前限制饮水。指导患者进行盆底肌肉锻炼，坚持重复训练，可加强尿道括约肌的作用，恢复控制排尿的能力。方法：协助患者取立、坐或卧位，试做排便动作，先缓慢收紧盆底肌肉，再缓缓放松，连续10遍，每次10 s左右，每日多次，以不觉疲乏为宜。

（5）健康教育：指导患者制订合理的饮食计划，防止饮水过多而加重尿失禁，饮水过少而产生便秘。避免食用对膀胱有刺激的食物。采取正确的排尿体位，患者自己用手轻按膀胱，并向尿道方向压迫，将尿液排空。夜间尿频患者，晚餐后要适当限制饮水量。

长期尿失禁患者，依据病情采取相应的护理措施。男性患者可采用尿套，女性患者可采用集尿器、尿垫或留置尿管。留置尿管患者要防止逆行感染，并保持引流通畅，定时夹管和引流尿液，锻炼膀胱壁肌肉张力，重建膀胱储存尿液的功能。

（三）膀胱刺激征

膀胱刺激征是指尿频、尿急、尿痛。尿频是指单位时间内排尿次数增加。尿急是指一有尿意就迫不及待要立即排尿的感觉。尿痛是指排尿时会阴部、耻骨上区或尿道内疼痛或有烧灼感。

1.原因

常见于膀胱及尿道感染。

2.治疗与护理

（1）病因治疗：根据病原体种类和药敏试验结果，抗感染用药。

（2）休息与饮食：急性期或发作期应该卧床休息，摄取清淡富有营养的食物，补充多种维生素，增加饮水，每天饮水量＞2000 mL，对增加尿量、冲洗膀胱和尿道、减少尿路炎症有利。密切观察病情。

（3）尿痛不适的护理：指导患者进行膀胱区热敷或按摩缓解疼痛。另外，听音乐、做松弛术或与患者谈话以分散患者注意力，可使排尿次数减少。

（4）高热护理：体温＞39 ℃时，应进行物理降温，必要时可按医嘱给予药物降温。

（5）注意个人卫生，勤换洗内裤。

（6）健康指导：向患者解释尿路刺激征多由尿路感染引起，如会阴部不清洁及性生活等；指导患者每天清洁会阴部，合理安排工作和生活，多饮水，不憋尿，加强锻炼以增强体质，从而预防尿路感染复发。

三、与排尿有关的护理技术

女性导尿术

（一）导尿技术

1.适应证

（1）膀胱容量、残余尿量测定。

（2）尿动力学检查、膀胱测压。

（3）无菌尿标本的采集和尿细菌培养标本的收集。

（4）大手术前行导尿，便于术中尿量的观察，以防术中膀胱过度充盈。

（5）探测尿道有无狭窄情况，了解少尿及无尿的原因。

2.禁忌证

（1）急性附睾炎、急性前列腺炎、急性尿道炎。

（2）女性经期。

（3）骨盆骨折、尿道损伤试插尿管失败者。

3.护理评估

（1）患者疾病情况、意识状态、排尿情况及治疗情况。

（2）患者心理状态、对导尿的认知及配合程度。

（3）患者会阴部的情况及膀胱充盈的情况。

4.操作前准备

（1）评估与解释

①患者疾病情况、意识状态、排尿情况及治疗情况。

②患者心理状态、对导尿的认知及配合程度。

③患者会阴部的情况及膀胱充盈的情况。

（2）自身、用物及环境准备

①自身准备：洗手，戴口罩。

②用物准备：无菌导尿包、手消毒液、医嘱单。

③环境准备：安静整洁，关闭门窗，拉床帘。

5.操作步骤

（1）备物（如图8-4-1），核对，解释；

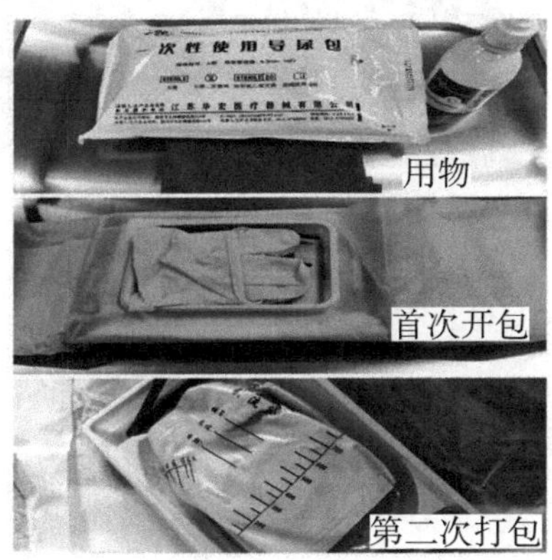

图8-4-1　用物

（2）清洗外阴，摆体位；

（3）初步消毒（如图8-4-2、图8-4-3、图8-4-4、图8-4-5）；

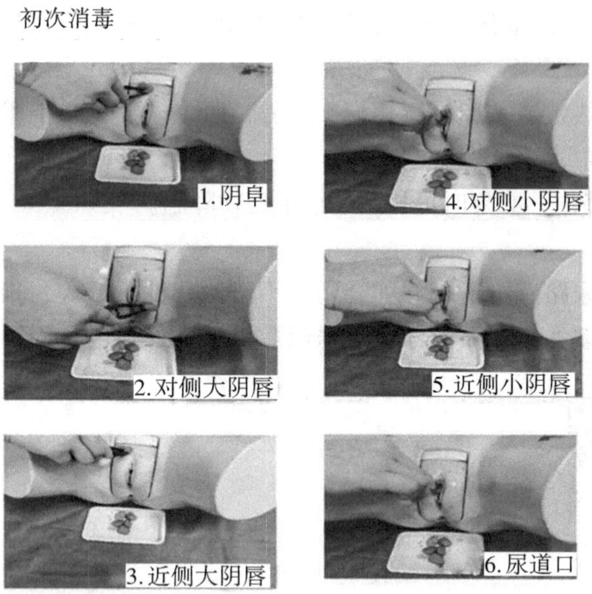

图8-4-2　女性导尿初次消毒

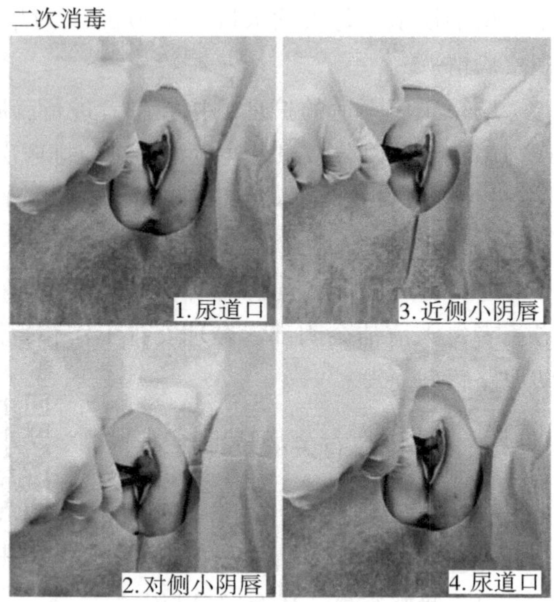

图8-4-3　女性导尿二次消毒

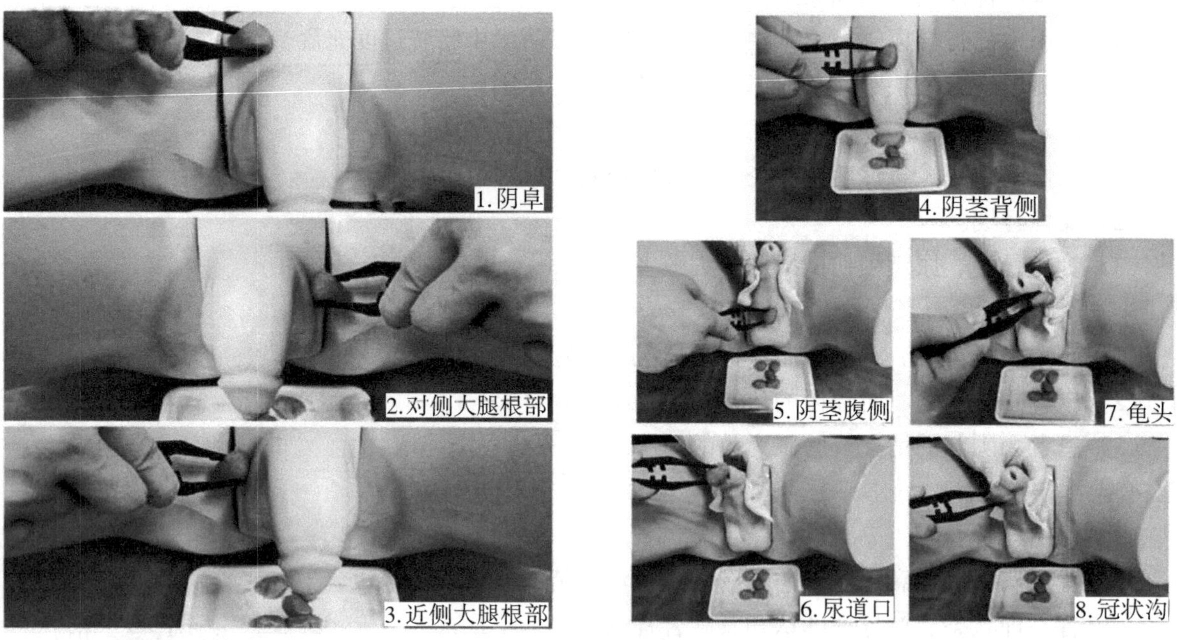

图8-4-4　男性导尿初次消毒

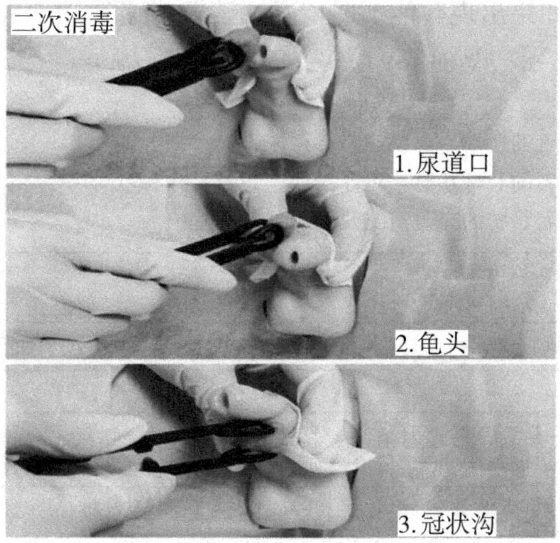

图8-4-5　男性导尿二次消毒

（4）开包铺巾；

（5）插入尿管（如图8-4-6、图8-4-7）；

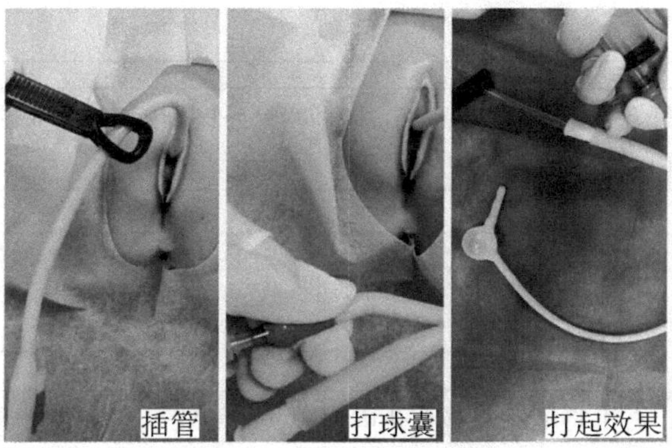

图8-4-6　女性插入尿管

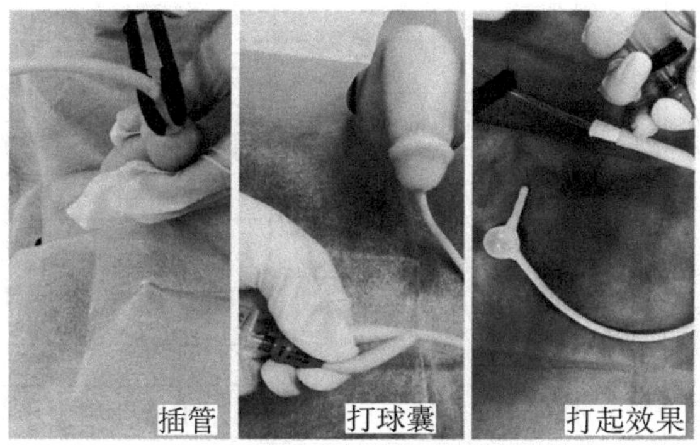

图8-4-7　男性插入尿管

（6）拔出尿管；

（7）整理，记录。

☞ 注意事项

1.严格执行无菌技术操作原则及消毒制度，防止医源性感染。

2.插入、拔出尿管时，动作要轻、慢、稳，以免损伤尿道黏膜。

3.膀胱高度膨胀且极度虚弱的患者，第一次导尿量不可超过1000 mL。

4.为女患者导尿时尿管误入阴道，应换管重插。

6.健康教育

（1）活动过程中勿打折、牵拉尿管，防止尿管脱出。

（2）下床时尿袋要妥善固定，不可高于膀胱水平，若尿袋中尿液过满，应及时通知护士排空尿袋。

（3）留置尿管的过程中，嘱患者尽量多喝水，以达到自行冲洗尿管的目的，防止尿管堵塞。

（4）定时夹闭尿管，锻炼膀胱憋尿功能。

（5）留置尿管过程中，如果出现其他不适情况，请及时通知护士进行处理。

7.操作流程图（如图8-4-8、图8-4-9）

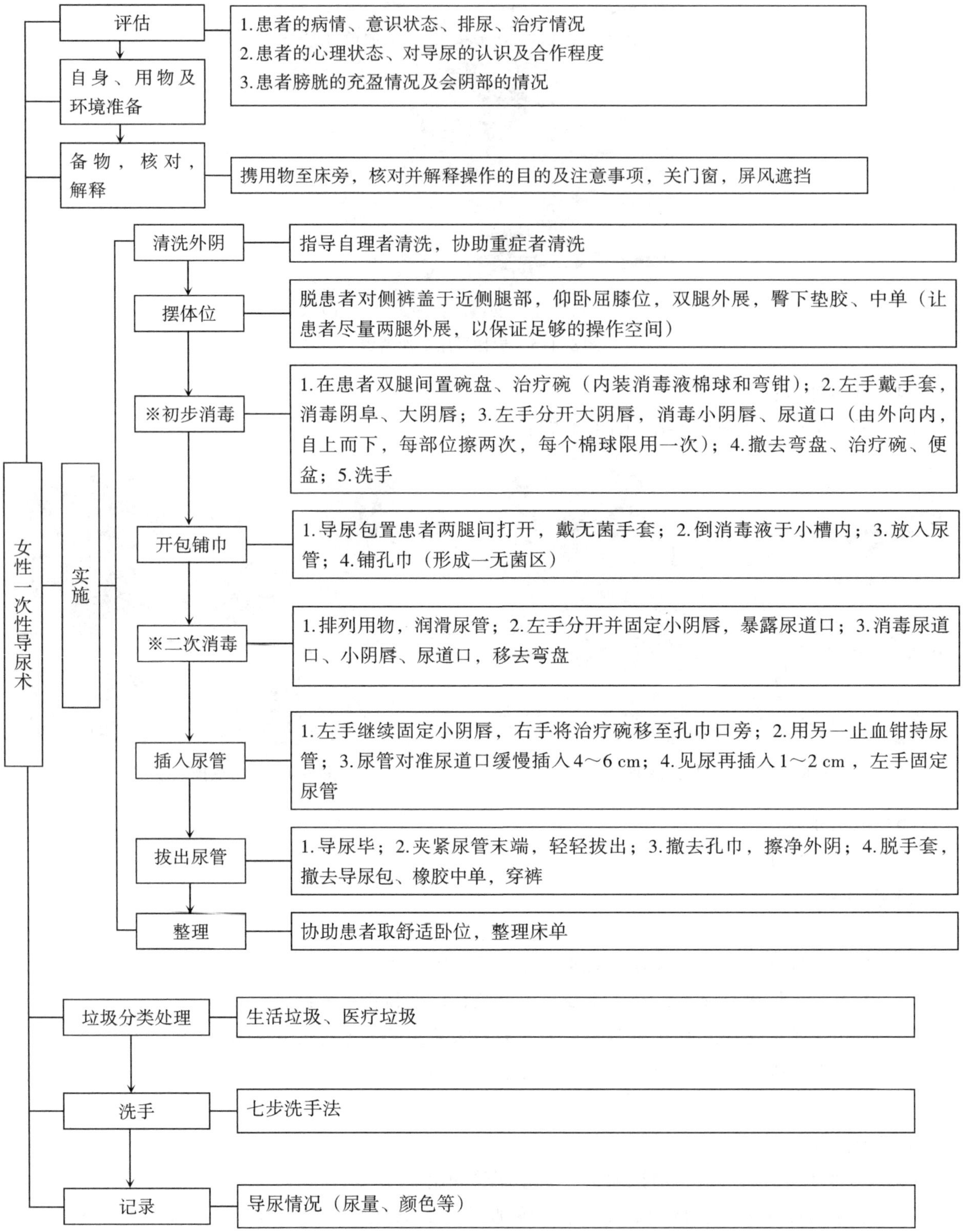

图8-4-8　女性导尿术操作流程图

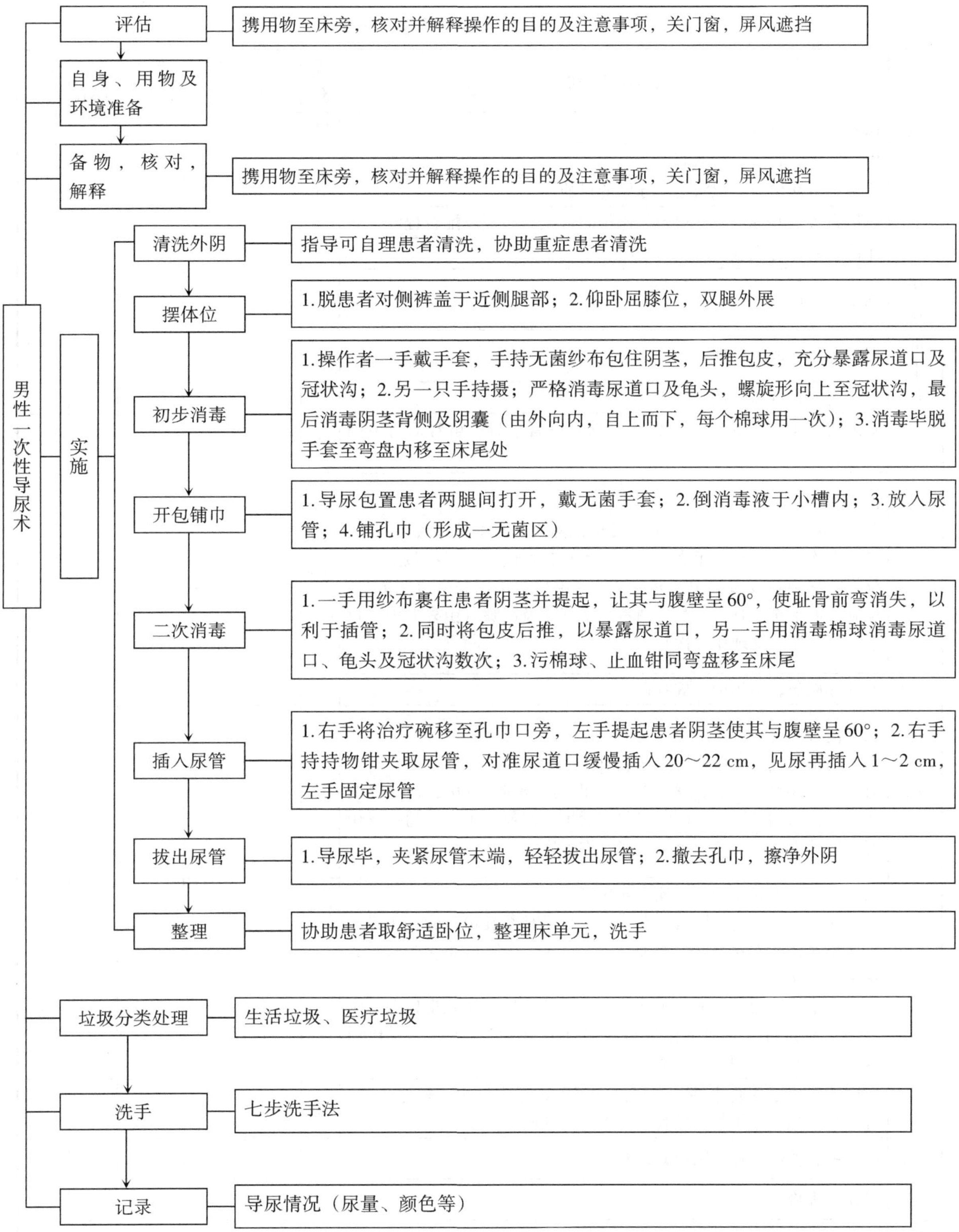

图8-4-9　男性导尿术操作流程图

8.操作评分标准（见表8-4-1）

表8-4-1　一次性导尿术操作评分标准

项目	技术操作要求	评分	评分等级				实际得分
			A×1	B×0.7	C×0.4	D×0	
素质	仪表、着装符合要求	2					
	操作熟练、轻柔，沟通有效	3					
评估	评估患者病情、意识状态、导尿的目的	5					
	评估患者的心理反应、对导尿操作的认识、自理及配合程度	5					
	评估患者膀胱充盈及外阴部情况	5					
操作前准备	洗手、戴口罩	2					
	用物齐全，放置合理	2					
	关闭门窗，屏风遮挡	2					
操作过程	协助患者取仰卧位，注意保暖。核对患者信息，解释后臀下铺护理垫	5					
	初步消毒 女：（由外向内，自上而下）每部位擦两次，每个棉球限用一次 男：操作者一只手戴手套，持无菌纱布包住阴茎，后推包皮，充分暴露尿道口及冠状沟，另一只手持镊严格消毒尿道口及龟头，螺旋形向上至冠状沟，最后消毒阴茎背侧及阴囊（由外向内，自上而下，每个棉球用一次）	10					
	打开导尿包，不污染，放置合理	5					
	二次消毒 女：消毒尿道口、小阴唇、尿道口 男：一手用纱布裹住阴茎并提起，将其与腹壁呈60°，使耻骨前弯消失，以利于插管，同时将包皮后推，暴露尿道口，另一手用消毒棉球消毒尿道口、龟头及冠状沟数次	10					
	按男、女患者导尿术操作插入导尿管 女：左手继续固定小阴唇，右手将治疗碗移至孔巾口旁，用另一止血钳持尿管对准尿道口轻插入4～6 cm，见尿再插入1～2 cm，左手固定尿管 男：左手持续用纱布裹住阴茎，右手将治疗碗移至孔巾口旁，用另一止血钳持尿管对准尿道口缓慢插入20～22 cm，见尿再插入1～2 cm，左手固定尿管	25					
	导尿毕，夹紧尿管末端，轻轻拔出尿管，撤去孔巾，擦净外阴，脱手套，撤去导尿包、橡胶单、中单，穿裤	5					
操作后处理	协助患者整理衣裤、床单元，取舒适卧位	2					
	用物处理恰当	2					
	洗手后记录	3					
整体评价	沟通语言恰当，患者无不适感	3					
	动作规范、轻巧、熟练、准确、节力	2					
	操作时间在15 min以内	2					
总分							

思考与练习

男，68岁，因诊断胃恶性肿瘤，行胃大部切除术。术晨留置导尿术中反复三次插尿管，均未成功，后请泌尿外科会诊，会诊医生在导丝引导下插入尿管。由于反复插尿管损伤尿道，造成尿道出血。术后患者阴囊水肿，给予抗感染治疗，膀胱及尿道冲洗后恢复。

1. 插管过程中出现了什么并发症？

2. 发生该并发症的原因是什么？

3. 如何避免导尿过程中该并发症的发生？

一次性引流袋更换　　会阴擦洗

（二）留置尿管技术

导尿后将尿管保留在膀胱内，持续引流尿液的技术，称为留置尿管技术。

1. 目的

（1）抢救危重、休克患者时，准确记录每小时尿量，测量尿比重；

（2）盆腔手术排空膀胱，保持膀胱持续空虚，避免术中误伤；

（3）某些泌尿系统疾病手术后，进行尿液引流和膀胱冲洗；

（4）昏迷、截瘫等尿失禁或会阴部有伤口的患者引流尿液，保持会阴部清洁、干燥；

（5）尿失禁患者进行膀胱功能训练。

2. 操作前准备

同一次性导尿术。

3. 操作步骤（见表8-4-2）

表8-4-2　留置尿管技术操作步骤

1. 核对，解释。携用物至患者床旁，核对患者床号、姓名，向患者说明操作目的及配合方法	确认患者； 取得患者合作
2. 消毒，导尿。同一次性导尿术。初步消毒，连接集尿袋，二次消毒，插入尿管	必要时留取标本（同导尿术）
3. 固定尿管。引尿液入集尿袋，连接注射器，向气囊内缓慢注入无菌生理盐水5～10 mL，轻拉尿管有阻力（见图8-4-11）	
4. 固定集尿袋。导尿成功后，擦净外阴，撤去孔巾，将引流管固定在床单上，集尿袋固定于床沿下（见图8-4-11）	集尿袋低于膀胱，注明置管日期； 引流管要有足够长度，以方便患者翻身
5. 操作后处理 (1)处理用物，撤出垫巾，脱去手套。协助患者穿裤，取舒适卧位，整理床单元 (2)洗手，记录	使患者舒适，保护患者隐私； 告知患者离床活动的注意事项； 记录留置尿管置管时间及患者反应

4. 注意事项

（1）防止泌尿系统逆行感染

1）保持引流通畅，避免尿管受压、扭曲、牵拉、堵塞等。

2）保持尿道口清洁，女性患者用消毒液棉球擦拭外阴及尿道口，男性患者用消毒液棉球擦拭尿道口、龟头及包皮，1～2次/日。

3）及时排空集尿袋，一般更换集尿袋1～2次/日。

4）定期更换尿管。应根据尿管材质确定更换频次。固定集尿袋应低于膀胱的高度，并避免挤压、倒置，以防尿液反流。

（2）鼓励患者多喝水，每日摄入水分2000 mL以上，以自然冲洗尿道。

（3）拔管前间歇性夹闭尿管，每3～4 h开放一次，使膀胱定时充盈和排空，从而促进膀胱功能的恢复。

（4）注意倾听患者主诉，观察尿液情况。拔管后注意观察患者小便自解情况。

5. 操作流程图（如图8-4-10）

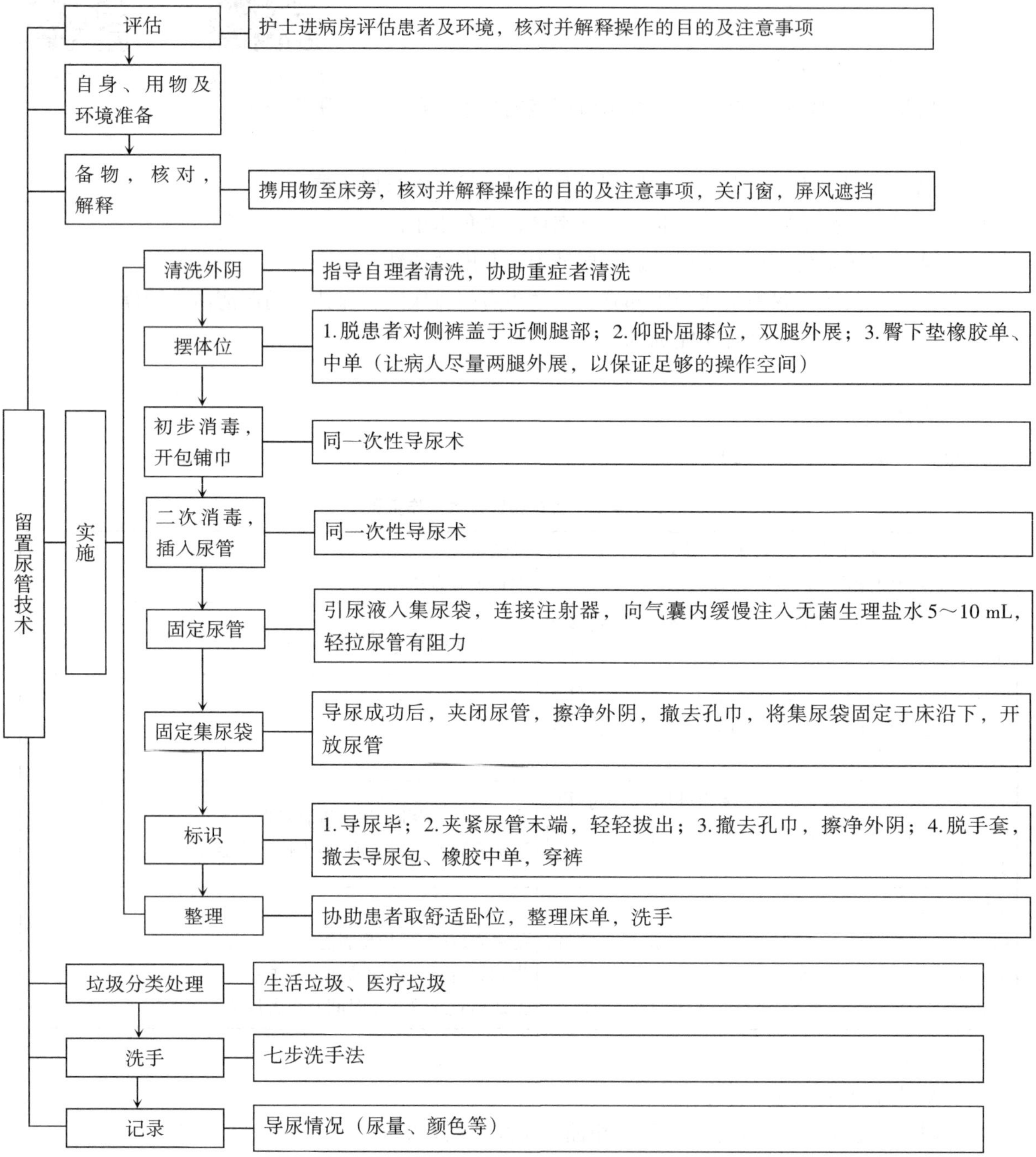

图8-4-10　留置尿管操作流程图

6.操作评分标准（见表8-4-3）

表8-4-3 留置尿管技术 操作评分标准

项目	技术操作要求	评分	评分等级				实际得分
			A×1	B×0.7	C×0.4	D×0	
素质	1.仪表、着装符合要求	2					
	2.操作熟练、轻柔，沟通有效	3					
评估	1.评估患者病情、意识状态，导尿的目的	5					
	2.评估患者的心理反应、对导尿的认识、自理及合作程度	5					
	3.评估患者膀胱充盈及外阴部情况	5					
操作前准备	1.洗手，戴口罩	2					
	2.用物齐全，放置合理	2					
	3.关闭门窗，屏风遮挡	2					
操作过程	1.协助患者取仰卧位，注意保暖。核对、解释后在患者臀下铺护理垫	5					
	2.初步消毒 女：（由外向内，自上而下）每个部位擦两次，每个棉球限用一次 男：一手戴手套持无菌纱布包住阴茎，后推包皮，充分暴露尿道口及冠状沟，另一手严格消毒尿道口及龟头，螺旋形向上至冠状沟，最后消毒阴茎背侧及阴囊（由外向内，自上而下），每个棉球用一次	10					
	3.打开导尿包，不污染，放置合理，连接尿管与集尿袋	5					
	4.二次消毒 女：消毒尿道口、小阴唇、尿道口（内外内） 男：一手用纱布裹住阴茎并提起，将其与腹壁呈60°，使耻骨前弯消失，以利于插管，同时将包皮后推，暴露尿道口，另一手用消毒棉球消毒尿道口、龟头及冠状沟数次	10					
	5.按男、女患者一次性导尿术操作插入尿管 女：左手继续固定小阴唇，右手将治疗碗移至孔巾口旁，用另一止血钳持尿管对准尿道口缓慢插入4～6 cm，见尿后再插入1～2 cm 。左手固定尿管 男：左手持纱布裹住阴茎，右手将治疗碗移至孔巾口旁，用另一止血钳持尿管对准尿道口缓慢插入20～22 cm，见尿后再插入1～2 cm。左手固定尿管	25					
	6.固定尿管：引尿液入集尿袋，连接注射器，向气囊内缓慢注入无菌生理盐水5～10 mL，轻拉尿管有阻力；固定集尿袋：夹闭尿管，撤去孔巾，擦净外阴，脱手套，撤去导尿包、橡胶单、中单，将集尿袋固定于床沿下，开放尿管	5					
操作后处理	1.协助患者整理衣裤、床单元，取舒适卧位	2					
	2.用物处理恰当	2					
	3.洗手后记录	3					
	1.沟通语言恰当，患者无不适感	3					
	2.动作规范、轻巧、熟练、准确、节力	2					
	3.操作时间在15 min以内	2					
总分		100					

思考与练习

护士李红于2018年2月26日15：20巡回病房，协助患者翻身时发现患者留置尿管已脱出，球囊干瘪。患者自诉腹胀，有尿潴留，尿道口无疼痛，无出血。该患者为结肠癌术后第一天。护士汇报医生，给予处理。

1.分析患者尿管脱出的原因。

2.针对患者目前情况，护士应如何处理？

3.如何避免留置尿管过程中尿管脱出？

（三）膀胱冲洗术

膀胱冲洗

1.适应证

（1）长期留置尿管者；

（2）严重血尿者；

（3）尿管发生阻塞者；

（4）前列腺及膀胱手术后的患者。

2.禁忌证

（1）膀胱尿道损伤的患者；

（2）膀胱出血的患者；

（3）骨盆骨折的患者。

3.护理评估

（1）评估患者病情、意识、自理能力情况及其配合程度；

（2）观察尿液性质、排尿不适症状及出血等情况；

（3）注意观察患者的反应，冲洗液出入量、颜色，及有无不适等情况。

知识链接

【定义】

膀胱冲洗：是利用三通导尿管，将无菌溶液灌入膀胱内，再利用虹吸原理将灌入的溶液引流出来的方法。

【目的】

1.留置导尿管的患者，保持其尿液引流通畅；

2.清除膀胱内的血凝块、黏液、细菌等异物以清洗膀胱，预防感染；

3.治疗某些膀胱疾病，如膀胱炎、膀胱肿瘤等。

4.操作前准备

（1）评估与解释

1）评估患者的病情、自理能力及其合作情况；

2）评估患者尿液的颜色、性质，有无尿频、尿急、尿痛、膀胱憋尿感，能否排尽尿液以及尿管的通畅情况。

（2）自身、用物及环境准备

1）自身准备：洗手，戴口罩；

2）用物准备：0.9%无菌生理盐水、一次性输液器、无菌治疗巾、无菌手套、10 mL空针、基础治疗盘；

3）环境准备：安静整洁，关闭门窗，拉床帘。

5.操作步骤

（1）备物，核对，解释；

（2）消毒，导尿，固定导尿管；

（3）排空膀胱；

（4）冲洗膀胱（如图8-4-11）；

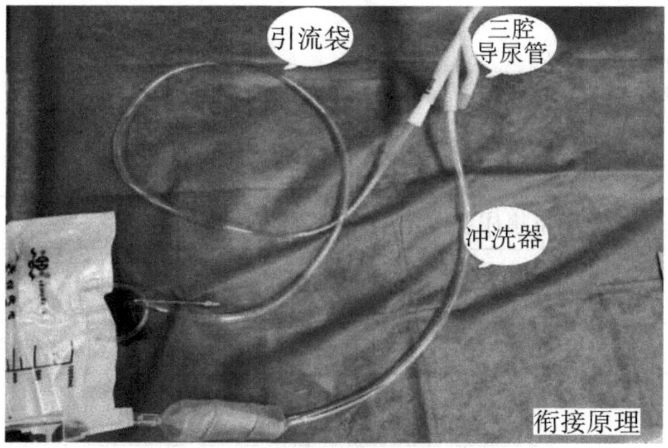

图8-4-11　膀胱冲洗原理

（5）整理用物；

（6）记录。

注意事项

1.严格无菌操作，防止医源性感染。

2.寒冷天气，冲洗液应加温至38～40 ℃，以防冷刺激膀胱。

3.冲洗时，注意观察引流液性状，出现鲜血、导管堵塞或病人感到剧痛不适等情况，应立即停止冲洗，并报告医生。

6.健康教育

（1）膀胱结石患者

1）每天饮水应超过2000 mL；

2）避免饮用高硬度水；

3）多食低钙食物，少食乳制品、红茶、菠菜、动物内脏、蘑菇、鱼肉、可可及果仁等；

4）少食糖，由于吃糖后尿中钙离子浓度、草酸及尿的酸度均会增加。

（2）膀胱癌患者：膀胱癌患者术后应坚持定期膀胱内化疗药物灌注。

（3）膀胱炎患者

1）每次排尿宜排尽，不应让膀胱有残余尿潴留；

2）每次性生活后宜排尿一次；

3）注意经期卫生，有膀胱炎病史的女性，经期可服用抗生素进行预防。

7.操作流程图（如图8-4-12）：

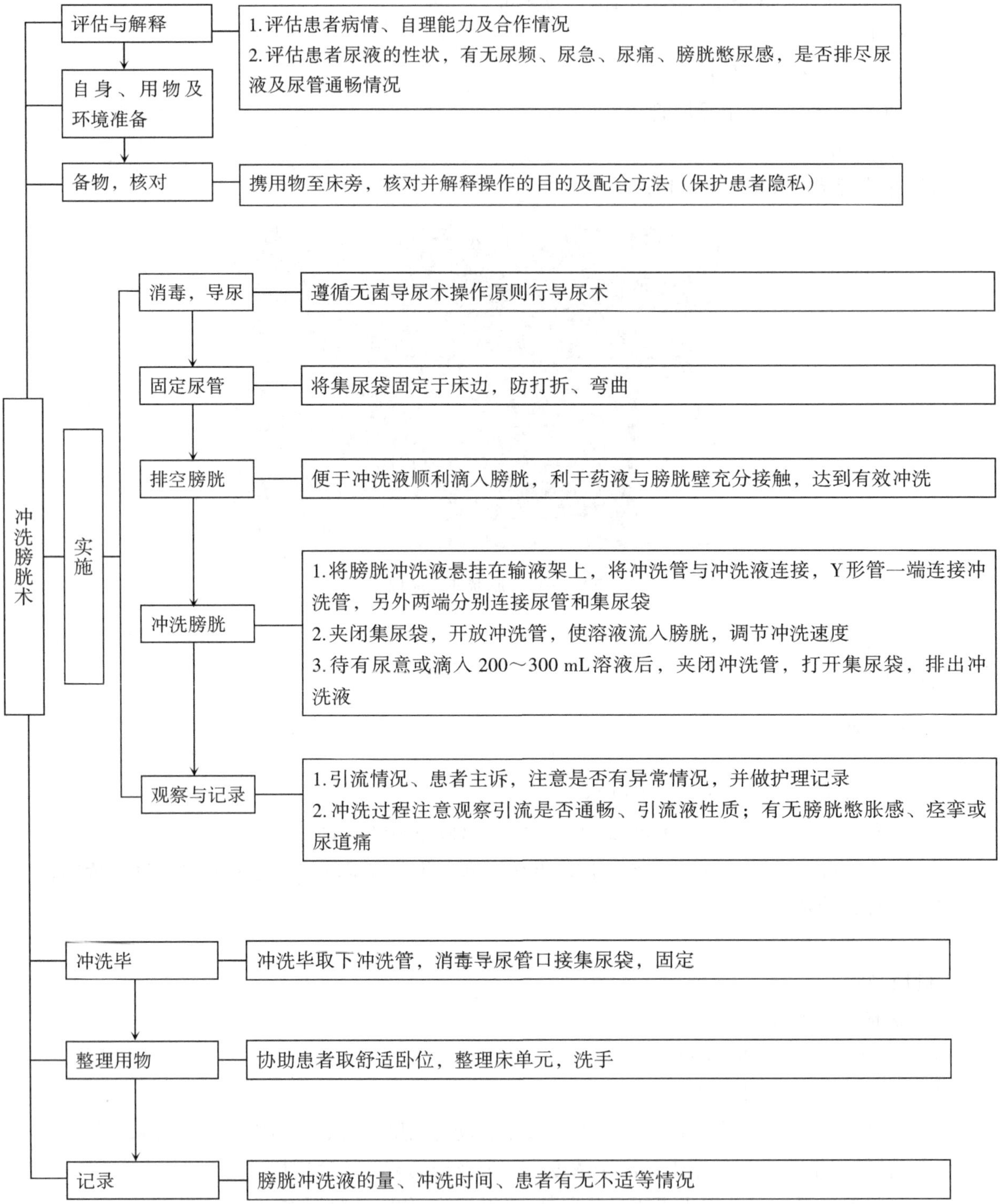

图8-4-12　膀胱冲洗术操作流程图

8.操作评分标准（见表8-4-4）

表8-4-4　膀胱冲洗术操作评分标准

项目	技术操作要求	评分	评分等级				实际得分
			A×1	B×0.7	C×0.4	D×0	
素质	仪表、着装符合要求	2					
	操作熟练、轻柔，沟通有效	3					
评估	评估患者病情、膀胱冲洗的目的	5					
	评估患者意识、自理及合作程度	5					
	评估患者有无尿频、尿急、尿痛和膀胱憋尿感等	5					
	观察尿液的性质、颜色	5					
操作前准备	洗手，戴口罩	2					
	用物齐全，放置合理	1					
	向患者解释操作目的，以取得其配合	2					
操作过程	协助患者取仰卧位，注意患者保暖	5					
	导尿，固定集尿袋	5					
	常规消毒冲洗液瓶塞，打开膀胱冲洗装置，将冲洗器导管针头插入瓶塞，倒挂于输液架，排气并夹闭冲洗器导管	5					
	打开引流管夹子，排空膀胱	5					
	断开导尿管与集尿袋引流管相接处并消毒	5					
	将导尿管和引流管与Y形管的两个分管相连接，将玻璃接头用纱布包裹	10					
	夹闭引流管，打开冲洗管，调节冲洗液滴速	10					
	待患者有尿意或滴入冲洗液200～300 mL时，将冲洗管夹闭并放开引流管，如此反复进行冲洗	10					
操作后处理	整理患者衣裤，协助患者取舒适卧位，整理床单元	2					
	垃圾分类处理，整理用物	4					
	洗手后记录	2					
整体评价	认真倾听患者的反应及需要，沟通语言恰当，患者无不适	3					
	动作规范、熟练、准确、轻巧	2					
	操作时间在15 min以内	2					
总分		100					

第五节　排便护理

一、正常排便的评估

（一）大肠的解剖和生理

大肠全长约1.5 m，起自回肠末端，止于肛门，分为盲肠、结肠、直肠和肛管四部分，是机体参与排便的主要器官。盲肠长约8 cm，是大肠的起始段，其内的回盲瓣能够控制回肠内容物进入盲肠的速度并防止大肠内容物逆流。结肠长约1.2 m，可分为升结肠、横结肠、降结肠和乙状结肠四部分，其主要功能是吸收水、电解质、葡萄糖和部分胆汁酸，储存和转运粪便，分泌润滑黏膜的碱性黏液和多种胃肠激素。结肠的吸收功能主要体现在右半结肠。直肠全长约16 cm，在尾骨尖处凸向前方形成会阴曲，在骶尾骨前面下降凸向后方形成骶曲。其主要功能是排便、吸收和分泌，可吸收少量的水、盐、葡萄糖和一部分药物，也能分泌黏液保护黏膜、润滑粪便，以防止机械损伤和细菌侵蚀。肛管长约4 cm，连接直肠和肛门，被肛门内外括约肌包绕，其主要功能是排泄粪便。

（二）排便反射

排便是一种反射活动。粪便到达直肠，刺激直肠壁内的感受器，盆神经和腹下神经中的传入纤维将冲动传至脊髓腰骶部的初级排便中枢。同时传入冲动还上传至大脑皮层，引起便意。如条件许可排便，冲动由盆神经的传出纤维（副交感纤维）传出，引起降结肠、乙状结肠和直肠收缩，肛门内括约肌舒张，同时，阴部神经的传出冲动减少，肛门外括约肌舒张，粪便则排出体外。此外，腹肌和膈肌由于支配的神经兴奋而收缩，使腹内压增加，促进排便。若条件不许可，大脑皮层发出的冲动下行抑制脊髓腰骶部初级中枢的活动，抑制冲动沿腹下神经传出纤维（交感纤维）传出，使乙状结肠舒张，肛门括约肌紧张性增加，排便反射被抑制。如果排便反射经常被抑制，会逐渐使直肠对粪便的压力刺激失去正常的敏感性。粪便在大肠中停留过久，会因过多的水分被吸收而变得干硬，结果不易排出，这是产生便秘最主要的原因之一。痢疾或肠炎时，直肠黏膜由于炎症而敏感性增高，肠内只有少量黏液、粪便就可以引起便意和排便反射，但排便后总有排便未尽的感觉，临床上称这种现象为“里急后重”。

（三）粪便的评估

1.排便次数和排便量

排便的次数因人而异。正常成人每日排便1～3次，婴幼儿每日排便3～5次。每周排便小于3次或每日排便大于3次者视为排便异常，如便秘和腹泻。饮食的种类和数量、摄入的液体量、排便次数及消化器官的功能与排便量有关，进食肉类、蛋白质者较素食者排便量少。正常成人每日排便量为100～300 g。

2.粪便软硬度及形状

正常粪便为成形软便。便秘时粪便干结；急性肠炎或消化不良时，粪便呈稀便或水样便；直肠、肛门狭窄或肠道部分肠梗阻时，粪便常呈带状或扁条形。

3.粪便的颜色

正常粪便由于含胆色素，呈棕黄色或黄褐色。婴儿的粪便为黄色或金黄色。粪便的颜色与摄入食物和药物的种类密切相关，如进食大量绿色蔬菜，粪便可呈暗绿色。病理情况下，粪便颜色异常，如直肠息肉或痔疮患者排便后有鲜血滴出，上消化道出血患者的粪便呈柏油样便，下消化道出血患者的粪便呈暗红色便，胆道完全阻塞患者的粪便呈陶土色，肠套叠或阿米巴痢疾患者的粪便呈果酱样等。

4.粪便气味

粪便的气味是由食物残渣与结肠中细菌发酵产生的，与食物种类和肠道疾病有关。素食者的粪便气味轻，肉食者的粪便气味重。柏油样便患者粪便有腥臭味，消化不良患者粪便有酸臭味，直肠溃疡和肠癌患者粪便有腐臭味。

5.粪便内容物

粪便的内容物主要是食物残渣、脱落的大量肠上皮细胞、细菌和上消化道的分泌物。正常粪便含有极少量混匀的黏液，起润滑肠道、保护肠黏膜的作用。消化道感染时粪便中可混有脓液或大量黏液，痢疾、肠套叠等患者的粪便常伴有血液，痢疾、肛周脓肿及直肠癌等患者常见脓血便。

（四）影响排便因素的评估

生理、心理、饮食、活动、社会文化和疾病等因素均可影响排便，医护人员必须完整地收集资料，正确全面的评估，制定合理有效的护理措施，满足患者排便需求。

1.年龄

老年人因腹部肌肉张力降低，胃肠蠕动能力减弱，肛门括约肌松弛，使排便控制能力减弱，易发生排便异常。2～3岁以下婴幼儿神经肌肉系统发育不全，不能控制排便。

2.饮食

均衡饮食和足量的液体摄入是维持排便正常的基本条件。健康饮食可以建立规则的排便反射。摄取富含膳食纤维的食物能减少水分的重吸收，促进肠蠕动，使粪便柔软利于排出；食用高蛋白、高糖类的食物或缺乏膳食纤维、进食量少，可使排便反射减弱；液体摄入不足或丢失过多则可导致粪便干硬而排出困难。

3.排便习惯

每个人都有自己的排便习惯，如排便姿势、时间、环境等方面的，若发生改变，会影响正常排便。如患者卧床时，由于常用排便的姿势是坐位或蹲位，不适应用便盆导致排便困难。排便环境缺乏私密性，也可引起排便功能异常。另外，每日定时排便有助于养成健康规律的排便习惯。

4活动

适当活动能维持肌肉张力，刺激肠蠕动，有利于正常排便功能。若患者长期卧床，缺乏活动，肌肉张力减退，可导致排便困难。

5.精神因素

精神抑郁可使肠蠕动减弱，从而导致便秘；情绪紧张、焦虑可增加肠蠕动，易引起腹泻。

6.治疗因素

长期应用抗生素可导致肠道菌群功能紊乱，引起腹泻；止痛、麻醉药物可抑制胃肠蠕动，从而引起便秘；缓泻剂能刺激肠蠕动，促进排便。

7.疾病因素

神经系统受损，如脊髓损伤、脑卒中等，可导致大便失禁；会阴部和腹部伤口疼痛可抑制便意；结肠炎可引起肠蠕动增加而导致腹泻。

二、排便异常的评估及护理

造口

（一）便秘患者的护理

便秘是指由于粪便在肠道内停滞过久，水分被过量吸收而使粪便干燥、坚硬及排便困难，排便次数减少。患者食欲减退、腹痛、腹胀、排气多、消化不良、头晕、疲乏等，腹部可触及坚硬的包块，直肠指诊可触及粪块。

1.便秘的原因

器质性病变，如肛门、直肠病变；内分泌和代谢性疾病；神经系统疾病；结肠神经肌肉病变；肠管平滑肌和神经源性病变；神经心理障碍以及药物因素等可引起器质性便秘。而功能性便秘的原因尚不明确，可能与多种因素有关，如进食量少，食物水分不足或缺少纤维素；生活节奏过快，工作紧张，工作性质及时间变化，精神因素等改变了正常的排便习惯；过度使用泻药，形成了药物依赖；年老体弱，活动过少等。

2.便秘患者的治疗与护理

（1）提供适当的排便环境：为患者提供隐蔽的排便环境，如拉床帘或用屏风遮挡，并给患者留充足的排便时间，使患者安心；危重患者，在病情允许时，护士可暂时离去，免给患者造成窘迫感等；避开治疗、查房和进餐时间，以消除患者紧张情绪，利于排便。

（2）选择合适的排便姿势：选择适当的姿势和体位有利于发挥重力作用，使腹内压增加，如卧床患者可酌情抬高上身；手术患者在术前有计划地训练床上排便。可以下床的患者在床边或到厕所排便，且厕所应安装扶手，以便患者扶撑。若病情允许，协助患者排便时取蹲位或坐位。

（3）腹部环形按摩：便秘患者排便时，依升结肠、横结肠和降结肠的顺序，可环行按摩腹部，以增加腹压，刺激肠蠕动，使降结肠内容物向下移动，促进排便。

（4）遵医嘱使用缓泻药物等：缓泻剂可通过增加粪便中的水分含量、刺激肠蠕动、加速肠内容物的运行而起到导泻作用。使用缓泻剂虽可暂时解除便秘，但滥用或长期使用可使结肠失去正常的排便反射，是造成慢性便秘的主要原因之一，故应慎用。使用开塞露、甘油栓等简易通便剂，可以软化粪便，促进排便。若以上方法均无效，应遵医嘱给予灌肠、人工取便。

（5）健康教育：帮助患者及其家属认识维持正常排便习惯的重要性。指导患者养成良好的排便习惯，每日定时排便。制订合理的食谱，增加富含膳食纤维及维生素的食物的摄取量。多饮水，病情允许时，每日液体摄入量不少于2000 mL。鼓励患者参加适当的体育运动，根据患者情况制订个体化的锻炼计划，指导患者加强腹部和盆底肌肉运动，卧床的患者可在床上运动锻炼。保证充足的睡眠和休息，放松心情，减轻压力。

（二）腹泻患者的护理

1.祛除病因，如肠道感染者遵医嘱给予抗生素治疗。

2.注意腹部保暖；卧床休息，减少肠蠕动；协助患者及时使用便盆。

3.鼓励患者饮水，避免油腻、辛辣和高纤维食物，进食流质或无渣半流质饮食。腹泻严重者应暂禁食，出现脱水症状者，应遵医嘱给予补液以防止水、电解质紊乱。

4.保护肛周皮肤：频繁腹泻患者应注意保持会阴部及肛周皮肤清洁、干燥，特别是老年人、婴幼儿和身体虚弱者，应观察肛周皮肤有无湿疹、破溃等，必要时涂抹皮肤保护剂。

5.观察排便情况：密切观察患者病情，记录生命体征、出入量、排便次数和粪便性状，必要时留取标本送检。如疑似传染病时，按肠道隔离原则护理。

6.健康教育：向患者及家属讲解腹泻的相关知识，指导患者建立合理的膳食结构，注意饮食卫生，维持正常的排便习惯。

（三）粪便嵌塞患者的护理

1.积极治疗原发疾病，如肛周疾病等。

2.增加膳食纤维摄取量，养成良好的排便习惯，加强锻炼。

3.药物治疗：早期可用液状石蜡等润滑性泻剂、蓖麻油和蒽醌类药物刺激性泻剂、乳果糖和山梨醇等高渗性泻剂润肠通便，也可用开塞露和甘油栓等来通便，必要时先用油类保留灌肠，2～3 h后清洁灌肠。

4.人工直肠取粪：一般在清洁灌肠无效后遵医嘱执行，动作要轻柔，避免损伤直肠黏膜。因人工取便可以刺激迷走神经，所以心脏病、脊髓受损患者慎重使用，若人工取便过程中患者出现头昏、心悸须立即停止。

（四）排便失禁患者的护理

1.积极治疗原发疾病，观察粪便的性状。

2.心理护理：排便失禁的患者抑郁、自卑，医护人员应理解和尊重患者，给予精神安慰。

3.皮肤护理：床上铺一次性尿布或中单，保持肛周皮肤及会阴清洁干燥，注意观察骶尾部的皮肤变化，谨防压疮的发生。

4.排便功能训练：指导患者进行肛门括约肌和盆底肌肉收缩训练。

5.环境清洁：定时开门窗通风换气，保持室内空气清新。

6.健康教育：指导患者生活规律，合理饮食，适当摄入液体，适当运动。

（五）肠胀气患者的护理

1.心理护理：缓解患者紧张情绪，向患者解释出现肠胀气的原因、治疗及护理方法。

2.运动：协助患者下床活动，卧床患者做床上活动，以促进胃肠蠕动及排空功能。

3.饮食：指导患者培养细嚼慢咽的饮食习惯，少吃不易消化和产气食物，不宜过饱。

4.轻度腹胀时行腹部热敷或按摩，给予针刺疗法，严重胀气时给予多潘立酮等药物治疗或肛管排气。

三、与排便有关的护理技术

大量不保留灌肠

（一）大量不保留灌肠

1.适应证

（1）可以有效解除便秘、肠胀气；

（2）清洁肠道，为某些手术、特殊检查或分娩做术前准备；

（3）稀释和清除肠道内的有害物质，减轻中毒；

（4）灌入低温液体，为高热病人降温。

2.禁忌证

（1）消化道内大出血、妊娠、急腹症、严重心血管疾病等病人禁忌灌肠。

（2）严重肝功能不全昏迷的病人，禁用肥皂水灌肠；急慢性风热伤寒的危重病人，溶液量不得超500 mL，压力要低（即液面不得高于肛门30 cm）；充血性心力衰竭或水钠潴留的病人禁用等渗盐水溶液灌肠。

3.护理评估

评估患者的年龄、病情、心理及自理能力。

知识链接

1.灌肠定义：是将一定量的液体通过肛管，由肛门经直肠灌入结肠的技术，以帮助病人清洁肠道、排便、排气或由肠道输入药物，达到确定诊断和进行治疗的目的。

2.灌肠的分类：保留灌肠、不保留灌肠、清洁灌肠，不保留灌肠根据灌入的药液量又分为大量不保留灌肠和少量不保留灌肠。

3.目的：（1）解除便秘、肠胀气。

（2）清洁肠道，为某些手术、特殊检查或分娩做术前准备。

（3）稀释和清除肠道内的有害物质，减轻中毒。

（4）灌入低温液体，为高热病人降温。

4.操作前准备

（1）评估与解释

①了解患者的具体病情、年龄、意识状况、排便的情况等；

②患者的精神心理状态、对于灌肠的正确认识及相互合作程度；

③患者肛周皮肤的情况。

（2）自身、用物及环境准备：

①自身准备：七步洗手法洗手、正确戴口罩；

②用物准备：一次性使用灌肠包、水温计、灌肠液、输液架、手消液（如图8-5-1）；

③环境准备：关闭门窗、拉窗帘、必要时用屏风。

5.操作步骤

（1）核对患者信息，并解释操作目的；

（2）协助患者安置卧位（如图8-5-2、图8-5-3）；

（3）润滑肛管并排气；

（4）插入肛管，灌入灌肠液（如图8-5-4、图8-5-5）；

（5）拔出肛管（如图8-5-6、图8-5-7）；

（6）整理记录。

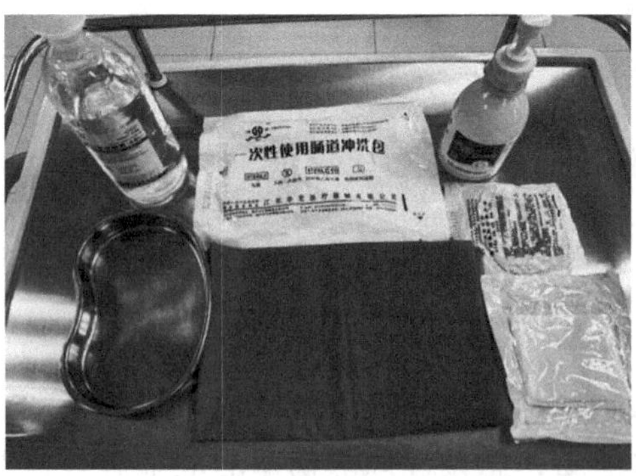

图8-5-1　准备物品

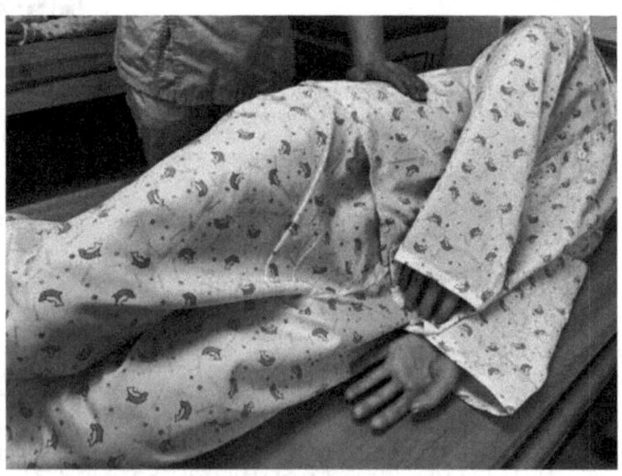

图8-5-2　安置体位

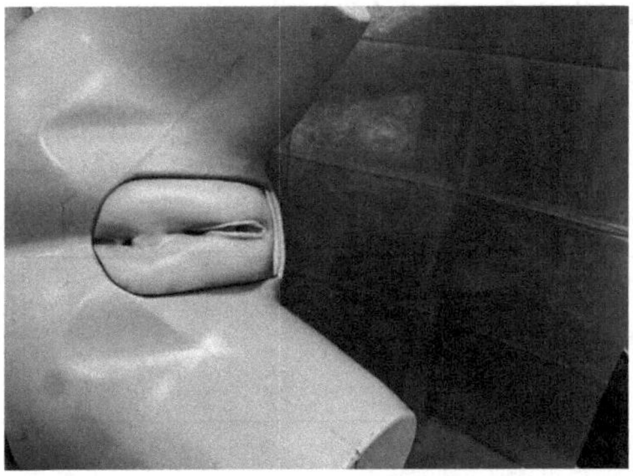

图8-5-3　暴露臀部

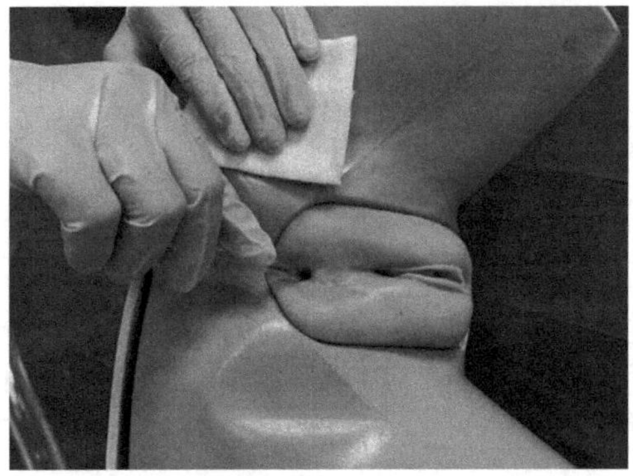

图8-5-4　插入肛管

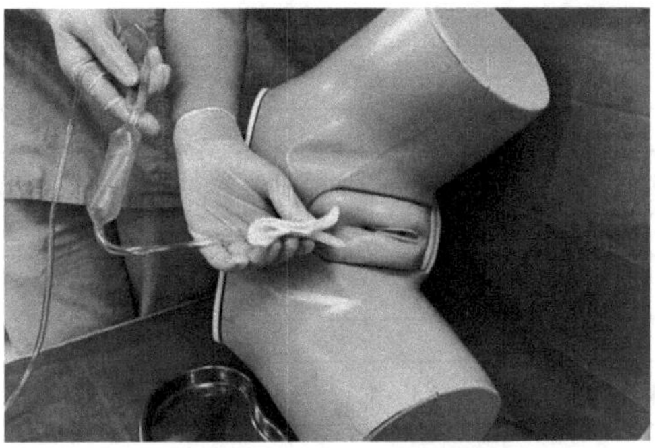

图8-5-5　灌入灌肠液

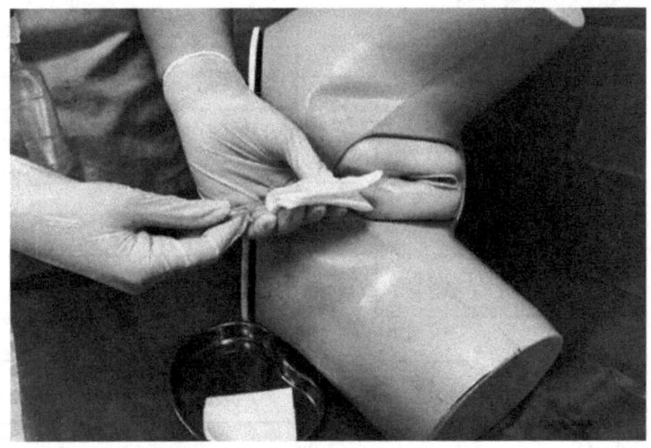

图8-5-6　拔出肛管

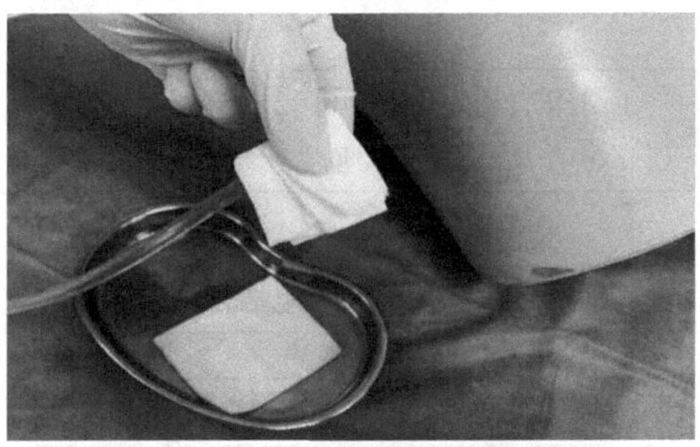

图8-5-7　包裹并反折肛管

注意事项

1. 急性消化道出血、妊娠、急腹症、严重心血管疾病等患者禁忌灌肠。

2. 肝昏迷患者，禁用肥皂水灌肠；伤寒患者，溶液量不得超500 ml，压力要低（液面不得高于肛门30 cm）；充血性心力衰竭或水钠潴留的患者禁用等渗盐水溶液灌肠。

3. 准确掌握灌肠溶液的温度、浓度、流速、压力和溶液的量。

4. 灌肠时提醒患者如有腹胀或便意时，应嘱患者做深呼吸以减轻不适。

5. 灌肠过程中应随时观察患者的病情变化，如患者出现脉速、面色苍白、出冷汗、剧烈腹痛、心慌气急时，应立即停止灌肠，并与医生联系给予紧急处理。

6. 健康教育

（1）如是大量不保留灌肠者：平卧，尽可能保留5～10 min后再排便。如有腹痛等症状不见缓解，应立即告知医护人员。

（2）指导患者在灌肠过程中出现心慌、气急、剧烈腹痛立即告知护士，对症处理。

（3）养成良好的排便习惯，多食蔬菜、水果，多饮水，加强运动。

7.操作流程图（如图8-5-8）

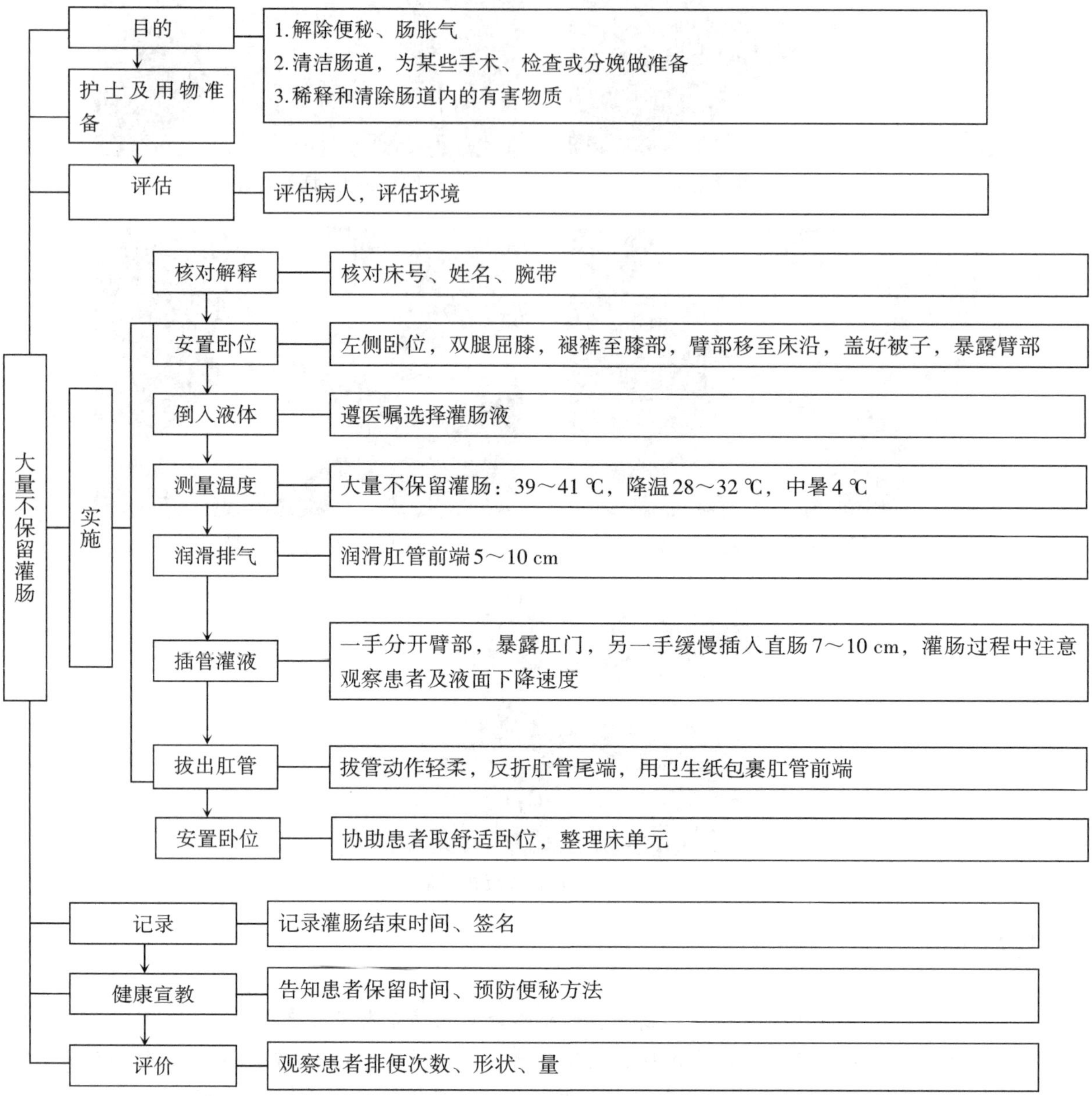

图8-5-8　大量不保留灌肠流程图

8.操作评分标准（见表8-5-1）

表8-5-1　大量不保留灌肠操作评分标准

项目	技术操作要求	评分	评分等级				实际得分
			A×1	B×0.7	C×0.4	D×0	
素质	仪表着装符合要求	2					
	口述手已洗，指甲已剪	2					
评估	评估患者：评估患者病情、临床诊断、意识、排便情况、理解配合能力	10					
	评估环境	5					
操作前	备齐用物，放置合理	5					
	洗手，戴口罩	2					
	关闭门窗，屏风遮挡	2					
操作中	协助患者摆体位	5					
	暴露臀部，注意保暖	3					
	将灌肠液倒入灌肠袋，挂于输液架上，灌肠袋内液面距肛门40～60 cm	5					
	润滑肛管前端，排尽肛管内空气	5					
	戴手套，嘱患者深呼吸，一手垫卫生纸分开臀部暴露肛门，一手将肛管轻轻插入肛门7～10 cm，妥善固定肛管	15					
	打开开关，缓慢注入灌肠液，观察患者反应及液体流速，若液体流入受阻，可稍移动或挤捏肛管。若患者有便意，可嘱患者深呼吸，适当降低液面高度，减慢流速，若患者出现面色苍白，大汗淋漓等症状，应该立即停止灌肠，及时处理	15					
	待灌肠液注入完毕后，反折肛管并拔出，用卫生纸清洁肛周	5					
操作后处理	协助患者取平卧位，尽量保留5～10 min	5					
	观察排便的量，颜色，性质及排便次数	5					
	整理用物，洗手后记录	3					
整体评价	操作熟练、有效沟通，爱伤观念强	3					
	操作时间在10 min以内	3					
总分		100					

（二）小量不保留灌肠

1.适应证

腹部或盆腔手术后的患者、危重患者及年老体弱患者、小儿和孕妇。

2.禁忌证

同大量不保留灌肠。

3.护理评估

评估患者的年龄、病情、心理及自理能力。

4.操作前准备

（1）评估与解释

1）了解患者的具体病情、年龄、意识状况、排便的情况等。

2）了解患者的精神、心理状态、对于灌肠的正确认识及相互合作程度。

3）了解患者肛周皮肤的情况。

（2）自身、用物及环境准备

1）自身准备：洗手，正确戴口罩。

2）用物准备：一次性使用灌肠包、弯盘、纱布一包、治疗巾、水温计、灌肠液、输液架、手消毒液。

3）常用灌肠液："1、2、3"溶液（50%硫酸镁30 mL、甘油60 mL、温开水90 mL）；甘油50 mL加等量温开水；植物油120～180 mL。溶液温度为38 ℃。

3）环境准备：关闭门窗，拉窗帘，必要时用屏风。

5.操作步骤

（1）核对信息并解释操作目的；

（2）协助患者安置卧位；

（3）润滑肛管并排气；

（4）插入肛管，灌入灌肠液；

（5）拔出肛管；

（6）整理记录。

☞ 注意事项

1.急性消化道出血、妊娠、急腹症、严重心血管疾病者等禁忌灌肠。

2.肝性脑病患者，禁用肥皂水灌肠；伤寒患者，灌肠溶液量不得超500 mL，压力要低（液面不得高于肛门30 cm）；充血性心力衰竭或水钠潴留患者禁用等渗盐水溶液灌肠。

3.准确掌握灌肠溶液的温度、浓度、流速、压力和量。

4.灌肠时提醒患者如有腹胀或便意时，应做深呼吸以减轻不适。

5.灌肠过程中应随时观察患者的病情变化，如患者出现脉速、面色苍白、出冷汗、剧烈腹痛、心慌气急等症状，应立即停止灌肠，并与医生联系给予紧急处理。

6.灌肠液保留10～20 min，以便有足够的作用时间软化粪便。

6.健康教育

（1）灌肠完毕尽可能保留10～20 min后再排便。如有腹痛等症状不见缓解，应立即告知医护人员；

（2）告知患者在排便时不要过度用力，以防手术切口裂伤；

（3）指导患者及其家属避免腹胀的方法，养成良好的排便习惯，多食蔬菜、水果，多饮水，加强运动；

（4）向患者及其家属讲解维持正常排便习惯的重要性。

7.操作流程图（如图8-5-9）

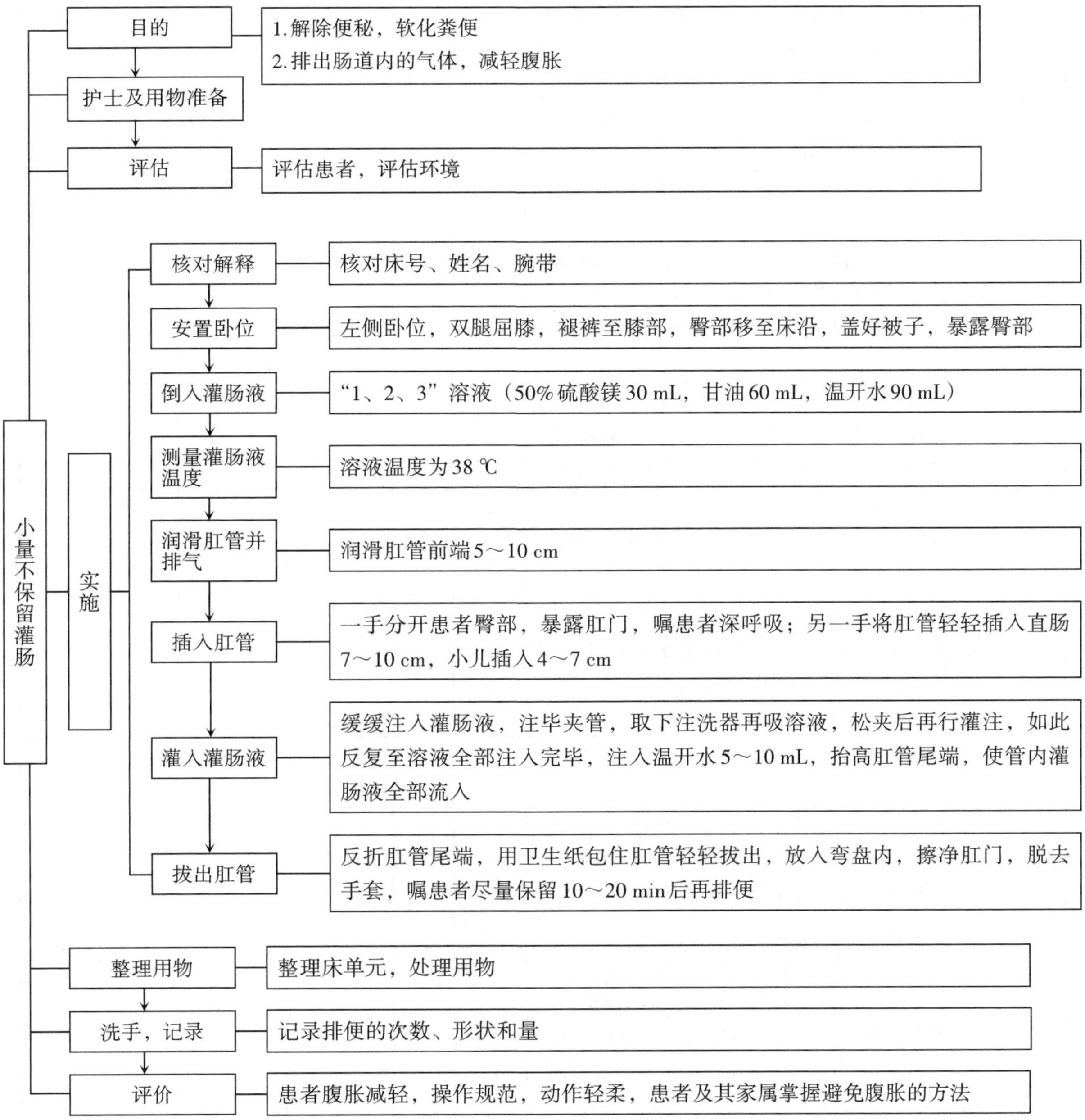

图8-5-9 小量不保留灌肠操作流程图

8.操作评分标准（见表8-5-2）

表8-5-2　小量不保留灌肠操作评分标准

项目	技术操作要求	评分	评分等级				实际得分
			A×1	B×0.7	C×0.4	D×0	
素质	仪表大方，举止端庄，态度和蔼，衣帽鞋整洁	0.5					
	口述手已洗，指甲已剪	0.5					
评估	1.患者评估：评估患者病情、临床诊断、意识、排便情况、理解配合能力（5分）；向患者解释灌肠的目的、方法及配合要点，注意礼貌用语、交流效果，讲解灌肠过程、主要作用等（4分）；操作前了解患者需要（1分）	10					
	2.评估环境：整洁，安静，光线充足，温度适宜，符合操作要求（2分）	2					
操作前准备	1.用物准备：治疗车、治疗盘、输液架、灌肠液、水温计、一次性灌肠器、弯盘、卫生纸、治疗巾，按医嘱准备灌肠溶液（少1件物品扣1分，扣完为止）	5					
	2.用物放置合理（0.5分），检查一次性用物是否在有效期，包装是否完整（1分）。口述溶液已加热（2分）；备齐用物，放置于治疗车上（0.5分）	4					
	3.洗手、戴口罩方法正确（1分）	1					
	4.礼貌进入，随手关门，备齐用物，携至床旁（1分）	1					
操作过程	1.核对床头卡信息（1分）、腕带信息（1分）	2					
	2.遮挡围帘（1分）；协助患者准备体位，取左侧卧位，松开衣裤，将裤脱至膝部，弯曲双膝，将臀部移至床沿（5分）	6					
	3.暴露臀部，注意保暖（2分）；口述七步洗手法洗手（1分）	3					
	4.铺治疗巾，将卫生纸置于治疗巾上，弯盘置于臀旁（3分）；再次核对患者姓名及腕带信息（2分）；戴手套（2分）；用助洗器抽吸灌肠液，连接肛管（6分）	13					
	5.润滑肛管前端5～10 cm（1分），排气（2分）	3					
	6.一手垫卫生纸，分开臀部，暴露肛门（1分）；嘱患者深呼吸（1分）；一手将肛管轻轻插入肛门7～10 cm，小儿4～7 cm（3分）；固定肛管，缓慢灌入灌肠液（3分）；观察液面下降速度及患者有无腹痛、腹胀（4分）	12					
	7.注毕夹管，取下助洗器再吸溶液，松夹后再行灌注，反复至溶液全部注入完毕	8					
	8.注入温开水5～10 mL，抬高肛管尾端，使管内溶液全部流入，反折肛管尾端，用卫生纸包住肛管轻轻拔出，擦净肛门，脱手套	5					
	9.洗手，摘口罩（2分）	2					

续表 8-5-10

项目	技术操作要求	评分	评分等级				实际得分
			A×1	B×0.7	C×0.4	D×0	
操作后处理	1.再次核对(2分),记录(2分)	4					
	2.(1)告知患者注意事项:嘱患者保留10~20 min后再解大便 (2)告知患者预防腹胀的方法	4					
	3.礼貌告退,出病房随手关门(2分);垃圾分类处理;洗手,报告操作完毕(2分)	4					
整体评价	1.操作熟练、规范,爱伤观念强	2					
	2.语言沟通:通俗易懂,吐字清晰,语速适中,沟通效果好,有亲和力,体现人文关怀(3分);技能熟练:操作熟练,动作轻巧,手法准确,准确掌握药液温度、量,插管深度、压力、速度,卧位等(5分)	8					
	3.10 min内完成(从评估患者开始计时至报告操作完毕结束),超过15 min后每30 s秒扣1分						
总分		100					

思考与练习

患者，男性，40岁，阑尾炎术后第3天，未排便排气，自诉腹胀，遵医嘱给予小量不保留灌肠，请问选择哪种灌肠液？

（三）保留灌肠

1.适应证

适用于镇静、催眠；治疗肠道感染。

2.禁忌证

同大量不保留灌肠。

3.护理评估

评估患者的年龄、病情、心理及自理能力。

4.操作前准备

（1）评估与解释

1）了解患者的具体病情、年龄、意识状况、排便的情况等。

2）了解患者的精神、心理状态、对于灌肠的正确认识及相互合作程度。

3）了解患者肛周皮肤的情况。

（2）自身、用物及环境准备

1）自身准备：七步洗手法洗手，正确戴口罩

2）用物准备：一次性使用灌肠包、弯盘、纱布一包、治疗巾、水温计、垫巾、灌肠液、输液架、手消毒液。

3）常用灌肠液：镇静催眠用10%水合氯醛；肠道杀菌剂常用0.5%~1%新霉素及其他抗生素、中药类等。

4）环境准备：关闭门窗，拉窗帘，必要时用屏风。

5.操作步骤

（1）核对信息并解释操作目的；

（2）协助患者安置卧位；

（3）润滑肛管并排气；

（4）插入肛管，灌入灌肠液；

（5）拔出肛管；

（6）整理记录。

☞ 注意事项

1.保留灌肠前嘱患者排便，肠道排空有利于药液吸收；

2.准确了解灌肠的目的和病变部位，确定患者的卧位和插入肛管的深度；

3.肛门、直肠、结肠手术的患者及排便失禁的患者，不宜做保留灌肠；

4.保留灌肠时应选择稍细的肛管，插入要深，压力要低，速度要慢；

5.灌肠过程中应随时观察患者的病情变化，如患者出现脉速、面色苍白、出冷汗、剧烈腹痛、心慌气急，应立即停止灌肠，并与医生联系给予紧急处理；

6.灌肠液保留1 h以上，使药液有足够的作用时间。

6.健康教育

（1）灌肠完毕尽可能保留1 h后再排便，如有腹痛等症状不见缓解，应立即告知医护人员。

（2）告知患者及其家属以晚间睡眠前保留灌肠为宜，此时肠道活动少，药液宜于保留吸收，从而达到治疗的目的。

（3）告知患者灌肠前排尽二便，以利于药液吸收。

7.操作流程图（如图8-5-10）

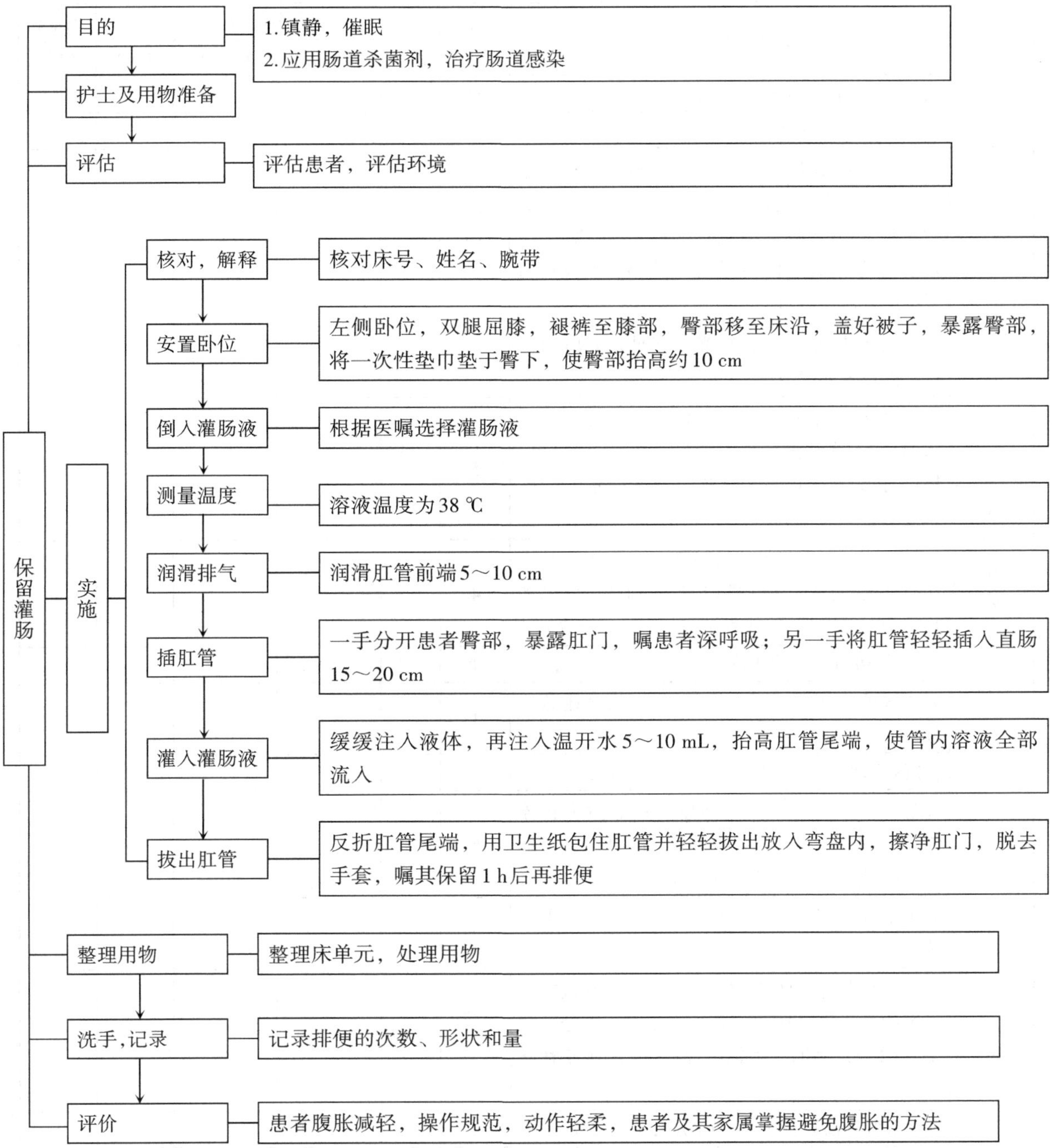

图8-5-10　保留灌肠流程图

8.操作评分标准（见表8-5-3）

表8-5-3　保留灌肠操作评分标准

项目	技术操作要求	评分	评分等级				实际得分
			A×1	B×0.7	C×0.4	D×0	
素质	仪表大方，举止端庄，态度和蔼，衣帽鞋整洁	0.5					
	口述手已洗，指甲已剪	0.5					
评估	1.患者评估：评估患者病情、临床诊断、意识、排便情况、理解配合能力（5分）；向患者解释灌肠的目的、方法及配合要点：注意礼貌用语，交流效果，讲解灌肠过程、主要作用等（4分），操作前了解患者需要（1分）	10					
	2.环境评估：整洁，安静，光线充足，温度适宜，符合操作要求（2分）	2					
操作前准备	1.用物准备：治疗车、治疗盘、输液架、灌肠液、水温计、一次性灌肠器、弯盘、卫生纸、治疗巾、垫巾，按医嘱准备灌肠溶液（少1件物品扣1分，扣完为止）	5					
	2.用物放置合理（0.5分），检查一次性用物是否在有效期，包装是否完整（1分）。口述溶液已加热（2分）；备齐用物，放置于治疗车上（0.5分）	4					
	3.洗手、戴口罩方法正确（1分）	1					
	4.礼貌进入，随手关门，备齐用物，携至床旁（1分）	1					
操作过程	1.核对床头卡信息（1分）、腕带信息（1分）	2					
	2.遮挡围帘（1分）；根据医嘱协助患者准备体位，松开衣裤，将裤脱至膝部，弯曲双膝，将臀部移至床沿，臀部抬高10 cm（5分）	6					
	3.暴露臀部，注意保暖（2分）；口述七步洗手法洗手（1分）	3					
	4.铺治疗巾，将卫生纸置于治疗巾上，弯盘置于臀旁（3分）；再次核对姓名及腕带信息（2分）；戴手套（2分）；用助洗器抽吸灌肠液，连接肛管（6分）	13					
	5.润滑肛管前端5～10 cm（1分）；排气（2分）	3					
	6.一手垫卫生纸，分开臀部暴露肛门（1分），嘱患者深呼吸（1分）；一手将肛管轻轻插入肛门15～20 cm（3分）；固定肛管，缓慢灌入药液（3分）；观察液面下降速度及患者有无腹痛、腹胀（4分）	12					
	7.缓慢注入药液，注入完毕后再注入温开水5～10 mL，抬高肛管尾端，使管内溶液全部流入	8					
	8.反折肛管尾端，用卫生纸包住肛管并轻轻拔出，擦净肛门，脱手套	5					

续表 8-5-11

项目	技术操作要求	评分	评分等级				实际得分
			A×1	B×0.7	C×0.4	D×0	
	9.洗手，摘口罩（2分）	2					
操作后处理	1.再次核对（2分），记录（2分）	4					
	2.（1）告知患者注意事项：嘱患者保留1 h后再排便 （2）告知患者预防腹胀的方法	4					
	3.礼貌告退，出病房随手关门（2分）；垃圾分类处理，洗手，报告操作完毕（2分）	4					
整体评价	1.操作熟练、规范，爱伤观念强（2分）	2					
	2.语言沟通：通俗易懂，吐字清晰，语速适中，沟通效果好，有亲和力，体现人文关怀（3分）；技能熟练：操作熟练，动作轻巧，手法准确，准确掌握药液温度、量，插管深度、压力、速度，卧位等（5分）	8					
	3. 10 min内完成（从评估患者开始计时至报告操作完毕结束），超过15 min后每30 s扣1分						
总分		100					

思考与练习

患者，男性，30岁，慢性细菌性痢疾，粪便有黏液，有腥臭味，遵医嘱给予0.5%～1%新霉素，保留灌肠，选择灌肠时的体位、温度、保留时间是什么？

第六节　口腔护理

口腔护理（无气插）

口腔由牙齿、牙龈、舌、颊、软腭及硬腭等组成，具有摄取、咀嚼和吞咽食物，以及发音、感觉、消化等重要功能。做好口腔护理是临床护理工作中的一个重要环节。护理人员应认真评估病人的口腔卫生状况，对于有口腔清洁自理能力及病情较轻患者，可协助其进行口腔护理，或指导患者掌握正确的日常口腔清洁技术。对于昏迷、高热、禁食、鼻饲等特殊患者，应给予特殊口腔护理并根据病情需要，酌情增加口腔护理次数。

一、一般口腔护理

（一）适应证

适用于能自己完成口腔清洁的患者。

（二）护理评估

1.口腔卫生及清洁状况

口腔卫生及清洁状况包括口唇、口腔黏膜、牙龈、牙齿、舌、腭、唾液及口腔气味等，还包括病人日常口腔清洁习惯。

2.自理能力

患者完成口腔清洁活动的自理能力。

3.对口腔卫生保健知识的了解程度

对口腔卫生保健知识的了解程度，如刷牙方法、漱口液及口腔清洁用具的选用、牙线使用方法、义齿的护理等。

知识链接

为更全面地对患者的口腔卫生、口腔卫生相关知识及口腔清洁自理能力进行评估，可采用口腔护理评估表（表8-6-1），将口腔卫生分为好、一般和差，分别记为1分、2分和3分。总分为各项目分值之和，分值为12～36分。分值越高，患者口腔卫生状况越差，需加强口腔卫生护理。

表8-6-1　口腔护理评估表

部位	1分	2分	3分
唇	滑润，质软，无裂口	干燥，有少量痂皮，有裂口，有出血倾向	干燥，有大量痂皮，有裂口，有分泌物，易出血
黏膜	湿润，完整	干燥，完整	干燥，黏膜破损或有溃疡面
牙龈	无出血及萎缩	轻微萎缩，出血	有萎缩，容易出血、肿胀
牙/义齿	无龋齿，义齿合适	无龋齿，义齿不合适	有许多空洞，有裂缝，义齿不合适，齿间流脓液
牙垢/牙石	无牙垢或有少许牙石	有少量至中量牙垢或中量牙石	大量牙垢或牙石
舌	湿润，少量舌苔	干燥，有中量舌苔	干燥，有大量舌苔或覆盖黄色舌苔
腭	湿润，无或有少量碎屑	干燥，有少量或中量碎屑	干燥，有大量碎屑
唾液	中量，透明	少量或过多量	半透明或黏稠
气味	无味或有味	有难闻气味	有刺鼻气味
损伤	无	唇有损伤	口腔内有损伤
自理能力	完全自理	部分依赖	完全依赖
健康知识	大部分知识来自实践，刷牙有效，使用牙线清洁牙齿	有些错误观念，刷牙有效，未使用牙线清洁牙齿	有许多错误观念，很少清洁口腔，刷牙无效，未使用牙线清洁牙齿

4.口腔特殊问题

患者是否存在特殊的口腔问题。

（三）口腔卫生指导

1.漱口

最常用的清洁口腔办法，一般用淡盐水或清水即可，也可为了预防或控制口腔疾病的发生选用不同药物的漱口液进行漱口，如含氟漱口液、抑菌漱口液。但是应注意，漱口不能代替牙刷的机械性清除作用，只是日常口腔护理的辅助方法。

2.正确选择和使用口腔清洁用具

（1）牙刷的选择

①刷头小，以便在口腔内（特别是口腔后部）灵活转动。

②刷毛排列合理，一般长为10～12束刷毛，宽为3～4束刷毛，各束刷毛之间有一定间隙。

③刷毛较软，长度适当，刷毛顶端圆钝，以避免损伤牙龈。

④牙刷柄长度、宽度适中，具有一定防滑设计。

刷牙后要用清水多次冲洗牙刷，甩干刷毛上的水分，保持刷头向上，放在通风干燥处。每把牙刷使用时间不宜超过3个月。

（2）牙膏的选择

牙膏是辅助刷牙的一种制剂，用来加强刷牙的摩擦洁净效果。目前我国市场上的牙膏主要分为普通牙膏和功效牙膏两类。普通牙膏主要作用为增加摩擦洁净效果。功效牙膏则有含氟牙膏、抑制牙菌斑与减轻牙龈炎症功效牙膏、抗牙本质敏感牙膏及中草药牙膏，可根据自身需求选择。

3.采取正确的刷牙方法

（1）水平颤动拂刷法（即Bass刷牙法）（图8-6-1）

①将刷头置于牙颈部，使刷毛指向牙根方向（上颌牙向上，下颌牙向下），与牙齿大约呈45°，轻微加压，使刷毛部分进入牙龈沟内，部分置于牙龈上。

②从后颊牙侧以2～3颗牙作为一组开始刷牙，用短距离水平颤动的动作在同一个部位数次往返，然后将牙刷向牙冠方向转动，拂刷颊面。刷完第一个部位后，将牙刷移至下一组2～3颗牙的位置，注意与前一部位要有重叠的区域，继续刷下一部位，按顺序刷完上、下牙齿的唇颊部。

③刷上前牙时，将刷头竖放在牙面上，自上而下拂刷，刷下前牙时自下而上拂刷。

④刷咬合面时，刷毛指向咬合面，稍用力做短距离来回刷。

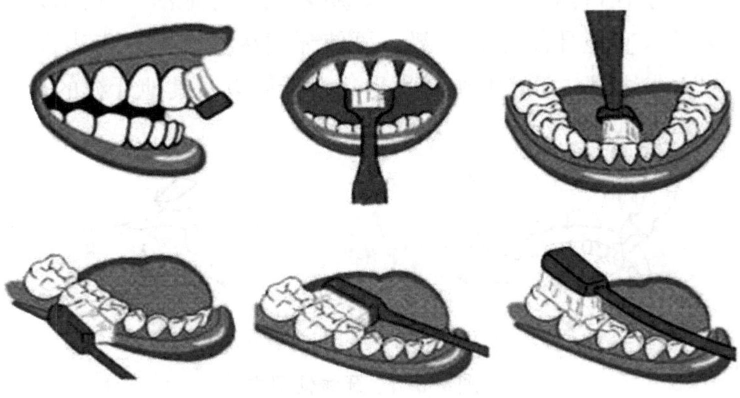

图8-6-1　Bass刷牙法

（2）竖刷法（图8-6-2）：就是将牙刷毛束尖端放在牙龈和牙冠交界处，顺着牙齿的方向稍微加压，刷上牙时向下刷，刷下牙时向上刷，牙的内外面和咬合面都要刷到。在同一部位要刷数次。

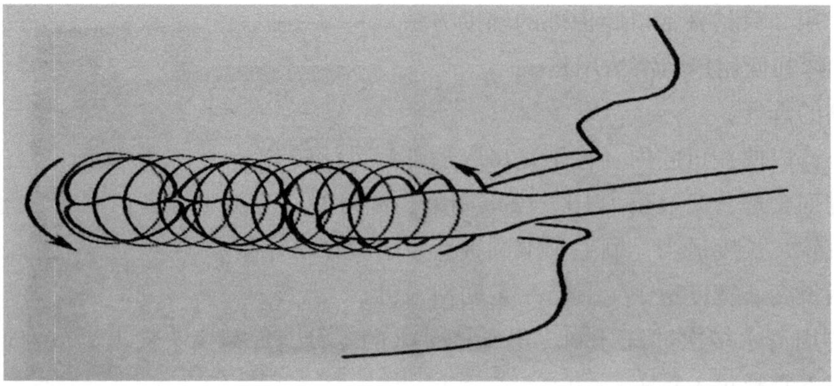

图 8-6-2　竖刷法

4.牙间隙清洁

牙与牙之间的间隙即为牙间隙，此处容易藏污纳垢，也是牙菌斑极易形成的场所。牙刷不易刷到，所以要采用其他方法来清洁。

（1）牙签

牙签用于牙龈乳头退缩或牙周治疗后牙间隙增大时。使用时注意勿将牙签压入健康的牙龈乳头区，以免形成人为的牙间隙。使用牙签时，动作要轻柔，以防损伤牙龈。

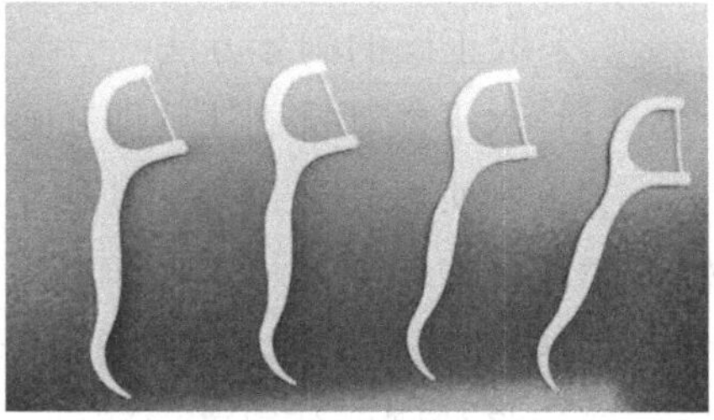

图 8-6-3　牙线

（2）牙线（图 8-6-3）

①牙线材料：尼龙线、丝线及涤纶线。

②使用时间：建议每日使用两次，餐后立即进行最佳。

③使用方法（图 8-6-4）：将牙线两端分别缠于双手示指或中指上，两手指间留 3～4 cm长的牙线。将牙线拉紧，若使用在上颌的牙齿时，用两手的拇指顶着牙线。若使用在下颌牙时，则用两手的示指去顶牙线。一手在口内，一手在口外，使牙线小心地沿着牙面以拉锯方式缓慢通过两牙之间的接触点进入牙缝，直至牙龈沟的底部，再使牙线尽量贴紧牙齿表面向牙冠方向推出，反复做几次。用同样的方法清洁同一牙缝中相对的另一个牙面以及其他牙缝的牙面。

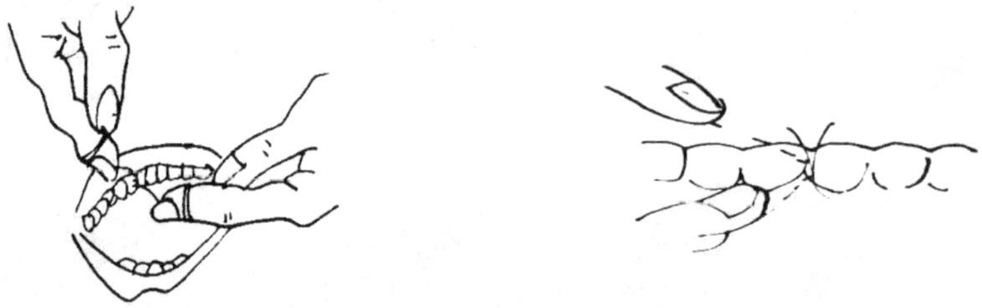

图 8-6-4　牙线使用方法

（3）牙间隙刷（图 8-6-5）

适用于牙龈退缩处邻间区、暴露的根分叉区以及排列不整齐的牙临面。

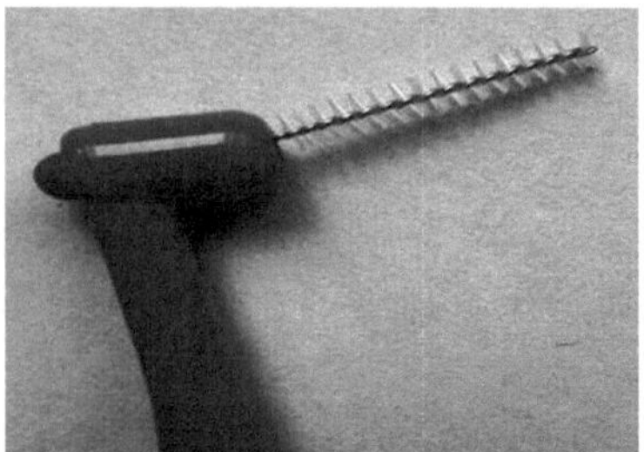

图 8-6-5　牙间隙刷

5.义齿的清洁护理

（1）餐后应取下进行清洗。

（2）尼龙牙刷或纱布刷洗或擦拭义齿。

（3）放于冷开水中保存，每日换水一次。

（4）义齿不可浸入热水或乙醇等消毒液中，以免变色、变形和老化。

二、特殊口腔护理

（一）适应证

适用于危重、昏迷、禁食、鼻饲、高热、口腔疾患、术后及生活不能自理的患者。

（二）禁忌证

癫痫持续发作的患者、躁狂患者禁忌进行口腔护理，待患者病情稳定，备齐抢救物品再进行口腔护理。昏迷患者、婴儿、张口障碍患者需严格评估后，方可进行口腔护理。

（三）目的

1.使口腔保持清洁、湿润，以防口腔感染等并发症发生。

2.确保患者的口腔舒适度，以增进食欲。

3.及时对口腔内黏膜、牙龈及舌苔等进行观察，收集患者病情动态变化的信息。

（四）护理评估

（1）评估：患者的年龄、病情、意识、心理状态、自理能力、配合程度及口腔卫生状况。

（2）解释：向患者及其家属解释口腔护理的方法、注意事项及配合要点。

（五）操作前准备（“四准备”，即护士准备、患者准备、环境准备、用物准备）

1.护士准备

着装规范，仪表端庄，举止得体，符合要求（手已洗，指甲已剪）。

2.评估

（1）患者：要求进病房对患者进行评估。评估内容包括患者年龄、病情、意识、心理状态、自理能力、口腔情况（牙龈、黏膜、舌苔、义齿、口唇气味）及配合程度。

（2）环境评估：病室环境整洁、安静、安全、舒适，符合操作要求。

（3）用物准备：用物准备齐全，摆放合理美观，一次性用物均在有效期内。

①治疗车上层（图8-6-6）：治疗盘内备口腔护理包（内有治疗碗、棉球、弯盘、弯止血钳、压舌板）、水杯（内盛漱口溶液）、吸水管、棉签、液状石蜡、手电筒、纱布数块、治疗巾及口腔护理液。治疗盘外备手消毒液。必要时备开口器和口腔外用药（常用的有口腔溃疡膏、西瓜霜、维生素B_2粉末等）。

②治疗车下层：生活垃圾桶、医疗垃圾桶。

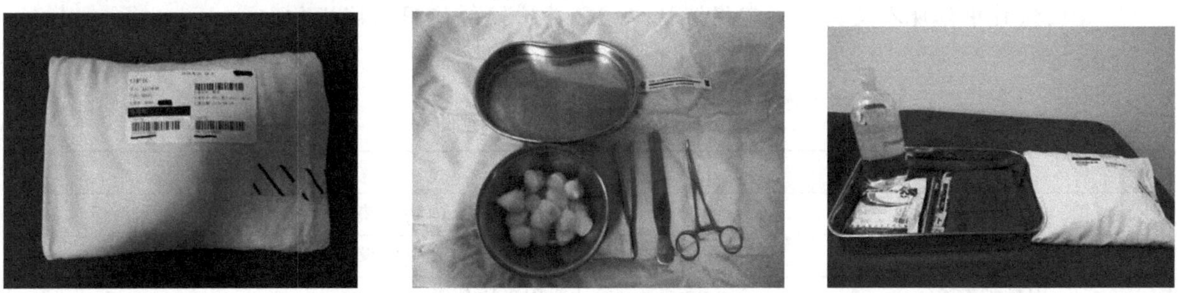

图8-6-6　治疗车上层用物

（六）操作步骤

1.礼貌进入，随手关门，备齐用物，携至床旁，核对床头卡信息和腕带信息。

2.协助患者取舒适体位，铺治疗巾。正确打开外包布，洗手，戴手套，打开口护包，清点棉球数量，湿润棉球，弯盘置于患者口角处。用钳子夹取第一个无菌棉球并拧干，湿润患者嘴唇。

3.协助患者正确漱口，若有义齿，处理义齿方法得当，告知患者在操作中的注意事项。

4. 嘱患者咬合上、下牙齿。用棉球包裹钳尖端，防止钳端直接触及口腔黏膜及牙龈，压舌板撑开颊部，先擦洗左外侧面（根据患者卧位来分）、右外侧面，擦洗左上内侧面、左上咬合面、左下内侧面、左下咬合面、左侧颊部。

5. 在操作中询问患者舒适度；依次再擦洗右上内侧面、右上咬合面、右下内侧面、右下咬合面、右侧颊部，再擦洗上腭、舌面、舌下两侧。

6. 再次漱口，用纱布擦洗口唇，撤回弯盘，清点棉球数量。撤去口护包及治疗巾，脱手套，洗手，摘口罩。

7. 涂润唇膏或用棉签涂液状石蜡，核对患者信息，观察患者口腔情况，询问患者对操作的感受，了解患者的满意程度，记录时间、口腔情况，签字。

8. 保健指导，内容有针对性，协助患者取舒适卧位，整理床单元，礼貌告退，出病房随手关门，垃圾分类处理，洗手，报告操作完毕。

注意事项

1. 昏迷患者禁止漱口，以免引起误吸。需用开口器，应从臼齿放入，牙关紧闭者，不可用暴力助其开口。

2. 观察口腔时，长期使用抗生素和激素的患者，应注意观察其口腔内有无真菌感染。

3. 使用的棉球不可过湿，以不能挤出液体为宜，防止因水分过多造成误吸。注意夹紧棉球，勿将其遗留在口腔内。

4. 传染病患者的用物需按消毒隔离原则进行处理。

5. 擦洗动作应轻柔，以免损伤口腔黏膜，特别是对凝血功能较差的患者。

6. 严格遵守查对制度和无菌操作原则。

7. 棉球应包裹止血钳尖端，防止钳端直接触及口腔黏膜及牙龈。镊子尽量保持垂直，避免液体倒流污染。

8. 擦拭时力度均匀，确保清洁到位，注意观察患者情况。询问患者舒适度。擦拭勿过深，以免触及咽部而引起恶心。

9. 操作前后均要清点棉球数量，确保棉球数量一致，以免棉球遗漏在口腔内而造成误吸。

10. 操作中体现人文关怀，掌握擦拭口腔顺序，熟练使用器械操作。

表8-6-2　常用口腔护理溶液

名称	浓度	作用
生理盐水	0.9%	清洁口腔，预防感染
氯己定溶液	0.02%	清洁口腔，广谱抗菌
甲硝唑溶液	0.08%	适用于厌氧菌感染
过氧化氢溶液	1%～3%	防腐、防臭。适用于口腔感染有溃烂、坏死组织者
复方硼酸溶液（朵贝尔溶液）		轻度抑菌，除臭
碳酸氢钠溶液	1%～4%	属碱性溶液，适用于真菌感染
呋喃西林溶液	0.02%	清洁口腔，广谱抗菌
醋酸溶液	0.1%	适用于铜绿假单胞菌感染
硼酸溶液	2%～3%	酸性防腐溶液，有抑制细菌的作用

（七）健康教育

1.向患者解释保持口腔卫生的重要性。

2.介绍口腔护理的相关知识，并根据患者存在的问题进行有针对性的指导。

（八）口腔护理操作流程图（如图8-6-7）

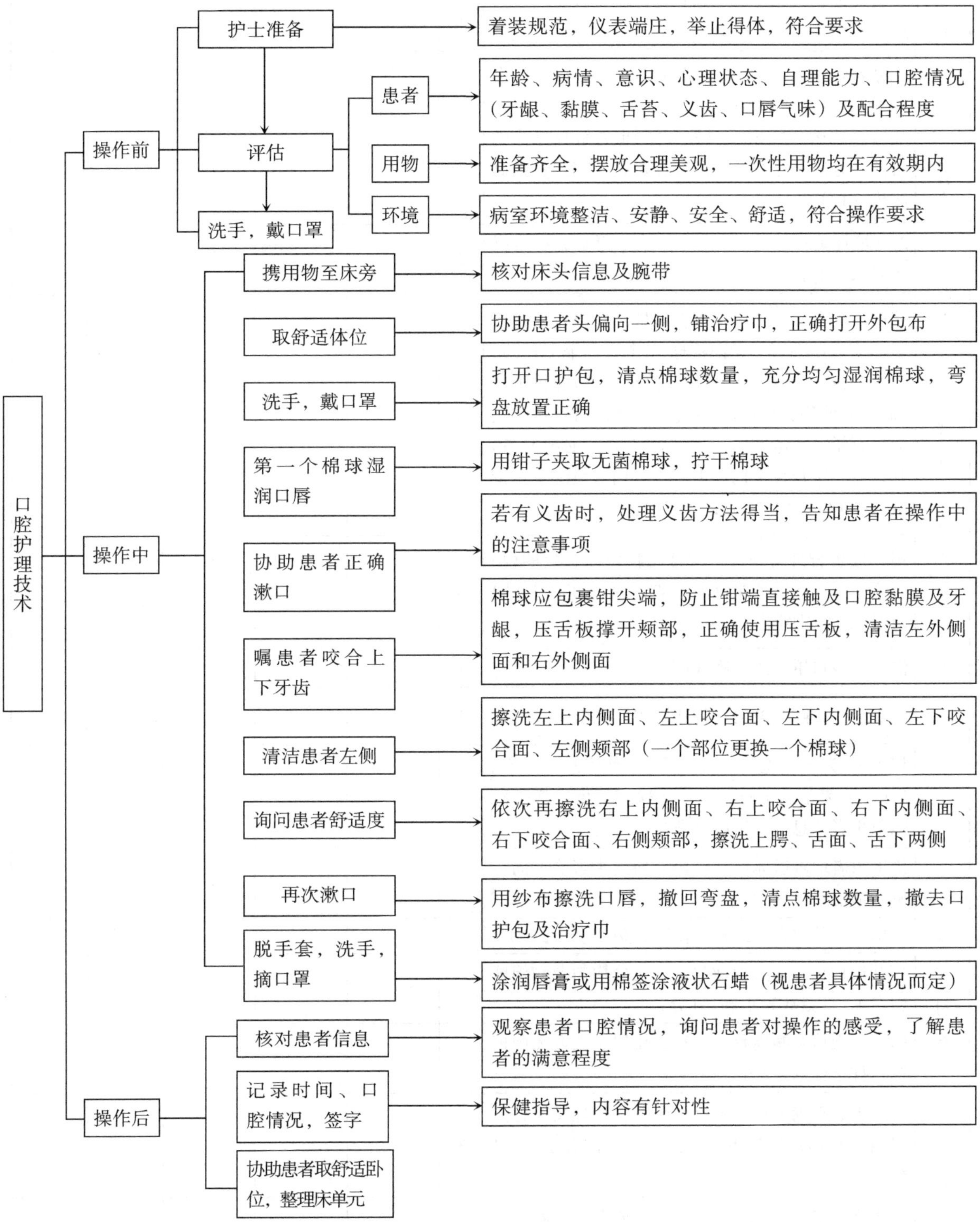

图8-6-7 口腔护理流程图

（九）口腔护理操作评分标准（见表8-6-3）

表8-6-3　口腔护理操作评分标准

项目	技术操作要求	评分	评分等级				实际得分
			A×1	B×0.7	C×0.4	D×0	
素质	着装规范，仪表端庄，举止得体，符合要求（口述：手已洗，指甲已剪）（1分）。	1					
评估	1.患者评估：评估患者病情、意识，心理状态（2分）；观察患者口腔情况（牙龈、黏膜、舌苔、义齿、口唇、气味）（2分）；向患者解释操作的目的、方法、注意事项及配合要点（2分）；摇高床头（1分）	7					
	2.环境评估：整洁、安静、安全、舒适，符合操作要求（2分）	2					
操作前准备	基础治疗盘，口护包（内含一把止血钳及一把镊子、一个压舌板、无菌棉球16个、一个治疗碗、一个弯盘）、水杯（内盛漱口溶液）、口腔护理液（此患者使用500 mL外用盐水）、吸水管、棉签、液状石蜡、手电筒、纱布、治疗巾、（必要时备）开口器、医疗垃圾桶、生活垃圾桶、免洗手消毒液（少1件物品扣1分，扣完为止）	5					
	用物放置合理美观（一次性用物均在有效期内）（1分）；检查口护包（有效期，消毒指示胶贴）（1分）；核对医嘱（1分）	3					
	洗手、戴口罩方法正确（1分）	1					
操作过程	礼貌进入，随手关门，备齐用物，携至床旁	1					
	核对床头卡信息（1分）及腕带信息（1分）（注：如果信息不符，应停止操作，再次检查医嘱及患者信息，无误后可进行）	2					
	协助患者取舒适体位（1分），协助患者头偏向一侧，铺治疗巾（1分）	2					
	正确打开外包布（2分）。洗手，戴手套（2分）	4					
	打开口护包，清点棉球数量，充分均匀湿润棉球（3分），弯盘放置正确（1分）	4					
	第一个棉球湿润嘴唇（2分），用钳子夹取无菌棉球，拧干棉球（2分）	4					
	协助患者正确漱口，若有义齿时，处理义齿方法得当（2分）；告知患者在操作中的注意事项（1分）	3					
	嘱患者咬合上下牙齿（2分）；棉球应包裹钳尖端，防止钳端直接触及口腔黏膜及牙龈（3分）；压舌板撑开颊部，正确使用压舌板（2分）	7					

续表 8-6-3

项目	技术操作要求	评分	评分等级				实际得分
			A×1	B×0.7	C×0.4	D×0	
	先擦洗左外侧面（根据患者卧位来分）（2分）、右外侧面（2分）；张口，擦洗左上内侧面、左上咬合面、左下内侧面、左下咬合面、左侧颊部（一个部位更换一个棉球）（6分）	10					
	在操作中询问患者舒适度（2分）；依次再擦洗右上内侧面、右上咬合面、右下内侧面、右下咬合面、右侧颊部（5分）	7					
	擦洗上腭（2分）、舌面（2分）、舌下两侧（1分）	5					
	再次漱口（1分），用纱布擦洗口唇（1分）	2					
	撤回弯盘，清点棉球数量（2分）。撤去口护包及治疗巾（2分）	4					
	脱手套（1分），洗手（1分），摘口罩（1分）	3					
	涂润唇膏或用棉签涂液状石蜡（视患者具体情况而定）	2					
操作后处理	核对患者信息（1分）；观察患者口腔情况（1分），询问患者对操作的感受，了解患者的满意程度（1分）	3					
	记录时间、口腔情况，签字（1分）。保健指导，内容有针对性（2分）	3					
	协助患者取舒适卧位，整理床单元	1					
	礼貌告退，出病房随手关门（1分）。整理用物，垃圾分类处理，洗手，报告操作完毕（2分）	3					
整体评价	操作熟练、规范，操作前、中、后均认真查对，无菌观念强，爱伤观念强（5分）	5					
	语言沟通通俗易懂，吐字清晰，语速适中，沟通效果好，有亲和力，体现人文关怀（3分），沟通效果好，沟通有创新（3分）	6					
总分		100					

（罗晓玲　张小敏）

第九章 给药技术

学习目标

通过本章的学习，学生能够完成以下要求：

◎**识记**

1. 能正确叙述影响药物作用的因素。

2. 能迅速准确写出常用药物的种类及常用医嘱的外文缩写。

3. 能正确有条理地陈述给药原则和给药评估的主要内容。

4. 能正确复述注射原则、各种注射技术的常用部位及定位方法。

5. 能正确说出常用过敏试验液的配制浓度、注入剂量和试验结果判断。

6. 能正确说出青霉素过敏反应的原因和预防措施。

7. 能正确陈述破伤风抗毒素脱敏注射的原理和方法。

◎**理解**

1. 能用自己的语言正确解释下列概念：口服给药、皮内注射技术、皮下注射技术、肌内注射技术、静脉注射技术、超声雾化吸入技术、压缩泵雾化吸入技术、氧气雾化吸入技术、直肠给药技术、药物过敏反应。

2. 能举例说明药物的保管及不同理化性质药物的保存要求。

3. 能举例说明服用不同性能药物的注意事项。

4. 能举例说明静脉注射失败的常见原因。

5. 能举例说明青霉素过敏性休克的临床表现和急救措施。

◎**应用**

1. 能根据治疗单完成发药操作，做到认真负责，严格查对，方法正确，步骤有序，解释合理，过程完整。

2. 能以正确方法完成各种注射术的操作，并做到认真负责，关爱患者，遵循注射原则，备物齐全，方法正确，动作连贯，步骤有序，过程完整。注射部位、进针角度、进针深度及剂量准确。

3. 能正确配制青霉素皮试液。

4. 运用所学知识，根据患者不同情况正确实施雾化吸入术，态度认真，方法正确，过程完整，关心患者。

给药（administering medication）是药物治疗的具体执行过程，是临床最常用的一种治疗方法。其目的包括协助诊断，减轻症状，维持正常生理功能，以及预防和治疗疾病。为保证合理、有效、安全、正确给药，医护人员必须了解药理学知识，掌握各种给药的方法和技术，指导患者合理、正确用药，正确评估患者用药后的疗效和反应，防止和减少不良反应发生，保证药物治疗的最佳效果；并做好药品的管理工作，确保临床用药安全、有效。

第一节　给药的基本知识

一、影响药物作用的因素

药物的治疗效果不仅与药物本身的性质与剂量有关，而且也与机体内外因素的影响有关。作为医护人员，了解和熟悉这些影响因素，有助于采取相应的措施，防止和减少不良反应的发生，使药物更好地发挥作用，从而达到最佳的治疗效果。

（一）药物的因素

1.药物剂量

剂量指用药量。药物剂量不同，机体的反应也不同。一般而言，在一定范围，剂量愈大，药物在体内的浓度愈高，作用也就愈强。临床上规定的药物治疗量或有效量，是指能对机体产生明显效应而不引起毒性反应的剂量，也是适用于大多数人使用的常用量；若药物超过有效量，则引起毒性反应。

2.药物剂型

不同剂型的药物由于吸收量与吸收速度不同，从而影响药物作用的速度和强弱。一般而言，注射药物比口服药物吸收快，因而作用往往较为显著。在注射剂中，水溶液比混悬液、油剂吸收快；在口服制剂中，溶液比片剂、胶囊容易吸收。

3.给药途径

不同的给药途径可以影响药物的吸收和分布，从而影响药物效应的强弱。常用的给药途径有消化道给药（口服、舌下给药、直肠给药）、注射给药（肌内注射、皮下注射、静脉注射、动脉注射）、呼吸道吸入给药、皮肤黏膜用药等。静脉注射或动脉注射是将药液直接注入静脉或动脉，从而使药物进入血液循环，因而吸收速度最快；吸收速度其次的为吸入给药；吸收速度最慢的是皮肤给药。同种药物采用不同给药途径可产生不同的效应。如硫酸镁，口服具有导泻与利胆作用，注射给药具有镇静和降压作用，而局部湿敷则具有消炎去肿作用。

4.给药时间

给药的间隔时间应以药物的半衰期作为参考依据，尤其是抗生素类药物更应注意维持药物在血液中的有效浓度，如肝、肾功能不良者可适当调整给药间隔时间。给药间隔时间短，易导致药物蓄积中毒；给药间隔时间长，则血药浓度波动增大。

5.联合用药

联合用药指为了达到治疗目的而采取的2种或2种以上药物同时或先后应用。联合用药往往会发生体内或体外药物之间的相互影响，若联合用药后使原有的效应增强，称为协同作用（synergistic effect）；若联合用药后使原有的效应减弱，称为拮抗作用（antagonist effect）。临床上联合用药的目的是发挥药物的协同作用，增强治疗效果，避免和减轻药物的不良反应。

（二）机体的因素

1.生理因素

（1）年龄：《中华人民共和国药典》规定，14岁以下用药剂量为儿童用药剂量，14～60岁用药剂量为成人剂量，60岁以上用药剂量为老人剂量。儿童剂量和老人剂量应以成人剂量为参考剂量酌情减量，这与儿童和老人的生理功能与成人比较存在较大差异有关。

儿童时期的各个器官和组织正处于发育、生长时期，年龄越小，器官和组织的发育越不完善。药物使用不当可引起器官和组织发育障碍，甚至发生严重不良反应，造成后遗症。例如，儿童血脑屏障和脑组织发育不完善，对中枢抑制药和中枢兴奋药非常敏感，使用吗啡、哌替啶等极易出现呼吸抑制；而应用尼可刹米、氨茶碱、麻黄碱等又容易出现中枢兴奋而致惊厥。儿童的肝、肾功能发育不健全，药物代谢和排泄的能力较低，易造成毒性反应，如氨基糖苷类抗生素所致的耳毒性。儿童对水、盐的调节能力差，使用利尿药后容易出现血钾和血钠降低等电解质紊乱。

老年人的组织器官及其功能随年龄增长而出现生理性衰退，在药效学和药动学［药物代谢动力学（pharmacokinetics）简称药动学］方面出现改变，肝、肾功能的减退使药物代谢和排泄速率相应减慢，对药物的耐受性降低，且常伴有老年性疾病，因而对某些药物的敏感性增高。

（2）性别：虽然性别不同对药物的反应一般无明显的差异，但女性在用药时应注意“三期”，即月经期、妊娠期和哺乳期对药物作用的影响。在月经期、妊娠期，子宫对泻药、子宫收缩药及刺激性较强的药物较敏感，容易造成月经过多、痛经、流产、早产。在妊娠期，某些药物可通过胎盘进入胎儿体内，对胎儿生长发育活动造成影响，严重的可导致畸胎。根据美国食品及药物管理局（Food and Drug Administration，FDA）的标准，按药物的安全性由高到低依次分为A、B、C、D、X五类。A类药，如维生素B、维生素C等；B类药，如氨苄西林、头孢拉定等；C类药，如异烟肼、氢化可的松等；D类药，如金霉素、链霉素等；X类为妊娠期禁用药物，如沙利度胺（反应停）、己烯雌酚、氟西泮（氟安定）等药物。在哺乳期，某些药物可经乳腺排泌进入婴儿体内引起中毒。

（3）营养状况：患者的营养状况也能影响药物的作用。营养不良者，对药物作用较敏感，对药物毒性反应的耐受性也较差。

2.病理状态

疾病可影响机体对药物的敏感性，也可改变药物的体内过程，因而影响药物的效应。例如，常用的解热镇痛药对正常人无降温反应，而对发热者有明显的解热退烧作用；正常治疗量的强心苷类药物不会引起正常心排出量增加，而心力衰竭者则会引起正常的排出量明显增加。

肝、肾功能是影响药物作用的重要因素。肝脏是机体进行解毒及药物代谢的重要器官，肾脏则是药物排泄的主要器官。肝功能不良者，药物的吸收、分布、代谢和排泄等环节均受到不同程度的影响，主要表现为首过消除降低，经肝脏代谢的药物消除变慢，药物与血浆蛋白结合减少及经胆汁排泄的药物转运减慢，可使药物的药理效应和不良反应增强，甚至蓄积中毒。一方面可加重肝脏功能的损害，另一方面可引起其他的药源性疾病。常见的肝毒性药物包括：抗精神失常药、抗癫痫药，如氯丙嗪、苯妥英钠；解热镇痛药，如水杨酸类药；抗生素、抗结核药，如红霉素、利福平；激素类药，如苯丙酸诺龙等。肾功能减退时，主要经肾脏排泄的药物消除变慢，药物半衰期延长，药物蓄积体内，致使药物作用增强，甚至产生毒性反应；肾功能减退者伴有低蛋白血症，使得弱酸性药物与血浆蛋白结合率降低，游离药物浓度增加，血药浓度增加，药物不良反应也增加。常引起肾毒性的药物有磺胺类药、四环素类抗生素、氨基糖苷类抗生素、解热镇痛抗感染药等。

3.心理因素

心理因素在一定程度上影响药物的效应，尤其是患者的精神状态、对药疗的信赖程度、医护人员的语言等因素对药物效应更为明显。

（1）精神状态：患者的精神状态可影响药物效应。乐观、愉快的情绪能提高机体的功能，如增加消化道分泌，加强胃肠道蠕动和吸收，提高脑功能，使呼吸、循环、内分泌、体温、代谢等功能趋于稳定，在此基础上进行药物治疗能使药物更好地发挥疗效。若患者有悲观、忧郁、悲哀、恐惧、焦虑、愤怒等不良情绪，则可使患者产生应激反应，如交感神经活动增强等，影响药物疗效，甚至还可诱发或加重疾病。

（2）对药物的信赖程度：患者对药物的信赖程度可影响药物的疗效。患者若认为某药物不起作用，甚至采取不配合态度，从而降低疗效；相反，患者对药物信赖，则可提高疗效。

（3）医护人员的语言：在患者接受药物治疗时，医护人员的语言可影响患者的情绪及对药疗的信赖程度。因而，医护人员应从社会和心理角度了解患者的心理需求，给予患者同情与理解，分析患者的求医行为，重视语言沟通的艺术和技巧在药物治疗中的作用，在药物治疗的同时给予患者情感上的满足。

（三）饮食的影响

饮食与药物发生相互作用会改变药物的体内过程，对药物的作用产生影响。

1.干扰药物吸收的饮食会降低疗效

铁剂不能与茶水、高脂饮食同时服用，因茶叶中的鞣酸与铁结合形成铁盐会妨碍铁的吸收，脂肪抑制胃酸分泌，也影响铁的吸收。在补钙时不宜同食菠菜，因菠菜中含大量草酸，草酸与钙结合形成草酸钙，影响钙的吸收，使疗效降低。

2.促进药物吸收的饮食会增强疗效

酸性食物可增加铁剂的溶解度，促进铁吸收；高脂饮食可促进脂溶性维生素A、D、E的吸收，因而维生素A、D、E宜餐后服用，以增强疗效；粗纤维食物可促进肠蠕动，增强驱虫剂的疗效。

3.改变尿液pH值的饮食会影响疗效

鱼、肉、蛋等酸性食物在体内代谢产生酸性物质；牛奶、蔬菜、豆制品等碱性食物在体内代谢形成碳酸氢盐，它们排出时会影响尿液的pH值，从而影响药物疗效。如氨苄西林、呋喃妥因在酸性尿液中杀菌力强，因此用其治疗泌尿系统感染时宜多吃荤食，使尿液偏酸，从而增强抗菌作用；而应用氨基糖苷类、头孢菌素、磺胺类药时，则宜多吃素食，以碱化尿液，增强抗菌作用。

二、给药原则

给药原则（principles ofadministration）是一切用药的总则。在执行药疗工作中必须严格遵守。

（一）根据医嘱给药

给药属于非独立性的护理操作，必须严格根据医嘱给药。护士应具有一定的药理知识，熟悉常用药物的作用、副作用、用法、毒性反应，了解患者的健康状况，对有疑问的医嘱，应及时向医生提出，不可盲目执行，也不得擅自更改医嘱。

（二）严格执行查对制度

认真做到“三查八对”（the three checks and eight rights），才能达到“五个准确”，即将准确的药物，按准确的剂量，用准确的方法，在准确的时间，给予准确的患者。

1.三查

操作前、操作中、操作后查（查八对内容）。

2.八对

对床号、姓名、药名、浓度、剂量、方法、时间、药品有效期（如图9-1-1）。同时注意检查药物质量，对疑有变质的药物，不能使用。

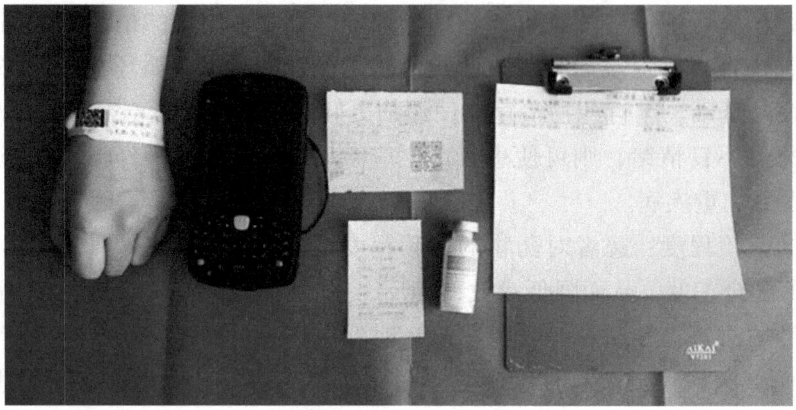

图9-1-1　八对图示

（三）安全正确给药

1.合理掌握给药次数和时间

应以维持有效血药浓度和发挥最大药效为最佳选择，同时考虑药物的特性及人体的生理节奏。

2.掌握正确的给药方法与技术

不同给药方法有其相应的操作规程，熟练掌握给药技术是护士胜任药疗工作的必备条件。护士应运用正确的给药方法，使药物进入机体内准确及时地生效。

备好的药物应及时分发或使用，避免久置而引起药物污染或药效降低。给药前应向患者解释，以取得患者合作，并给予相应的用药指导，提高患者自我合理用药的能力。对易发生过敏反应的药物，使用前应了解过敏反应史，做过敏试验，结果阴性方可使用，在用药过程中应加强观察。

（四）密切观察反应

给药后应观察药物的治疗作用和不良反应。药物的治疗作用和不良反应是药物两重性的表现，临床用药的效果正是药物作用两重性的综合体现。训练有素的护士应熟练运用有关药物的药理知识，观察并记录用药后的反应，持续评估药物的疗效，及时发现药物的不良反应，以便为临床护理及调整治疗计划提供重要依据。

（五）指导患者合理用药

合理用药可使药物治疗符合安全性、有效性、经济性、适当性的标准。安全性是选择药物的首要前提，力求在获得最大治疗效果的同时，让患者承担最小的治疗风险。有效性是用药的首要目标，即药物的治疗效果必须明确。经济性是合理用药的基本要素，经济性并不意味着用药越便宜，用量越少越好，而是指消耗最小的成本追求最大的效果。适当性是实现合理用药的基本保证，它表现在用药的各个方面，一般指在用药时必须做到药物选择正确，剂量适当，给药途径适宜，合并用药合理，目的是充分发挥药物的作用，尽量减少药物的毒副作用，迅速有效地控制疾病的发展，促使人体恢复健康。因而，护士有责任在指导患者合理用药前明确患者的病因及诊断，了解其他并存的疾病、过敏史及药物之间联合用药时的相互作用；向患者说明所用药物的作用、用法及药物可能引起的不良反应；告知患者不可随意加大剂量或过早停药。同时，注意患者对药物的信赖程度与情绪反应，有无药物依赖、滥用或不遵医嘱等行为，并予以相应的指导。

三、药物的种类及保管

（一）药物的种类

常用药物依据给药途径可分为以下几类：

1. 内服药

内服药又可分为固体剂型和液体剂型，前者包括片剂、丸剂、散剂、胶囊等，后者包括溶液、酊剂、合剂等。

2. 注射药

注射药有溶液、油剂、混悬剂、结晶、粉剂。

3. 外用药

外用药有软膏、溶液、酊剂、粉剂、搽剂、洗剂、滴剂、栓剂、涂抹剂等。

4. 新剂型药

新剂型药有透皮贴剂、粘贴敷片、植入慢溶药片、胰岛素泵等。

学科进展

透皮贴剂

药物透皮给药系统（transdermal therapeutic system，TTS；transdermal delivery system，TDS）是指在皮肤表面给药，药物以恒定速度或接近恒定速度通过皮肤各层进入体循环，产生全身或局部治疗作用的新制剂。

透皮贴剂（transdermal patches）是透皮给药系统的传统剂型，具有的特点：可产生持久、恒定和可控的血药浓度，从而增强治疗效果；避免肝脏的首过效应，提高药物的生物利用度；使用方便，患者可自我管理药物；延长作用时间，减少用药次数，增加患者用药依从性等。但也存在一些尚待解决的问题，如用药部位的皮肤反应，需寻找更好的促渗方法让药物更有效地透过皮肤。

（二）药物的保管

1. 药柜放置

药柜应放在通风、干燥、光线明亮处，并避免阳光直射。药柜由专人负责，保持药柜整洁，定期检查药品的质量，以确保安全。

2. 分类保管

按内服、外用、注射、毒麻药等分类保管。并按有效期的先后顺序排列，以防失效。贵重药、麻醉药、毒麻药应有明显标记，加锁保管，专本登记，并列入交班内容。

3. 标签明显

药瓶上应贴有明显标签：内服药标签为蓝色边，外用药标签为红色边，剧毒药标签为黑色边。并标明药名（中、英文对照）、浓度、剂量。

4. 定期检查

药物要定期检查，如有沉淀、混浊、异味、潮解、霉变或标签脱落、药物的名称和剂量难以辨认等现象，应禁止使用。

5.妥善保存

根据药物的性质和药品说明书要求，采取相应的保管方法。

（1）易挥发、潮解或风化的药物，如乙醇、过氧乙酸、碘酊、糖衣片、酵母片等，须装瓶密闭瓶盖保存。

（2）易被热破坏的某些生物制品、抗生素，如抗毒血清、疫苗、胎盘球蛋白、青霉素皮试液等，置于干燥阴凉（约20 ℃）处或冷藏（2～10 ℃）保存。

（3）易燃、易爆的药物，如乙醚、乙醇、环氧乙烷等，应单独存放，须密闭瓶盖并置于阴凉处，远离明火。

（4）易氧化和遇光变质的药物，如维生素C、氨茶碱、盐酸肾上腺素等，应装在有色瓶中或放在黑纸遮光的纸盒内，置于阴凉处。

（5）易过期的药物，如各种抗生素、胰岛素等，应定期检查，按有效期时限的先后，有计划地使用，避免浪费。

（6）各类中药，置于阴凉干燥处，芳香性药品应密闭瓶盖保存。

（7）个人专用药物，单独存放，并注明患者床号、姓名。

（三）给药的途径、次数和时间（见表9-1-1、表9-1-2、表9-1-3）

表9-1-1　医院常用给药方法的外文缩写和中文译意对照表

外文缩写	中文译意	外文缩写	中文译意
qh	每1小时一次	st	立即
q2h	每2小时一次	prn	需要时(长期)
q3h	每3小时一次	sos	必要时(限用一次,12小时内有效)
q4h	每4小时一次	DC	停止
q6h	每6小时一次	aa	各
qd	每日一次	ad	加至
bid	每日二次	Rp,R	处方
tid	每日三次	po	口服
qid	每日四次	OD	右眼
qod	隔日一次	OS	左眼
biw	每周两次	OU	双眼
qm	每晨一次	AD	右耳
qn	每晚一次	AS	左耳
am	上午	AU	双耳
pm	下午	ID	皮内注射
12n	中午12点	H	皮下注射
12mn	午夜12点	IM/im	肌内注射
hs	睡前	IV/iv	静脉注射
ac	饭前	ivgtt/ivdrip	静脉滴注
pc	饭后		

表9-1-2　医院常用药物剂型的外文缩写和中文译意对照表

外文缩写	中文译意	外文缩写	中文译意
tab	片剂	comp	复方
sol	溶液	cap	胶囊
mist	合剂	supp	栓剂
inj	注射剂	ung	软膏
syr	糖浆剂	pil	丸剂
puIv	粉剂/散剂	tr	酊剂

表9-1-3　医院常用给药时间与安排表

给药时间	安排	给药时间	安排
q2h	6am，8am，10am，12n，2pm，4pm……	qd	8am
q3h	6am，9am，12n，3pm，6pm……	bid	8am，4pm
q4h	8am，12n，4pm，8pm，12mn，4am	tid	8am，12n，4pm
q6h	8am，2pm，8pm，2am	qid	8am，12n，4pm，8pm
qm	6am	qn	8pm

1.给药的途径

不同的给药途径可产生不同的药物效应，应根据药物的性质、剂型、组织对药物的吸收情况及治疗需要而决定给药途径。常用给药途径有口服、舌下含化、吸入、外敷、直肠给药、注射（皮内、皮下、肌内、静脉、动脉注射）等。动脉、静脉注射给药可使药物直接进入血液循环，其余给药方法的药物吸收速度由快至慢的顺序为：吸入>舌下含化>直肠给药>肌内注射>皮下注射>口服>皮肤。

2.给药的次数和时间

给药的次数和时间取决于药物的半衰期，以维持药物在血液中的有效浓度为最佳选择。同时，要考虑药物的特性及人体的生理节奏。

四、给药的护理评估

（一）给药前护理评估

给药前必须对患者进行评估，主要了解：

1.病史

了解患者的现病史、既往史，从中获得用药的适应证和禁忌证。临床上有些疾病会因使用某些药物而更具危险性，如消化性溃疡的患者服用阿司匹林，有可能引起出血。

2.用药史

了解患者以往用过的药物（处方或非处方）持续时间和剂量，是否有疗效，有无出现不良反应；是否了解所用药物的相关知识以及对用药的态度。

3.过敏史

了解患者对药物和食物的过敏情况，并予以记录。

4.基本生理状况

了解患者的年龄、体重、生命体征、意识状况、肝肾功能、胃肠功能，是否处于妊娠、哺乳期以及有无遗传性疾病等。这些生理状况会对药物的选择和给药的剂量、途径、时间产生重要影响。

5.给药部位状况

评估给药部位局部状况。如口服给药者评估患者的吞咽功能，有无口腔疾患；注射给药者除评估注射部位皮肤状况外，肌内注射应注意有无硬结，静脉注射应评估静脉充盈度及弹性。

6.心理-社会因素

了解患者的文化程度、职业、经济状况，对用药的态度，有无药物依赖，患者和家属对给药计划的了解和认知程度等。

（二）给药期间护理评估

护士在给药过程中，应随时对患者进行评估，以决定是否需调整给药方案或给予必要的指导。

1.给药方案落实情况

护士应了解患者是否按时、按量服用药物，方法是否正确等，评估后及时给予必要的指导与帮助，以确保药物治疗达到预期效果。

2.药物疗效及不良反应

护士应随时观察患者用药后原有症状是否缓解，有无过敏性症状、体征或肝肾功能损害的迹象。如有不良反应或症状未能改善，应及时和医生联系，调整给药方案并酌情处理。

3.患者是否学会自我正确给药

患者出院后如需继续用药，护士实施用药指导后，应了解患者及其家属是否掌握相关用药知识，以保证患者出院后药物治疗的连续性与效果。

思考与练习

1.护士执行药物疗法时应遵循哪些原则？

2.影响药物作用的因素有哪些？

第二节　口服给药技术

口服给药（administering oral medications）是临床最常用、方便、经济、安全的给药技术。药物经口服后，通过胃肠黏膜吸收进入血液循环，起到局部或全身的治疗作用。但口服给药时，药物吸收慢而不规则，由肠道吸收后首先进入肝脏代谢使药效受到影响，某些药物有胃肠道的刺激性而不能口服，病危、意识不清或呕吐不止的患者则不宜口服给药。医院口服给药通常是药房摆药，病区护士执行核对、发药，并协助患者正确服用药物，以达到减轻症状、治疗疾病、维持正常生理功能、协助诊断、预防疾病的目的。

重要提示

1.摆药过程要严格查对，每次摆24 h的药量。

2.摆药时先摆固体药物，后摆水剂及油剂。

3.取片剂、粉剂时要用药匙。同一患者的数种药物可放入同一个药袋中，粉剂、口含片等特殊药物需放入独立药袋。婴幼儿、鼻饲或食管静脉曲张患者的药片需用研钵碾碎。

4.摆水剂药（如图9-2-1）时应用量杯，药水摇匀后，左手持量杯，拇指指在所需刻度，视线与刻度平齐，右手持药瓶，缓慢倒出药液，倒毕用湿纱布擦净瓶口，放回原处。同时有多种水剂时应分别将水剂倒入不同的小药杯中，更换药液品种时应清洗量杯。

5.药液不足1 mL时，以15滴相当于1 mL计算。为避免药液黏附在小药杯壁上，可在药杯内先盛少量凉开水，再将药液滴入。

（一）护理评估

1.评估患者的病情及目前治疗情况。

2.评估患者的年龄、意识状态。

3.评估患者的吞咽能力，有无口腔、食管疾患及恶心、呕吐症状。

4.评估患者对口服给药相关知识的了解和配合程度。

（二）操作前准备

1.患者准备：了解服药目的、方法、注意事项和配合要点，取舒适卧位。

2.操作者准备：着装整洁，修剪指甲，洗手，戴口罩。

3.用物及药物准备：药车（如图9-2-2）、服药本（执行单）、PDA、饮水管、水壶（内装40～60 ℃温开水）、速干手消毒剂、污物桶；药物由中心药房准备。

4.环境准备：环境清洁、安静，光线充足。

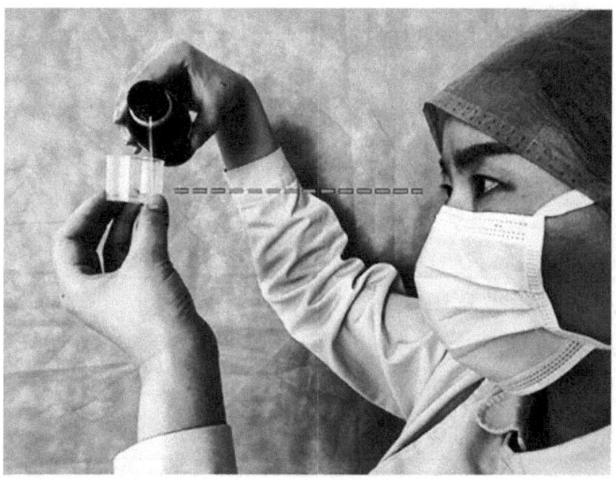

图9-2-1　摆水剂药

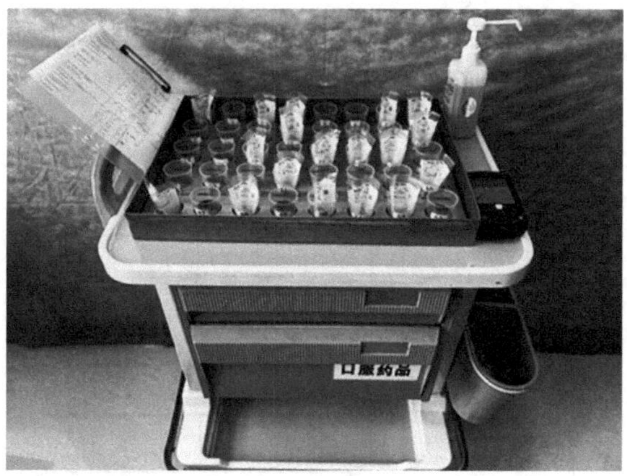

图9-2-2　口服药车

（三）操作步骤

1.备齐用药，按规定时间推药车至患者床旁，双人两种以上方法核对患者的床号、姓名，PDA扫描腕带，再扫描药袋二维码，核对药品信息，包括药名、剂量、时间、用法。

2.协助患者取舒适卧位，解释服药目的和注意事项，再次核对患者姓名，无误后撕开药袋发给患者，同时提供温开水，使患者服药到口。

3.收回口服药袋并丢入污物桶，确认患者服入。

4.再次核对患者的床号、姓名，并在执行单上签字。

5.向患者讲解药物的作用、副作用，观察患者用药后反应，手消毒，推车离开。

注意事项

1. 严格查对，重视观察药物的不良反应，更换药物或停药应及时告诉患者；若患者对所发药物有疑问，应重新核对，确认无误后方可让其服用。

2. 抗生素及磺胺类药物需在血液内保持有效浓度，必须准时服药。

3. 健胃药宜在饭前服，助消化药及对胃黏膜有刺激性的药物宜在饭后服用，催眠药宜在睡前服用，驱虫药宜空腹或半空腹服用。

4. 对牙齿有腐蚀作用或使牙齿染色的药物，如酸类或铁剂，服用时避免与牙齿接触，可将药液由饮水管吸入，服后再漱口。

5. 某些磺胺类药物经肾脏排出，尿少时即析出结晶，引起肾小管堵塞，服药后应指导患者多饮水。

6. 对呼吸道黏膜起保护性作用的止咳合剂，服后不宜立即饮水，以免冲淡药物，降低药效。服多种药者，最后服用止咳药。

7. 服用强心苷类药物，如洋地黄、地高辛等，应先测脉率、心率，并注意其节律变化，脉率低于60次/min或节律不齐时，则不可继续服用。

8. 缓释片、肠溶片、胶囊等吞服时不可嚼碎；舌下含片应放舌下或两颊黏膜与牙齿之间待其融化。

9. 自行服药困难者，应协助其服药或喂药。

10. 发药时患者因故不在或暂时不能服用，要做好交接班，不可将药物放在床头柜上。

（四）健康教育

1. 告知患者严格按医嘱服药的重要性，主动配合服药，不可私自增减药量。

2. 告知患者口服药物时的相关注意事项。

（五）操作流程图（如图9-2-3）

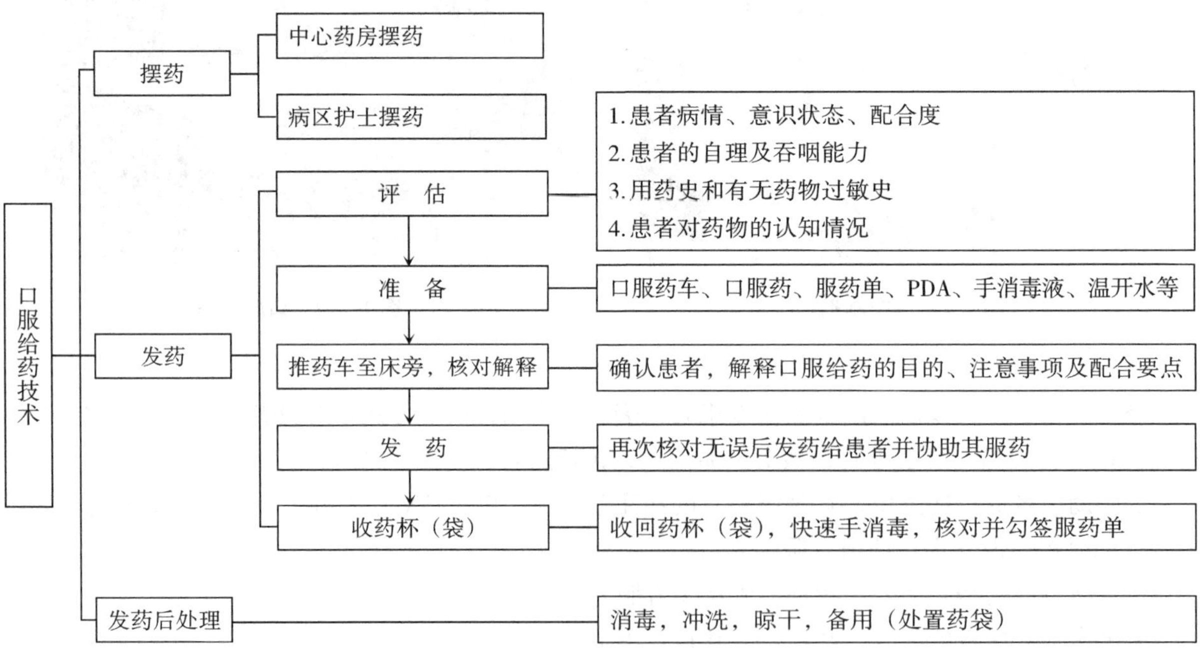

图9-2-3　口服药物的操作流程图

（六）评分标准（见表9-2-1）

表9-2-1　口服给药操作评分标准

<table>
<tr><th rowspan="2">项目</th><th rowspan="2" colspan="2">技术操作要求</th><th rowspan="2">评分</th><th colspan="4">评分等级</th><th rowspan="2">实际得分</th></tr>
<tr><th>A×1</th><th>B×0.7</th><th>C×0.4</th><th>D×0</th></tr>
<tr><td rowspan="2">素质</td><td colspan="2">仪表、着装符合要求</td><td>2</td><td></td><td></td><td></td><td></td><td rowspan="2"></td></tr>
<tr><td colspan="2">操作熟练、轻柔，沟通有效</td><td>3</td><td></td><td></td><td></td><td></td></tr>
<tr><td rowspan="3">评估</td><td colspan="2">评估患者的年龄、病情、吞咽能力及合作程度、用药史、药物过敏史</td><td>5</td><td></td><td></td><td></td><td></td><td rowspan="3"></td></tr>
<tr><td colspan="2">观察患者有无口腔、食管疾患</td><td>5</td><td></td><td></td><td></td><td></td></tr>
<tr><td colspan="2">了解患者对所服药物的认知情况</td><td>5</td><td></td><td></td><td></td><td></td></tr>
<tr><td rowspan="2">操作前准备</td><td colspan="2">洗手，戴口罩</td><td>2</td><td></td><td></td><td></td><td></td><td rowspan="2"></td></tr>
<tr><td colspan="2">用物准备齐全，放置合理；环境整洁、明亮</td><td>3</td><td></td><td></td><td></td><td></td></tr>
<tr><td rowspan="11">操作过程</td><td rowspan="4">摆药</td><td>摆药时认真检查药品名称、剂量、质量及有效期等</td><td>5</td><td></td><td></td><td></td><td></td><td rowspan="11"></td></tr>
<tr><td>取片剂药物时剂量、方法正确</td><td>5</td><td></td><td></td><td></td><td></td></tr>
<tr><td>取水剂药物时浓度、剂量、方法正确</td><td>5</td><td></td><td></td><td></td><td></td></tr>
<tr><td>摆药过程中严格执行查对制度</td><td>5</td><td></td><td></td><td></td><td></td></tr>
<tr><td rowspan="5">发药</td><td>发药前再次核对药物</td><td>5</td><td></td><td></td><td></td><td></td></tr>
<tr><td>确认患者并一次取出所有药物</td><td>5</td><td></td><td></td><td></td><td></td></tr>
<tr><td>提供温开水，服药到口</td><td>5</td><td></td><td></td><td></td><td></td></tr>
<tr><td>自行服药困难者，帮助其服药时方法正确</td><td>5</td><td></td><td></td><td></td><td></td></tr>
<tr><td>因故暂不能服药者，做好交接班并记录</td><td>5</td><td></td><td></td><td></td><td></td></tr>
<tr><td rowspan="2">后处理</td><td>收回药杯（袋），快速手消毒，核对并勾签服药单</td><td>5</td><td></td><td></td><td></td><td></td></tr>
<tr><td>消毒药杯（处置药袋）</td><td>5</td><td></td><td></td><td></td><td></td></tr>
<tr><td rowspan="2">操作后</td><td colspan="2">冲洗消毒好的药杯，晾干备用</td><td>5</td><td></td><td></td><td></td><td></td><td rowspan="2"></td></tr>
<tr><td colspan="2">整理用物并清洁发药盘</td><td>5</td><td></td><td></td><td></td><td></td></tr>
<tr><td rowspan="2">提问</td><td colspan="2">如何帮助患者达到服药的最佳疗效？</td><td>5</td><td></td><td></td><td></td><td></td><td rowspan="2"></td></tr>
<tr><td colspan="2">发药时怎样才能做到“准确无误”？</td><td>5</td><td></td><td></td><td></td><td></td></tr>
<tr><td>总分</td><td colspan="2"></td><td>100</td><td></td><td></td><td></td><td></td><td></td></tr>
</table>

思考与练习

患者李某，男性，54岁，以高血压病入院。既往有高血压病史，血压149/100 mmHg，体温36.5 ℃，脉搏78次/min，现遵医嘱给予口服降压药。

1.如何帮助患者达到服药的最佳疗效？

2.发药时怎样才能做到“准确无误”？

第三节　雾化吸入技术

雾化吸入（inhalation）是应用雾化装置将药液分散成细小雾滴，以气雾状喷出，使其悬浮在吸入的气体中经鼻或口由呼吸道吸入的治疗技术。吸入的药物既可对呼吸道局部产生湿化气道，预防、治疗呼吸道感染，改善呼吸功能作用，也可经肺组织吸收而产生全身性疗效。其特点为起效快，用药剂量小，不良反应轻。常用雾化吸入技术有：超声雾化吸入、压缩泵雾化吸入、氧化雾化吸入、手压式雾化器雾化吸入。

一、超声雾化吸入

（一）护理评估

1.评估患者的病情、用药及其他治疗情况。

2.评估患者年龄、合作程度。

3.评估患者口腔黏膜有无溃疡、感染。

（二）操作前准备

1.护士准备

着装整齐，洗手，备齐用物。

2.患者准备

（1）了解超声雾化吸入的目的、方法、注意事项及配合要点。

（2）取坐位、半坐卧位或侧卧位。

3.用物准备

（1）超声雾化吸入器（如图9-3-1）、冷蒸馏水、药液（遵医嘱）、注射器、治疗巾。

（2）药物：按医嘱备药。常用药物有：①氨茶碱、沙丁胺醇等解除支气管痉挛的药物；②吸入用乙酰半胱氨酸溶液等稀释痰液的药物；③吸入用布地奈德混悬液、地塞米松等减轻呼吸道黏膜水肿的药物。

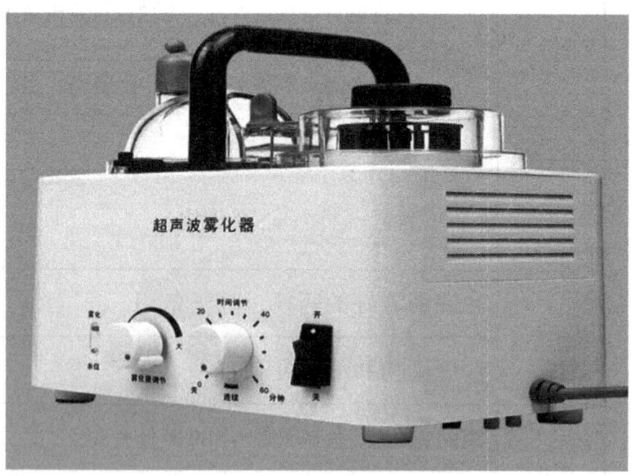

图9-3-1　超声波雾化器

4.环境准备

宽敞、明亮、温湿度适宜。

超声雾化吸入器的构造主要有超声波发生器、水槽和晶体换能器、雾化罐和透声膜。超声波发生器通电后输出的高频电能通过水槽底部的晶体换能器转换成超声波声能，声能振动并透过雾化罐底部的透声膜作用于罐内的药液，使药物表面张力破坏而形成细微雾滴，再通过导管吸入呼吸道。

（三）操作步骤

1.检查超声雾化器

各部件是否完好，有无松动、脱落、漏气等异常。

2.水槽内加入冷蒸馏水

需浸没雾化罐底部的透声膜。

3.加药

查对无误后将药液用生理盐水稀释至30～50 mL倒入雾化罐内，并将盖旋紧，同时连接雾化器附件。

4.携用物至床旁，核对

护士备齐用物后携至患者床旁，再次核对患者姓名、床号和腕带。

5.解释沟通

向患者及其家属介绍超声雾化吸入的目的、方法、注意事项及配合要点。

6.安置体位

协助患者取坐位、半坐位或侧卧位。

7.铺巾

取治疗巾铺于患者颈下或枕上。

8.开始雾化

接通电源→打开开关（绿灯亮）→调节雾量旋钮→定时→协助患者将口含嘴或面罩放好，并指导其正确呼吸。

9.结束雾化

取出口含嘴或面罩→关雾化开关→关电源开关。

10.雾化后处理

擦干患者面部并协助其取舒适体位→携用物回治疗室→清理、消毒用物。

有特殊感染者，按隔离原则处理用物。

11.洗手，记录

快速手消毒或洗手，记录雾化吸入时间及患者反应。

重要提示

1.水槽内无足够的水量及雾化罐内无药液的情况下不能开机。

2.水槽和雾化罐内的水温≤50 ℃，超过50 ℃应停机换冷蒸馏水。

3.水槽底部的晶体换能器和雾化罐底部的透声膜薄而质脆，操作过程中动作要轻柔，以防损坏。

4.每次治疗时间一般为15～20 min，连续使用超声雾化器时，需间隔30 min。

5.口含嘴、面罩、雾化罐及螺纹管用后浸泡消毒，再冲洗干净，晾干备用。

6.血氧饱和度监测的患者，雾化吸入期间要仔细观察呼吸及血氧饱和度参数，并关注患者主诉。如血氧饱和度下降，应暂停雾化吸入并给予氧疗。

（四）健康教育

1.向患者介绍超声雾化吸入的必要性及使用方法。

2.教会患者雾化吸入时首先深吸气，然后再用鼻呼气的方法。

（五）操作流程图（如图9-3-2）

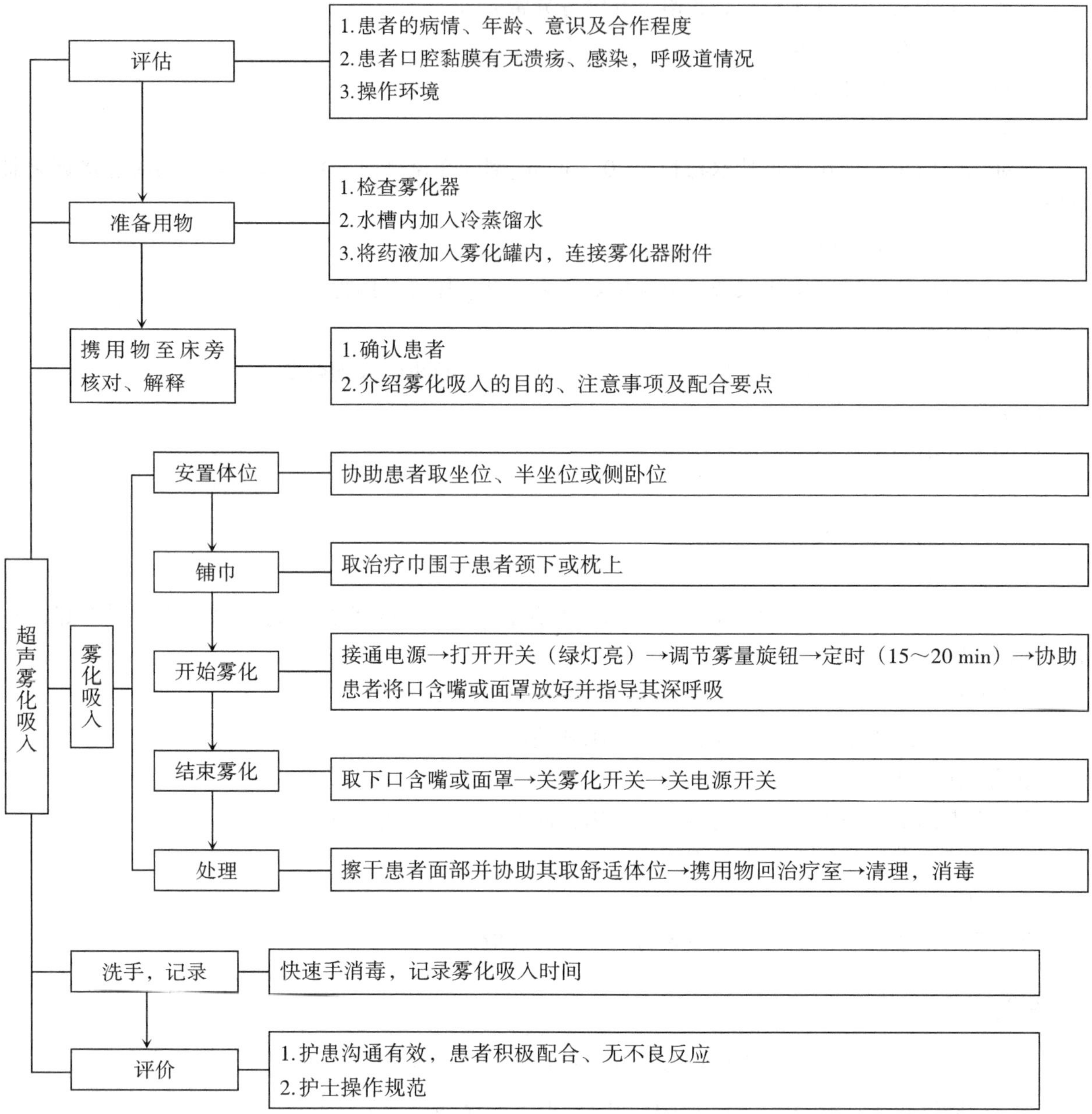

图9-3-2 超声雾化吸入操作流程图

（六）评分标准（见表9-3-1）

表9-3-1　超声雾化吸入操作评分标准

项目	技术操作要求	评分	评分等级				实际得分
			A×1	B×0.7	C×0.4	D×0	
素质	仪表、着装符合要求	2					
	操作熟练、轻柔，沟通有效	3					
评估	评估患者年龄、病情、意识及配合程度	5					
	评估患者呼吸系统状况、有无药物过敏史	5					
	观察口腔黏膜有无溃疡、感染	5					
操作前准备	洗手，戴口罩	2					
	准备超声雾化吸入器，按医嘱准备药液	3					
操作过程	检查、安装、连接超声雾化器，查对无误后将药液加入雾化罐内	6					
	确认患者并协助其选择合适体位	4					
	铺巾：取治疗巾围于患者颈下或枕上	5					
	开始雾化：接通电源→打开开关（绿灯亮）→调节雾量旋钮→定时间→协助患者将口含嘴或面罩放好并指导其深呼吸	20					
	结束雾化：取出口含嘴或面罩→关雾化开关→再关电源开关	10					
	擦干患者面部	5					
操作后	协助患者取舒适卧位，快速手消毒	5					
	合理处置用物，洗手（手消毒），记录	5					
提问	超声雾化吸入过程中的观察要点是什么？	8					
	超声雾化吸入的注意事项是什么？	7					
总分		100					

思考与练习

患者，女性，47岁。主诉咽干疼痛，咳嗽有痰但不易咳出。听诊肺底部及背部有散在的干、湿啰音，胸部平片显示肺纹理增粗。门诊以慢性支气管炎合并肺部感染收住入院。入院后遵医嘱给予抗感染、止咳、化痰、超声雾化吸入。

1.超声雾化吸入过程中的观察要点是什么？

2.超声雾化吸入的注意事项是什么？

二、压缩泵雾化吸入

（一）护理评估

1. 评估患者的病史、病情、用药及其他治疗情况。

2. 评估患者年龄、合作程度。

3. 评估患者口腔黏膜有无溃疡、感染。

（二）操作前准备

1. 护士准备

着装整齐，洗手，备齐用物。

2. 患者准备

（1）了解雾化吸入的目的、方法、注意事项及配合要点。

（2）取坐位、半坐卧位或侧卧位。

3. 用物准备

（1）压缩泵雾化吸入器（如图9-3-3）、药液（遵医嘱）、注射器、治疗巾。

（2）药物：按医嘱备药。常用药物有：①氨茶碱、沙丁胺醇等解除支气管痉挛的药物；②吸入用乙酰半胱氨酸溶液等稀释痰液的药物；③吸入用布地奈德混悬液、地塞米松等减轻呼吸道黏膜水肿的药物。

4. 环境准备

宽敞，明亮，温湿度适宜。

（三）操作步骤

1. 检查压缩泵雾化器

各部件是否完好，有无松动、脱落、漏气等异常，确保功能完好。

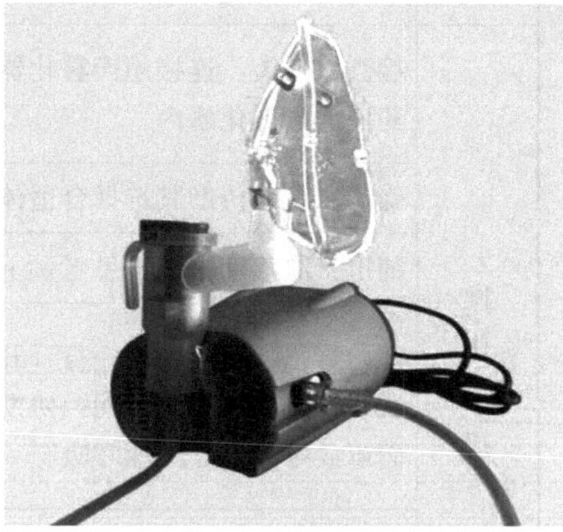

图9-3-3　压缩泵雾化吸入器

2. 加药

查对无误后将药液加入贮药杯内。

3. 携用物至床旁

再次核对患者姓名、床号和腕带。

4. 解释沟通

向患者及其家属介绍压缩泵雾化吸入的目的、方法、注意事项及配合要点。

5. 安置体位

协助患者取坐位、半坐位或侧卧位。

6. 铺巾

取治疗巾围于患者颈下或枕上。

7. 开始雾化

接通电源→打开开关→协助患者将口含嘴或面罩放好并指导其紧闭嘴唇深吸气，用鼻呼气，如此反复，直至药液吸完为止。

8. 结束雾化

取出口含嘴或面罩→关电源开关。

9. 雾化后处理

擦干患者面部并协助其取舒适体位→携用物回治疗室→清理、消毒用物。

有特殊感染者，按隔离原则处理用物。

10.洗手，记录

快速消毒手或洗手，记录雾化吸入时间及患者反应。

重要提示

1.压缩泵雾化机放置在平整稳定的物体上，禁止放在地毯或毛织物品上。

2.口含嘴放在口中，紧闭嘴唇深吸气，用鼻呼气。

3.每次治疗以药液吸完为止，时间一般为15～20 min。

4.口含嘴、面罩用后浸泡消毒，再冲洗干净，晾干备用。

5.血氧饱和度监测的患者，雾化吸入期间要仔细观察呼吸及血氧饱和度参数，并关注患者主诉。如血氧饱和度下降，应暂停雾化吸入并给予氧疗。

6.根据患者病情协助其叩背、有效咳嗽等，以增加疗效。

（四）健康教育

1.向患者介绍压缩泵雾化吸入的必要性及使用方法。

2.教会患者雾化吸入时首先深吸气，然后再用鼻呼气的方法。

（五）操作流程图（如图9-3-4）

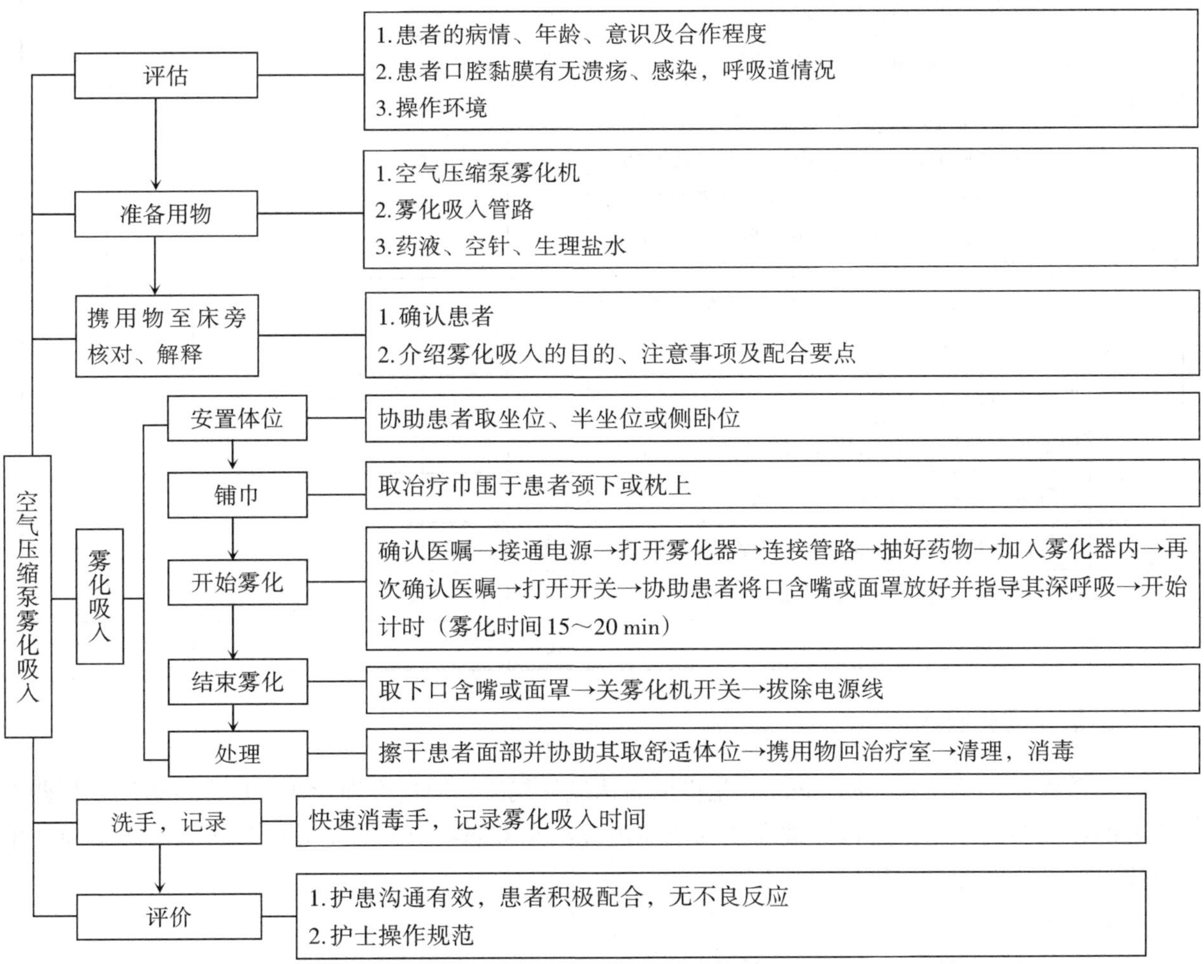

图9-3-4　空气压缩泵雾化吸入操作流程图

（六）评分标准（见表9-3-2）

表9-3-2　空气压缩泵雾化吸入操作评分标准

项目	技术操作要求	评分	评分等级				实际得分
			A×1	B×0.7	C×0.4	D×0	
素质	仪表、着装符合要求	2					
	操作熟练、轻柔，沟通有效	3					
评估	评估患者年龄、病情、意识及配合程度	5					
	评估患者呼吸系统状况、有无药物过敏史	5					
	评估环境，观察口腔黏膜有无溃疡、感染	5					
操作前准备	洗手，戴口罩	2					
	准备空气压缩泵雾化机、雾化吸入管路；按医嘱准备药液	3					
操作过程	检查空气压缩泵雾化机性能良好，查对医嘱无误	6					
	确认患者并协助其选择合适体位	4					
	铺巾：取治疗巾围于患者颈下或枕上	5					
	开始雾化：接通电源→打开雾化器→连接管路→抽好药物→加入雾化器内→再次确认医嘱→打开开关→协助患者将口含嘴或面罩放好并指导其深呼吸→开始计时(雾化时间15～20 min)	20					
	结束雾化：取出口含嘴或面罩→关雾化机开关→拔除电源线	10					
	擦干患者面部	5					
操作后	协助患者取舒适卧位，快速消毒手	5					
	合理处置用物，洗手(消手)，记录	5					
提问	空气压缩泵雾化吸入过程中的观察要点是什么？	8					
	空气压缩泵雾化吸入的体位如何选择？	7					
总分		100					

三、氧化雾化吸入

氧气雾化吸入（oxygen inhalation）是借助高速氧气气流，通过毛细管在管口产生负压，将药液由邻近的小管吸出至毛细管口，被高速气流撞击成细小雾滴喷出，再随着吸气进入呼吸道而产生疗效的一种治疗方法。

（一）护理评估

1.评估患者的病情、用药及其他治疗情况。

2.评估患者年龄、合作程度。

3.评估患者呼吸系统状况。

（二）操作前准备

1.护士准备

着装整齐，洗手，备齐用物。

2.患者准备

（1）了解氧气雾化吸入的目的、方法、注意事项及配合要点。

（2）取坐位或半坐卧位。

3.用物准备

氧气雾化吸入器（如图9-3-5）、药液（遵医嘱）、氧气装置一套。

4.环境准备

宽敞、明亮，温湿度适宜。

（三）操作步骤

1.备齐用物并查对

准备氧气雾化器，按医嘱准备药液并认真查对。

2.携用物至床旁、核对

备齐用物携至患者床旁，核对患者的姓名、床号和腕带。

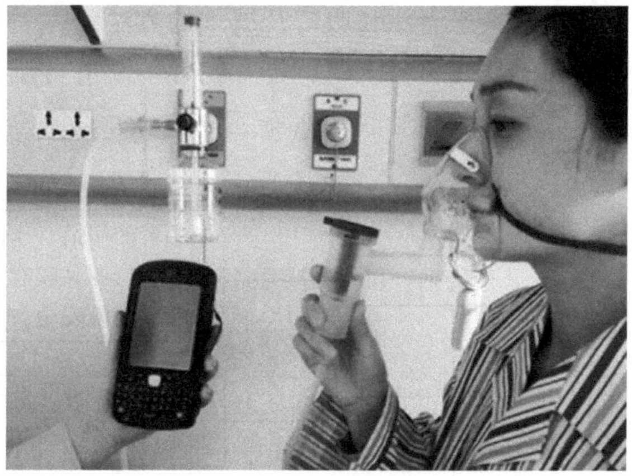

图9-3-5 氧气雾化吸入器

3.解释沟通

向患者及家属介绍氧气雾化吸入的目的、方法、注意事项及配合要点。

4.安置体位

协助患者取坐位或半坐位。

5.铺巾

取治疗巾围于患者颈下或枕上。

6.加药

将药液稀释至5 mL，注入贮药杯内并与吸入管口旋紧，然后再与氧气装置的延长导管相连接（注意要连接紧，防止漏气）。

7.连接

将面罩取出，与雾化器的吸入管口一端连接。

8.开始雾化

将雾化器的接气口与氧气装置连接→调节氧气流量（贮药杯内有雾化气体出现，下端又无药液漏出）→协助患者将面罩戴好→指导患者深长吸气。

9.结束雾化

取下面罩和雾化器→关闭氧气。

10.雾化后处理

擦干净患者面部并协助其取舒适体位→携用物回治疗室→清理，消毒。

有特殊感染者，按隔离原则处理用物。

11.洗手，记录

快速消毒手或洗手，记录氧气雾化吸入时间及患者反应。

重要提示

1. 氧气装置中的湿化瓶内勿放水，以免使药液稀释。

2. 氧气流量一般为6～8 L/min。

3. 深长吸气之后再屏气1～2 s，可使药液到达细支气管和肺组织，以提高疗效。

4. 保持贮药杯垂直，面罩紧贴面部。

（四）健康教育

1. 向患者介绍氧气雾化吸入的必要性及使用方法。

2. 教会患者深长吸气及屏气的方法。

3. 氧气雾化吸入时，告知患者不要擅自调节氧流量并严禁接触烟火。

（五）操作流程图（如图9-3-6）

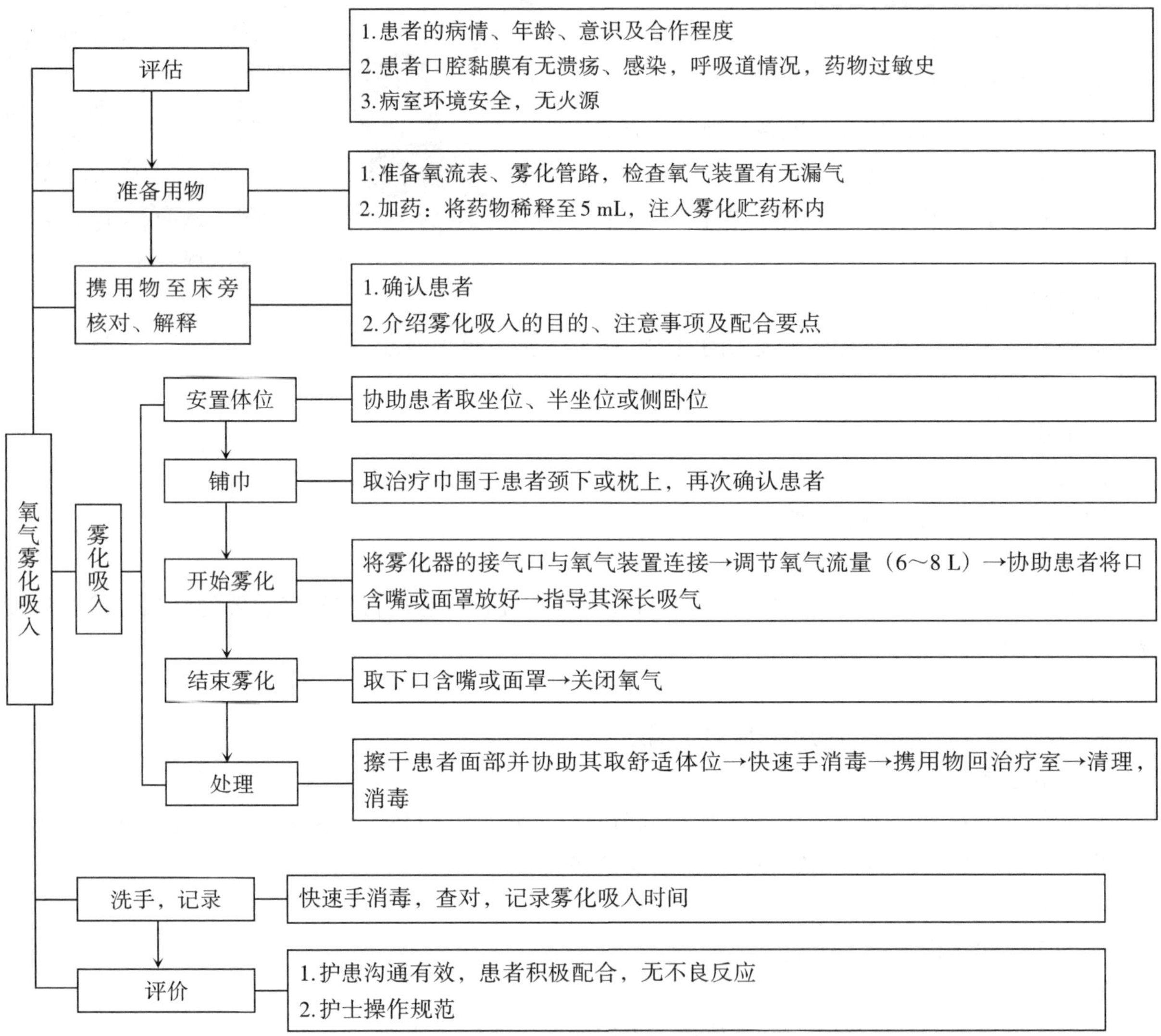

图9-3-6　氧气雾化吸入操作流程图

（六）评分标准（见表9-3-3）

表9-3-3　氧气雾化吸入操作评分标准

项目	技术操作要求	评分	评分等级				实际得分
			A×1	B×0.7	C×0.4	D×0	
素质	仪表、着装符合要求	2					
	操作熟练、轻柔，沟通有效	3					
评估	评估患者年龄、病情、意识及合作程度	5					
	评估患者口腔黏膜有无溃疡、感染；呼吸系统状况，有无药物过敏史	5					
	观察病室环境，确保安全，无火源	5					
操作前准备	洗手，戴口罩	2					
	准备氧气表、雾化管路，按医嘱准备药液并认真查对	3					
操作过程	携用物至床旁，确认患者	5					
	解释沟通并协助选择合适体位	5					
	铺巾：取治疗巾围于患者颈下	5					
	加药，连接雾化管路，再次确认患者	5					
	开始雾化：将雾化器的接气口与氧气装置连接→调节氧气流量（6～8 L）→协助患者将面罩戴好→指导其深长吸气	20					
	结束雾化：取下面罩和雾化器→关闭氧气	6					
	擦干净患者面部	4					
操作后	协助患者取舒适卧位，快速手消毒	5					
	合理处置用物，洗手（手消毒），查对记录	5					
提问	氧气雾化吸入过程中的观察要点是什么？	8					
	氧气雾化吸入的适应证有哪些？	7					
总分		100					

思考与练习

患者，男性，55岁，体温37 ℃，脉搏80次/min，血压120/80 mmHg，以慢性支气管炎入院。患者主诉间断咳嗽、咳痰2个月余，近日加重伴喘息，痰多且不易咳出，遵医嘱给予氧气雾化吸入。

1.氧气雾化吸入过程中的观察要点是什么？

2.氧气雾化吸入的适应证有哪些？

四、手压式雾化器雾化吸入

手压式雾化吸入是通过按压气雾瓶顶部，使药液形成小于3 μm的雾滴并快速从喷嘴喷出至口腔及咽部黏膜，从而达到治疗目的一种给药方法。手压式雾化吸入器是将药液置于送雾器中，当将其倒置，拇指按压其顶部时，其内阀门打开，由于内腔为高压，药液便从喷嘴极快地喷出。

（一）护理评估

1.评估患者的病情、用药史及其他治疗情况。

2.评估患者年龄、自理能力。

3.评估患者口腔黏膜有无溃疡、感染。

（二）操作前准备

1.护士准备

着装整齐，洗手，备齐用物。

2.患者准备

（1）了解手压式雾化吸入的目的、操作方法、使用时的注意事项。

（2）取坐位或半坐卧位。

3.用物准备

手压式雾化吸入器（如图9-3-7）。

4.环境准备

宽敞、明亮，温湿度适宜。

（三）操作步骤

1.携用物至床旁，核对

护士备齐用物后携至患者床旁，再次核对患者姓名、床号和腕带。

2.解释沟通

向患者及其家属介绍手压式雾化吸入的目的、使用方法及注意事项。

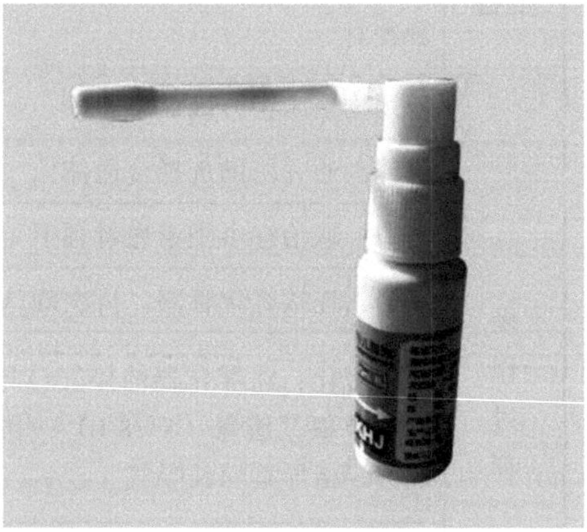

图9-3-7　手压式雾化吸入器

3.安置体位

协助患者取坐位或半坐位。

4.开始雾化

取下雾化器保护盖→充分摇匀药液→将雾化器倒置，口含嘴放于双唇间→吸气开始时按压气雾瓶顶部→深吸气→屏气→呼气。

5.结束雾化

取出雾化器并放在阴凉处保存。

6.洗手，记录

快速手消毒或洗手，记录手压式雾化吸入时间、喷次及患者反应。

重要提示

1.屏气最好坚持10 s左右。

2.每次1～2喷，两次间隔时间不少于3～4 h。

3.当疗效不满意时，不可随意增加用量或缩短用药间隔，以免引起不良反应。

（四）健康教育

1.向患者介绍手压式雾化吸入器正确的使用方法及注意事项。

2.教会患者屏气的方法及时间的控制。

3.雾化器外壳要定期清洁。

（五）操作流程图（如图9-3-8）

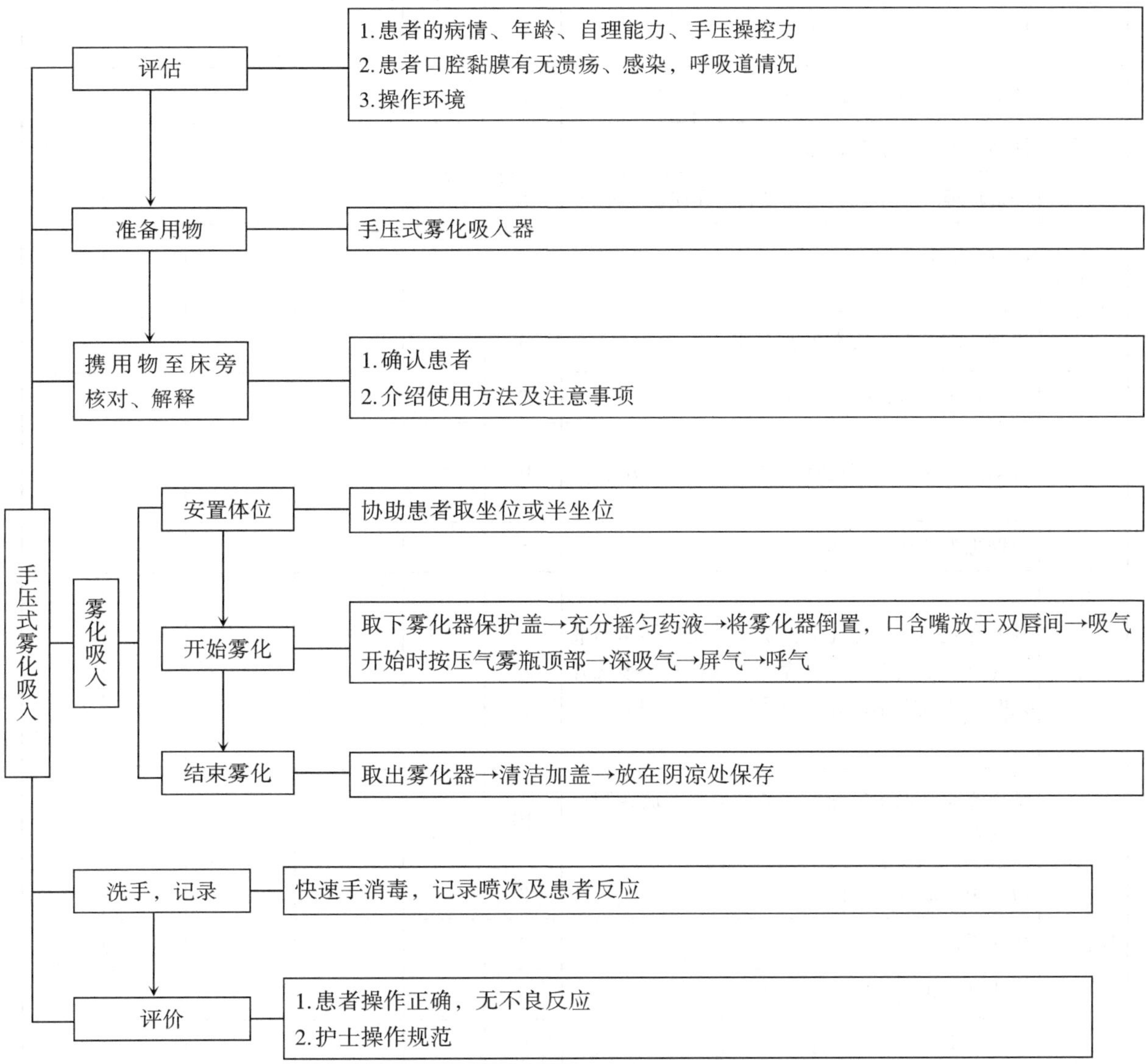

图9-3-8　手压式雾化吸入操作流程图

（六）评分标准（见表9-3-4）

表9-3-4　手压式雾化吸入操作评分标准

项目	技术操作要求	评分	评分等级				实际得分
			A×1	B×0.7	C×0.4	D×0	
素质	仪表、着装符合要求	2					
	操作熟练、轻柔，沟通有效	3					
评估	评估患者的自行操作能力	5					
	评估患者呼吸系统状态	5					
	评估环境，观察患者口腔黏膜有无溃疡、感染	5					
操作前准备	洗手，戴口罩	2					
	检查、准备手压式雾化吸入器	3					
操作过程	携用物至床旁，确认患者	5					
	告知患者手压式雾化吸入器正确的使用方法	10					
	协助患者选择合适体位	5					
	开始雾化：取下雾化器保护盖→充分摇匀药液→将雾化器倒置，口含嘴放于双唇间→吸气开始时按压气雾瓶顶部→深吸气→屏气→呼气	20					
	结束雾化：取出雾化器→清洁加盖→放在阴凉处保存	10					
操作后	协助患者取舒适卧位	3					
	快速手消毒	2					
	用物处理正确；洗手，记录	5					
提问	手压式雾化吸入的注意事项是什么？	8					
	手压式雾化吸入的适应证有哪些？	7					
总分		100					

思考与练习

患者，男性，62岁，喘息性支气管炎病史12年。近日感冒后病情加重，夜间咳嗽频繁，痰多，双肺有干、湿啰音，遵医嘱给予手压式雾化吸入。

手压式雾化吸入器使用的注意事项是什么？

第四节　注射给药技术

注射给药（ administering injection）是将一定量的无菌药液或生物制剂注入体内的技术。注射给药时药物吸收快，血药浓度迅速升高，适用于需要较迅速发挥药效而不能口服给药的患者。但注射给药会造成一定程度的组织损伤，引起疼痛及潜在并发症的发生。另外，因药物吸收快，不良反应发生迅速，处理相对困难。注射给药技术包括皮内注射、皮下注射、肌内注射、静脉注射和动脉注射。

一、注射原则

1.遵守给药原则

2.严格遵守无菌操作原则

（1）注射前必须洗手，戴口罩，着装整洁。注射后再次洗手，避免交叉感染。

（2）无菌注射器针筒内面、针头、活塞、乳头、针梗及针尖均应保持无菌。

（3）按要求消毒注射部位，并保持无菌。皮肤常规消毒方法：用无菌棉签蘸取0.5%碘伏或安尔碘，以注射点为中心向外螺旋式旋转涂擦，直径在5 cm以上，消毒2遍。

3.严格执行查对制度

（1）认真执行“三查八对”制度，做到注射前、中、后仔细查对，以免遗漏或错误。

（2）严格检查药物质量，如药液有变质、沉淀、混浊或过期，安瓿或密封瓶有裂痕等，则不可使用；同时注射多种药物，应核查有无配伍禁忌。

4.严格执行消毒隔离制度

注射时一人一套物品，所用物品必须按消毒隔离制度处理，一次性用物按规定处理，不可随意丢弃（用过的注射器针头和输液器针头放入锐器盒中集中销毁，注射器和输液器装入医用垃圾袋按感染性废弃物处理）。

5.选择合适的注射器和针头

6.选择合适的注射部位

注射部位应避开神经、血管处（动脉、静脉注射除外），不可在有炎症、瘢痕、硬结、化脓感染或皮肤病的部位进针，需长期注射的患者应经常更换注射部位。

7.注射药物应现用现配

药物在规定时间内配制抽取，即刻注射，以防药效降低或被污染。

8.注射前排尽注射器内空气

注射前必须排尽注射器内空气，尤其是动脉、静脉注射时，防止空气进入血管形成空气栓塞。排气时避免药液浪费、注射器及针头被污染。

9.注射前检查有无回血

动脉、静脉注射必须见回血后方可注入药物，皮下、肌内注射无回血方可注入药物。

10.掌握合适的进针角度和深度

（1）进针时不可将全部针梗刺入皮下，以防不慎断针后难以处理。

（2）根据各种注射法的要求掌握适宜的进针角度和深度（如图9-4-1）。

11.掌握无痛注射的要点

（1）向患者说明用药的目的，以分散其注意力。患者取合适体位，以使注射部位肌肉松弛，易于进针。

（2）掌握“二快一慢”（进针及拔针快，推药慢）和注药匀速的方法。

（3）同时注射多种药物时，应先注射刺激性弱的药物，再注射刺激性强的药物，并且选择适宜针头，进针要深，以减轻疼痛。

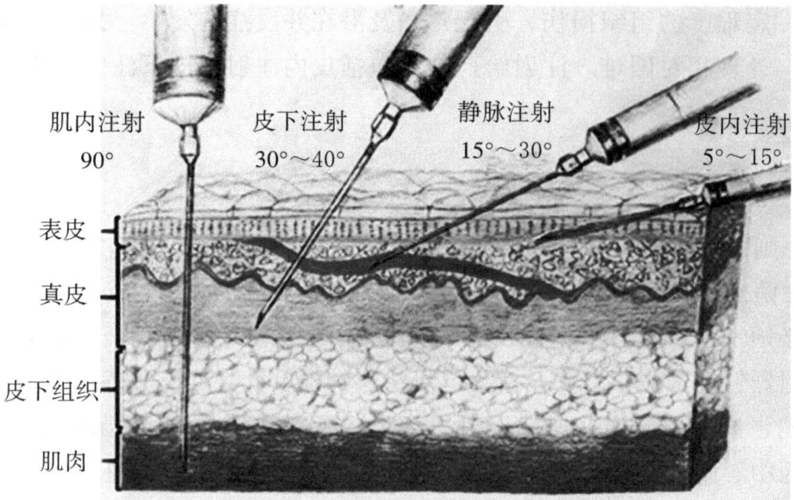

图9-4-1　各种注射法的进针角度和深度

二、注射前准备

1.用物准备

（1）注射盘：皮肤消毒液（0.5%碘伏或安尔碘、75%乙醇）、无菌棉签、砂轮、开瓶器、静脉注射时加止血带和治疗巾，按医嘱准备的注射药物，弯盘、注射卡、PDA。

（2）注射器和针头的结构（如图9-4-2）、规格、用途（见表9-4-1）：注射器由空筒和活塞组成，空筒前端为乳头，空筒上有刻度，活塞后部有活塞轴、活塞柄；针头由针尖、针梗、针栓三部分组成。

（3）速干消毒剂、锐器盒、污物桶。

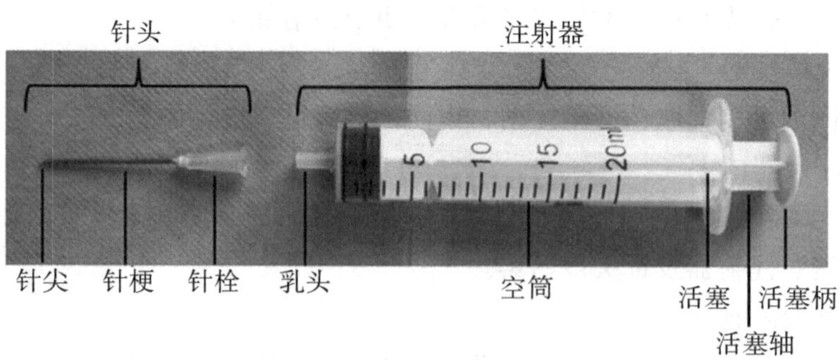

图9-4-2　注射器及针头的结构

表9-4-1　注射器、针头的规格及用途

注射器	针头规格	用途
1 mL	4.5～5	皮内试验、注射小剂量药液
1 mL、2 mL	5～6	皮下注射
2 mL、5 mL	6～7	肌内注射
5 mL、10 mL、20 mL、50 mL	6～9	静脉注射、静脉采血

2. 抽吸药液的步骤

（1）洗手，戴口罩，查对药物。

（2）抽吸药液。

1）自安瓿内吸取药液

①将安瓿顶端药液弹至体部，用砂轮在安瓿颈部划锯痕，消毒安瓿颈部，拭去细屑，折断安瓿。

②将注射器针头斜面向下，伸入安瓿内的液面下抽动活塞进行吸药（如图9-4-3）。

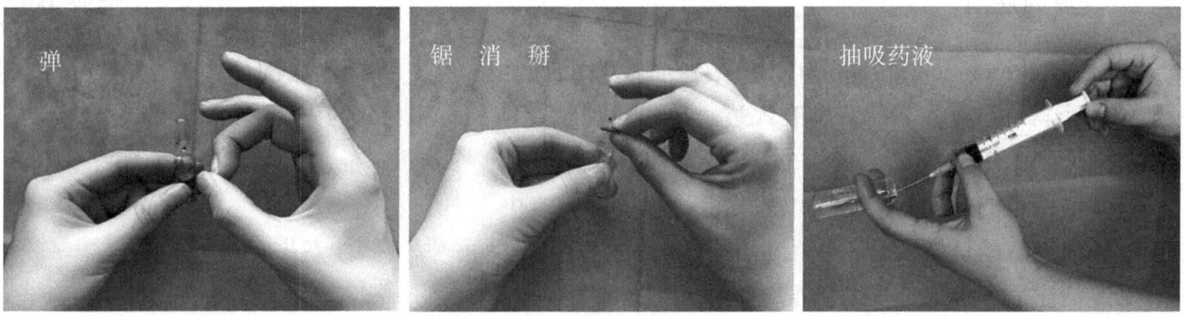

图9-4-3　自安瓿内吸取药液

2）自密封瓶内吸取药液

①除去铝盖中心部分，消毒瓶塞，待干。

②注射器内吸入与所需药液等量的空气，将针头扎入瓶内，注入空气。

③倒转药瓶及注射器，使针尖在液面下，吸取所需药量，再以示指固定针栓，拔出针头（如图9-4-4）。

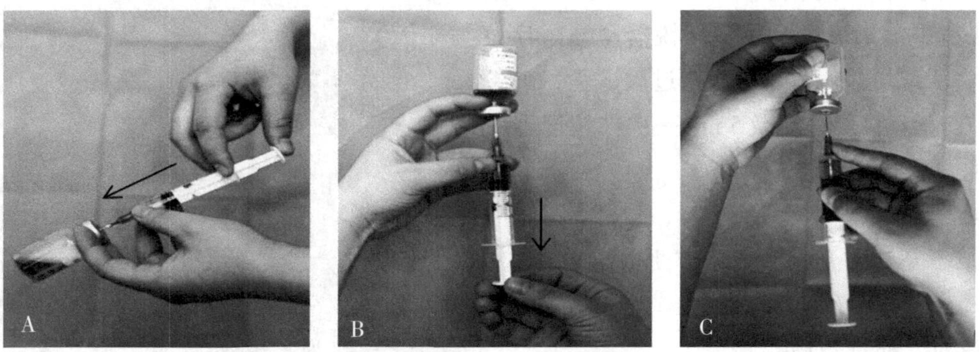

图9-4-4　自密封瓶内抽吸药液

A. 向玻璃瓶内注入所需药液量的等量空气

B. 倒转药瓶，针尖在液面以下，抽取药液至所需剂量

C. 用示指固定针栓，拔出针头

（3）排气针头向上，轻拉活塞使针头中的药液流入注射器内，使气泡聚集在乳头口，轻推活塞，驱出气体。

（4）再次核对无误后备用。

注意事项

1. 严格执行查对制度和无菌操作原则。

2. 吸取结晶或粉剂用无菌生理盐水、注射用水或专用溶媒将药物彻底溶化后再吸取；混悬剂先摇匀后再吸取；黏稠油剂先加温后再抽吸；油剂及混悬剂选用稍粗长针头吸取。

3. 针尖不可触及安瓿外口。

4. 注入等量气体增加瓶内压力，避免形成负压。

5. 排气时避免药液浪费，以免影响药量。

6. 注意保持无菌，避免污染。

三、皮内注射

皮内注射

皮内注射（intradermic injection）是指将少量药液注入表皮和真皮之间的方法。用于各种药物过敏试验，以观察有无过敏反应；预防接种；局部麻醉的先驱步骤。

（一）护理评估

1. 评估患者的病情、年龄、用药史、过敏史及家族史。

2. 评估患者的认知及合作程度，告知其皮内注射的目的、方法、注意事项及配合要点。

3. 评估注射部位局部皮肤情况。

4. 环境清洁、宽敞、光线明亮，方便操作。

（二）操作前准备

1. 护士准备

按要求着装，洗手，戴口罩。

2. 用物准备

注射盘（75%乙醇、棉签、1 mL注射器，按医嘱备药液）、无菌盘、注射卡、PDA（如有）、快速手消毒液、治疗车（锐器盒、医疗垃圾袋、生活垃圾袋）。如为药物过敏试验，另备0.1%盐酸肾上腺素一支及5 mL一次性注射器一支（如图9-4-5）。

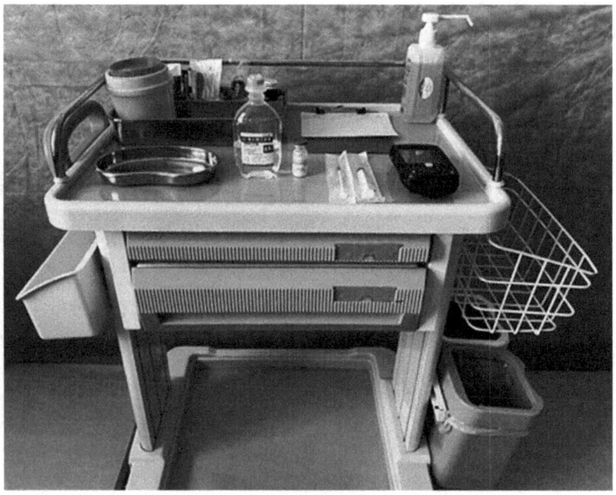

图9-4-5 皮内注射操作用物

3. 环境准备

清洁、宽敞，光线明亮，方便操作。

（三）操作步骤

1. 核对、检查药物

根据医嘱核对药物（药名、剂量、浓度）及给药时间和给药方法，检查药物有无过期及变质；若为药物过敏试验，则需检查皮试液的配制时间（皮试液要现配现用）。

2. 抽吸药液

检查一次性注射器的有效期及有无漏气，消毒并正确抽吸药液（如图9–4–6）；若为药物过敏试验，正确配制皮试液。

3. 核对并解释

携用物至患者床旁，核对姓名、床号和腕带（有PDA可扫描腕带确认患者信息，至少用两种方法核对）；向患者及其家属解释皮内注射的目的、方法、注意事项及配合要点。

4. 安置体位

协助患者取坐位、半坐卧位或侧卧位，治疗车位置放置合理，以便于操作。

5. 消毒

用快速手消毒液洗手，75%乙醇消毒注射局部皮肤，消毒面积直径5 cm以上，待干（如图9–4–7）。

6. 二次核对，排气

二次核对，排尽注射器内空气。

7. 进针，推药

左手绷紧前臂掌侧皮肤，右手以平执式持注射器，针尖斜面向上与皮肤呈5°～15°刺入皮内→放平注射器→左手拇指（右手示指）固定针栓→右手（左手）注入药液0.1 mL，局部形成一圆形隆起的皮丘，皮肤变白，毛孔变大（如图9–4–8、图9–4–9）。

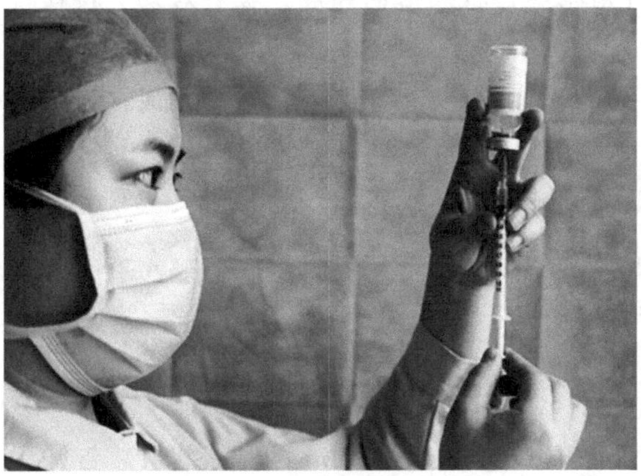

图9–4–6　正确抽吸药液

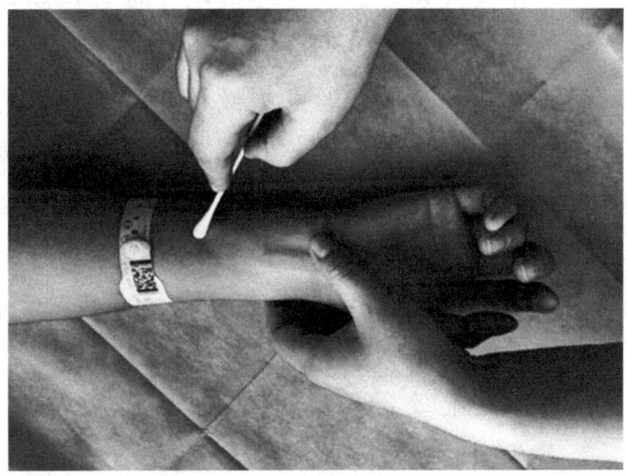

图9–4–7　消毒注射局部皮肤

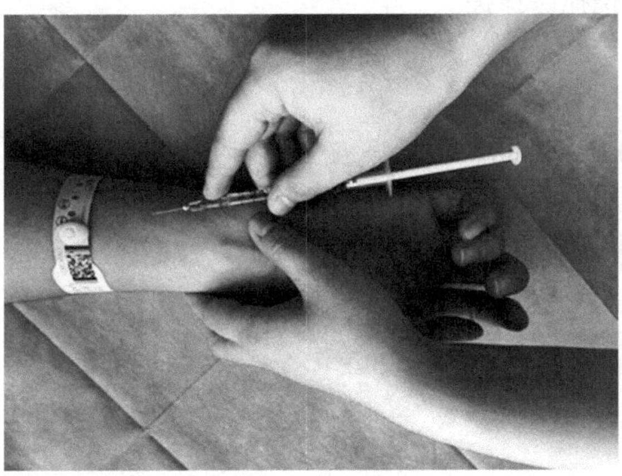

图9–4–8　平执式持注射器进针

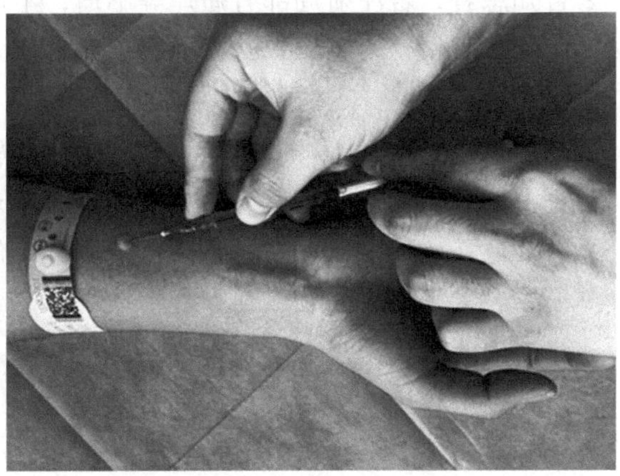

图9–4–9　固定针栓、注药

8.拔针

推注完毕，迅速拔针。

9.三次核对（三查），交代注意事项

操作后核对，若为药物过敏试验，嘱患者静候15～20 min后观察结果。

10.清理用物

注射器针头放在锐器盒内，用过的棉签和注射器弃在医疗垃圾箱中（垃圾分类处理）。

11.快速手消毒或洗手，记录，签名。

12.判断结果

15～20 min后观察局部皮肤反应、判断结果并记录。

重要提示

1.如果患者对注射药物有过敏史，则不能做皮试，应更换其他药物。

2.注射部位：药物过敏试验常选择前臂掌侧下段，预防接种可选在上臂三角肌下缘，局部麻醉则选择需麻醉处。

3.切忌选择碘酊或刺激性较强的消毒液消毒皮肤，以免影响皮试结果的判断和观察。

4.避免反复用力涂擦局部皮肤。

5.针尖斜面向上以5°～15°刺入，斜面全部进入皮内即可，且勿刺入太深而进入皮下。

6.注入药物的剂量要准确，拔针后局部不可用棉签擦拭滴落的药液，拔针后切勿按揉皮丘或揉擦局部。

7.药物过敏试验若需做对照试验，须用另一注射器及针头，在另一侧前臂相同部位注入0.1 mL等渗生理盐水或用75%乙醇涂擦局部皮肤直径5 cm范围。

8.为患者做药物过敏试验前，抢救物品和药品要处于备用状态。

9.药物过敏试验结果若为阳性，应告知患者或家属，并记录在病历上。

10.操作过程要严格遵守查对制度及无菌操作原则。

（四）健康教育

1.若为药物过敏试验，告知患者不可离开病室（注射室），15～20 min后观察结果。告知患者及其家属若有任何不适，均应立即告知护理人员，以便及时处理。

2.告知患者，若注射局部有瘙痒等不适，不可挠抓、揉搓。

思考与练习

患者，男性，19岁，体温38.7 ℃，脉搏112次/min。主诉：咽喉部疼痛且吞咽困难。诊断：化脓性扁桃体炎。遵医嘱给予青霉素过敏试验。

1.做药物过敏试验前，要评估什么，做何准备？

2.配置皮试液，应做到什么？

3.皮试时要向患者交代哪些注意事项？

4.过敏性休克如何抢救？

（五）操作流程图（如图9-4-10）

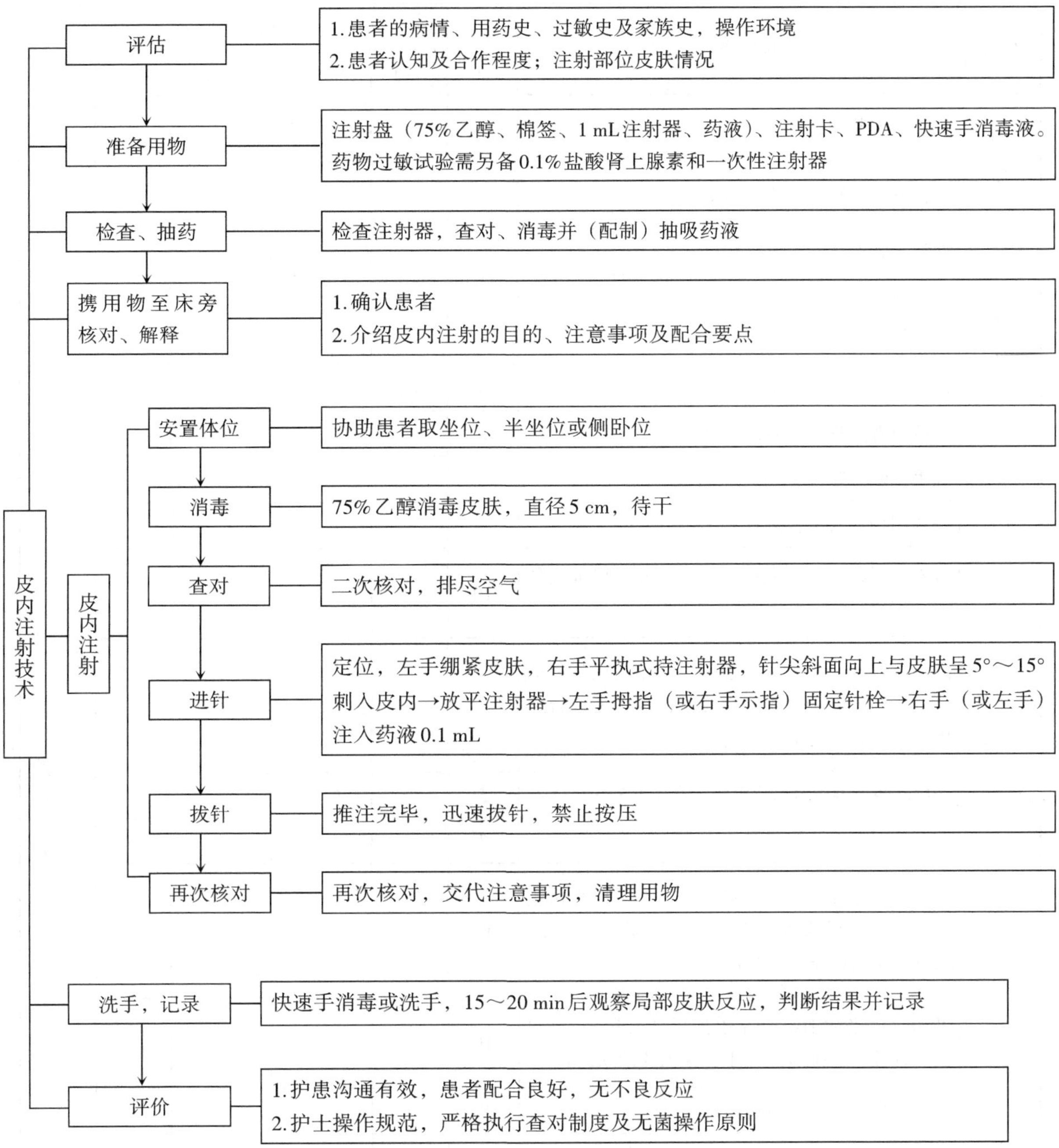

图9-4-10　皮内注射技术操作流程图

（六）评分标准（见表9–4–2）

表9–4–2　皮内注射技术操作评分标准

项目	技术操作要求	评分	评分等级				实际得分
			A×1	B×0.7	C×0.4	D×0	
素质	仪表、着装符合要求	2					
	操作熟练、轻柔，沟通有效	3					
评估	评估患者的认知及配合程度	2					
	评估患者的病情、年龄、用药史、过敏史及目前治疗方案	3					
	评估环境，观察注射部位局部皮肤情况	3					
	了解患者对皮内注射的心理反应	2					
操作前准备	洗手，戴口罩	2					
	备齐用物，放置合理	3					
操作过程	检查注射器，按医嘱或处方查对并正确抽吸药液（配置）	10					
	推治疗车至病室，确认患者，介绍皮内注射的目的、注意事项及配合要点，协助患者取合适体位，选择注射部位	5					
	75%乙醇消毒注射部位皮肤，直径为5 cm，待干	5					
	二次查对药液，排尽空气	5					
	进针：左手绷紧前臂掌侧皮肤，右手以平执式持注射器，针尖斜面向上与皮肤呈5°～15°刺入（针尖斜面全进入皮内）	15					
	推药：放平注射器→左手拇指（或右手示指）固定针栓→右手（或左手）注入药液0.1 mL	10					
	拔针：推注完毕，迅速拔针	2					
	再次核对	3					
操作后	交代注意事项，快速手消毒	5					
	合理处置用物，洗手，15～20 min后观察局部皮肤反应，判断结果并记录	5					
提问	如何判断皮试的阴性、阳性？	5					
	过敏性休克如何抢救？	10					
总分		100					

四、皮下注射

胰岛素注射

皮下注射法（hypodermic injection）是将少量药液或生物制剂注入皮下组织的方法。

（一）护理评估

1.评估患者的病情、年龄、用药史、过敏史及目前的治疗方案。

2.评估患者的认知及合作程度，告知患者皮下注射的目的、方法、注意事项及配合要点。

3.评估环境，评估注射部位局部皮肤情况。

（二）操作前准备

1.护士准备

按要求着装、洗手、戴口罩。

2.用物准备

注射盘（安尔碘、棉签、注射器、药物）、无菌盒、注射卡、PDA（如有）、快速手消毒液、治疗车（锐器盒，医疗垃圾袋，生活垃圾袋）（如图9-4-11）。

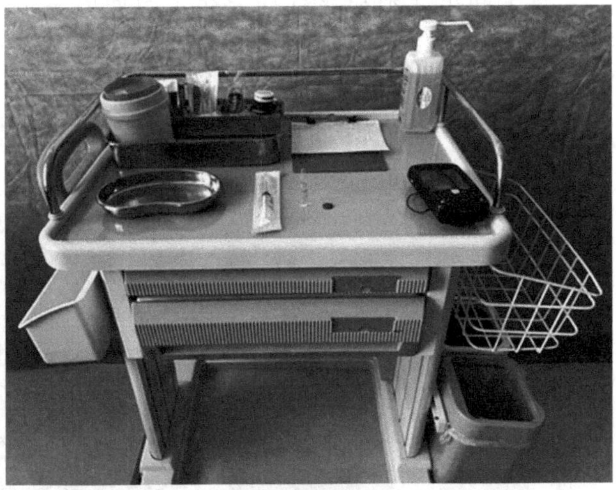

图9-4-11　皮下注射操作用物

3.环境准备

清洁、宽敞，光线明亮，方便操作。

（三）操作步骤

1.核对并检查、抽吸药物

根据医嘱核对药物（药名、剂量、浓度）及给药时间和给药方法，检查药物有无过期及变质；检查一次性注射器的有效期及有无漏气；消毒且正确抽吸药物并排出空气。

2.核对并解释

携用物至患者床旁，核对姓名、床号和腕带（有PDA可扫描腕带以确认患者信息，至少用两种方法核对）；向患者及其家属解释皮下注射的目的和配合要点。

3.安置体位

协助患者取合适体位（可取坐位、半坐卧位或侧卧位）；治疗车放置合理，便于操作。

4.选择注射部位

通常选择上臂三角肌下缘、后背、大腿前侧和外侧、腹壁（如图9-4-12）。

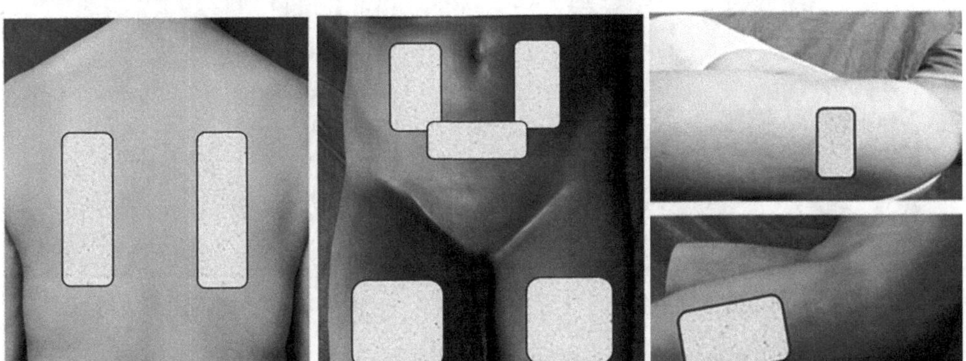

图9-4-12　常用皮下注射部位

5.消毒

用快速手消毒液洗手，安尔碘消毒注射部位皮肤，消毒直径5 cm以上，待干（如图9-4-13）。

6.二次核对，排气

二次核对，排尽空气，左手持一根消毒棉签。

7.进针

左手绷紧皮肤，右手持注射器，示指固定针栓，针尖斜面向上，与皮肤呈30°～40°迅速刺入针梗2/3（如图9-4-14）。

8.推药

右手固定注射器及针栓→左手回抽活塞柄→无回血→缓慢推注药液（如图9-4-15、图9-4-16）。

9.拔针，按压

推注完毕，置无菌干棉签于穿刺点旁，迅速拔针并按压穿刺点片刻（1～3 min），凝血异常患者，延长按压时间（如图9-4-17）。

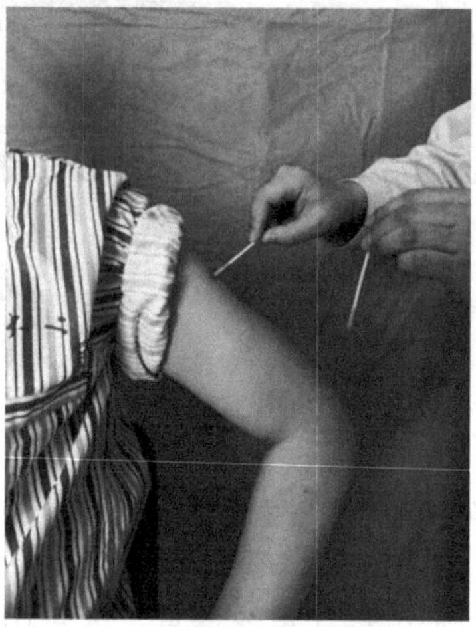

图9-4-13　皮下注射消毒

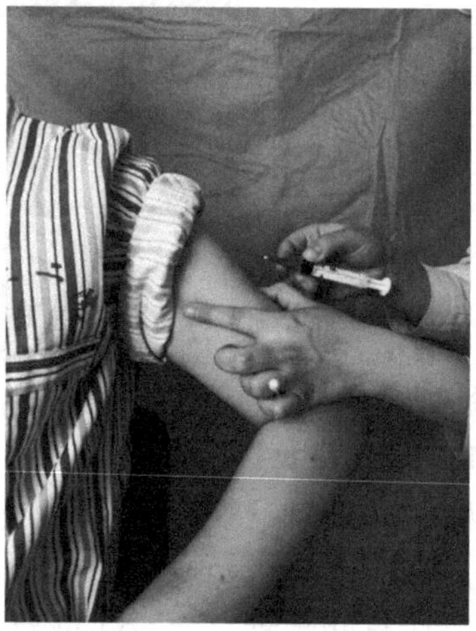

图9-4-14　皮下注射进针

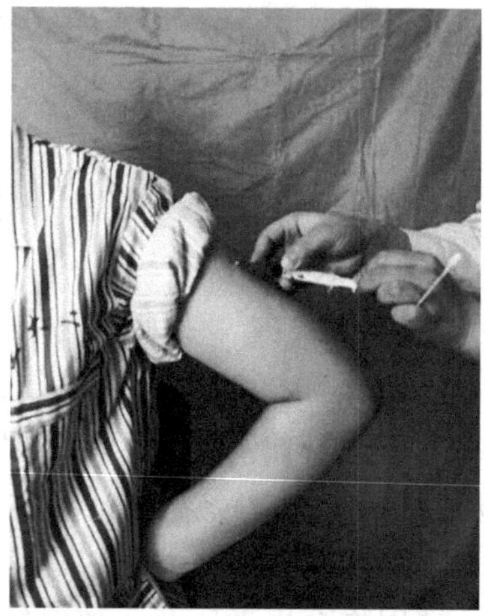

图9-4-15　皮下注射抽回血

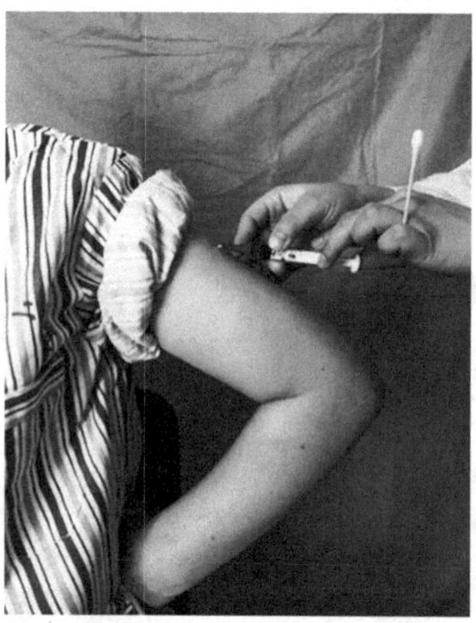

图9-4-16　皮下注射推药

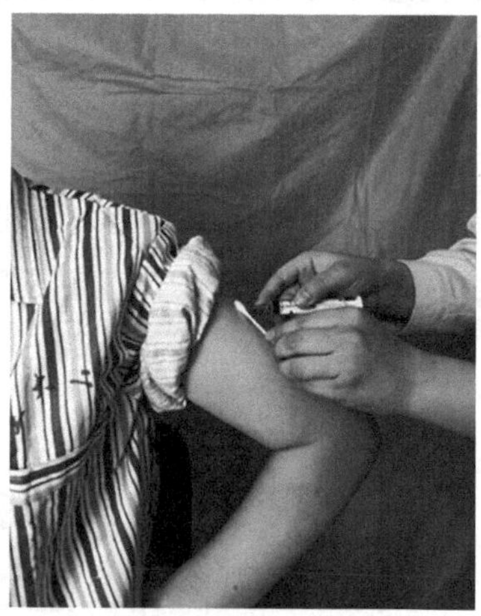

图9-4-17　皮下注射拔针

10.三次核对（三查），并协助患者取舒适卧位。

11.清理用物

注射器针头放在锐器盒内，用过的棉签和注射器弃在医疗垃圾箱中（垃圾分类处理）。

12.快速手消毒或洗手，记录。

重要提示

1.严格执行查对制度和无菌操作原则。

2.刺激性强的药物不宜做皮下注射。

3.持针时，手不可触及针梗。

4.针头刺入角度不宜超过45°，以免刺入肌层。

5.三角肌下缘注射时，针头稍向外侧，避免损伤神经。

6.对过于消瘦者腹部皮下注射时，可捏起局部组织进针。

7.当短效和长效两种胰岛素合用时，应先抽吸短效胰岛素，后抽吸鱼精蛋白锌胰岛素。

（四）健康教育

1.若为长期皮下注射者，需告知患者每次应更换注射部位。

2.告知注射胰岛素患者，注射完毕局部不可揉压。

（五）操作流程图（如图9-4-18）

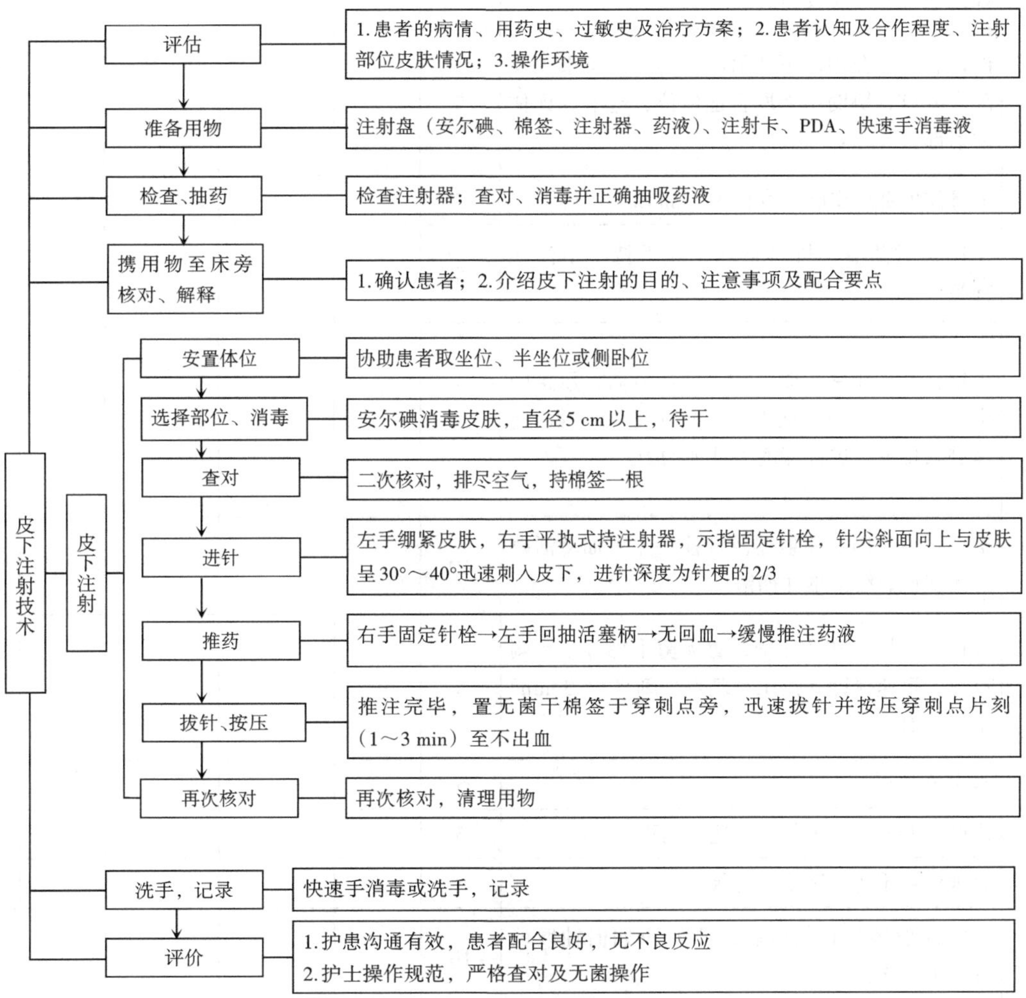

图9-4-18　皮下注射技术操作流程图

（六）评分标准（见表9-4-3）

表9-4-3 皮下注射技术操作评分标准

项目	技术操作要求	评分	评分等级				实际得分
			A×1	B×0.7	C×0.4	D×0	
素质	仪表、着装符合要求	2					
	操作熟练、轻柔，沟通有效	3					
评估	评估患者的认知及配合程度	2					
	评估患者病情、年龄、用药史、过敏史及目前的治疗方案	3					
	评估环境，观察注射部位局部皮肤情况	3					
	了解患者对皮下注射的心理反应	2					
操作前准备	洗手，戴口罩	2					
	用物准备齐全，放置合理；检查注射器，按医嘱或处方查对抽吸药液	8					
操作过程	确认患者，介绍皮下注射的目的、注意事项及配合要点，协助患者取合适体位，选取、评估注射部位	5					
	消毒注射部位皮肤，直径为5 cm以上，待干	5					
	二次查对药液，排尽空气，左手持一根消毒棉签	5					
	进针：左手绷紧皮肤，右手持注射器，示指固定针栓，针尖斜面向上，与皮肤呈30°～40°迅速刺入皮下，进针深度为针梗的2/3	20					
	推药：右手固定注射器及针栓→左手抽动活塞→无回血→缓慢推注药液	10					
	拔针、按压：推注完毕，置无菌干棉签于穿刺点旁，迅速拔针并按压穿刺点片刻（1～3 min）至不出血	5					
	再次核对	5					
操作后	协助患者取舒适卧位，快速手消毒	5					
	合理处置用物，洗手，记录	5					
提问	同时注射短效和长效胰岛素时应如何抽取药液？为什么？	10					
总分		100					

思考与练习

患者，女性，63岁，身高156 cm，体重60 kg，腰围83 cm，糖尿病史10年，近期因餐后血糖升高来院就医。医嘱给予胰岛素皮下注射治疗。

1. 同时注射短效和长效胰岛素时应如何抽取药液？为什么？
2. 同时注射多种药物时，应该注意什么？
3. 注射前要做哪些评估，长期注射应该注意什么？
4. 对于消瘦者，为何要捏起局部组织，减小穿刺角度？

学科进展

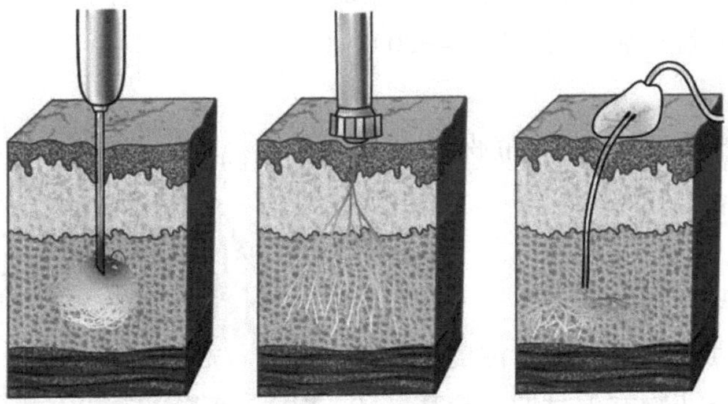

图9-4-19　胰岛素给药方式

皮下肌肉注射

五、肌内注射

肌内注射法（intramuscular injection）是将一定量药液注入肌肉组织的方法。注射部位一般选择肌肉较为丰厚且与大血管和神经距离相对较远处，常用的注射部位有：臀大肌、臀中肌、臀小肌、股外侧肌及上臂三角肌。常用的注射部位定位方法：

（1）臀大肌注射定位法

从臀裂顶点向左或右侧作一水平线，然后从髂嵴最高点作一垂直线，则一侧臀部被划分为4个象限，选其外上象限为注射部位，注意避开内角。髂前上棘与尾骨连线的外上1/3处为注射部位。

（2）臀中肌、臀小肌注射定位法

二指法：以示指尖和中指尖分别置于髂前上棘和髂嵴下缘处，这样髂嵴、示指、中指便构成一个三角形区域，此区域即为注射部位。

三指法：髂前上棘外侧三横指处（以患者自己手指的宽度为标准），为注射部位。

（3）股外侧肌注射定位法

取大腿中段外侧，成人髋关节下10 cm至膝上10 cm处，宽度约7.5 cm。此区范围较大，可供反复多次注射。

（4）上臂三角肌注射定位法

取上臂外侧，肩峰下2～3横指处（此处肌肉较臀部肌肉薄，只能做小剂量注射），为注射部位。

（一）护理评估

1.评估患者的病情、年龄、用药史、过敏史及目前治疗方案。

2.评估患者的认知、合作程度及心理反应，告知患者肌内注射的目的、方法、注意事项及配合要点，药物的作用及副作用。

3.评估注射部位局部皮肤、肌肉组织情况及肢体活动能力。

4.评估环境。

（二）操作前准备

1.护士准备

按要求着装、洗手、戴口罩。

2.用物准备

注射盘（安尔碘、棉签、注射器、药物）、注射卡、PDA（如有）、快速手消毒液、治疗车（锐器盒、医疗垃圾袋、生活垃圾袋）（如图9-4-20）。

3.环境准备

清洁、宽敞、光线明亮，拉围帘保护患者隐私。

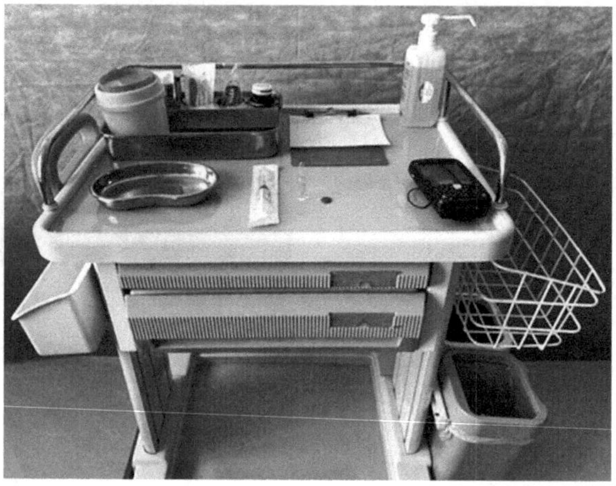

图9-4-20 肌内注射操作用物

（三）操作步骤

1.核对并检查、抽吸药物

根据医嘱核对药物（药名、剂量、浓度）及给药时间和给药方法，检查药物有无过期及变质；检查一次性注射器的有效期及有无漏气，消毒且正确抽吸药物并排出空气。

2.核对并解释

携用物至患者床旁，核对姓名、床号和腕带（有PDA可扫描腕带确认患者信息，至少两种方法核对）；向患者及其家属解释肌内注射的目的和配合要点。

3.安置体位

协助患者取合适体位（可取坐位、侧卧位、俯卧位或仰卧位），治疗车放置合理，便于操作。

4.选定并消毒注射部位

选择、评估注射部位；用快速手消毒液洗手，安尔碘消毒注射部位局部皮肤，消毒面积直径5 cm以上，待干（如图9-4-21，图9-4-22）。

5.二次核对，排气

二次核对，排尽空气，左手持一根无菌干棉签。

6.进针

左手拇指和示指绷紧注射部位皮肤，右手执笔式持注射器，中指固定针栓，针头与皮肤呈90°迅速刺入针梗的2/3深度（如图9-4-23）。

7.推药

右手固定注射器及针栓→左手抽动活塞→无回血→缓慢推注药液（如图9-4-24、图9-4-25）。

8.拔针，按压

推注完毕，置无菌干棉签于穿刺点旁，迅速拔针并按压穿刺点片刻（1～3 min），凝血异常患者，延长按压时间（如图9-4-26）。

9.三次核对（三查），并协助患者取舒适卧位。

10.清理用物

注射器针头放在锐器盒内，用过的棉签和注射器弃在医疗垃圾箱中（垃圾分类处理）。

11.快速手消毒或洗手，记录。

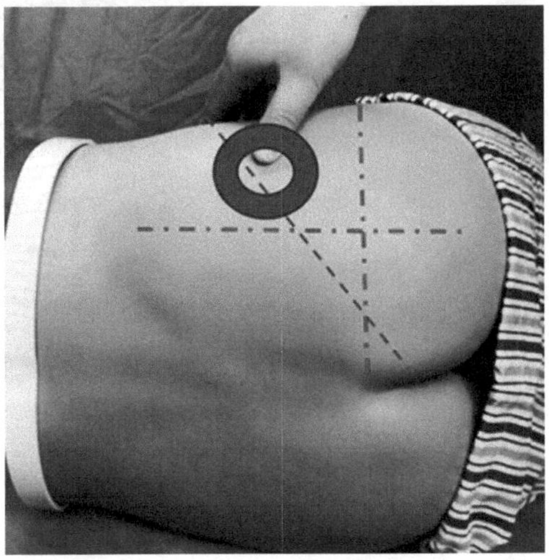

图9-4-21 定位

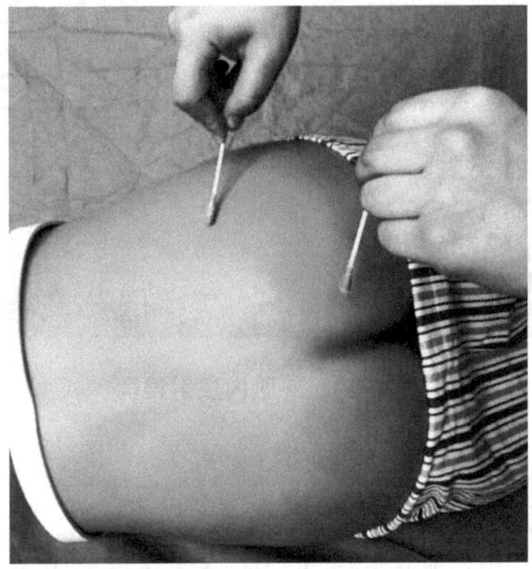

图9-4-22 消毒

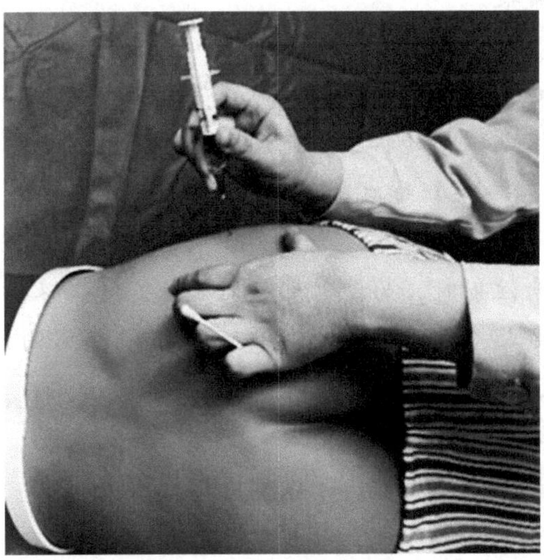

图9-4-23 执笔式持注射器进针

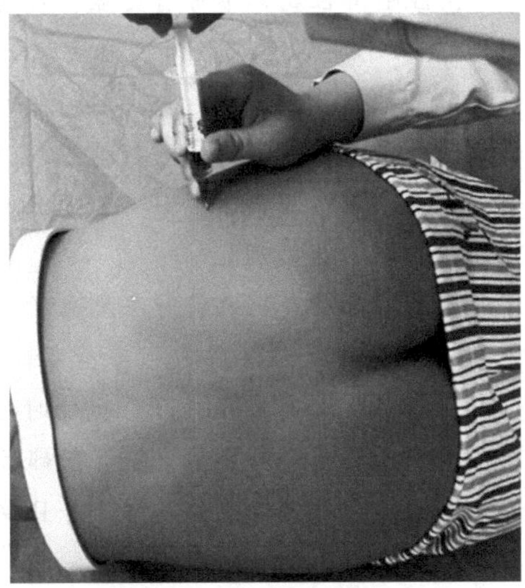

图9-4-24 抽回血

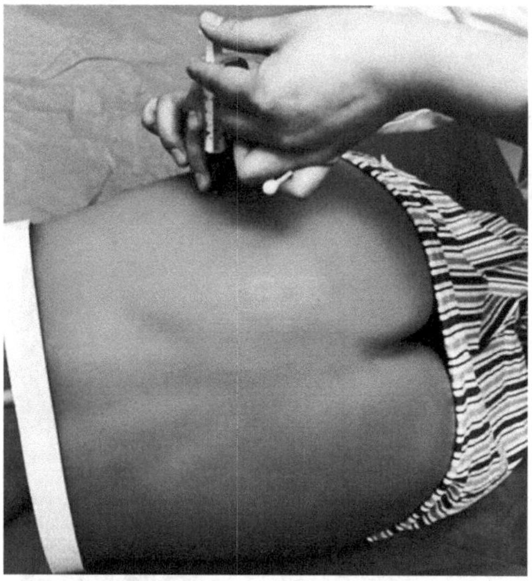

图9-4-25　肌内注射推药

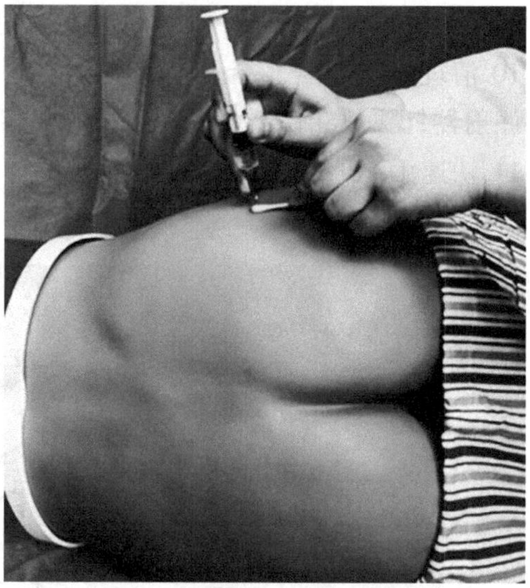

图9-4-26　肌内注射拔针

重要提示

1.严格执行查对制度和无菌操作原则。

2.2岁以下婴幼儿肌内注射可致臀肌纤维化、肌肉挛缩以及损伤坐骨神经，最好不做肌内注射，如若注射易选用臀中肌、臀小肌注射，避免损伤坐骨神经。

3.注射部位局部不可有炎症、硬结、破损、瘢痕。

4.注入2种以上药物时，应注意配伍禁忌。

5.多种药液注射时，先注射刺激性较小的药液，后注射刺激性较强的药液。

6.进针时切勿将针梗全部刺入，以防针梗从根部衔接处折断，无法取出。一旦发生断针，应先嘱患者保持原位不动，同时迅速用血管钳夹住断端拔出；如断端全部埋入肌肉，应速请外科医生处理。

7.消瘦者及患儿进针时深度应酌减。臀部肌肉注射时，为使臀部肌肉松弛，减轻疼痛不适，可取侧卧位、仰卧位或坐位。体位摆放要求：侧卧位时上腿伸直，下腿稍弯曲；俯卧位时足尖相对足跟分开；坐位时座椅要稍高，以便于操作。

8.长期注射者应交替更换注射部位，并选用细长针头，以避免或减少硬结的发生。

9.操作动作要轻柔、熟练，并且要做到二快一慢，即进针快、拔针快，推药慢。

（四）健康教育

1.肌内注射时，采取正确体位，以使局部肌肉放松，减轻疼痛感。

2.对因长期多次注射出现局部硬结的患者，教其局部热敷的方法。

（五）操作流程图（如图9-4-27）

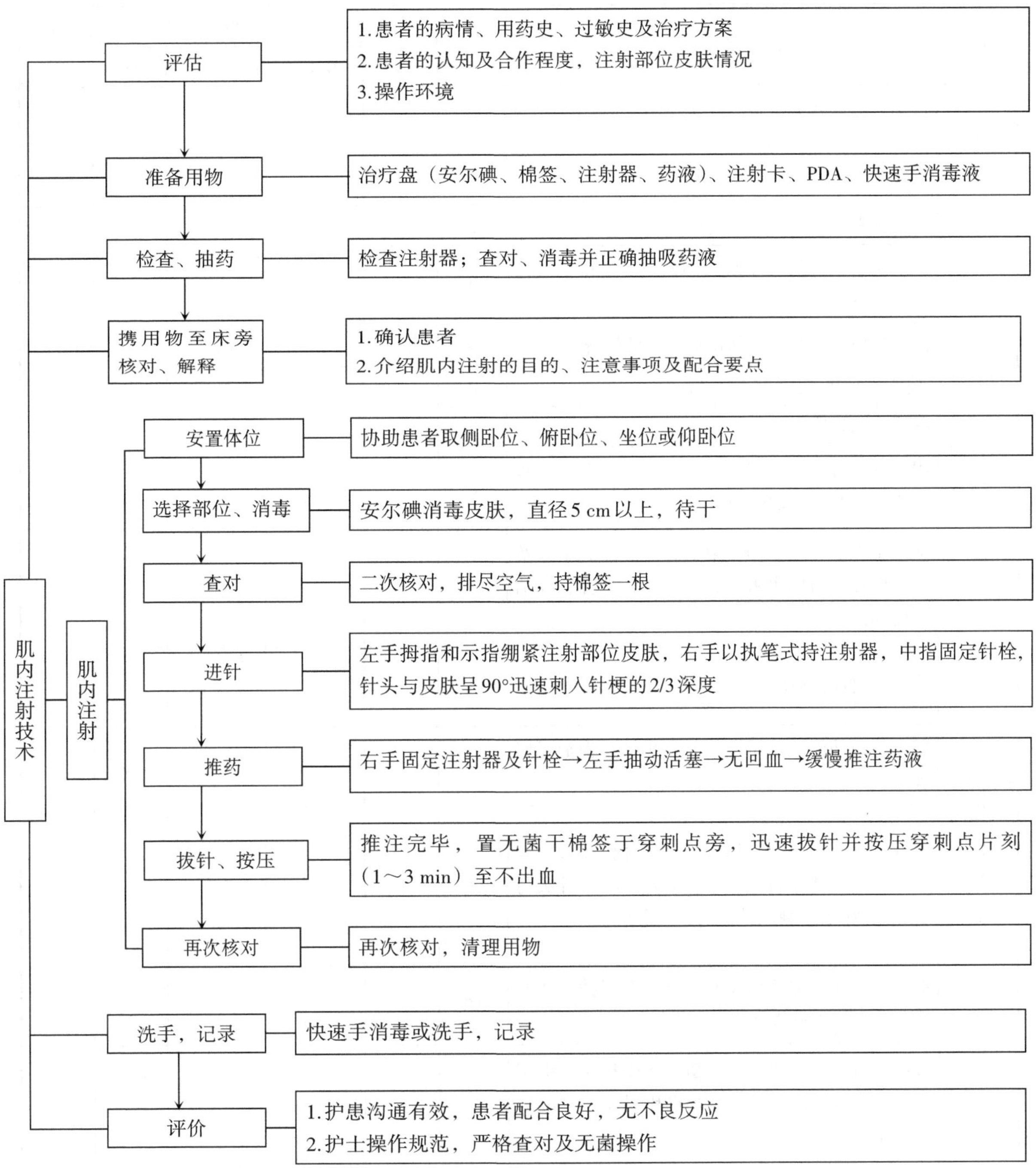

图9-4-27　肌内注射技术操作流程图

（六）评分标准（见表9-4-4）

表9-4-4 肌内注射技术操作评分标准

项目	技术操作要求	评分	评分等级				实际得分
			A×1	B×0.7	C×0.4	D×0	
素质	仪表、着装符合要求	2					
	操作熟练、轻柔，沟通有效	3					
评估	评估患者的认知及配合程度	2					
	评估患者的病情、年龄、用药史、过敏史及目前治疗方案	3					
	评估环境，观察注射部位局部皮肤情况	3					
	了解对肌内注射的心理反应	2					
操作前准备	洗手，戴口罩	2					
	用物准备齐全，放置合理；检查注射器，按医嘱或处方查对、抽吸药液	8					
操作过程	确认患者，介绍肌内注射的目的、注意事项及配合要点，协助患者取合适体位，选择、评估注射部位	5					
	消毒注射部位皮肤，直径5 cm以上，待干	5					
	二次查对药液，排尽空气，左手持一根消毒棉签	5					
	进针：左手拇指和示指绷紧注射部位皮肤，右手以执笔式持注射器，中指固定针栓，针头与皮肤呈90°迅速刺入针梗的2/3深度	20					
	推药：右手固定注射器及针栓→左手抽动活塞→无回血→缓慢推注药液	10					
	拔针，按压：推注完毕，置无菌干棉签于穿刺点旁，迅速拔针并按压穿刺点片刻（1～3 min）至不出血	5					
	再次查对	5					
操作后	协助患者取舒适卧位，快速手消毒	5					
	合理处置用物，洗手，记录	5					
提问	肌内注射常用部位的定位方法是什么？	6					
	操作中的注意事项是什么？	4					
总分		100					

思考与练习

患者，男性，57岁，因逐渐出现肢体动作笨拙、易跌倒、走路踩棉感3个月，既往无药物过敏史，血清维生素B_{12}含量95 μg/L，以脊髓亚急性联合病变收住入院。入院后遵医嘱给予纠正营养不良、营养神经等治疗，肌内注射甲钴胺。

1.肌内注射常用部位的定位方法是什么？

2.注射前、注射药物过程中、注射后要做什么？

3.如何协助患者选取适当体位，以放松肌肉？

4.注射时掌握二快一慢，即进针快、拔针快、推药慢是为什么？

六、静脉注射

静脉注射（intravenous injection）是将一定量的无菌药液自静脉注入人体内的方法。常用的静脉包括四肢浅静脉和头皮静脉。

（1）四肢浅静脉：上肢常用肘部浅静脉（贵要静脉、正中静脉、头静脉）、腕部静脉、手背静脉；下肢常用大隐静脉、小隐静脉、足背静脉（如图9-4-28）。

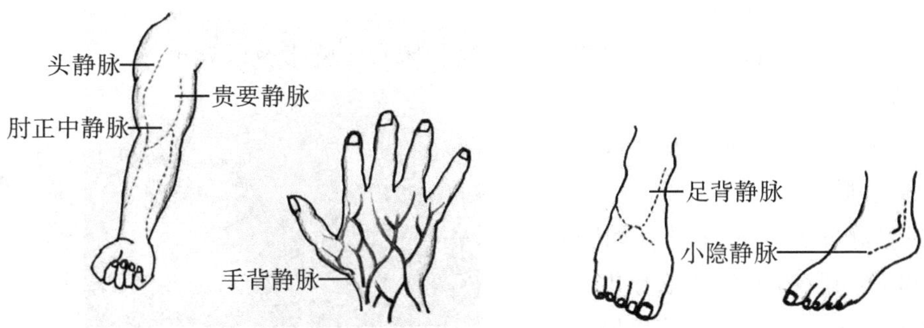

图9-4-28 四肢浅静脉

（2）头皮静脉：小儿头皮静脉丰富，分枝较多，相互交错呈网状且表浅易见，易于固定，方便儿童活动（如图9-4-29）。

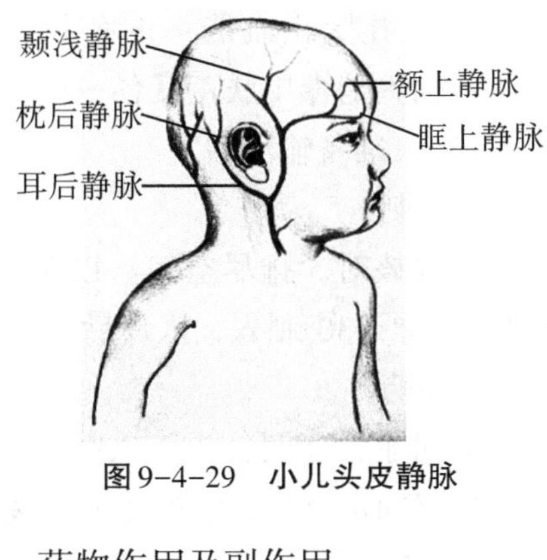

图9-4-29 小儿头皮静脉

四肢静脉注射法

（一）护理评估

1.评估患者的病情、治疗情况、意识状态、肢体活动能力及用药目的。

2.评估患者对注射的认知水平、心理反应及合作程度。

3.观察注射部位局部皮肤情况、静脉充盈度、血管壁弹性及肢体活动能力。

4.了解患者过敏史与用药史。

5.向患者解释静脉注射的目的、方法、注意事项、配合要点、药物作用及副作用。

（二）操作前准备

1.护士准备

着装整齐，洗手，修剪指甲，备齐用物。

2.患者准备

（1）了解静脉注射的目的、方法、注意事项及配合要点，药物的作用及副作用。

（2）取舒适体位。

3.用物准备

治疗盘、注射器（按药量）、针头、药液、安尔碘、棉签、注射单或医嘱单、PDA（如有）、输液贴、垫枕、治疗巾、止血带、快速手消毒液（如图9-4-30）。

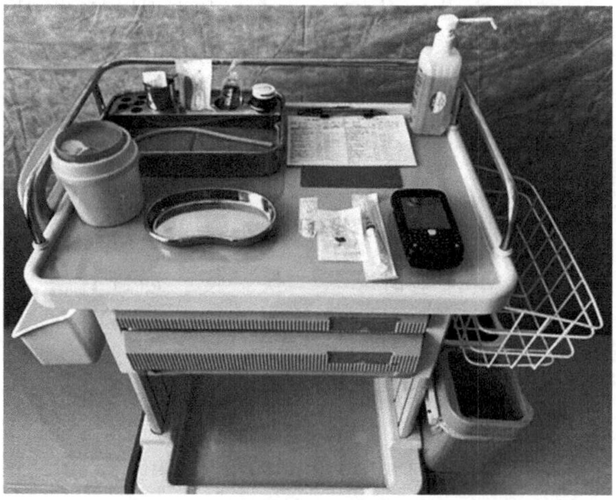

图9-4-30 静脉注射护理操作用物

4.环境准备

病室温湿度适宜，宽敞、明亮。

（三）操作步骤

1.评估并解释

至患者床旁，核对患者的姓名、床号、腕带；评估患者的病情、肢体活动能力、静脉注射给药的目的及注射部位的皮肤和静脉血管的情况；向患者及其家属解释静脉注射方法、注意事项及配合要点。

2.携用物至床旁，核对

护士备齐用物携至患者床旁，核对患者的姓名、床号、腕带及医嘱单。

3.安置体位

协助患者取舒适卧位（如图9-4-31）。

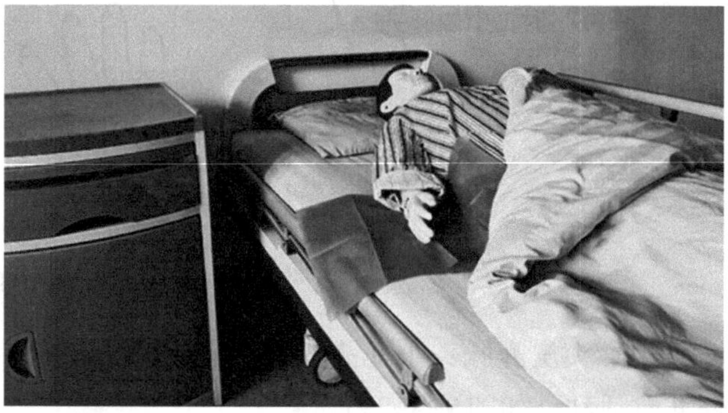

图9-4-31 四肢静脉注射患者体位安置

4.选择合适静脉

以手指探明静脉方向及深度（如图9-4-32），在穿刺部位的肢体下放置治疗巾，在穿刺部位近心端扎止血带，确认血管后松开。

5.消毒皮肤

嘱患者握拳，在穿刺部位上方（近心端）约6 cm处扎紧止血带，止血带末端向上，用安尔碘棉签消毒皮肤正反各一次，待干（如图9-4-33），准备输液贴。

6.穿刺

再次核对，排尽空气。以左手拇指绷紧皮肤，固定静脉，右手持注射器，针尖斜面向上，与皮肤呈15°～30°刺入，入皮后沿静脉方向潜行刺入静脉（落空感、见回血）（如图9-4-34）。

7.注药

见回血，证明针头已入静脉，可压低角度再沿静脉进针少许，松开止血带，嘱患者松拳，用左手拇指固定针栓，缓慢注入药液（如图9-4-35）。

8.注射毕

（取掉输液贴）将干棉签纵向放于穿刺点上方，快速拔出针头，嘱患者用棉签纵向按压穿刺点片刻至不出血（如图9-4-36）。

9.三次核对（三查）

撤去止血带及治疗巾，核对患者的姓名、床号、腕带及用药。

10.操作后处理

整理床单元，洗手，记录。

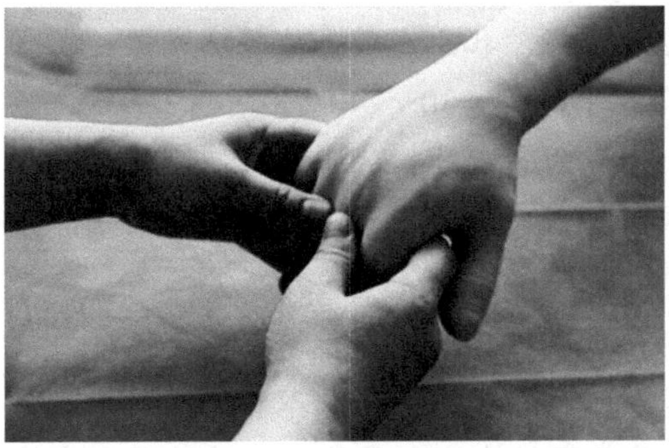

图9-4-32　选择静脉

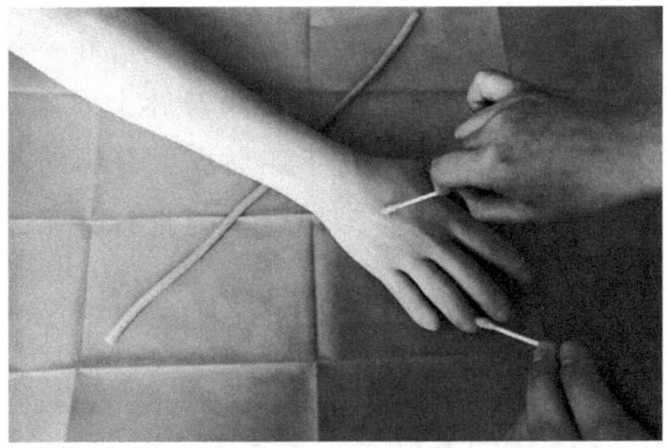

图9-4-33　消毒皮肤

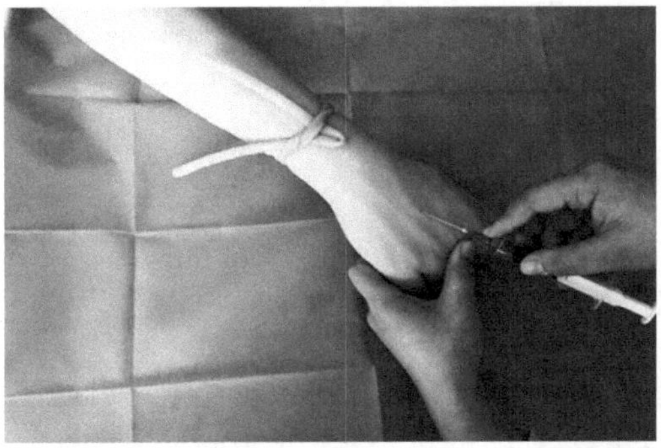

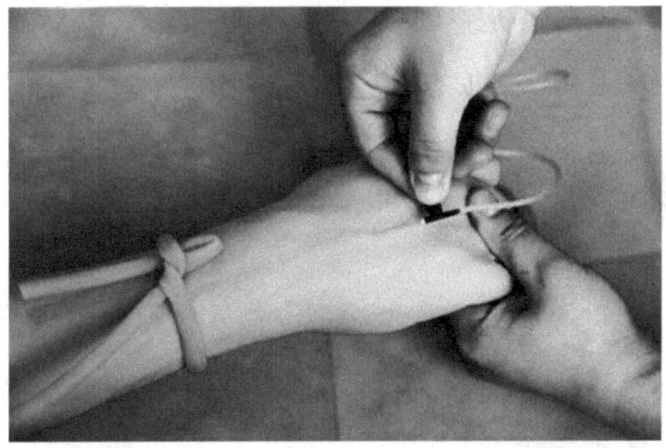

图9-4-34　静脉穿刺

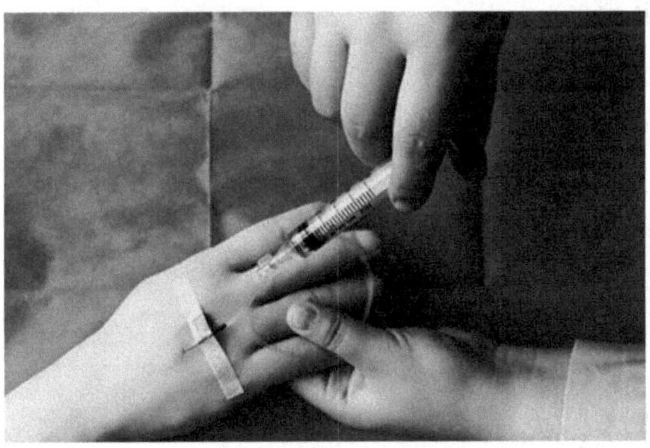

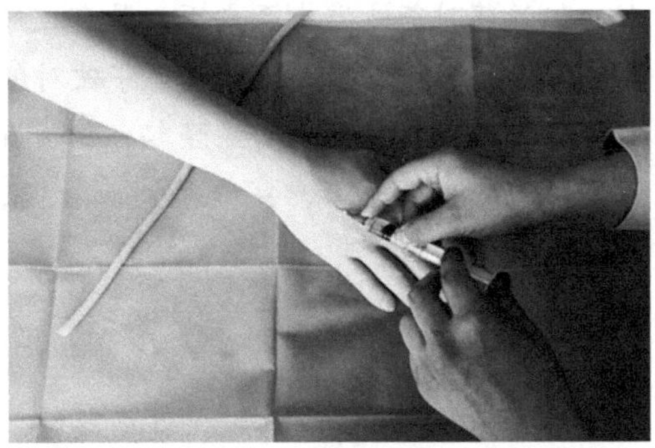

图9-4-35　固定和推药

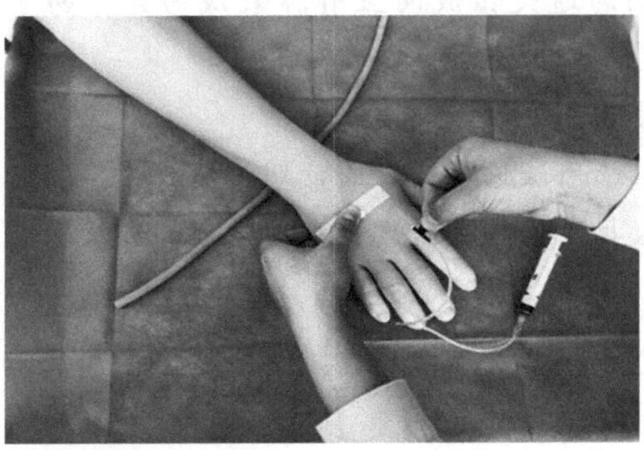

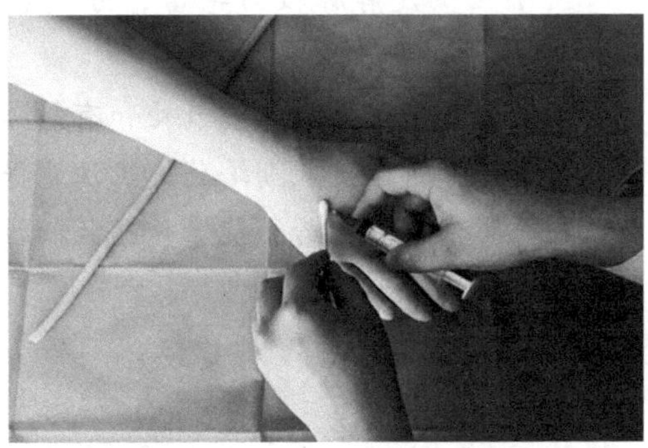

图9-4-36　拔针后输液贴或棉签按压

知识链接

不同患者四肢静脉注射穿刺的方法：

1.肥胖患者：皮肤脂肪较厚，静脉较深，显露不明显。扎止血带，使静脉充盈，摸准血管后，常规消毒皮肤，由静脉上方刺入，进针角度稍加大（30°～40°）。

2.消瘦患者：皮下脂肪少，静脉易滑动，穿刺时需固定静脉，从正面或侧面刺入。

3.水肿患者：沿静脉解剖走行，用手指按压局部，暂时驱散皮下水分，充分显露静脉后再行穿刺。

4.脱水患者：静脉萎陷，充盈不佳。可做局部热敷、按摩，使静脉充盈后再行穿刺。

5.老年患者：皮肤松弛，皮下脂肪少，静脉易滑动，针头不易刺入；静脉多硬化，脆性增加，穿刺时血管易破。注射时，可用手指固定穿刺静脉上下端，从静脉上方直接刺入。

6.小儿患者：适当约束患儿，以防针头脱出。

重要提示

静脉注射失败的常见原因

1.针头刺入静脉较少，松止血带时静脉回缩，针头滑出血管，药液注入皮下，引起隆起并有痛感。

2.针尖斜面未完全刺入静脉，针头斜面一半在血管内，一半在血管外，抽吸虽有回血，但注药时药液溢出至皮下，局部皮肤隆起有疼痛。

3.针头刺入较深，斜面一半穿破对侧血管壁，见有回血，但推药不畅，部分药液溢出至深层组织，局部可无明显隆起，但有痛感。

4.针头刺入过深，穿透对侧血管壁，药物注入深部组织，有痛感，局部可无明显隆起，抽吸无回血。

常用注射部位

1.上肢常用肘部浅静脉、贵要静脉、肘正中静脉、头静脉、腕部及手背静脉。

2.下肢常用大隐静脉、小隐静脉及足背静脉。

3.小儿头皮静脉极为丰富，分支甚多，互相沟通交错成网且静脉表浅易见，易于固定。

4.选择血管时要避开关节处和有静脉瓣的血管。

5.如果病情需要长期给药，应注意保护血管。选用静脉留置针或计划使用血管。

6.根据患者的年龄、病情、药物的性质，掌握推注药物的速度，观察注射局部及患者的反应，随时倾听患者的主诉。

（四）健康教育

1.向患者解释静脉注射用药的目的，药名、剂量、作用、不良反应、注射速度及注意事项。

2.指导患者自我病情观察，如注射过程中出现胸闷、心慌、皮肤痒等情况，应立即告知护士。

3.讲解拔针后按压的正确部位、方法、时间等，有无再次出血的观察及出血时的处理。

（五）操作流程图（如图9-4-37）

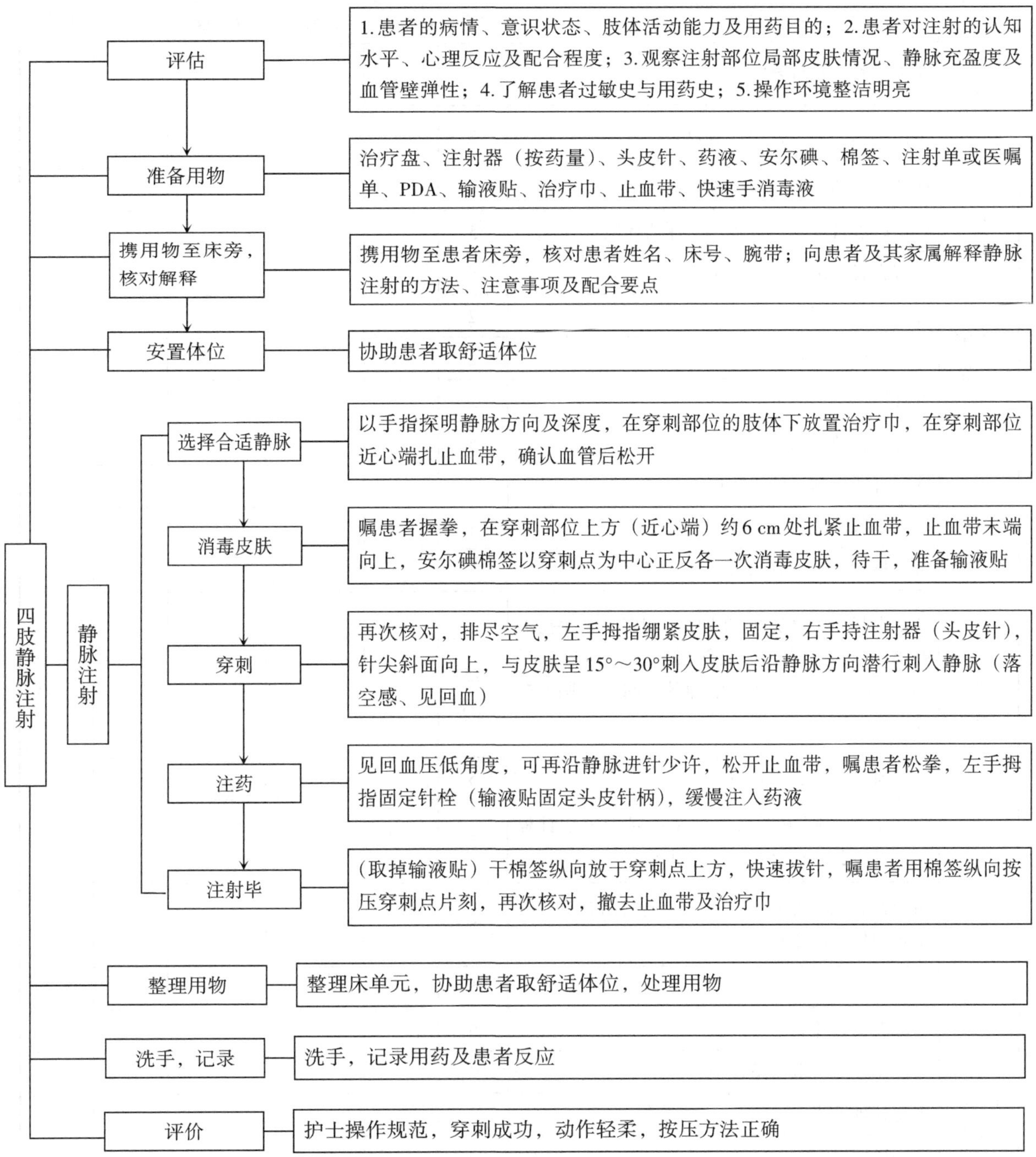

图9-4-37　四肢静脉注射操作流程图

（六）评分标准（见表9-4-5）

表9-4-5 四肢静脉注射技术操作评分标准

项目	技术操作要求	评分	评分等级				实际得分
			A×1	B×0.7	C×0.4	D×0	
素质	仪表、着装符合要求	2					
	操作熟练、轻柔，沟通有效	3					
评估	评估患者的病情及注射部位皮肤情况	5					
	评估患者自理及合作程度，评估环境	5					
	了解患者过敏史与用药史	5					
操作前准备	洗手，戴口罩	2					
	用物齐全，放置合理	2					
	取舒适体位	2					
操作过程	核对患者及医嘱单	5					
	选择合适静脉，放治疗巾	5					
	消毒皮肤方法正确，扎止血带正确	5					
	再次核对，排气方法正确	5					
	左手拇指绷紧静脉下端皮肤，固定，右手持注射器（头皮针），针尖斜面向上，与皮肤呈15°～30°刺入，入皮后沿静脉方向潜行刺入静脉	15					
	见回血，沿静脉进针少许	5					
	松止血带，嘱患者松拳，左手拇指固定针栓(胶贴固定头皮针柄)，缓慢注药	5					
	用干棉签放于穿刺点上方，快速拔出针头，嘱患者用棉签按压片刻	5					
	再次核对	5					
	向患者交代注意事项	5					
操作后处理	整理床单元，取舒适体位	2					
	用物处理恰当	2					
	洗手后记录	3					
整体评价	认真倾听患者的反映和需要，沟通语言恰当，患者无不适感，体现人文关怀	3					
	动作规范、轻巧、熟练、准确、节力	2					
	操作时间在10 min以内	2					
总分		100					

思考与练习

患者，男性，69岁，突发言语不清伴右侧肢体活动差2 h入院。神志清，完全性混合性失语，双侧瞳孔等大等圆，对光反射灵敏，双眼向左凝视，右侧中枢性面舌瘫，右上肢肌力Ⅰ级，右下肢肌力Ⅱ级，右侧病理征阳性。诊断：脑梗死。立即给予静脉溶栓治疗。医嘱：0.9%氯化钠注射液20 mL，阿替普酶注射剂5 mg静脉注射。

1. 为何选择患者左侧（健侧）肢体进行穿刺？

2. 如何证实针头在静脉内？

小儿头皮静脉注射

（一）护理评估

1. 评估患儿的病情、意识状态及用药目的。

2. 评估患儿家属对静脉注射的知识水平、心理反应及配合程度。

3. 观察注射部位局部皮肤情况、静脉充盈度及血管壁弹性。

4. 了解患儿用药史和过敏史。

（二）操作前准备

1. 护士准备

着装整齐，洗手，修剪指甲，备齐用物。

2. 患儿准备

（1）家属了解静脉注射的目的、方法、注意事项及配合要点、药物的作用及副作用。

（2）取舒适体位。

3. 用物准备

治疗盘、注射器（按药量）、头皮针、药液、安尔碘（75%酒精）、棉签、注射单或医嘱单、PDA（如有）、输液贴、备皮刀、快速手消毒液（如图9-4-38）。

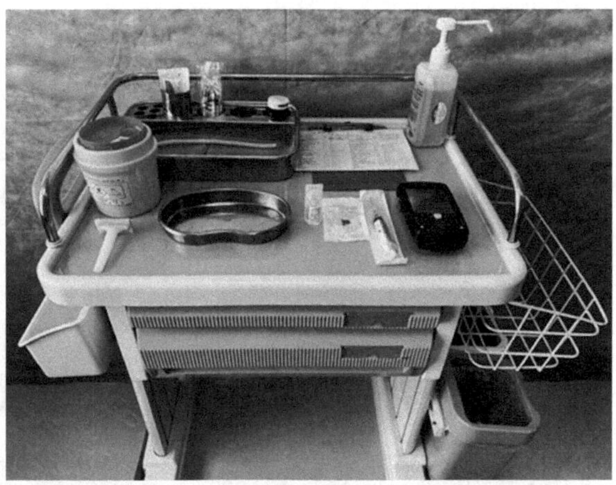

图9-4-38 小儿头皮静脉注射护理操作用物

4. 环境准备

病室温湿度适宜，宽敞、明亮。

（三）操作步骤

1. 评估并解释

至患儿床旁，核对患儿的姓名、床号、腕带；评估患儿的病情、静脉注射给药的目的及注射部位的皮肤和静脉血管的情况；向患儿家属解释静脉注射的方法、注意事项及配合要点。

2. 携用物至床旁，核对

护士备齐用物携至患者床旁，核对患儿的姓名、床号、腕带及医嘱单。

3. 安置体位

协助患儿取仰卧位或侧卧位。

4. 选择合适静脉

必要时剃去注射部位头发，以手指探明静脉方向及深度，选择时注意与动脉相鉴别。

5.消毒皮肤

用75%酒精棉签以穿刺点为中心消毒穿刺部位皮肤正反各一次，直径大于5 cm，待干，准备输液贴（如图9-4-39）。

6.穿刺

再次核对，排尽空气。助手固定患儿头部，操作者以左手拇、示指固定静脉，右手持头皮针，针尖斜面向上，与皮肤呈15°～20°，沿静脉向心方向刺入静脉（如图9-4-40、图9-4-41）。

7.注药

见回血，证明头皮针头已入静脉，一般不宜前行，少量推注药液。如无异常，用输液贴固定，缓慢注入药液（如图9-4-42）。

8.注射毕

（取掉输液贴）将干棉签纵向放于穿刺点上方，快速拔出针头，用棉签纵向按压穿刺点片刻（如图9-4-43）。

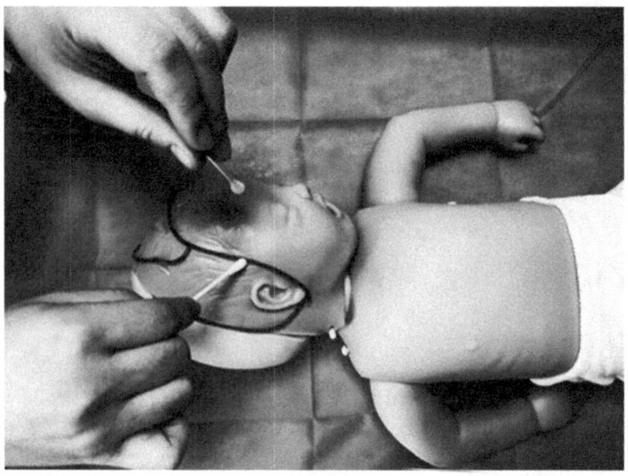

图9-4-39　75%酒精消毒

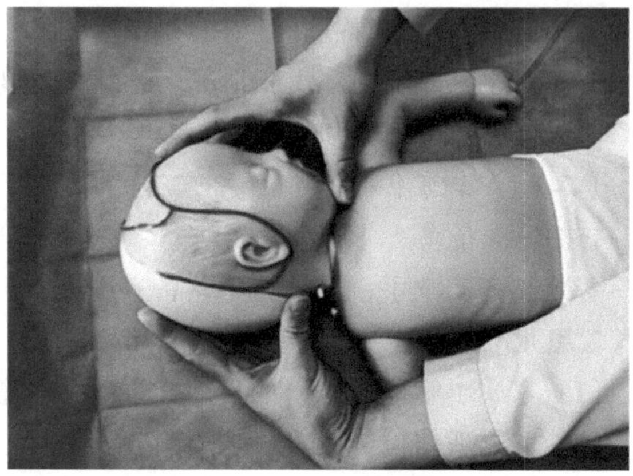

图9-4-40　助手固定患儿头部

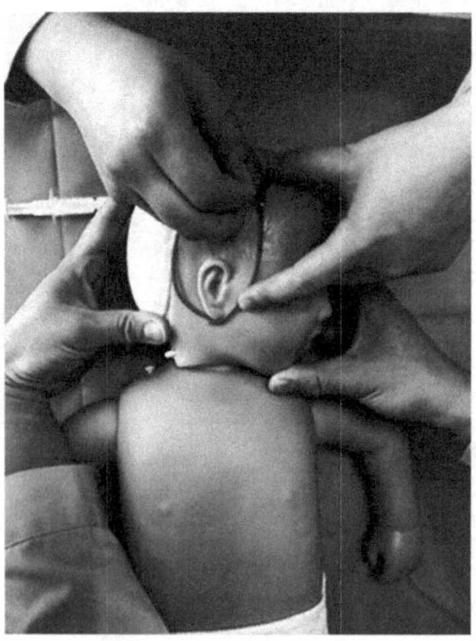

图9-4-41　穿刺

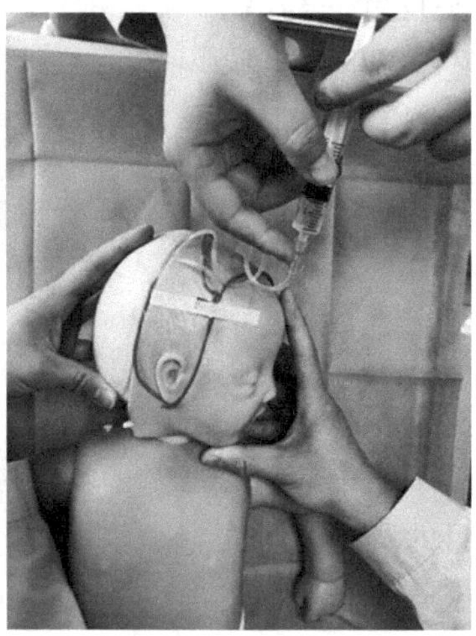

图9-4-42　推药

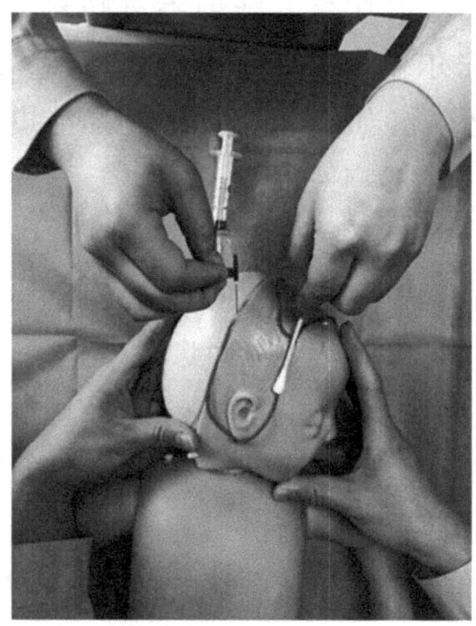

图9-4-43　拔针按压

9.三次核对（三查）

撤去止血带及治疗巾，核对患儿的姓名、床号、腕带及用药。

10.操作后处理

整理床单元，协助患儿取舒适卧位，安抚患儿，洗手，记录。

（四）健康教育

1.向患儿家属解释静脉注射用药的目的，药物名称、剂量、作用、不良反应、注射速度及注意事项。

2.向患儿家属解释选择头皮静脉注射是方便患儿肢体活动，且头皮静脉易于固定。

3.指导患儿家属约束患儿，防止抓拽注射部位而影响穿刺及注药。

4.讲解拔针后按压的正确部位、方法、时间等，有无再次出血的观察及出血时的处理。

（五）操作流程图（如图9-4-44）

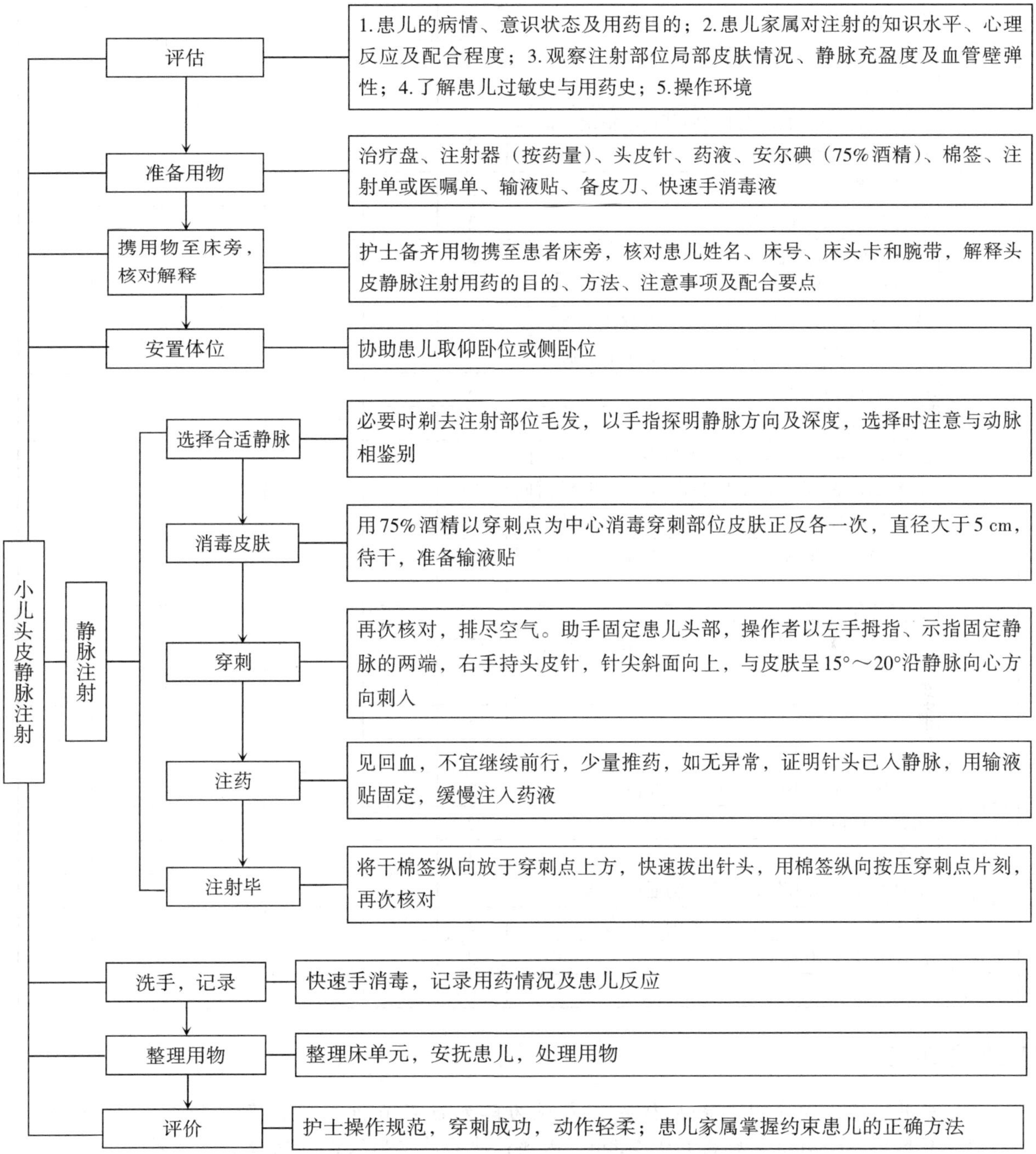

图9-4-44　小儿头皮静脉注射操作流程图

（六）评分标准（见表9-4-6）

表9-4-6 小儿头皮静脉注射操作评分标准

项目	技术操作要求	评分	评分等级				实际得分
			A×1	B×0.7	C×0.4	D×0	
素质	仪表、着装符合要求	2					
	操作熟练、轻柔，沟通有效	3					
评估	评估患儿的病情、意识状态及用药目的	5					
	评估患儿家属对注射的知识水平、心理反应及配合程度	5					
	评估环境，观察注射部位局部皮肤情况、静脉充盈度及血管壁弹性	5					
操作前准备	洗手，戴口罩	2					
	用物齐全，放置合理	2					
	取仰卧位或侧卧位	2					
操作过程	核对患儿及医嘱单	5					
	选择合适静脉，必要时剃去注射部位毛发，以手指探明静脉方向及深度，与动脉相鉴别	7					
	消毒皮肤方法正确	3					
	再次核对，排气方法正确	5					
	助手固定患儿头部，操作者以左手拇、示指固定静脉的两端，右手持头皮针，针尖斜面向上，与皮肤呈15°～20°沿静脉向心方向刺入	15					
	见回血，不继续前行，少量推药，观察有无异常	5					
	用输液贴固定，缓慢注药	5					
	将干棉签放于穿刺点上，快速拔出针头，用棉签按压片刻	5					
	再次核对	5					
	向患儿家属交代注意事项	5					
操作后处理	整理床单元，协助患儿取舒适体位，安抚患儿	2					
	用物处理恰当	2					
	洗手后记录	3					
整体评价	认真观察患儿用药的反应，沟通语言恰当	3					
	动作规范、轻巧、熟练、准确、节力	2					
	操作时间在10 min以内	2					
总分		100					

思考与练习

患儿，男，9个月，抽搐待查，表现为阵发性强直性痉挛，每次约3 min。体温36.2 ℃,呼吸40次/min，脉搏150次/min。医嘱：地西泮注射液8 mg缓慢静脉注射。

1. 穿刺时如何鉴别动脉、静脉血管？

2. 为何要根据患儿使用药物的性质，缓慢注入药液，重视观察患儿用药反应及注射部位局部情况？

3. 拔针后如何按压穿刺点？

第五节　直肠给药技术

直肠给药（rectal medication administration）是指通过肛门将药物送入肠管，通过直肠黏膜的迅速吸收，使药物进入血液循环发挥药效，以治疗全身或局部疾病的给药方法。

（一）护理评估

1.评估患者的病情、临床诊断、意识状态、生命体征。

2.评估肛周情况、体温、自理能力、用药的目的以及对用药计划的了解。

3.评估认识和合作程度。

（二）操作前准备

1.护士准备

衣帽整齐，修剪指甲，洗手，戴口罩。

2.用物准备

直肠栓剂、指套或一次性手套、卫生纸、产垫、快速手消毒液。

3.环境准备

用屏风或围帘遮挡患者，保护患者隐私。

4.患者准备

了解用药目的，掌握放松和配合的方法。

（三）操作步骤

1.核对

携用物至患者床旁，核对患者床号、姓名，遮挡围帘。

2.摆体位

协助患者取左侧卧位，膝部弯曲，暴露肛门，垫产垫。

3.戴手套

戴上指套或一次性手套。

4.嘱患者放松

让患者张口深呼吸，尽量放松。

5.插入栓剂

将栓剂插入肛门，并用示指将栓剂沿直肠壁朝脐部方向送入6～7 cm。

6.保持平卧位

置入栓剂后，保持平卧位至少15 min。若栓剂滑脱出肛门，应予重新插入，用卫生纸擦拭肛门。

7.操作后处理

（1）协助患者穿裤子，取舒适体位，整理床单元和用物。

（2）清理用物。

（3）洗手，记录。

重要提示

1. 认真执行“三查八对”制度。
2. 确认患者。
3. 避免污染手指。
4. 使肛门括约肌松弛。
5. 必须将栓剂插至肛门内括约肌以上，并确定栓剂贴在直肠黏膜上；若插入粪块内，则不起作用。
6. 防止栓剂滑脱或融化后渗出肛门。
7. 确保用药效果。
8. 针对不能下床者，要将便器、卫生纸、呼叫器放于患者易取处。
9. 注意观察药物疗效、副作用。

（四）健康教育

教会患者自行操作的方法，说明在置入药物后至少平卧15 min的目的。

（五）操作流程图（如图9-5-1）

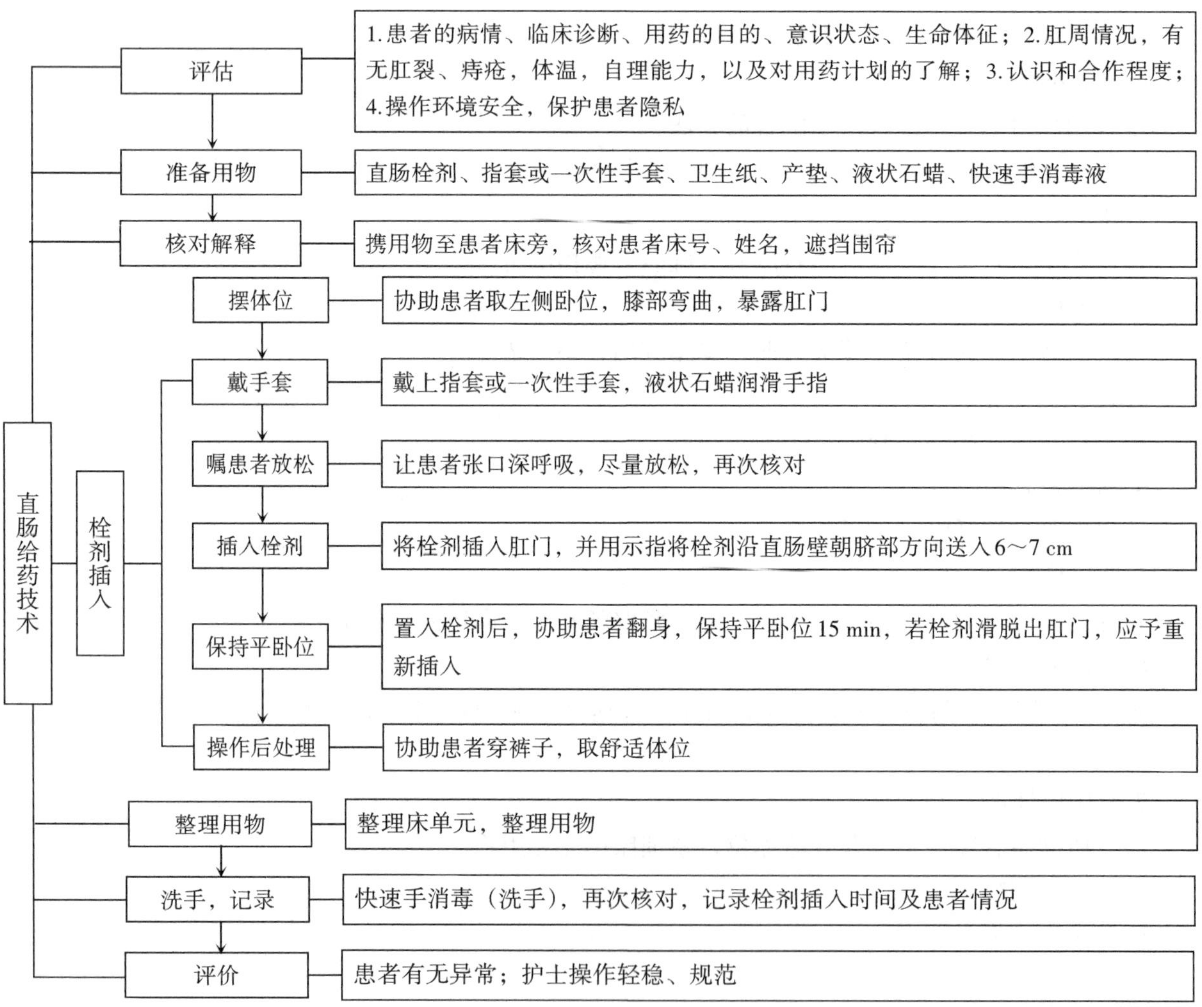

图9-5-1 直肠给药技术操作流程图

（六）评分标准（见表9-5-1）

表9-5-1　直肠给药技术操作评分标准

项目	技术操作要求	评分	评分等级				实际得分
			A×1	B×0.7	C×0.4	D×0	
素质	仪表、着装符合要求	2					
	操作熟练、轻柔，沟通有效	3					
评估	评估患者的意识及配合程度	5					
	观察患者的目前病情	5					
	评估患者有无肛裂、痔疮	5					
	评估患者肛周皮肤完整性及操作环境	5					
操作前准备	洗手，戴口罩	2					
	用物准备，放置合理	3					
操作过程	核对患者的床号、姓名，遮挡围帘	5					
	协助患者取左侧卧位	5					
	戴上指套或一次性手套，液状石蜡润滑手指	5					
	让患者张口深呼吸，尽量放松，再次核对	5					
	将栓剂插入肛门，并用示指将栓剂沿直肠壁朝脐部方向送入6～7 cm	15					
	置入栓剂后，保持平卧位15 min，若栓剂滑脱出肛门，应予重新插入	10					
	协助患者穿裤子，取舒适体位	5					
	整理床单元，整理用物，洗手（快速手消毒），再次核对并记录	5					
提问	直肠给药评估内容、注意事项有哪些？	15					
总分		100					

思考与练习

患者，男性，28岁，淋雨后发热、咳嗽，咳出铁锈色痰液5 mL，诊断为肺炎球菌肺炎。体温39.5 ℃，脉搏124次/min，呼吸24次/min，遵医嘱为患者行消炎痛栓剂1枚直肠给药。

1.协助患者取什么卧位方便暴露肛门和操作？

2.嘱患者张口深呼吸，尽量放松的目的是什么？

3.栓剂插至肛门哪个部位，并确定栓剂靠在哪里方可达到用药目的？

第六节 药物过敏试验技术

药物过敏反应是异常免疫反应，仅发生于少数人。药物过敏反应的发生与人的过敏体质有关，与所用药物的药理作用和用药剂量无关。药物过敏反应属于病理性免疫反应，是已免疫的机体再次接触相同抗原刺激时，出现的生理功能紊乱和（或）组织细胞损伤。药物作为抗原，进入机体后，有些机体会产生特异性抗体（IgE、IgG、IgM），使T淋巴细胞致敏，当再次使用同类药物时，抗原与致敏淋巴细胞上的特异性抗体结合，引起过敏反应。临床上使用的某些药物，可引起不同类型的过敏反应，严重时可发生过敏性休克，如不及时抢救，可危及生命。为了防止过敏反应的发生，在使用某些药物前，应详细询问过敏史，做过敏试验。医护人员应掌握试验液的配制和试验方法，正确判断试验结果，熟练掌握过敏反应的急救措施。

一、青霉素过敏试验技术

青霉素具有杀菌力强、毒性低的特点，临床应用广泛。但青霉素易致过敏反应，而且任何年龄、任何剂型和剂量、任何给药途径，均可发生过敏反应。因此，在使用青霉素前都应先询问过敏史，做过敏试验，试验结果阴性者方可用药。

（一）发生机制

青霉素制剂中所含的高分子聚合物及其降解产物（青霉噻唑、青霉稀酸）作为半抗原进入机体后，与蛋白质、多糖及多肽类结合成全抗原，刺激机体产生特异性抗体IgE，IgE能与肥大细胞和嗜碱性粒细胞结合，当个体再次接受类似抗原刺激后，即与特异性抗体（IgE）结合，发生抗原抗体反应，导致细胞释放一系列生物活性物质，如组织胺、缓激肽、5-羟色胺等。这些物质作用于效应器官，使平滑肌痉挛，微血管扩张，毛细血管通透性增高，腺体分泌增多。临床上可出现各种类型的变态反应（Ⅰ、Ⅱ、Ⅲ、Ⅳ型），属Ⅰ型变态反应的过敏性休克虽然少见，但其发生发展迅速，可因抢救不及时引起患者死亡。半合成青霉素（如阿莫西林、氨苄西林、羧苄西林等）与青霉素之间有交叉过敏反应，用药前同样应做皮肤过敏试验。

（二）青霉素过敏试验方法

确定患者对青霉素是否过敏，作为临床用药依据。

皮试液的配置

1.操作前准备

（1）评估并解释：评估患者的用药史、过敏史、家族过敏史、病情、治疗情况、意识状况、合作程度，观察注射部位皮肤状况。凡是首次使用青霉素者，或者曾使用青霉素但停药一天（超过24 h）后再次使用者，或者在使用过程中改用不同生产批号时，都需重做过敏试验。向患者解释操作目的、方法、注意事项、配合要点。

（2）患者准备：患者空腹时不宜进行过敏试验，因个别患者空腹时注射药物会出现眩晕、恶心等症状，易与过敏反应相混淆。

（3）操作者准备：着装整洁，修剪指甲，洗手，戴口罩。

（4）用物及药物准备：治疗盘、1 mL注射器、5 mL注射器、4.5～5号针头、6～7号针头、注射卡、青霉素制剂、生理盐水、0.1%肾上腺素、急救车、锐器盒、速干手消毒剂、污物桶。

（5）环境准备：清洁，安静，光线充足。

2.操作步骤

（1）试验液的配制（见表9-6-1）

皮内试验液以每毫升含200～500 U的青霉素等渗盐水溶液为标准（皮试液浓度为200～500 U/ mL），注入皮下的剂量为0.1 mL，含青霉素20～50 U。

表9-6-1　青霉素皮肤试验液的配制（青霉素钠80万U/瓶）

青霉素钠	加生理盐水（mL）	青霉素钠浓度（U/mL）	要点与说明
80万U	4	20万	用5 mL注射器，6～7号针头
0.1 mL上液	0.9	2万	用1 mL注射器，6～7号针头
0.1 mL上液	0.9	2000	用1 mL注射器，6～7号针头，每次配制时均需将药液摇匀
0.1 mL上液	0.9	200	用1 mL注射器，6～7号针头，配置完毕换接4.5～5号针头

（2）试验方法

1）皮内注射：确定患者无青霉素过敏史，于患者前臂内侧下段皮内注射青霉素皮试液0.1 mL（含20 U或50 U），观察20 min后，判断并记录试验结果。

2）青霉素过敏快速皮试仪试验法。

（3）试验结果判断（见表9-6-2）

表9-6-2　青霉素皮肤试验结果

结果	局部皮丘反应	全身情况
阴性	大小无改变，周围无红肿，无红晕	无自觉症状，无不适表现
阳性	皮丘隆起增大，出现红晕，直径>1 cm，周围有伪足伴局部痒感	可有头晕、恶心、心慌，甚至发生过敏性休克

3.注意事项

（1）皮肤试验液必须现用现配，浓度与剂量要准确。溶媒、注射器及针头应固定使用。

（2）严密观察患者：首次注射后须观察30 min，注意局部和全身反应，倾听患者主诉，做好急救准备。

（3）试验结果阳性者禁止使用青霉素，在医嘱单、病历、床头卡、腕带、护理记录单上醒目注明，并告知患者及其家属。

（4）若对皮试结果有怀疑，应在对侧前臂皮内注射0.1 mL生理盐水，以做对照，确认结果为阴性方可用药。治疗过程中仍然需要继续密切观察患者反应。

（三）过敏性休克的临床表现

过敏性休克一般在做青霉素皮内试验或注射药物后数秒或数分钟内发生，也有的于20 min后出现，极少数患者发生在连续用药的过程中。

1.呼吸道阻塞症状：由于喉头水肿、支气管痉挛、肺水肿引起缺氧和窒息的表现，患者主观感觉胸闷、气促、呼吸困难，伴濒死感。

2.循环衰竭症状：由于周围血管扩张，导致有效循环血容量不足，患者可表现为面色苍白、出冷汗、脉搏细速、血压下降。

3.中枢神经系统症状：由于脑组织缺氧，患者可表现为烦躁不安、头晕、面部及四肢麻木、意识丧失、抽搐、大小便失禁。

4.其他过敏反应表现：皮肤瘙痒、荨麻疹、恶心、呕吐、腹痛、腹泻等。

（四）过敏性休克的急救措施

1.立即停药，就地抢救，使患者平卧，注意保暖。

2.立即皮下注射0.1%盐酸肾上腺素0.5～1 mL，小儿酌减。如果症状不缓解，可每隔半小时再皮下或静脉注射0.5 mL，直至脱离危险期。此药是抢救过敏性休克的首选药物，它具有收缩血管、增加外周阻力、兴奋心肌、增加心输量及松弛支气管平滑肌的作用。

3.纠正缺氧，改善呼吸，给予氧气吸入。当呼吸受抑制时，应立即进行复苏气囊通气，并肌内注射尼可刹米或洛贝林等呼吸兴奋剂。喉头水肿影响呼吸时应立即准备气管插管或配合施行气管切开术。

4.根据医嘱立即给予地塞米松5～10 mg静脉注射，或者将氢化可的松琥珀酸钠200～400 mg加入5%或10%葡萄糖液500 mL内静脉滴注。

5.静脉滴注10%葡萄糖溶液或平衡溶液扩充血容量，如血压仍不回升，给予升压药物多巴胺、间羟胺等。同时纠正酸中毒，使用抗组胺类药物，如肌内注射盐酸异丙嗪20～25 mg或苯海拉明40 mg。

6.患者心搏骤停，立即进行复苏抢救。

7.密切观察病情变化，详细记录患者生命体征、尿量、神志及其他临床变化；患者未脱离危险期，不宜搬动。

二、破伤风抗毒素过敏试验技术

破伤风抗毒素（TAT）是用破伤风类毒素免疫马血浆经物理、化学方法精制而成，是一种特异性抗体，能中和患者体液中的破伤风毒素。常用于救治破伤风患者，以及作为被动免疫的预防接种，用于有潜在感染破伤风危险的外伤人员。TAT对于人体是异种蛋白，具有抗原性，注射后容易出现过敏反应。故首次使用前必须做过敏试验。

（一）TAT过敏试验方法

1.TAT试验液的配制：取每支1 mL含1500 U的破伤风抗毒素药液0.1 mL加生理盐水稀释到1 mL（即150 U/mL）

2.皮内试验方法：取破伤风抗毒素试验液0.1 mL（含15 U）做皮内注射，观察20 min后判断试验结果并记录。

3.试验结果判断（见表9-6-3）。

表9-6-3 TAT皮肤试验结果

结果	局部皮丘反应	全身情况
阴性	无红肿	无异常反应
阳性	皮丘红肿，硬结直径>1.5 cm 红晕直径>4 cm，可出现伪足、痒感	过敏反应以血清病型反应多见，与青霉素过敏反应相同

若试验结果不能肯定时，应做对照试验，确定为阴性者，将余液0.9 mL做肌内注射；若试验证实为阳性反应，但病情需要，须用脱敏注射法。

（二）脱敏注射方法

1. 机理

小剂量注射时，刺激机体释放的生物活性介质量少；短时间内多次连续注射，在一定时间内可逐渐消耗体内的抗体，从而达到脱敏目的。

2. 原则

少量多次，逐渐增加。施行脱敏注射前，可应用苯海拉明等抗组胺药物，以减少反应发生。

3. 方法

为过敏者多次小剂量注射药液（见表9-6-4），每隔20 min注射一次，每次注射后均需要密切观察。在脱敏注射过程中如果发现患者有全身反应，如气促、发绀、荨麻疹及过敏性休克时，应立即停止注射，并迅速处理。如果反应轻微，待症状消退后，酌情减少每次注入剂量，增加注射次数，使其顺利注入所需的全量。

表9-6-4　破伤风抗霉素脱敏注射方法

次数	TAT（mL）	等渗盐水（mL）	注射法
1	0.1	0.9	肌内注射
2	0.2	0.8	肌内注射
3	0.3	0.7	肌内注射
4	余量	稀释至1 mL	肌内注射

三、其他临床常用药物过敏试验技术

（一）头孢菌素类药物过敏试验

头孢菌素类药物是一类高效、低毒、广谱，临床应用广泛的重要抗生素。因其可致过敏反应，故用药前必须做皮肤过敏试验。此外，头孢菌素类和青霉素之间呈现不完全交叉过敏反应，对青霉素过敏者，有10%～30%对头孢菌素过敏，而对头孢菌素过敏者，绝大多数对青霉素过敏。

1. 试验液的配制（见表9-6-5）

以头孢他啶为例，皮内试验液为头孢他啶Ⅵ 500 μg/mL的生理盐水溶液，皮试注入剂量为0.1 mL。

表9-6-5　头孢他啶皮肤试验液的配置

先锋霉素Ⅵ	加生理盐水（mL）	每毫升溶液先锋霉素Ⅵ含量	要点与说明
0.5g	2	250 mg	用2～5 mL注射器，6～7号针头
0.2 mL上液	0.8	50 mg	用1 mL注射器，6～7号针头
0.1 mL上液	0.9	5 mg	用1 mL注射器，6～7号针头，每次配制时均需将药液摇匀
0.1 mL上液	0.9	500 μg	用1 mL注射器，6～7号针头，配置完毕换接4.5～5号针头

2. 试验方法

取头孢他啶试验液0.1 mL（含头孢他啶50 μg）做皮内注射，观察20 min后判断结果。有关皮试的评估、准备、试验结果判断及过敏反应的处理同青霉素过敏试验。

（二）普鲁卡因过敏试验

普鲁卡因属于局部麻醉药，偶尔引起轻重不一的过敏反应。当首次应用普鲁卡因时必须做过敏试验。

1.皮内试验方法

取0.25%普鲁卡因液0.1 mL做皮内注射，观察20 min后判断试验结果。

2.试验结果判断和过敏反应的处理

同青霉素过敏试验。

（三）碘过敏试验

临床上常用碘化物造影剂做肾脏、胆囊、膀胱、支气管、心血管、脑血管等脏器造影。此类药物可发生过敏反应，凡首次用药者应在造影前1～2天做过敏试验，结果为阴性者方可做碘造影检查。

1.试验方法

（1）口服法：口服5%～10%碘化钾5 mL，3次/天，共3天，观察结果。

（2）皮内注射法：取碘造影剂0.1 mL做皮内注射，观察20 min后判断试验结果。

（3）静脉注射法：取碘造影剂1 mL（30%泛影葡胺），于静脉内缓慢注射，观察5～10 min后判断试验结果。

2.试验结果判断

（1）口服法：有口麻、头晕、心慌、恶心、呕吐、流泪、流涕、荨麻疹等症状，为阳性。

（2）皮内注射法：局部有红肿、硬块，直径>1 cm，为阳性。

（3）静脉注射法：有血压、脉搏、呼吸和面色等改变，为阳性。

需要注意的是，少数患者过敏试验阴性，但在注射碘造影剂时发生过敏反应，故在造影时仍需要备好急救药物，处理方式同青霉素过敏试验。

思考与练习

1.如何判断皮试的阴性、阳性？

2.过敏性休克如何抢救？

（张兰芳）

第十章 静脉输液与输血技术

学习目标

通过本章内容的学习，学生能够完成以下要求：

◎**识记**

1.不同部位静脉输液的方法。

2.静脉输液和静脉输血的评估内容。

3.静脉输血的作用。

4.常用静脉输液的种类及其作用。

5.常用血液制品的种类及其作用。

6.静脉输血三查八对的内容。

◎**理解**

1.静脉输液的操作原则及注意事项。

2.常见输液反应的种类、预防及处理方法。

3.静脉输血的操作原则及注意事项。

4.常见输血反应的类型、原因及处理方法。

◎运用

1.演示为患者提供静脉输液的护理活动。

2.演示为患者提供静脉输血的护理活动。

静脉输液和输血是临床常用的抢救和治疗的重要措施之一。通过静脉输液和输血，可以快速补充人体丢失的体液和电解质，增加血容量，纠正酸碱平衡，恢复内环境稳定状态，还可以通过静脉输入药物，达到治疗疾病的目的。因此，熟练掌握及准确地运用静脉输液和静脉输血相关知识和技术，对确保患者的生命安全有重要意义。

第一节　静脉输液

微量注射泵使用　　输液泵使用

静脉输液（intravenous infusion）是利用液体静压和大气压形成的输液系统内压高于人体静脉压的原理，将一定量的无菌溶液或药物直接输入静脉内的方法，又称静脉滴注（intravenous drip）。依据穿刺部位不同，静脉输液可分为周围静脉输液和中心静脉输液。周围静脉输液包括外周静脉输液法和外周静脉留置针输液法。中心静脉输液包括外周静脉插入的中心静脉置管输液法和经中心静脉（锁骨下静脉和颈内静脉）置管输液法。

一、静脉输液常用的溶液及作用

（一）晶体溶液

晶体分子小，其溶液在血管内存留时间短，对维持细胞内外水分的相对平衡和纠正体内的电解质失衡有显著作用。临床常用的晶体溶液有以下几种：

1. 葡萄糖溶液

用于补充水分和热量，也可以作为静脉给药的载体和稀释剂。常用溶液为5%葡萄糖溶液和10%葡萄糖溶液。

2. 等渗电解质溶液

用于补充水分和电解质，维持体液和渗透压平衡。常用溶液有0.9%氯化钠溶液（生理盐水）、复方氯化钠溶液（林格氏等渗溶液）、5%葡萄糖氯化钠溶液等。

3. 碱性溶液

用于纠正酸中毒，调节酸碱平衡失调。常用溶液有5%和1.4%碳酸氢钠溶液，11.2%和1.84%乳酸钠溶液。碳酸氢钠溶液补碱迅速，不易加重乳酸血症。因碳酸氢钠中和酸后生成的碳酸需要以二氧化碳形式经肺呼出，所以应用于呼吸功能不全的患者时其疗效受限。乳酸钠溶液中的乳酸根离子可与氢离子生成乳酸，对于休克、肝功能不全、缺氧、右心衰竭患者或者新生儿，对乳酸的利用能力相对较差，易加重乳酸血症，故不宜使用。

4. 高渗溶液

有利尿脱水的作用，可迅速提高血浆渗透压，回收组织水分进入血管内，消除水肿。同时可降低颅内压，改善中枢神经系统。常用溶液有20%甘露醇、25%山梨醇、25%～50%葡萄糖溶液等。

（二）胶体溶液

胶体溶液分子大，其溶液在血管内存留时间长，对维持血浆胶体渗透压、增加血容量、改善微循环、提高血压有显著作用。临床常用的胶体溶液有以下几种：

1.右旋糖酐溶液

为水溶性多糖类高分子聚合物。常用溶液分为：

（1）中分子右旋糖酐（平均分子相对质量为7.5万左右），能提高血浆胶体渗透压，扩充血容量。

（2）低分子右旋糖酐（平均分子相对质量为4万左右），能降低血液黏稠度，减少红细胞聚集，改善血液循环和组织灌注量，防止血栓形成。

2.代血浆

作用与低分子右旋糖酐相似，其扩容效果良好，体内停留时间较右旋糖酐长，过敏反应少，急性大出血时可与全血共用。常用溶液有羟乙基淀粉（706代血浆）、氧化聚明胶、聚维酮等。

3.浓缩白蛋白注射液

维持胶体渗透压，补充蛋白质，减轻组织水肿。

4.水解蛋白注射液

补充蛋白质，纠正低蛋白血症，促进组织修复。

（三）静脉高营养液

可提供热量，补充蛋白质，维持正氮平衡，补充各种维生素和矿物质。其主要成分包括氨基酸、脂肪酸、维生素、矿物质、高浓度葡萄糖及水分。常用于营养摄入不足或不能经由消化道供给营养的患者。常用溶液有复方氨基酸、脂肪乳等。

二、补液原则

先晶后胶、先盐后糖、先快后慢、宁少勿多（尿量30～40 mL/h，比重在1.018，一般表示补液量恰当）、补钾四不宜（不宜过早，见尿补钾；不宜过浓，不超过0.3%；不宜过快，成人30～40滴/ min；不宜过多，成人不宜超过5 g/d，小儿0.1～0.3 g/(kg·d)，应稀释为0.1%～0.3%浓度）。

三、输液速度及时间的计算

在输液过程中，每毫升溶液的滴数称为点滴系数。目前常用静脉输液器的点滴系数有10、15、20三种型号。

1.已知每分钟滴数与输液总量，计算输液所需用的时间：

$$\text{输液时间（h）}=\frac{\text{液体总量(mL)}\times\text{点滴系数}}{\text{每分钟滴数}\times 60\text{(min)}}$$

2.已知输入液体总量与计划所用的输液时间，计算每分钟滴数：

$$\text{每分钟滴数}=\frac{\text{液体总量(mL)}\times\text{点滴系数}}{\text{输液时间(min)}}$$

四、常见输液故障及排除方法

（一）溶液不滴

1.针头滑出血管

局部肿胀，有疼痛感。排除方法为另选静脉重新穿刺。

2.针头斜面紧贴血管壁

液体滴入缓慢或不滴。排除方法为调整针头位置或适当变换肢体位置，直到点滴通畅为止。

3.针头阻塞

液体不滴，挤压输液管有阻力，无回血。排除方法为更换针头，另选静脉穿刺。

4.压力过低

液体滴入缓慢。排除方法为适当抬高输液瓶或放低肢体。

5.静脉痉挛

液体滴入缓慢。排除方法为局部进行热敷，以缓解痉挛。

（二）茂菲滴管液面过高

可将输液瓶取下，倾斜瓶身，使插入瓶内的针头露出液面，待滴管内液体缓慢下降至露出液面，再将输液瓶挂于输液架上继续点滴。

（三）茂菲滴管内液面过低

可夹闭滴管下端的输液管，用手挤压滴管，待滴管内液面升至1/2～2/3滴管高度时，停止挤压，松开滴管下端的输液管即可。

（四）茂菲滴管内液面自行下降

输液过程中，茂菲滴管内液面自行下降，检查滴管上端输液管与滴管的衔接是否松动，检查滴管有无漏气或裂隙，必要时更换输液器。

五、常见输液反应

（一）发热反应

1. 原因

发热反应是输液过程中最常见的一种反应。多由输入致热物质，或输液器和药品质量不合格、环境不洁、无菌操作不严格等引起。

2.临床表现

多发生在输液后数分钟至1 h。轻者体温在38 ℃左右，停止输液后数小时内可自行恢复；重者初期寒战，继之高热，体温可达40 ℃以上，并伴有头痛、恶心、呕吐、脉速等全身症状。

3. 处理

（1）轻者：减慢或停止输液，观察体温变化。

（2）重者：停止输液，物理降温，严密观察生命体征，必要时给予抗过敏药物或激素治疗。

（3）保留剩余药液和输液器进行检测，必要时做细菌培养，查找发热反应的原因。

4. 预防

输液前认真检查药液、输液器具，严格执行无菌操作技术。

（二）循环负荷过重反应

循环负荷过重反应，又称急性肺水肿。

1.原因

患者原有心肺功能不良，或者输液速度过快，短时间内输入液体过多。

2.临床表现

患者突然出现呼吸困难、胸闷、咳嗽、咳粉红色泡沫样痰，严重时痰液可从口、鼻腔涌出，两肺听诊布满湿性啰音。

3.处理

（1）应立即停止输液，若病情允许，安置患者取端坐位，双腿下垂。

（2）给予高流量吸氧，湿化瓶内置20%～30%乙醇，以减低肺泡内泡沫表面张力，使泡沫破裂消散，改善气体交换，减轻缺氧症状。

（3）给予镇静、平喘、强心、利尿和扩血管药物。

（4）必要时进行四肢轮扎，阻断静脉血流，但动脉血仍可通过，以减少回心血量。每隔5～10 min轮流放松一侧肢体的止血带。

（5）静脉放血200～300 mL，贫血、循环衰竭患者禁用。

4.预防

输液过程中，密切观察患者情况，注意控制输液的速度和输液量，心肺功能不良患者及老年人和儿童输液时更要慎重对待。

（三）静脉炎

1.原因

（1）长期输注高浓度、刺激性较强的药液，或静脉内放置刺激性较强的导管时间过长，引起局部静脉壁发生化学炎性反应。

（2）输液过程中未能严格执行无菌操作原则，导致局部静脉感染。

2.临床表现

静脉走向出现条索状红线，局部组织发红、肿胀、灼热、疼痛，有时伴有畏寒、发热等全身症状。

3.处理

（1）停止在此部位静脉输液，并将患肢抬高、制动，局部用95%乙醇或50%硫酸镁溶液湿热敷，2次/日，20 min/次。

（2）超短波理疗，1次/日，15～20 min/次。

（3）中药外敷，可起到收敛、消炎、止痛的作用。

（4）如果合并感染，给予抗生素治疗。

4.预防

（1）严格执行无菌操作技术。

（2）有计划地更换输液部位。

（3）刺激性的药物充分稀释后再应用，减慢点滴速度，并防止药物漏出血管。

（四）空气栓塞

1.原因

（1）输液导管内空气未排尽；导管连接不紧，有漏气。

（2）拔出较粗的、近胸腔的深静脉导管后，穿刺点封闭不严密。

（3）加压输液、输血时无人守护，液体输完未及时更换药液或拔针。

2.临床表现

胸部异常不适或有胸骨后疼痛；随即发生呼吸困难和严重的发绀，患者有濒死感。听诊心前区可闻及响亮的、持续的“水泡声”。心电图呈现心肌缺血和急性肺心病的改变。

3.处理

（1）立即停止输液，并将患者置于左侧卧位和头低足高位，此体位有助于气泡向上漂浮至右心室尖部，避开肺动脉入口。随着心脏搏动将空气混成泡沫，分次小量进入肺动脉内，弥散至肺泡逐渐被吸收。

（2）高流量吸氧。

（3）有条件时可使用中心静脉导管抽出空气。

（4）严密观察患者生命体征，直至病情平稳。

4.预防

（1）去除原因。

（2）输液前认真检查输液器的质量，排尽输液导管内的空气。

（3）输液过程中加强巡视，及时更换输液瓶。

（4）拔出较粗的、近胸腔的深静脉导管后，必须立即严密封闭穿刺点。

六、输液微粒污染

（一）概念

输液微粒（infusion of particles）是指输入液体中的非代谢性颗粒杂质，肉眼不易观察到，微粒直径一般为1～15 μm，少数直径可达50～300 μm。输入溶液中微粒的多少会影响液体的透明度。

输液微粒污染是指输液过程中，将输液微粒带入人体，对人体造成严重危害的过程。

（二）输液微粒的来源

1.制剂生产制作工艺不完善。

2.溶液瓶、橡胶塞不洁净，液体存放时间过长。

3.输液器及加药用的注射器不洁净。

4.输液环境不洁净，切割安瓿，开瓶塞、加药时反复穿刺橡胶塞，导致橡胶塞撕裂等。

（三）输液微粒污染的取决因素和危害

1.取决因素

（1）微粒的大小、形状、化学性质；

（2）微粒堵塞血管的部位、血流阻断的程度及人体对微粒的反应等。最容易被微粒损害的部位有肺、脑、肝及肾脏等。

2.危害

（1）直接阻塞血管，引起组织缺血、缺氧，甚至坏死。红细胞聚集在微粒上，形成血栓，导致静脉栓塞和静脉炎；

（2）微粒进入肺毛细血管引发巨噬细胞增殖，形成肺内肉芽肿，影响肺功能；

（3）引起血小板减少症和过敏反应；

（4）刺激组织而产生炎症或形成肿块。

（四）防止和消除微粒污染的措施

1.制剂生产方面

改善生产药厂的环境卫生条件，加强工作人员的无菌观念，提高制作工艺。

2.输液操作方面

（1）采用密闭式一次性医用输液器；

（2）输液前认真检查液体的质量；

（3）净化治疗室空气；

（4）在通气针头或通气管内放置空气滤器；

（5）严格执行无菌技术操作，药液应现用现配；

（6）净化病室内空气。

七、外周静脉输液法

外周静脉输液法是利用原装密封瓶或塑料袋，直接插入一次性输液管进行静脉输液的方法。

（一）适应证

1.可迅速补充水分及电解质，预防和纠正水、电解质及酸碱平衡紊乱。常用于各种原因引起的脱水、酸碱平衡失调患者，如剧烈呕吐、腹泻等。

2.可增加循环血量，改善微循环，维持血压及微循环灌注量。常用于大出血、休克、大面积烧伤等患者。

3.供给营养物质，促进组织修复，增加体重，维持正氮平衡。常用于慢性消耗性疾病、禁食、意识不清以及无法由肠胃进食的患者。

4.输入药物，治疗疾病。常用于各种感染、水肿以及需经静脉输注药物的治疗。

（二）护理评估

1.评估患者的年龄、病情、心肺功能、意识状态、药物过敏史、输注药物性质等。

2.评估患者心理状态及合作程度。

3.评估穿刺部位的血管、皮肤及肢体活动情况等。

（三）操作前准备

1.护士准备

着装整齐，修剪指甲，洗手，戴口罩。

2.患者准备

（1）了解静脉输液的目的和配合方法。

（2）输液前排尿或排便。

（3）取舒适体位。

3.用物准备

（1）药物、液体、一次性输液器、输液卡、止血带、医用胶带、无菌透明敷贴、棉签、安尔碘、治疗巾、快速手消毒液、治疗车（锐器盒、医疗垃圾桶、生活垃圾桶）(如图10-1-1)。

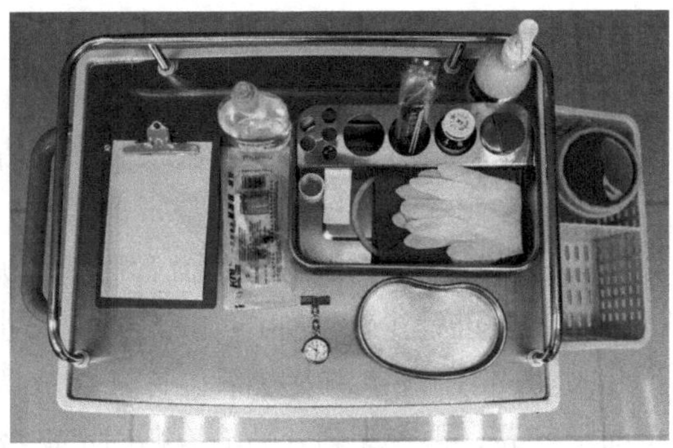

图10-1-1 外周静脉输液操作用物

（2）无菌物品包装完好，在有效期内。

4.环境准备

安静，整洁，安全，舒适。

（四）操作步骤

1.核对及检查药物

根据医嘱核对药物（药物名称、剂量、浓度）给药时间和给药方法。检查药物有无过期及变质。

2.加药并准备

核对无误后启开输液瓶中心，消毒瓶口，按医嘱抽吸药物并加入液体瓶中，再次核对。填写输液瓶贴并贴在药液标签旁，检查一次性输液器有无漏气及是否在有效期内，并插入输液瓶塞至根部，关闭调节器。

3.核对并解释

推治疗车至患者床旁，核对患者姓名、床号和腕带（有PDA可扫描腕带确认患者信息，至少两种方法核对）；向患者及家属解释静脉输液的目的、方法、配合要点及注意事项。协助患者取合理舒适体位，并合理放置治疗车并利于操作。

4.穿刺

（1）选择血管：于穿刺部位下垫治疗巾，系止血带，选择粗直、弹性好、血流丰富的血管，避开关节和静脉瓣，松开止血带（如图10–1–2）。

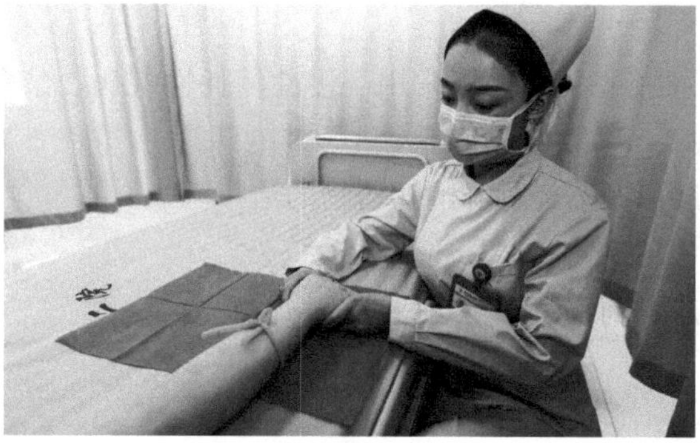

图10–1–2　选择血管

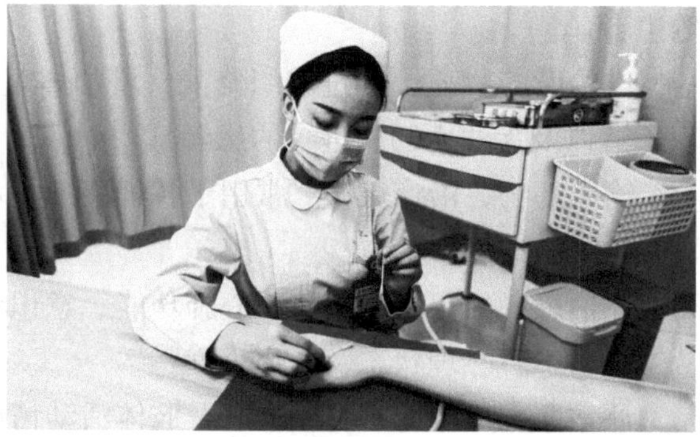

图10–1–3　消毒

（2）消毒：用快速手消毒液消毒双手，第一次消毒皮肤穿刺处，消毒面积5 cm×5 cm，待干（如图10–1–3）。

（3）排气：打开输液器排气至滤网处，准备输液贴。

（4）再次消毒：系止血带，松紧度以放入2横指为宜，位置在穿刺点上方10 cm处；第二次消毒，消毒面积5 cm×5 cm，待干。

（5）再次排气：去除护针帽，排气。

（6）二次核对：穿刺前再次核对患者信息，无误后再进行穿刺。

（7）穿刺：绷紧皮肤，在消毒范围的1/3～1/2处穿刺，以15°～30°进针，针头斜面朝上，直刺静脉，进针速度慢，避免穿刺血管后壁，见回血后降低进针角度再进针少许（如图10–1–4）。松止血带，时间不超过2 min，指导患者松拳，打开输液调节器，用胶布固定针翼，再在穿刺处贴输液贴固定输液管。

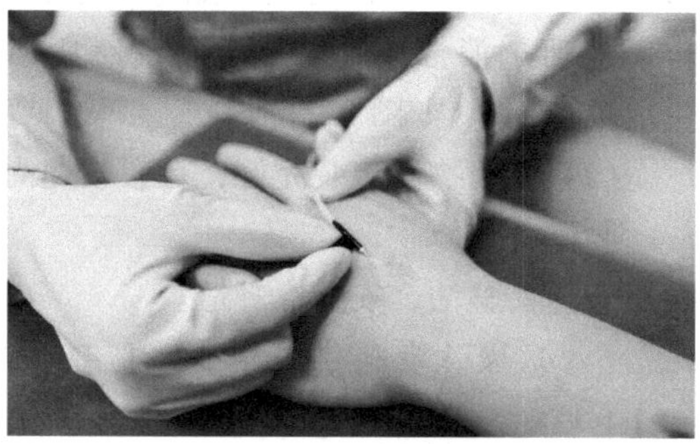

图10–1–4　穿刺

5.调整滴速

根据患者年龄、病情、药物性质调节滴速。

6.三次核对

核对药物及患者信息，输液卡上签字后挂于输液架上。

7.整理用物

撤去治疗巾，协助患者取舒适卧位，呼叫器放于患者易取处，对患者及其家属讲解注意事项，观察患者情况及有无输液反应。用快速手消毒液消毒双手，垃圾分类处理。

8.洗手，记录。

☞ 注意事项

1.外周静脉输液过程中，若要活动，应防止针头移位、脱出，液体外渗。

2.输注高渗、低渗、刺激性等药物，建议使用中心静脉输注。

3.下肢静脉不应作为成年人穿刺血管的常用部位。

4.对昏迷、小儿等不合作的患者，应选用易固定部位穿刺，并以夹板妥善固定以防脱出。

5.需长期输液的患者，应注意保护血管，由远心端向近心端进行选择，必要时使用留置针或选择中心静脉输注。

6.不可自静脉输液的肢体侧取血液化验标本，避免患侧肢体输液。

（五）健康教育

1.向患者解释输液的目的。

2.向患者讲解静脉输液过程中要注意观察穿刺部位皮肤，以防止针头移位和脱出，从而出现液体外渗。

（六）操作流程图（如图10-1-5）

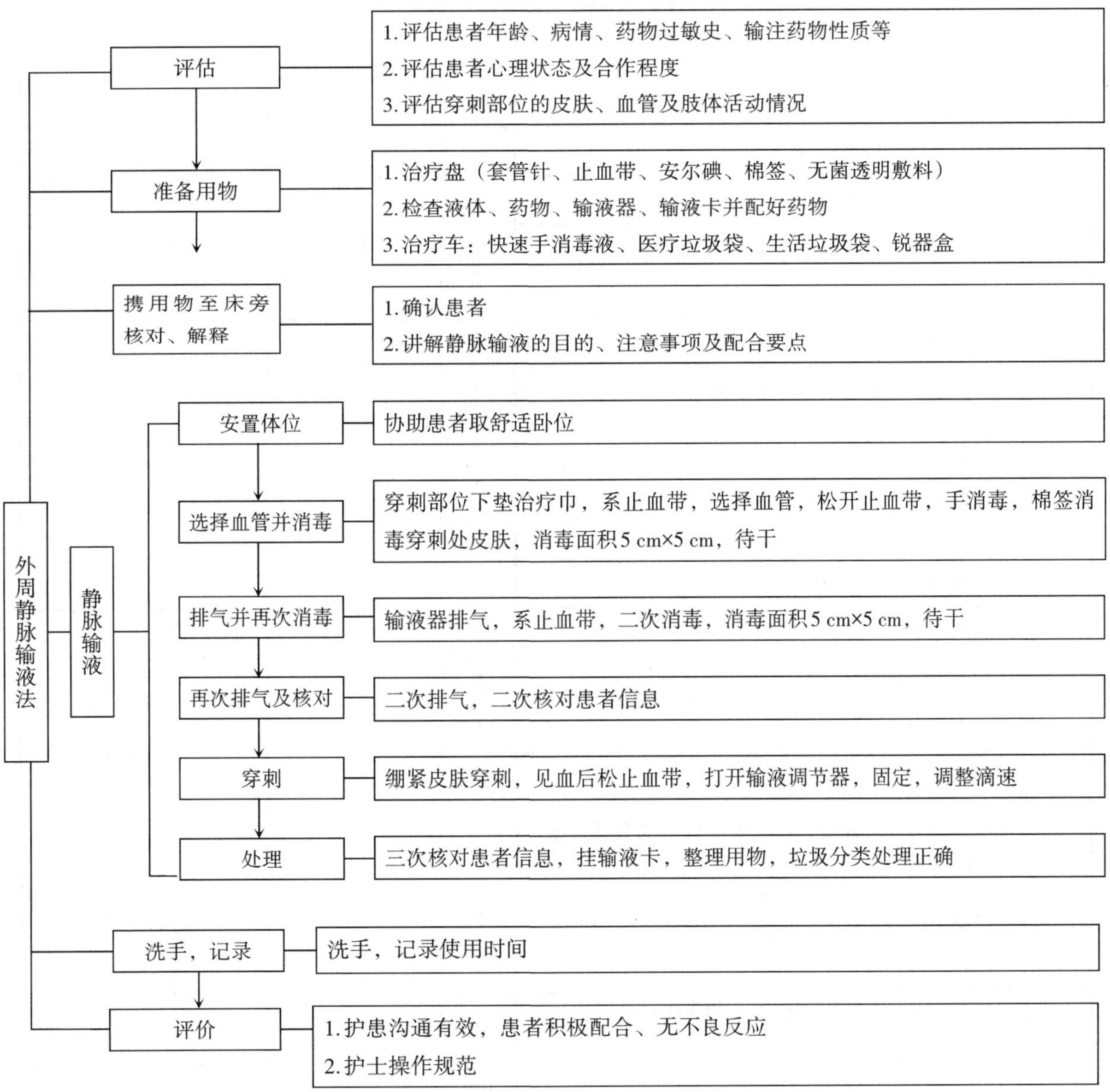

图10-1-5 外周静脉输液流程图

（七）操作评分标准（见表10-1-1）

表10-1-1 外周静脉输液技术操作评分标准

项目	技术操作要求	评分	评分等级				实际得分
			A×1	B×0.7	C×0.4	D×0	
素质	仪表、着装符合要求	2					
	操作熟练、轻柔，沟通有效	3					
评估	评估患者年龄、病情、意识状态、心肺功能、药物过史、输注药物性质等	5					
	评估患者自理及合作程度，评估患者心理状态	5					
	评估穿刺部位的皮肤、血管及肢体活动情况	5					
操作前准备	洗手，戴口罩	2					
	备齐用物	3					
操作过程	核对医嘱并检查药液	5					
	配制药液方法正确	5					
	推治疗车至患者面前，核对患者信息（至少2种方法）	5					
	安置患者体位	3					
	选择血管，消毒皮肤方法正确	5					
	排气方法正确	3					
	二次消毒，系止血带	3					
	去除护针帽，二次排气	3					
	二次核对患者信息	5					
	穿刺血管、固定针头方法正确	5					
	调节输液速度合适	5					
	三次核对患者信息	5					
	输液卡上签字后挂于输液架上	3					
操作后	帮助患者摆好体位，呼叫器放置于枕头旁，做好健康宣教	3					
	快速手消毒	2					
	用物处理正确，洗手	5					
提问	患者评估、常用溶液的种类和作用及注意事项有哪些？	10					
总分		100					

八、外周静脉留置针输液

静脉留置针又称套管针，其外管柔软无尖，不易刺破和滑出血管，可在血管内保留72～96 h，适用于长期静脉输液、血管穿刺困难及年老体弱和小儿等患者。

外周静脉留置针输液

（一）护理评估

1.评估患者的年龄、心肺功能、药物过敏史、病情、意识状态、输注药物性质等。

2.评估患者的心理状态及合作程度。

3.评估穿刺部位的血管、皮肤及肢体活动情况。

（二）操作前准备

1.护士准备

着装整齐，修剪指甲，洗手，戴口罩。

2.患者准备

（1）了解静脉输液的目的和配合方法。

（2）输液前排尿或排便。

（3）取舒适体位。

3.用物准备

（1）套管针、止血带、胶带、无菌透明辅料、棉签、安尔碘、治疗巾、手消毒液、笔、手表、液体、输液器、输液卡、PDA（如有）、治疗车（锐器盒、医疗垃圾袋、生活垃圾袋）。

（2）无菌物品包装完好，在有效期内（如图10-1-6）。

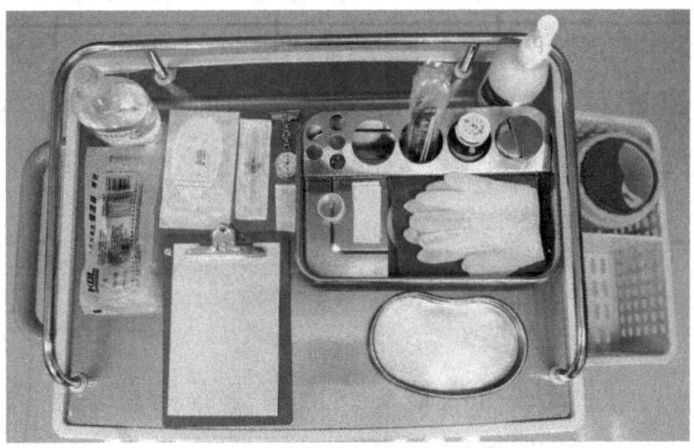

图10-1-6　静脉留置针输液操作用物

4.环境准备

安静、整洁、安全、舒适。

（三）操作步骤

1.核对并检查药物

根据医嘱核对药物（药名、浓度、剂量）及给药时间和给药方法。检查药物有无过期及变质。

2.加药并准备

核对无误后启开输液瓶中心，消毒瓶口，按医嘱抽吸药物并加入液体瓶中，再次核对。填写输液瓶贴并贴在药液标签旁，检查一次性输液器有无漏气及是否在有效期内，并插入输液瓶塞至根部，关闭调节器。

3.核对并解释

推治疗车至患者床旁，核对患者姓名、床号和腕带（有PDA可扫描腕带确认患者信息，至少用两种方法核对）；向家属及患者解释输液的目的、方法、注意事项及配合要点。

4.安置体位

协助患者取舒适体位，治疗车放置位置合理，便于操作。

5.穿刺

（1）选择血管：铺治疗巾于穿刺部位下，系止血带，选择粗直、弹性好、血流丰富的血管，避开关节和有静脉瓣的部位，松开止血带。（如图10-1-7）

（2）消毒：用快速手消毒液消毒双手，第一次消毒皮肤穿刺处，消毒面积不小于8 cm×8 cm，待干。

（3）排气：打开输液器排气至滤网处，准备套管针、贴膜、胶带等（写好日期、时间）。

（4）再次消毒：系止血带，松紧度以放入2横指为宜，止血带扎于穿刺点上方10 cm处；进行第二次消毒，消毒面积8 cm×8 cm，小于第一次，待干。

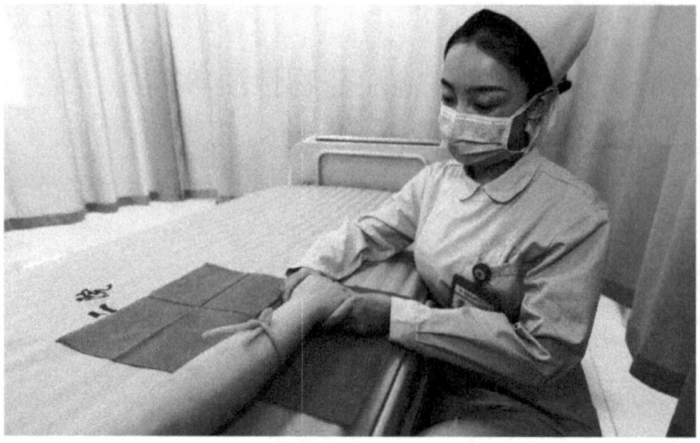

图10-1-7　选择血管

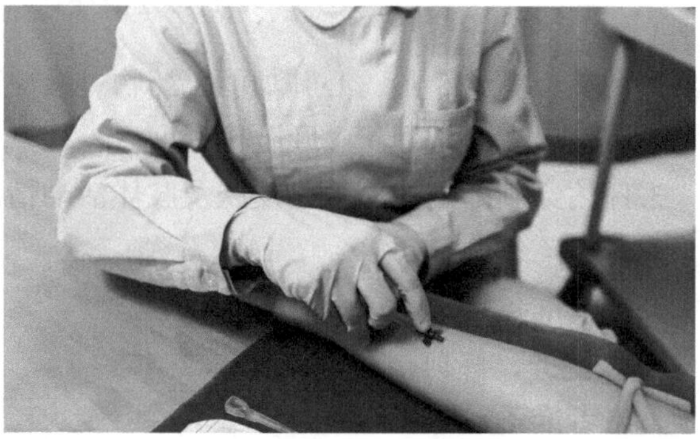

图10-1-8　穿刺

（5）再次排气：连接套管针，排气。

（6）二次核对：穿刺前再次核对患者信息，确认无误后再进行穿刺。

（7）穿刺：一手紧绷皮肤，在消毒范围的1/3～1/2处穿刺，以15°～30°进针，针尖斜面朝上，穿刺静脉，进针速度慢，避免穿破血管后壁，见回血后降低进针角度再进针少许，一次性匀速撤出针芯（如图10-1-8）。松止血带，时间不超过2 min，告知患者松拳，打开输液调节器开关。用无菌透明敷贴，以穿刺点为中心无张力稳妥固定。

6.调整滴速

根据患者年龄、病情及药物性质调节滴速。

7.三次核对

操作后再次核对药液及患者信息，输液卡签字后挂于输液架上。

8.整理用物

撤治疗巾，协助患者取舒适卧位，呼叫器放于患者易取处，告知患者及其家属输液过程中的注意事项，观察患者情况及有无输液反应。用快速手消毒液消毒双手，垃圾分类处理。

9.洗手，记录。

注意事项

1.穿刺过程中已经抽出的部分针芯不能再重复插入，以避免污染。

2.贴膜贴需无张力、粘贴平整、正确塑形，输液延长管U型高举平抬法固定，输液接头要高于导管尖端，且与血管平行，标记条日期、时间要清晰。

3.下肢静脉不作为优先选择穿刺血管的常用部位。对重症昏迷患者、小儿等不合作的患者，选易固定部位穿刺，并妥善固定以防针头脱出。

4.输注高渗、刺激性等药物时，建议使用中心静脉输注。

5.不选择静脉输液的肢体侧取血液化验标本，避免患侧肢体输液。

（四）操作流程图（如图10-1-9）

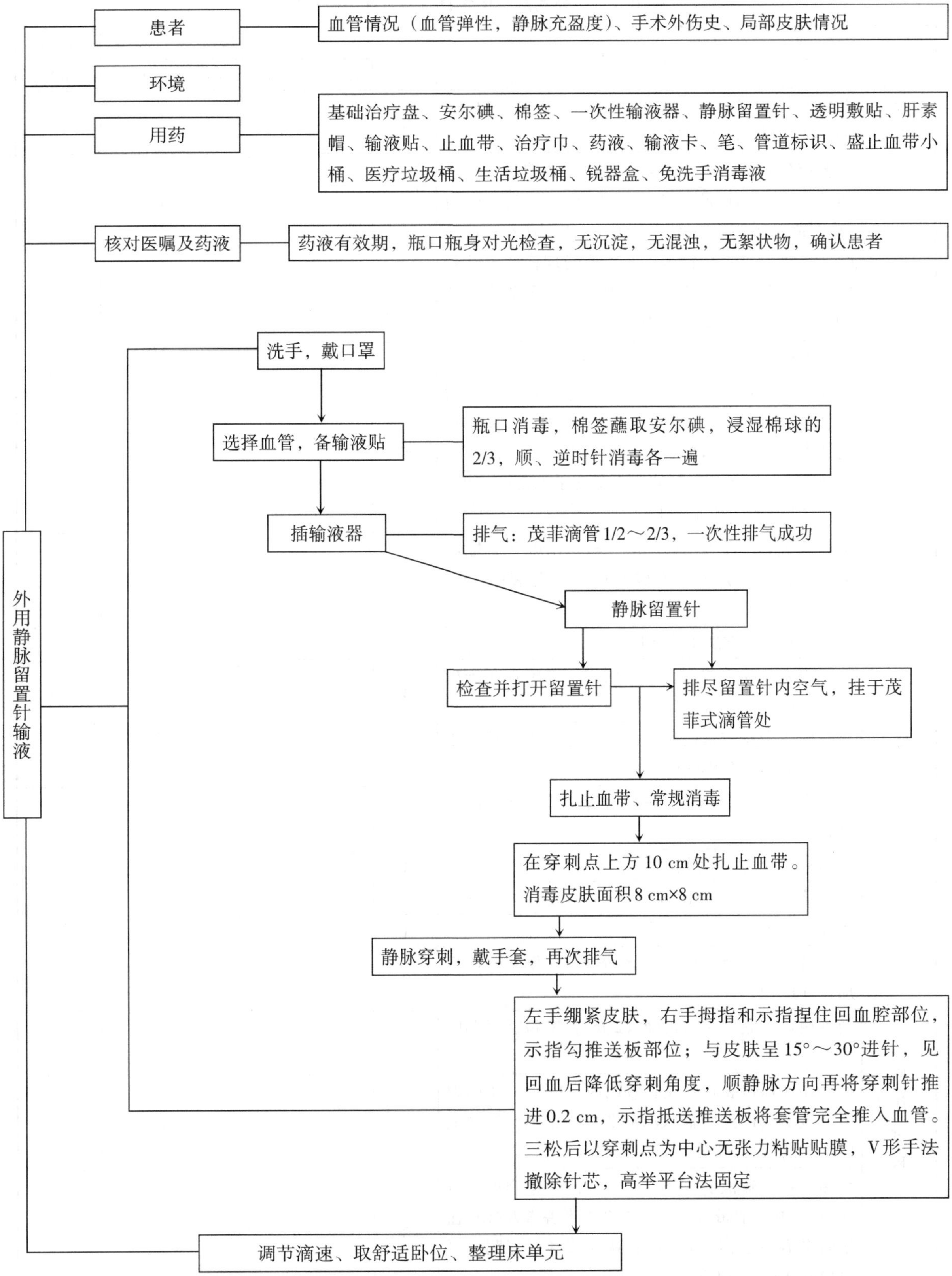

图10-1-9　外周静脉留置针操作流程图

（五）外周静脉留置针输液技术评分标准（见表10-1-2）

表10-1-2　外周静脉留置针输液技术评分标准

项目	技术操作要求	评分	评分等级				实际得分
			A×1	B×0.7	C×0.4	D×0	
素质	着装、仪表规范，举止得体，符合要求（口述：手已洗，指甲已剪）（1分）。	1					
评估	患者评估：评估患者年龄、病情、意识状态、心肺功能、局部皮肤、静脉充盈度及血管弹性（1分）；静脉留置针输液的目的、方法、注意事项及配合要点，讲解药物名称、主要药理作用（礼貌用语）（3分）；取舒适体位，操作前了解患者需要（0.5分）；输液架放置合理（0.5分）	5					
	环境评估：安静、整洁、安全、舒适（1分）	1					
操作前准备	基础治疗盘：一次性输液器、静脉留置针、透明敷贴、输液贴、止血带、一次性治疗巾、药液、输液卡、笔、管道标签、盛止血带小桶、医疗垃圾桶、生活垃圾桶、锐器盒、免洗手消毒液（少1件物品扣1分，扣完为止）	5					
	用物放置合理美观（0.5分）；核对医嘱单、输液卡、药液（1分）；倒贴输液瓶贴于药液瓶（0.5分）	2					
	洗手，戴口罩方法正确（1分）	1					
操作过程	礼貌进入，随手关门，备齐用物，携治疗车于患者旁（1分）	1					
	核对床头卡及腕带信息（2分）（注：如果信息不符，此项操作不及格）	2					
	协助患者取舒适体位，选择血管（征求患者的意见）（1分）	1					
	备输液贴及无菌透明敷贴（1分）	1					
操作过程	再次核对医嘱、药液（1分）	1					
	撕取棉签正确，无污染（1分）	1					
	蘸取适量消毒液（1分），无污染，无倒置，用后加盖（1分）	2					
	消毒瓶口及瓶颈方法正确（2分）；未跨越无菌区（1分）	3					
	检查输液器包装是否在有效期内（1分）；正确取出输液器（1分）；插入输液器方法正确，挂输液瓶于输液架上（2分）	4					
	铺治疗巾于输液肢体下（0.5分）；于穿刺点上方10 cm处扎止血带（1分）；告知患者握拳及扎止血带时会有不适感（0.5分）；快速选择好穿刺血管后松开止血带（1分）	3					
	取棉签方法正确（0.5分）；蘸消适量消毒液及用后加盖，操作无污染，无倒置（0.5分）	1					

续表 10-1-2

项目	技术操作要求	评分	评分等级				实际得分
			A×1	B×0.7	C×0.4	D×0	
	消毒皮肤方法正确，范围不小于 8 cm×8 cm（3分）；待干（1分）；再次核查姓名、腕带及药液（1分）。戴手套，扎止血带并告知患者握拳（1分）	6					
	去除针套，左右旋转松动外套管，拇指向上抵针芯，钢针复位，调节针尖斜面向上，过程无污染（1分）	1					
	告知患者穿刺过程有不适感需取得配合（1分）；穿刺血管，方法正确（6分）	7					
	穿刺一次成功（20分）	20					
	告知患者穿刺成功，松拳，松止血带（1分）	1					
	无张力持透明贴膜对位，固定留置针，对留置针塑形，捏牢导管周边，确保无皱褶或空气残留。自内向外按压整片敷料（2分），敷贴边缘与留置针末端平齐（1分）	3					
	V形手法固定塑形正确（1分），拔出针芯放入锐器盒后连接肝素帽（2分）	3					
	取下记录条，摘手套，标注穿刺日期、穿刺者姓名，妥善粘贴于透明敷贴外侧（1分）	1					
	再次排气正确，不超过5滴（每超过5滴扣0.5分）（2分），头皮针连接肝素帽（1分）	3					
	输液贴高举平抬法固定留置针及输液管（1分），不遮盖肝素帽（0.5分），延长管U型固定，与血管平行（0.5分）	2					
	根据年龄、药物性质及病情准确调节滴速并告知患者（2分）（每超过5滴扣0.5分）	2					
	穿刺处治疗巾遮盖并协助患者取舒适体位，了解患者输液感受，整理床单元（1分）	1					
操作后处理	洗手，摘口罩，再次核对（1分），在输液卡上记录时间、滴数，签名，输液卡挂于输液架上（1分）	2					
	患者须知：嘱患者不可调节滴速(0.5分)，告知患者保护留置针的肢体，输液部位避免肢体下垂姿势，避免回血堵塞导管(2分)，穿刺部位注意防水(0.5分)，呼叫器置于患者床头，礼貌用语(0.5分)，垃圾分类处理，洗手(0.5分)	4					
整体评价	操作规范、熟练(2分)	2					
	语言沟通有效、有创新，体现人文关怀(7分)	7					
总分		100					

九、小儿外周静脉留置针输液技术

（一）护理评估

1.评估患儿年龄、病情、意识状态、心肺功能、药物过敏史、输注药物性质等。

2.评估患儿心理状态及合作程度。

3.评估穿刺部位的皮肤、血管弹性及肢体活动情况。

（二）操作前准备

1.护士准备

着装整齐，修剪指甲，洗手，戴口罩。

2.患儿及家长准备

（1）了解静脉输液的目的和配合方法。

（2）输液前排尿或排便，或更换纸尿裤。

（3）患儿取舒适体位。

3. 用物准备

（1）套管针、输液接头、5 mL注射器、头皮针、无菌盒、止血带、输液贴、无菌透明敷料、棉签、安尔碘、治疗巾、手消毒液、笔、手表、药液、输液器、输液卡、治疗车（锐器盒、医疗垃圾袋、生活垃圾袋）、固定网套、一次性备皮刀。

（2）无菌物品包装完好，在有效期内。

4.环境准备

安静、整洁、安全、舒适。

（三）操作步骤

1. 核对并解释

至患儿床旁，核对患儿姓名、床号和腕带；向患儿及其家长解释输液的目的、方法、注意事项及配合要点。

2. 核对并检查药物

输液卡、标签、液体和药品均一致，根据医嘱核对给药时间和给药方法，检查输液有无过期及变质。

3. 安置体位

协助患儿取舒适体位，根据患儿年龄选择适宜的约束方法。环抱法：环抱患儿坐于膝上，固定躯干和关节部位，暴露穿刺肢体。全身约束法：用毯子、大毛巾、包被等全身约束，固定穿刺部位。治疗车放置合理，操作范围大，便于操作。

4.穿刺血管

（1）选择血管

①四肢血管穿刺：铺治疗巾，系止血带，选择粗直、弹性好、血流丰富的血管，避开关节和静脉瓣，松开止血带。

②头皮静脉穿刺

穿刺部位皮肤准备：用一次性备皮刀剃除穿刺部位周围的毛发，其面积大于贴膜固定范围。

选择头皮静脉：常选用额正中静脉、额上静脉、颞浅静脉、耳后静脉、枕后静脉等。

（2）第一次消毒：用快速手消毒液洗手，第一次消毒穿刺处皮肤，消毒面积大于贴膜面积，待干（如图10-1-10）。

（3）排气：打开输液器，排气至滤网处，准备套管针、输液贴、无菌透明敷料等（写好日期、时间）。

（4）再次消毒：系止血带，松紧度以能放入2指为宜，位置在消毒范围上方2横指；消毒面积大于贴膜面积，小于第一次（头皮静脉穿刺忽略止血带）。

（5）套管针去除护针帽，排气。

（6）第二次核对：穿刺前再次核对患者信息，无误后再进行穿刺。

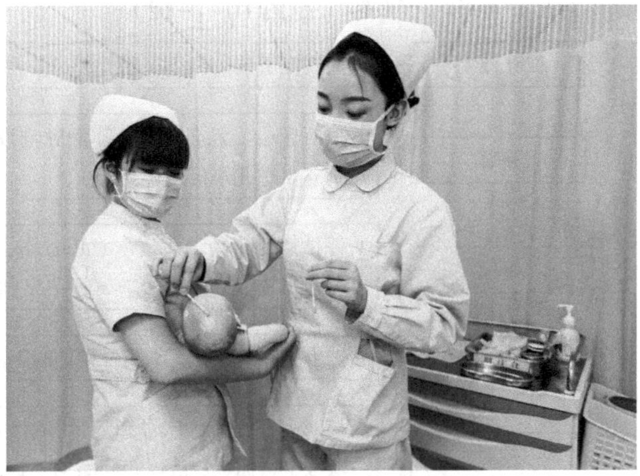

图10-1-10　消毒皮肤

（7）穿刺：绷紧皮肤，在消毒范围的1/3～1/2处穿刺，以15°～30°进针，针头斜面朝上，直刺静脉，进针速度慢，避免刺穿血管后壁，见回血后降低角度再进针少许，一次性匀速撤出针芯。松止血带，时间不超过2 min，指导患儿松拳（头皮静脉穿刺忽略）。注射器冲管。用无菌透明敷料，以穿刺点为中心固定妥当，网套固定妥当。消毒输液接头，连接输液（如图10-1-11）。

5.调整滴速

根据患儿年龄、病情、药物性质调节滴速。

6.第三次核对

核对药物及患儿信息，输液卡上签字后挂于输液架上。

7.整理用物

撤去治疗巾，协助患儿取舒适卧位，呼叫器放于患儿或其家长易取处，对患儿或家长讲解注意事项，观察患儿情况及有无输液反应。用快速手消毒液洗手，垃圾分类处理正确。

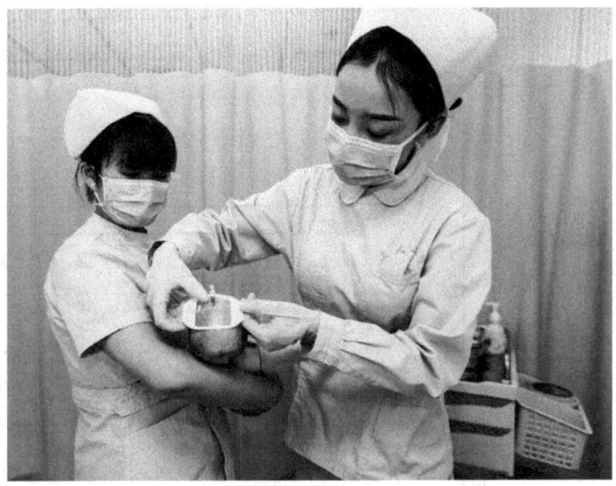

图10-1-11　穿刺固定

8.洗手，记录。

（四）健康教育

1.告知患儿及其家长输液的目的。

2.告知患儿及其家长输液的注意事项。

（五）操作流程图（如图10-1-12）

护士准备	1.按规定着装，洗手，戴口罩。2.用物准备齐全
解释	1.核对床号、姓名。2.告知静脉输液的目的和配合方法。3.输液前排尿或排便，或更换纸尿裤。4.患儿取舒适体位
评估	1.评估患儿年龄、病情、意识状态、心肺功能、药物过敏史、输注药物性质等。2.评估患儿心理状态及合作程度。3.评估穿刺部位的皮肤、血管及肢体活动情况
操作前准备	1.护士准备，着装整齐，洗手，戴口罩。2.用物准备。3.环境准备，安静、整洁、安全、舒适。
核对	1.核对患儿姓名、床号和腕带（有PDA可扫描腕带确认患儿信息，至少用两种方法核对）。2.输液卡、标签、液体和药品均一致，核对给药时间和给药方法，检查输液有无过期及变质
安置体位	1.协助患儿取舒适体位，根据患儿年龄选择适宜的约束方法。环抱法：环抱患儿坐于膝上，固定躯干和关节部位，暴露穿刺肢体。全身约束法：用毯子、大毛巾、包被等全身约束，固定穿刺部位。2.治疗车位置合理，便于操作
选择血管	1.四肢血管穿刺 （1）穿刺部位下垫治疗巾，系止血带；（2）按压评估血管弹性：选择粗直、弹性好、血流丰富的血管，避开关节和静脉瓣；（3）松开止血带 2.头皮静脉穿刺 （1）穿刺部位皮肤准备：用一次性备皮刀剃除穿刺部位周围的毛发，面积大于贴膜固定范围。（2）选择头皮静脉：常选用额正中静脉、额上静脉、颞浅静脉、耳后静脉、枕后静脉等
穿刺血管	1.快速手消毒液洗手。2.第一次消毒穿刺处皮肤，消毒面积大于贴膜面积，待干。3.打开输液器排气至滤网处，准备套管针、输液贴、无菌透明敷料等（写好日期、时间）。4.系止血带，松紧度以能放入2指为宜，位置在消毒范围上方2横指（头皮静脉忽略）。5.再次消毒：消毒面积大于贴膜面积，小于第一次。6.套管针去除护针帽，排气。7.穿刺前再次核对患者信息，无误后再进行穿刺。8.绷紧皮肤，在消毒范围的1/3～1/2处穿刺，以15°～30°进针，针头斜面朝上，直刺静脉，进针速度慢，避免刺穿血管后壁，见回血后降低角度再进针少许，一次性匀速撤出针芯，穿刺成功，穿刺过程中，已抽出的部分针芯不能重新插入。9.松止血带，时间不超过2 min（头皮静脉忽略）。10.指导患儿松拳（头皮静脉忽略）。11.注射器冲管
固定	1.用无菌透明敷料，以穿刺点为中心固定，中心点正确，无张力，平整。2.延长管U形固定，输液接头要高于导管尖端，且与血管平行，网套固定妥当。3.标记条位置正确，利于观察穿刺点，不可贴后再写日期
连接输液	消毒输液接头，连接输液
调节滴速	1.调节滴速合理，符合患儿年龄、病情、药物和治疗要求。2.调节滴速方法正确，用手表数滴数，输液卡上签字。3.操作后核对药物及患儿信息
清理记录	1.撤去治疗巾，协助患儿取舒适卧位，呼叫器放于患儿或其家长易取处，对患儿或其家长讲解注意事项，观察患儿情况及有无输液反应。2.快速手消毒液洗手，垃圾分类处理正确。3.洗手，记录

图10-1-12　小儿外周静脉留置针输液流程图

（六）操作评分标准（见表10-1-3）

表10-1-3　小儿外周静脉留置针输液操作评分标准

项目	技术操作要求	评分	评分等级				实际得分
			A×1	B×0.7	C×0.4	D×0	
素质要求	服装鞋帽整洁，符合着装要求	1					
患者准备	患者评估及准备	1					
消毒隔离	洗手，戴口罩	1					
病室准备	病室环境准备：整洁，明亮，宽敞	1					
用物准备	备齐用物：套管针、输液接头、5 mL注射器、头皮针、无菌盒、止血带、输液贴、无菌透明敷料、棉签、安尔碘、治疗巾、手消毒液、笔、手表、液体、输液器、输液卡、PDA（如有）、治疗车（锐器盒、医疗垃圾袋、生活垃圾袋）、固定网套、一次性备皮刀	3					
核对	核对患儿姓名、床号和腕带（有PDA可扫描腕带确认患儿信息，至少用两种方法核对）	4					
	输液卡、标签、液体和药品均一致，核对给药时间和给药方法，检查药液有无过期及变质	4					
选择血管	协助患儿取舒适体位，根据患儿年龄选择适宜的约束方法，治疗车放置位置合理，操作范围大，便于操作	2					
	穿刺部位下垫治疗巾，系止血带（头皮静脉穿刺忽略）	1					
	按压评估血管弹性：选择粗直、弹性好、血流丰富的血管，避开关节和静脉瓣	1					
	松开止血带（头皮静脉穿刺忽略）	1					
	用一次性备皮刀剃除头皮静脉穿刺部位周围的毛发，面积大于贴膜固定范围	2					
第一次消毒	快速手消毒液洗手	1					
	消毒面积大于贴膜面积，待干	3					
排气	排气至滤网处	2					
穿刺用物	准备套管针、输液贴、无菌透明敷料等（写好日期、时间）	2					
穿刺过程	系止血带，松紧度以能放入2指为宜，位置在消毒范围上方2横指（头皮静脉穿刺忽略）	2					
	第2遍消毒，消毒面积大于贴膜面积，小于第1遍消毒面积	3					
	去除护针帽，持针手法正确，排气方法正确	2					

续表 10-1-3

项目	技术操作要求	评分	评分等级				实际得分
			A×1	B×0.7	C×0.4	D×0	
	穿刺前再次核对患儿信息，无误后再进行穿刺	2					
	绷紧皮肤，在消毒范围的 1/3～1/2 处穿刺	2					
	以 15°～30°进针，针尖斜面朝上，直刺静脉，进针速度慢，避免刺穿血管后壁，保证导管和针芯均在血管内	3					
	见回血后降低角度再进针少许，一次性匀速撤出针芯，穿刺成功。穿刺过程中，已抽出的部分针芯不能重新插入	8					
	松止血带，时间不超过 2 min（头皮静脉穿刺忽略）	2					
	指导患儿松拳（头皮静脉穿刺忽略）	1					
	注射器冲管，冲回血	1					
固定	用无菌透明敷料，以穿刺点为中心固定，中心点正确，无张力，粘贴平整	2					
	延长管 U 形固定，输液接头要高于导管尖端，且与血管平行，网套固定稳妥	2					
	标记条位置正确，利于观察穿刺点，不可贴后再写日期	2					
连接输液	消毒输液接头，连接输液	1					
调节滴速	调节滴速合理，符合患儿年龄、病情、药物和治疗要求	3					
	调节滴速方法正确，用手表数滴数，输液卡上签字	5					
	操作后核对药物及患儿信息	2					
患者处置	撤去治疗巾，协助患儿取舒适卧位，呼叫器放于患儿或其家长易取处，做好健康宣教	3					
洗手	快速手消毒	1					
用物处理	分医疗垃圾、生活垃圾、锐器等，处理正确，洗手	3					
整体评价	输液过程中护士对患儿的关爱程度，如对患儿是否进行静脉输液的目的、意义及有关注意事项等的健康教育和安抚情况	15					
	动作流畅、熟练	5					
总分		100					

第二节　静脉输血

静脉输血

静脉输血（blood transfusion）是指将全血或成分血，如血浆、血细胞（红细胞、白细胞、血小板等）通过静脉输入人体的方法。

知识拓展

血液制品的种类

1.全血

全血分为新鲜血和库存血，适用于各种原因引起的大出血（失血量大于1000 mL）。

2.成分血

（1）红细胞制品：浓缩红细胞，主要用于血容量正常而携氧功能缺陷，如长期慢性贫血患者；洗涤红细胞，适用于免疫性溶血性贫血患者、脏器移植术后患者、尿毒症以及血液透析后高血钾患者；红细胞悬液，适用于战地急救以及中、小手术患者；冰冻红细胞，可为稀有血型者长期保存红细胞。

（2）白细胞：适用于粒细胞缺乏症、严重感染者。

（3）血小板：适用于血小板减少或严重的再生障碍性贫血、输大量库存血或体外循环心脏手术后血小板减少，以及其他导致血小板减少引起出血的患者。

（4）血浆：分为新鲜液体血浆、新鲜冰冻血浆、普通冰冻血浆、冰冻干燥血浆，可维持血容量，补充血浆蛋白。

（5）血浆蛋白成分：分为白蛋白、免疫球蛋白和各种凝血制品。

3.其他血液制品

（1）白蛋白制剂：从血浆中提纯，能提高机体血浆蛋白和胶体渗透压。适用于低蛋白血症的患者。

（2）纤维蛋白原：适用于纤维蛋白缺乏症、弥漫性血管内凝血的血液低凝患者。

（3）抗血友病球蛋白浓缩剂：适用于血友病患者。

一、静脉输血的目的及原则

（一）目的

1.补充血容量：常用于外伤、手术所致的血容量减少或休克的患者，可以增加有效循环血量，升高血压，促进血液循环。

2.补充血红蛋白：常用于各种原因导致的严重贫血患者，促进血液携氧能力。

3.补充白蛋白：常用于低蛋白血症者，维持血浆胶体渗透压，减轻组织水肿。

4.补充各种凝血因子和血小板：常用于凝血功能障碍者，可以改善凝血功能，有助于止血。

5.补充抗体、补体等血液成分：常用于严重感染、免疫力低下者，以增强机体抵抗能力。

6.排除有害物质：常用于一氧化碳、苯酚等化学物质中毒。

（二）原则

1.输血前必须做血型鉴定及交叉配血试验。

2.无论是输全血还是成分血，均应选用同型血液输注。

3.患者如果需要再次输血且间隔时间超过3 d，则必须重新做交叉配血试验。

二、血型及交叉配血试验

（一）血型

血型是指红细胞膜上特异性抗原的类型。根据红细胞所含的凝集原，把人类的血液分为若干类型。与临床关系最密切，被人们所熟知的是红细胞ABO血型系统及Rh血型系统。

1.ABO血型系统

ABO血型是指根据红细胞膜上是否存在凝集原A与凝集原B，而将血液分为A、B、AB、O四种血型，见表10-2-1。

表10-2-1　ABO血型系统的抗原和抗体

血型	红细胞膜上的凝集原	血清中的凝集素	凝集试验	
			A型血清（含抗B）	B型血清（含抗A）
A型	A	抗B	−	+
B型	B	抗A	+	−
AB型	A和B	无	+	+
O型	无	抗A及抗B	−	+

2.Rh血型系统

人类红细胞除含AB抗原外，还含有C、c、D、d、E、e六种抗原。Rh血型是以D抗原存在与否来表示Rh阳性或阴性。汉族人口中有99%的人为Rh阳性，阴性者不足1%。

（二）交叉配血试验

交叉配血试验是将献血人的红细胞和血清分别与受血人的血清和红细胞混合，观察有无凝集反应，这一试验称为交叉配血试验。其中包括直接（主侧）交叉配血试验和间接（次侧）交叉配血试验（见表10-2-2）。

表10-2-2

	直接（主侧）交叉配血	间接（次侧）交叉配血
供血者	红细胞	血清
受血者	血清	红细胞

知识拓展

血型鉴定与交叉配血试验

血型鉴定包括ABO血型和Rh因子。无论输全血还是成分血，均应选用同型血液输注。但在紧急情况下，如无同血型，O型血可输给所有患者；AB型血患者除可接受O型血外，还可接受A型血和B型血，但要求直接交叉配血试验阴性（不凝集），间接交叉配血试验可以阳性（凝集），在这种特殊的情况下，必须一次性输入少量血（不超过400 mL），并减慢输血速度。

三、间接静脉输血法

间接静脉输血法（indirect blood transfusion）是指将已抽出并保存于血袋中的血液，采用输血器输入患者体内的方法。

（一）护理评估

1.评估患者的病情、治疗情况、判断输血指征是否充分。

2.核对血型、交叉配血试验、手术史及输血史、过敏史。

3.评估患者对输血相关知识的掌握程度及心理状态。

4.观察穿刺部位皮肤、血管情况，根据年龄、病情、输血量等因素选择静脉，避开皮肤发红、硬结、皮疹等破损处。一般采用四肢浅静脉；急症输血时多采用肘部静脉；周围循环衰竭时，可采用颈内外静脉、股静脉及锁骨下静脉。

（二）操作前准备

1.护士准备

着装整齐，洗手，戴口罩，修剪指甲。

2.患者准备

（1）了解输血的目的、方法、注意事项及配合要点。

（2）采集血标本检验血型和做交叉配血试验：医生填写输血申请单，护士抽取血标本，送输血科做血型鉴定和交叉配血试验。

（3）签署知情同意书。

（4）排空二便。

（5）取舒适体位。

3.用物准备

0.9%生理盐水100 mL、一次性输血器、同型血液及血液配型单、治疗盘。

从血库取血时，必须与血库人员一起查对，包括血的有效期、血的质量和输血装置是否完好；核对受血者姓名、床号、病历号、血袋号、血型、交叉配血试验的结果、血液种类和血量；核对供血卡上的姓名、编号、血型及交叉配血试验结果；核对采血日期，超过期限（2～3周）不能使用。检查血液质量，如有血浆颜色变红或混浊有泡沫，红细胞呈玫瑰色，白细胞与血浆界限不清等，都证明有溶血现象，而不能使用。

血液从血库取回后，勿剧烈振荡，以免红细胞被大量破坏而引起溶血；不可将血液加温，防止血浆蛋白凝固变性，可在室温下放置15～20 min后再输入，一般在4 h内输完。避免放置时间过长，而造成红细胞破坏或血液被污染。

4.环境准备

宽敞，明亮。

（三）操作步骤

1.评估并解释

护士备齐用物，携至患者床旁，核对患者姓名、床号和腕带；评估患者的病情；向患者及其家属解释静脉输血的目的、方法、注意事项及配合要点。

2.检查核对

两位护士一起“三查八对”。

3.建立静脉通路后输盐水

按照密闭式静脉输液法建立静脉通道，输入少量生理盐水。

4.输血

（1）摇匀血液：轻轻摇匀血液，缓慢地将储血袋挂于输液架上。

（2）连接血袋进行输血：常规消毒储血袋接口处塑料管，将输血器连接到输血袋上。

（3）调节输血速度：开始输入速度宜慢（＜20滴/min），观察10～15 min，如无不良反应，再根据病情调整滴速，成人一般为40～60滴/min，老年患者及儿童酌减。

5.操作后核对

双人核对受血者姓名、床号、腕带、病历号、血袋号、血型、交叉配血试验结果、血液种类和血量。

6.操作后处理

向患者或其家属交代注意事项，告知可能出现的不适症状，并将呼叫器置于易取处。按静脉输液后处理撤去用物、整理床单元、洗手，记录输血时间、滴速、患者全身及局部情况。

7.加强巡视

输血过程中一定要加强巡视，密切观察患者有无输血反应，并询问患者有无不适。常见的输血反应包括发热反应、过敏反应、溶血反应、快速输血导致的循环负荷过重、出血倾向、枸橼酸中毒、低血钙、高血钾、酸碱失衡等。

8.血液输完后，继续输入少量生理盐水，使输血器内的余血全部输入体内，按照静脉输液法封管、拔针。

9.输血袋及输血器的处理

将输血器针头置入锐器盒内，将输血管道置入医用垃圾袋中，将输血袋送至输血科。

10.洗手，记录输血开始及结束时间，输血的种类、剂量、血型、血袋号、有无输血反应等。

注意事项

1.无论输全血还是成分血，均应选用同型血液输注。

2.血液制品从血库中取出后，30 min内输入，一般4 h内输完，避免放置过久，而使血液变质或被污染。

3.在取血或输血过程中，需双人严格查对，避免发生差错事故。

4.输血前后、输入两袋血之间，均应输入少量生理盐水，以冲洗输血器管道。

5.开始输血时，滴速不应超过20滴/min，如无不良反应，成人一般调至40～60滴/min，对严重贫血、心力衰竭患者及年老体弱者和儿童滴速宜慢。

6.输血过程中一定要加强巡视，密切观察患者有无输血反应，并询问患者有无不适。

7.输血时需使用单独的静脉通道，不得往血液内加入其他药物或与其他药物一起输入。

8.输完后的血袋送回输血科保留24 h，以备患者发生输血反应时查找原因。

（四）健康教育

1.向患者解释输血的适应证和禁忌证，争取患者的配合。

2.向患者说明合理调节输血速度的原因，告知患者勿擅自调节滴速，及发现滴速异常要及时呼叫护士。

3.向患者介绍常见输血反应的症状，告知患者一旦出现不适，及时使用呼叫器呼叫护士。

（五）操作流程图（如图 10-2-1）

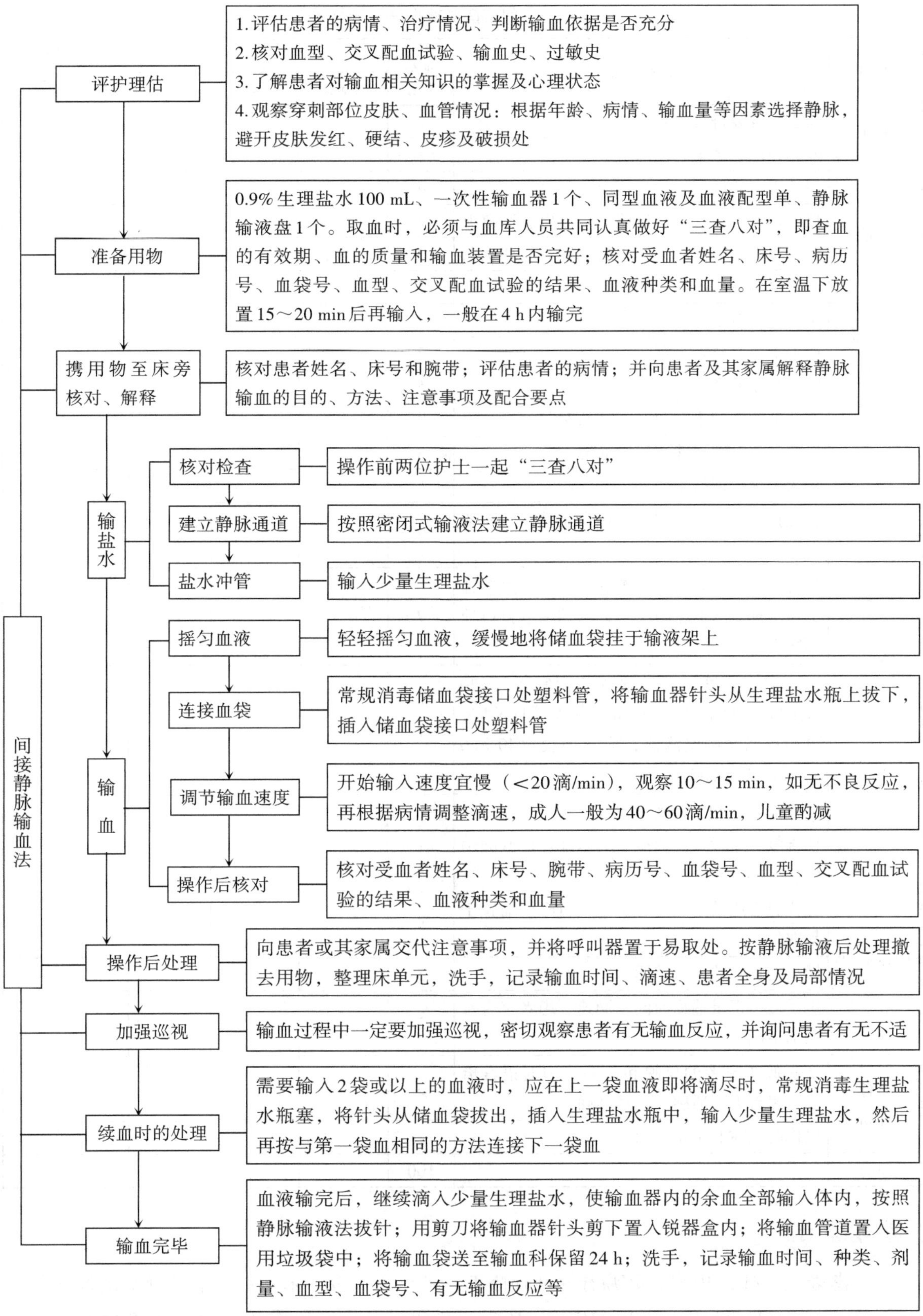

图 10-2-1　间接静脉输血操作流程图

（六）操作评分标准（见表10-2-3）

表10-2-3　间接静脉输血法评分标准

项目	技术操作要求	评分	评分等级				实际得分
			A×1	B×0.7	C×0.4	D×0	
素质	仪表、着装符合要求	2					
	操作熟练、轻柔，沟通有效	3					
评估	评估患者的病情、治疗情况	4					
	核对血型、交叉配血试验、输血史、过敏史	6					
	了解患者对输血相关知识的掌握及心理状态	3					
	观察穿刺部位皮肤、血管情况	2					
操作前准备	洗手，戴口罩	2					
	用物准备，放置合理	3					
	取血和血液准备正确	5					
操作过程	操作前两名护士一起“三查八对”	7					
	按密闭式输液法建立静脉通道	8					
	输入少量生理盐水	7					
	轻轻摇匀血液，缓慢地将储血袋挂于输液架上	7					
	常规消毒储血袋接口处塑料管，将输血器针头从生理盐水瓶上拔下，插入储血袋接口处塑料管	7					
	调节输血速度。开始输入速度宜慢（<20滴/min）。观察10～15 min，如无不良反应，再根据病情调整滴速，成人一般为40～60滴/分，儿童酌减	7					
	操作后再次核对受血者姓名、床号、腕带、住院号、血袋号、血型、交叉配血试验的结果、血液种类和血量	7					
操作后处理	交代患者或其家属注意事项，将呼叫器置于易取处	5					
	撤去用物，整理床单元	5					
	洗手后，记录输血时间、滴速、患者全身及局部情况	5					
整体评价	认真倾听患者的反映和需要，沟通语言恰当，患者无不适感，核对准确	3					
	操作时间在15 min以内	2					
总分		100					

思考与练习

患者，女性，40岁，肝癌行左叶切除术，术中出血多，术后引流管持续引流鲜红色血液。心率108次/min，血压92/58 mmHg。血常规提示：血红蛋白60 g/L。遵医嘱静脉输注红细胞450 mL。

1.输血前需做哪些准备工作？

2.如何调节患者的输血速度？

3.输注两袋以上血液时，应注意什么？

四、直接静脉输血法

直接静脉输血法（direct blood transfusion）是指对于无库存血而又急需输血的患者以及婴幼儿少量输血时，将供血者的血液抽出后立即输送给患者的方法。

（一）护理评估

同间接静脉输血法，此外，还应做好供血者的解释，以取得其合作。

（二）操作前准备

1.护士准备

着装整齐，洗手，戴口罩、帽子，修剪指甲，备齐用物。

2.患者准备

同间接静脉输血法，此外，应同时采集供血者血标本，以进行血型鉴定、交叉配血试验和感染指标的检查。

3.用物准备

50 mL注射器数个及针头数个（根据输血量多少而定）、3.8%枸橼酸钠溶液、血压计、静脉注射盘1个。

4.环境准备

宽敞，明亮。

（三）操作步骤

1.准备卧位

请患者和供血者分别卧于相邻的两张床上，露出受血者和供血者一侧的肢体。

2.核对并解释

护士备齐用物携至床旁，核对患者和供血者姓名、床号及腕带；核对两者血型及交叉配血试验结果。

3.抽取抗凝剂

用备好的50 mL注射器抽取3.8%枸橼酸钠溶液5 mL。

4.抽、输血液

（1）将血压计袖带缠于供血者上臂并充气，使静脉充盈，压力维持在100 mmHg左右。

（2）选择静脉，一般选用粗大、弹性好的静脉，如肘正中静脉，常规消毒皮肤。

（3）用加入抗凝剂的注射器抽取供血者的血液，然后立即行静脉注射，将抽出的血液输给患者。三人配合：一人抽血，一人传递，一人输注。在传递、输注过程中严格无菌操作。抽血和推注速度不宜过快，并随时观察患者和供血者的反应及主诉。

（4）连续抽血时，不必拔出针头（保持针头无菌），只需更换注射器。

5.操作后处理

（1）输血完毕，拔出针头，用无菌纱布块按压穿刺点5～10 min，至无出血。

（2）撤去用物，整理床单元。

（3）洗手，记录输血时间、种类、血型，患者全身及局部情况，有无输血反应。

☞ 注意事项

1. 受血者和供血者分别卧于相邻的两张床上，方便操作。
2. 严格执行双人查对制度，避免差错事故。
3. 备好的注射器加入抗凝剂，避免抽出的血液凝固。
4. 一般选择粗大、弹性好的静脉，如肘正中静脉。
5. 抽、输血时三人配合：一人抽血，一人传递，一人输注。
6. 抽血和输注速度不可过快，并注意观察受血者和供血者反应。
7. 连续抽血时，不必拔出针头（保持针头无菌），只需更换注射器。

（四）健康教育

1. 向受血者和供血者解释输血的适应证和禁忌证，争取其配合。

2. 向受血者供血者介绍常见反应的症状和防治方法，告知一旦出现不适，及时使用呼叫器告知护士。

（五）操作流程图（如图 10-2-2）

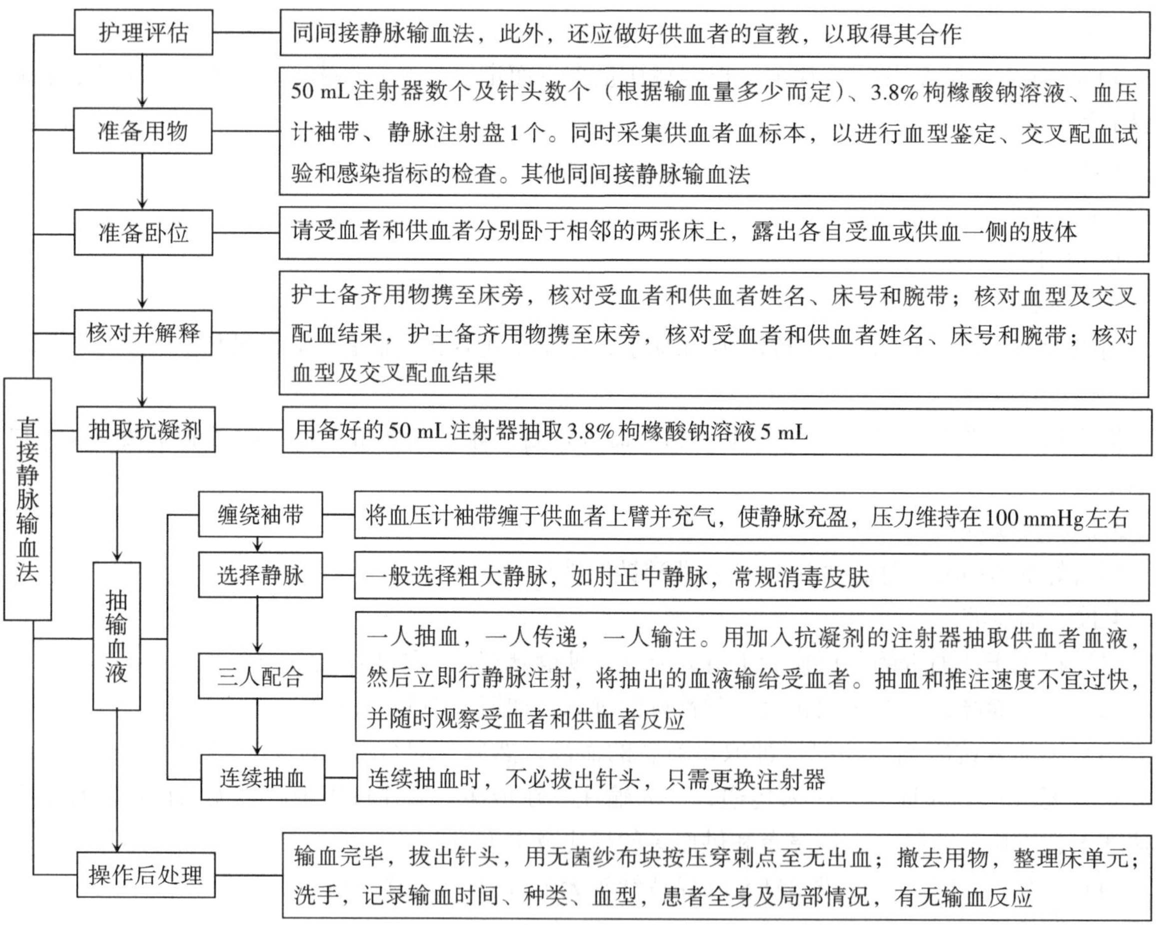

图 10-2-2　直接静脉输血法流程图

（六）操作评分标准（见表10-2-4）

表10-2-4　直接静脉输血操作评分标准

项目	技术操作要求	评分	评分等级				实际得分
			A×1	B×0.7	C×0.4	D×0	项目
素质	仪表、着装符合要求	2					
	操作熟练、轻柔，沟通有效	3					
评估	评估患者的病情、治疗情况	3					
	核对血型、交叉配血试验、输血史、过敏史	4					
	了解受血者和供血者对输血相关知识的掌握及心理状态	4					
	观察受血者和供血者穿刺部位皮肤、血管情况	4					
操作过程	洗手，戴口罩	2					
	用物准备，放置合理	3					
	受血者和供血者分别卧于相邻的两张床上，露出各自受血或供血一侧的肢体	6					
	核对受血者和供血者姓名、床号和腕带	4					
	核对血型及交叉配血结果	4					
	抽取抗凝剂：用备好的50 mL注射器抽取3.8%枸橼酸钠溶液5 mL	6					
	将血压计袖带缠于供血者上臂并充气，使静脉充盈，压力维持在100 mmHg左右	6					
	选择静脉（一般选择粗大静脉，如肘正中静脉）	4					
	常规消毒皮肤	4					
	用加入抗凝剂的注射器抽取供血者血液	6					
	立即行静脉注射，将抽出的血液输给受血者	6					
	三人配合：一人抽血，一人传递，一人输注	4					
	抽血和推注速度不宜过快，并随时观察受血者和供血者反应	5					
操作后处理	拔出针头，用无菌纱布块按压穿刺点至无出血	5					
	撤去用物，整理床单元	5					
	洗手，记录输血时间、种类、血型，患者全身及局部情况，有无输血反应	5					
整体评价	认真倾听患者的反应和需要，沟通语言恰当，患者无不适感，核对准确	3					
	操作时间在15 min以内	2					
总分		100					

五、自体血回输法

自体血回输法（autotransfusion）是指预先采集患者体内血液或手术中、手术后收集自体失血存放，然后再回输入该患者自身体内的方法。以术后引流血自体回输法为例。

（一）护理评估

同间接静脉输血法，此外，评估患者血液引流量是否大于200 mL、储血罐内停留时间是否小于6 h。

（二）操作前准备

1.护士准备

着装整齐，洗手，戴口罩、帽子，修剪指甲，备齐用物。

2.患者准备

同间接静脉输血法，此外，根据季节注意保暖，必要时关闭门窗，保持室内温度恒定；放置屏风或拉帘，注意保护患者隐私。

3.用物准备

0.9%盐水100 mL、血液回输系统（可引流血液至储血罐，将储血罐血液引流至储血袋后经输血器回输）、输血器、静脉输液盘1个。

4.环境准备

宽敞，明亮。

（三）操作步骤

1.核对并解释

携用物至患者床旁，核对患者床号、姓名、腕带，向患者解释并取得患者的配合。

2.建立静脉通路

用0.9%生理盐水100 mL静脉输入。

3.储血

（1）观察引流管是否通畅，血液引流量≥200 mL，储血罐内停留时间≤6 h。

（2）夹紧伤口负压引流管上的夹子，关闭负压，记录储血罐中的引流量及时间。

（3）将储血袋置于较低位置，打开储血袋连接管上的夹子，按压存储器按钮，使储血罐中的血液自动流至储血袋中。

4.计算输血量

储血袋中的血量（自体血回输量）=储血罐中的引流量（伤口引流量）−储血罐中的剩余量

5.输血

（1）将储血袋与储血罐间连接管的夹子夹紧。

（2）消毒储血袋肝素帽外口，将储血袋置于输液架上悬挂牢固。

（3）再次消毒，将输血器针头从盐水袋拔出插入储血袋的肝素帽处。

（4）调节滴数（同间接静脉输血流程）。

6.打开伤口负压引流管的夹子，打开负压，观察引流是否通畅、患者意识、心电监护是否正常、有无不适。

7.操作后核对和操作后处理同间接静脉输血法，洗手，记录伤口负压引流量及自体血回输血量。

☞ 注意事项

1.密切观察患者的生命体征变化。

2.定时观察装置状态，确保引流通畅。

3.严格回输时间：储血罐内停留时间小于6 h方可回输。

4.记录回输血后患者生命体征，各种不良反应，如发热、过敏及凝血异常（观察皮肤有无出血点及瘀斑等），及时倾听患者主诉。

（四）健康教育

1.向患者解释自体血回输的适应证和禁忌证，争取其配合。

2.向患者说明合理调节输血速度的重要性，告知患者勿擅自调节滴速。

3.告知患者常见输血反应的症状，告知患者一旦出现不适，及时使用呼叫器通知护士。

六、常见输血反应

（一）发热反应

发热反应是输血反应中最常见的一种。

1.原因

（1）由致热源引起，如血液、保养液或输血用具污染。

（2）多次输血后，受血者血液中产生白细胞和血小板抗体，当再次输血时，受血者体内的抗体与供血者的白细胞和血小板发生免疫反应，引起发热。

（3）输血过程中没有严格遵守无菌操作原则，造成血液污染。

2.临床表现

可发生在输血过程中或输血后1～2 h，患者先发冷，进而寒战高热，体温可达38～41 ℃，可伴有面色潮红、头痛、恶心、肌肉酸痛等全身症状，一般不伴有血压下降。发热持续时间不等，轻者持续1～2 h即可缓解，缓解后体温逐渐降至正常。

3.处理

（1）反应轻者：减慢输血速度。

（2）反应重者：立即停止输血，另建静脉通道，密切观察生命体征，给予对症处理，并及时通知医生。

（3）必要时给予抗过敏药物。

（4）将剩余血连同储血袋、输血器一并送检。

4.预防

严格管理血库保养液和储血用具。

（二）过敏反应

1.原因

（1）患者为过敏体质。

（2）输入的库存血液中含有致敏物质。

（3）多次输血的患者，体内可产生抗体。

（4）供血者血液中的变态反应性抗体随血液输给受血者。

2.临床表现

大多数患者的临床表现发生在输血后期，表现轻重不一。

（1）轻度反应：皮肤瘙痒，荨麻疹，眼睑、口唇水肿，胸闷，恶心等。

（2）重度反应：血管神经性水肿，喉头水肿，呼吸困难，两肺闻及哮鸣音，心率快，血压低，甚至发生过敏性休克。

3.处理

（1）过敏反应时，轻者减慢输血速度，给予抗过敏药物，继续观察，重者立即停止输血。

（2）呼吸困难者给予吸氧，保持呼吸道通畅，严重喉头水肿者行气管切开，循环衰竭者应给予抗休克治疗。

（3）根据医嘱给予0.1%肾上腺素0.5～1 mL皮下注射，或使用抗过敏药物和激素，如地塞米松、异丙嗪、氢化可的松等。

4.预防

正确管理血液和血制品，尽量选择无过敏史的供血者，供血者在采血前4 h内不宜吃高蛋白和高脂肪的食物，对有过敏史的患者，输血前给予抗过敏药物或激素。

（三）溶血反应

溶血反应是指输入血中的红细胞或受血者的红细胞发生异常破坏，致使血红蛋白从红细胞流出，而引起一系列临床症状的发生，是最严重的输血反应，严重者可死亡。溶血反应可分为血管内溶血和血管外溶血。

1.血管内溶血反应

（1）原因

①输入异型血液，即供血者和受血者ABO血型不符，一般输入10～15 mL即可出现头痛、胸闷等症状，后果严重。

②输入变质血液，如血液贮存过久、保存温度过低或过高、血袋破损血液污染、输血前血液加温或受剧烈震荡、血液内加入高渗或低渗溶液、与影响血液pH的药物同时输入等，致使红细胞被破坏所致。

（2）临床表现

第一阶段：受血者的血液会快速发生凝集反应，红细胞凝集阻塞部分小血管。患者表现为头胀痛、胸闷、恶心呕吐、心前区压迫感、四肢麻木、腰背剧痛等。

第二阶段：凝集的红细胞溶解后，大量血红蛋白释放到血中，出现黄疸及血红蛋白尿，同时伴有血压下降、心率增快、呼吸困难等。

第三阶段：大量血红蛋白从血浆进入肾小管，与酸性物质变成结晶体，阻塞肾小管；另外，由于抗原、抗体的相互作用，肾小管内皮缺血、缺氧而坏死脱落，造成肾功能衰竭。

同时，可伴有出血倾向，发生溶血反应时，因红细胞的破坏而释放的凝血物质可以消耗血小板和凝血因子，从而引起弥漫性血管内凝血（DIC）。

（3）处理

①立即停止输血，给予氧气吸入，保持呼吸道通畅，另建静脉通道，遵医嘱给予升压药或其他药物治疗。

②保护肾脏，双侧腰部封闭，用热水袋敷双侧肾区，以解除肾小管痉挛。

③碱化尿液，给予5%碳酸氢钠静脉滴入，促使血红蛋白溶解。

④严密观察生命体征及尿量，及时倾听患者主诉，并及时记录。

⑤若出现休克症状，应快速进行抗休克治疗。

⑥将剩下的余血连同输血器、患者血标本和尿标本送化验室进行检验。

（4）预防

输血前仔细查对，做好血型鉴定和交叉配血试验，严格执行血液保存规定，以防止血液变质。怀疑血液变质时不得输入。

2.血管外溶血反应

红细胞在网状内皮细胞内破坏的溶血，称血管外溶血，血管外溶血主要是血红蛋白代谢产物增多而引起的相应变化。临床中常见于Rh血型不合，绝大多数溶血是由D抗原与相应抗体所致，使Rbc破坏溶解释放出游离血红蛋白转化为胆红素，再经血液循环至肝脏迅速分解，通过消化道排出体外。血管外溶血反应一般呈慢性溶血过程，一般在输血后一周或更长时间出现，体征较轻，有轻度发热伴乏力、血胆红素升高。Rh阴性者首次接受Rh阳性血液后不会发生溶血反应，但在2～3周后其血清中产生抗Rh因子抗体。当再次接受Rh阳性血液时，即可发生溶血反应，所以尽量避免再次输血。

（四）与大量输血有关的反应

大量输血是指24 h内各类输血量相当于或者大于患者的总血容量。

1.循环负荷过重

同静脉输液反应。

2.出血倾向

（1）原因

库存血中的血小板由于储存时间长，破坏较多，凝血因子减少，从而引起出血。常见于长期反复输血或短时间内输入大量库存血者。

（2）临床表现

皮肤、黏膜瘀斑；穿刺部位大块瘀血；手术后伤口渗血。

（3）处理

应密切观察患者的意识、血压、脉搏及体温等变化，注意皮肤、黏膜颜色或手术伤口有无渗血；严格掌握输血量，每输入3～5个单位库存血，需补充1个单位的新鲜血；根据凝血因子缺乏情况，补充有关成分血。

3.枸橼酸钠中毒

（1）原因

由于库存血内有大量枸橼酸钠，在输血过程中随之输入大量枸橼酸钠，如肝功能不全者，枸橼酸钠不能完全代谢并排出，进而与血中的游离钙结合使血钙浓度下降，导致凝血功能障碍、血管收缩不良、毛细血管张力减低和心肌收缩无力等。

（2）临床表现

手足抽搐，血压下降，心率缓慢；心电图表现为Q-T间期延长，严重者甚至心搏骤停。

（3）处理

严密观察患者的反应；每输库存血1000 mL，静脉推注10%葡萄糖酸钙10 mL，防止发生低血钙。

（五）其他输血反应

空气栓塞、细菌污染、体温过低及通过输血传染各种疾病（病毒性肝炎、艾滋病）等。

思考与练习

1.患者，女性，39岁，因“外伤导致昏迷2小时”入院。查体：体温37.3℃，脉搏108次/min，呼吸26次/min，血压70/48mmHg，Rh阴性B型血。需输注血浆400 mL，红细胞400 mL。因患者血型特殊，库存血不足，需紧急采集供血者血液输于患者。

（1）输血前应做哪些准备？

（2）患者输血时出现手足抽搐、血压下降、出血倾向。此患者可能出现了什么情况？

2.患者，男性，78岁，行“右膝关节置换术”。术中出血量较多，拟采取术后自体血回输法给予补充血容量，术中置引流管外接血液回输系统。

回输血后患者出现休克，考虑休克的原因是什么？应给予何种相对应的处理？

第三节　常用中心静脉导管技术

一、超声引导下的PICC置管技术

经外周静脉置入中心静脉导管（ peripherally inserted central catheter，PICC），是经上肢的贵要静脉、肘正中静脉、头静脉、肱静脉、颈外静脉（新生儿还可通过下肢的大隐静脉、头部颞静脉、耳后静脉等）穿刺置管，尖端位于上腔静脉或下腔静脉的导管。可用于输注各种药物、营养支持治疗以及输血等，也可用于血液样本采集。PICC留置时间可长达1年，能为患者提供中长期的静脉输液治疗，减少频繁静脉穿刺给患者带来的痛苦，且避免了刺激性药物对外周血管的损伤及化疗药物外渗引起的局部组织坏死，解决了外周血管条件差的患者的输液难题。

（一）适应证

1.静脉输液 > 7 d，需反复输注腐蚀性药物，如肿瘤治疗；

2.需反复输血及血制品或采血；

3.需长期输注高渗性或高黏稠度液体，如长期胃肠外营养；

4.缺乏外周静脉通路；

5.早产儿；

6.家庭、社区长期需要输液治疗的患者。

（二）禁忌证

1.插管途径或穿刺局部近期有损伤、感染；

2.已知或怀疑有菌血症或败血症；

3.不能确认穿刺静脉；

4.在预定插管部位或肢体既往有放射治疗史、静脉血栓形成史、外伤史或血管外科手术史的静脉；

5.有严重出血倾向；

6.已有锁骨下或颈内静脉插管；

7.接受乳房根治术或腋下淋巴结清扫术侧肢体、锁骨下淋巴结肿大或有肿块、安装起搏器侧；

8.瘫痪侧肢体，如果是全身瘫痪，以右侧为准；

9.上腔静脉压迫/上腔静脉阻塞综合征（上肢禁忌）；

10.慢性肾病患者，因可能会导致中心静脉狭窄或栓塞，以及相应的静脉损耗无法进行以后的瘘管建立。

（三）护理评估

1.治疗方案评估

了解患者输液目的、输液疗程、输液速度、药液性质等。

2.患者情况评估

了解患者的姓名、年龄、性别，病情、用药史、过敏史、手术史、血栓史、血管手术史、是否安装起搏器、超声结果，评估有无锁骨下淋巴结肿大、双上肢有无肿胀、体温、血常规、出凝血时间、血糖结果、血小板计数及配合程度。

3.穿刺部位的评估

评估患者的穿刺部位及皮肤状况，选择穿刺部位，评估静脉弹性，静脉瓣，静脉直径、血流速度、长短，穿刺难易度等。

（四）操作前准备

1.环境准备

清洁，明亮，紫外线消毒半小时。

2.用物准备

（1）无菌物品：2% 葡萄糖氯己定，250 mL生理盐水1瓶，20 mL注射器2支，1 mL注射器1支，2%利多卡因1支，10 cm×12 cm透明敷贴，正压接头，无菌超声探头保护套；

（2）PICC穿刺包：治疗巾2块，孔巾1块，无菌镊1把，直剪1把，无菌手术衣1件，无菌无粉手套2副，纱布3块，大棉球6个，消毒盘1个，弯盘1个，无菌输液贴2贴。

（3）增强型瓣膜式PICC穿刺套件，微插管鞘穿刺套件，导针器套件，巴德视锐5血管超声导引系统1台。

（4）其他必需品：皮尺，止血带，胶布，超声耦合剂1支，治疗巾，弯盘，弹力绷带，置管记录表格。（如图10-3-1）

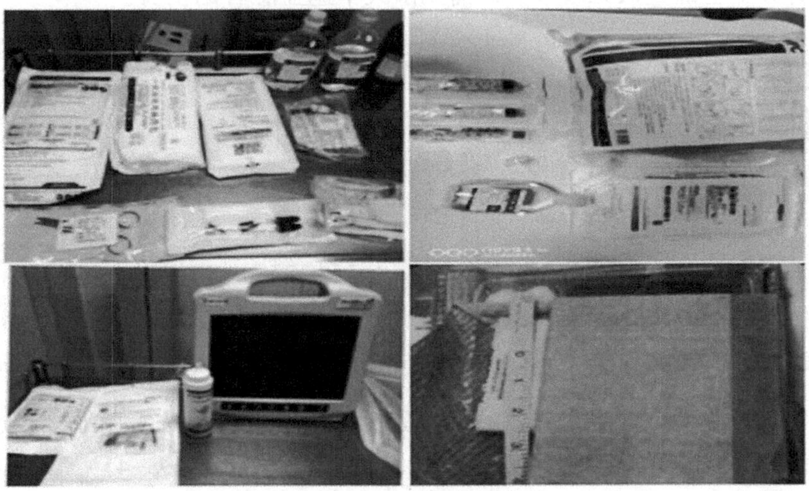

图10-3-1　用物准备

3.护士准备

衣帽整洁，修剪指甲，洗手，戴口罩、帽子。

4.患者准备

（1）评估患者：排便，清洗置管部位，更衣，注意保暖。

（2）向患者及其家属讲明置管意义、目的、注意事项及配合要点、操作过程和并发症，与患者签署知情同意书，预约X射线检查行导管定位，协助患者进入治疗室。

（五）操作步骤

1.核对置管医嘱、患者床号、姓名及住院号，查看检验结果。

2.洗手，戴口罩、帽子，备齐用物，携用物至床旁（处置室）。

3.患者去枕平卧，置管侧手臂外展90°，暴露穿刺区域，血管超声仪摆放在操作者对面，便于操作者在目视屏幕下双手操作。（如图10-3-2）

4.在超声引导下选择血管：先摸到肘窝处的动脉搏动，大概在肘窝上2 cm处先找肱动脉与肱静脉，涂抹少量的耦合剂，用探头轻轻压迫，可见其搏动的为肱动脉，与之伴行的可被压扁的为肱静脉。因肱静脉汇合于内侧的贵要静脉，所以将探头向内侧、向上慢慢移动，找到内径较大的血管，用探头压迫，可以压扁，不见搏动的就是首选的穿刺血管——贵要静脉，在预穿刺点处做好标记。

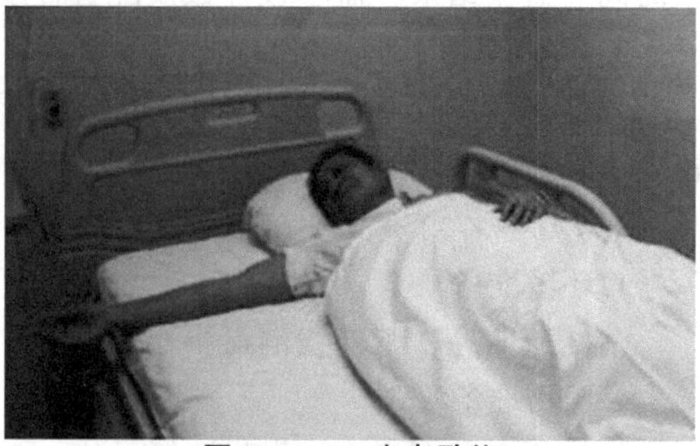
图10-3-2　患者卧位

5.测量：置入长度，患者平卧，上臂外展与躯干呈90°，从预穿刺点沿静脉走向右胸锁关节再向下反折至第三肋间隙，记录测量数据；臂围，在肘横纹上10 cm处绕臂一周，测量双侧臂围，记录测量数据。（如图10-3-3）

6.洗手，戴无菌手套，消毒：手臂下放护垫，助手向放有棉球的消毒盘内倒入2%葡萄糖氯己定消毒液，以穿刺点为中心，由内向外，顺逆时针用力环形摩擦消毒至少3遍。整臂消毒，自然待干。

7.建立无菌区：在患者臂下铺无菌治疗巾，并将灭菌止血带放至第一次定位处，铺孔巾暴露穿刺点；将患者前臂及手全部置入无菌巾下，铺无菌大单遮盖患者的全身。

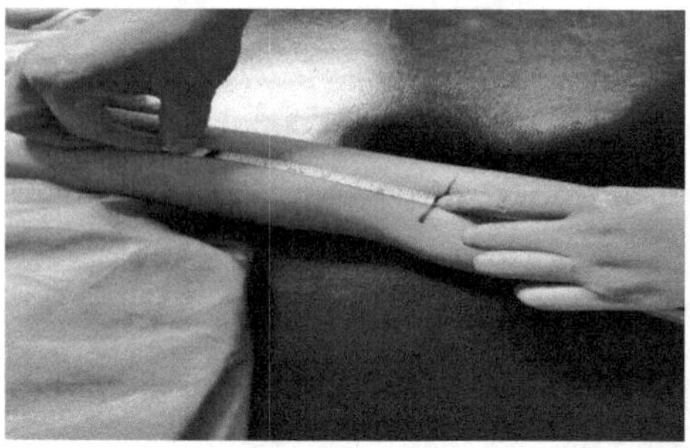
图10-3-3　测量

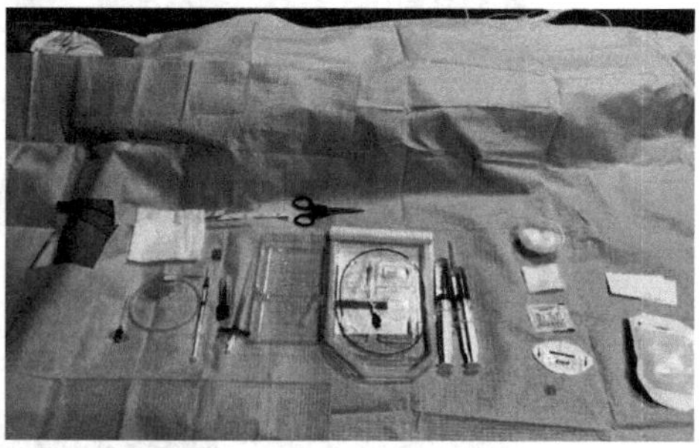
图10-3-4　无菌用物摆放

8.更换无菌手套，洗手，穿手术衣，戴第二副无菌手套。助手按无菌原则投递增强型PICC套件、微插管鞘穿刺套件、导针器套件、正压接头及注射器。（如图10-3-4）

9.预冲导管：用生理盐水预冲导管内部，观察导管的完整性，再预冲连接器、减压套筒、正压接头，浸润导管外部，使之置于无菌生理盐水当中。

10.安放无菌探头罩：①在助手协助下将已涂抹耦合剂的超声探头装入无菌保护套内，保护套和探头之间不可有气泡，用橡胶圈固定放入无菌区；②在穿刺点附近涂抹少许无菌耦合剂；③将微插管鞘穿刺套件移入床旁无菌区，摆放整齐、合理。（如图10-3-5）

11.用2%利多卡因0.1～0.2 mL皮内注射做穿刺点处局部麻醉。（如图10-3-6）

12.将微插管鞘穿刺套件移入床旁无菌区内，摆放合理，整齐，安装导针器，根据血管深度选择导针器规格，并安装在探头上的凸起处，操作者扎止血带。（如图10-3-7）

13.穿刺前在超声引导下再次定位血管，并将选择好的血管影像固定在标记点的中央位置，左手固定好探头，保持探头位置垂直于皮肤（握探头的手法：左手紧握住探头手柄两端凹陷处，手部小鱼际部位做支撑平台，探头稍微贴近皮肤成90°)，右手取穿刺针，针尖斜面向上，即向探头一侧插入导管器沟槽，操作者双眼看着血管超声仪屏幕进行静脉穿刺。在超声显示屏上可在血管内看见一白色亮点，血从针尾处缓缓流出，即为穿刺针已进入血管。(如图10-3-8)

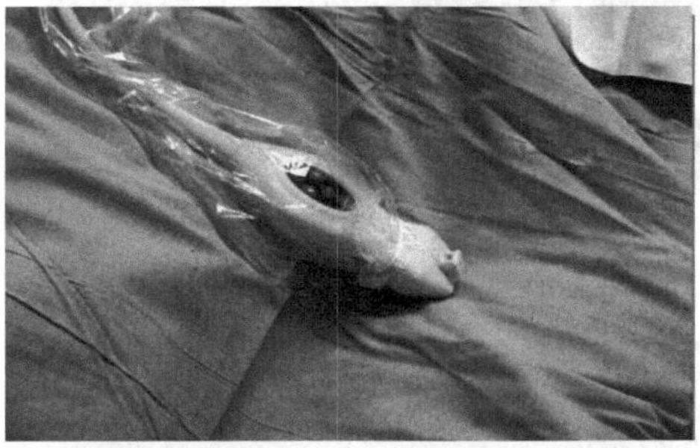

图10-3-5　无菌探头罩

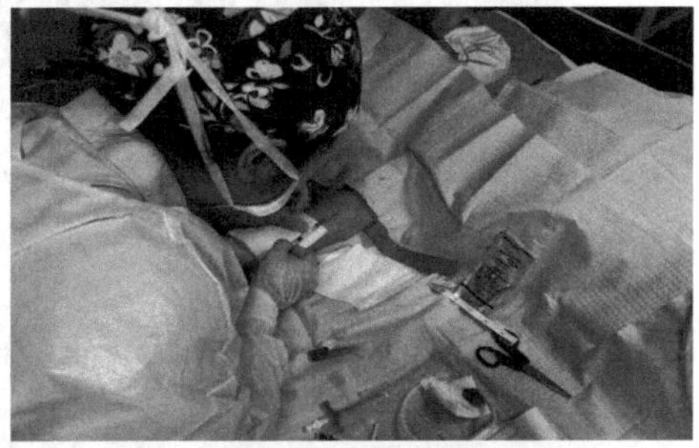

图10-3-6　穿刺前麻醉

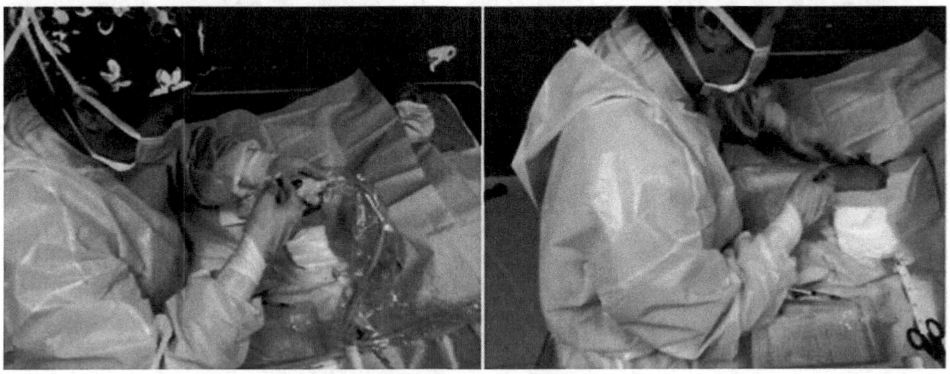

图10-3-7　安装导针器

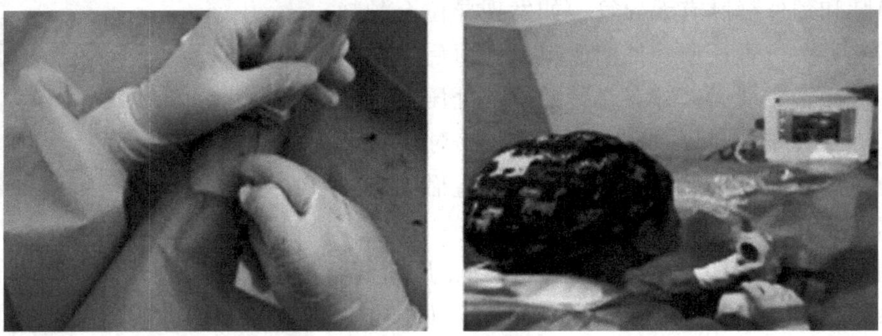

图10-3-8　穿刺

14.穿刺成功后固定穿刺针保持不动，小心地移开探头。左手固定好穿刺针，右手取导丝置入穿刺针，导丝入血管后，降低进针角度，继续推送导丝，右手松止血带（或由助手协助）并嘱患者松拳。体外导丝保留10～15 cm（遇到阻力不可用力推送导丝。如送导丝不成功，导丝与穿刺针必须一起拔出，避免穿刺针针尖将导丝割断，导致导丝断裂于体内)。(如图10-3-9)

15.撤除穿刺针，保留导丝在原位，无菌纱布压迫穿刺点。

16.扩皮刀沿导丝上方，与皮肤垂直，刀口向上，做纵向1～2 mm、深度1～2 mm切口，导丝下方垫无菌纱布，注意不要切割到导丝。

17.沿导丝送入插管器（扩张器/插管鞘套件），注意固定好导丝，避免导丝滑入静脉，推进插管鞘时与血管走向保持一致，边旋转插管器边用力持续向前推进。

18.拧开插管器上的锁扣，分离扩张器、插管鞘，同时将扩张器和导丝一起拔出，确保插管鞘不移位（随即用左手拇指固定可撕裂鞘，其余四指压住穿刺点上方的静脉止血，并检查导丝的完整性）。

19.固定好插管鞘，插管鞘下方垫无菌纱布，将导管自插管鞘内缓慢、匀速置入。当送入15 cm左右时，嘱患者将头转向穿刺侧，并低头使下颌贴近肩部，以防止导管误入颈内静脉。

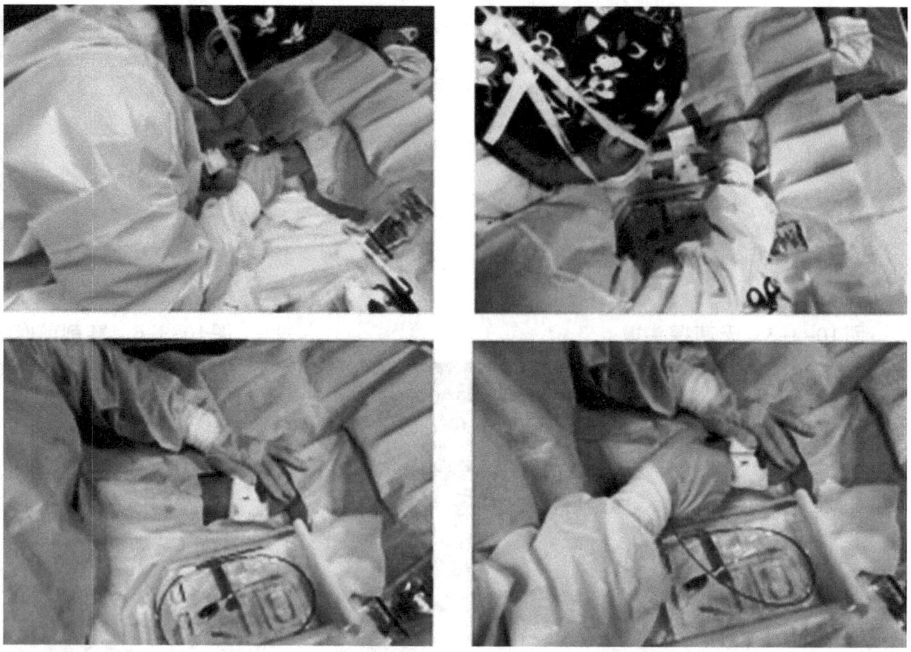

图10-3-9　置入导丝

20.插管至上腔静脉预定长度后，（用超声检查颈静脉，看颈内静脉和颈外静脉有无导管，如发现异位至颈静脉，可及时调整）头位置还原，抽回血，见回血后立即用生理盐水脉冲式冲管，取无菌纱布在鞘的末端处压迫止血并固定导管，从血管内撤除并撕裂插管鞘。核对插管长度，将导管与支撑导丝的金属柄分离，缓慢平直撤除支撑导丝。保留体外导管5～6 cm，垂直剪断导管。

21.安装正压接头，用生理盐水冲管以达到正压封管，无菌生理盐水纱布清洁穿刺点周围皮肤的血迹。（如图10-3-11）

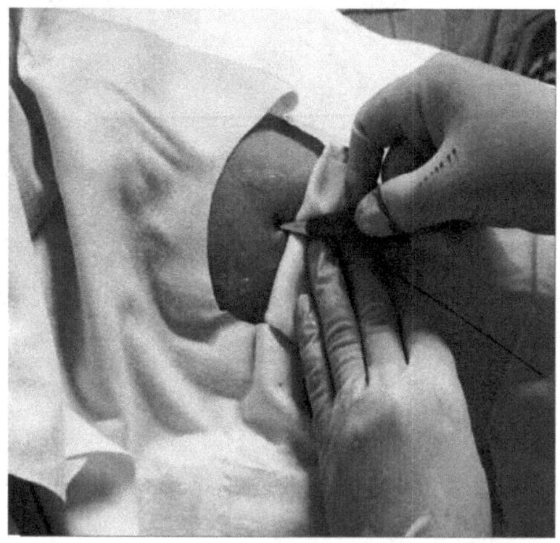

图10-3-10　扩皮

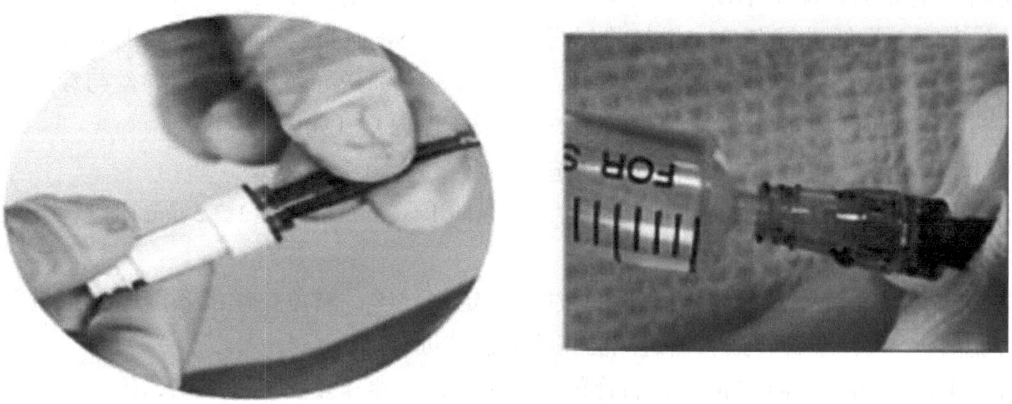

图10-3-11　安装正压接头、封管

22.缝合和固定：用皮肤保护剂擦拭固定部位，待干；思乐扣上箭头朝向穿刺点，将延长管上的缝合孔安装在支柱上；摆放好思乐扣及导管，将锁扣锁死；导管可“U”形或“C”形摆放，依次撕开思乐扣的背胶纸，将思乐扣固定在皮肤上。在穿刺点上方放置小方纱，无菌方式撤除孔巾，用10 cm×12 cm透明贴膜以穿刺点为中心无张力覆盖，排尽气泡。第一条胶布横向固定导管翼与贴膜边缘，第二条胶布蝶形交叉固定贴膜下缘，再用胶布横向固定延长管，无菌敷料固定正压接头，在导管上记录置入长度、外露长度、日期和操作者姓名，用弹力绷带加压止血。（如图10-3-12）

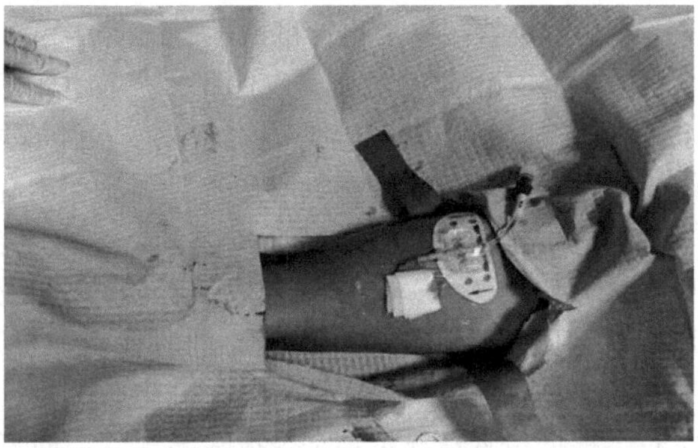

图10-3-12　缝合和固定

23.协助患者穿衣服、活动手臂，宣教置管后注意事项。

24.拍X线确认导管位置，医疗废物分类处置。

25.填写PICC置管患者记录档案，贴条形码，记录PICC长期护理手册并交予患者妥善保管。

注意事项

1.送管时速度不宜过快，如有阻力，不能强行置入，可将导管退出少许再行置入。

2.乙醇和丙酮等物质会对导管材质造成损伤，因此当使用含该类物质的溶液清洁护理穿刺部位时，应避免接触到导管。

3.置管后密切观察穿刺局部有无红、肿、热、痛等症状，如出现异常，应及时测量臂围并与置管前臂围相比较。每日测量导管外露长度，观察情况，必要时行B超检查。

4.置管后应指导患者:①进行适当的功能锻炼，如置管侧肢体松握拳、屈伸等动作，以促进血液流动，减轻水肿，但应避免置管侧上臂过度外展、旋转及屈伸运动；②勿提重物；③应尽量避免压迫置管侧肢体。

5.输血或血制品、抽血、输注脂肪乳等高渗性药物后应立即用生理盐水20 mL脉冲式冲管，不可用重力式冲管。冲管时禁止使用小于10 mL的注射器，勿暴力冲管，以免压强过大导致导管破损。

6.疑似导管移位时，应再行X线检查，以确定导管尖端所处位置。

（六）常见并发症的观察及护理

1.穿刺部位渗血：多发生在穿刺后24 h内，其主要由肘关节的伸屈活动、上肢支撑用力而导致。因此，置管后患者可行前臂内旋和外旋活动，但应避免上肢用力和（或）进行肘关节的伸屈活动。

2.导管堵塞：主要表现为输液速度变慢、冲管时阻力大。出现导管堵塞时，首先应分析可能原因，不宜强行推注生理盐水，并应遵医嘱及时处理和做好相关的记录。导管堵塞的常见原因与分类有：

（1）血栓性栓塞：最常见。主要由于封管方法不正确；冲管不及时或不彻底；患者血液黏滞性高，如老年人、糖尿病患者等；穿刺侧肢体活动过度或冲管压力过大，造成局部血管内膜损伤，以致管腔内形成血凝块或血栓。因此，化疗患者在两疗程之间的停药期间，应定期、规范冲洗导管，避免导管内血栓形成。血栓性堵塞若及时用尿激酶等溶栓药溶栓，可取得较好的复通效果。

（2）非血栓性堵塞：主要原因有导管打折、扭曲，药物结晶沉积或异物颗粒堵塞等。

3.导管异位：以导管位于颈内静脉最常见，主要与患者体位不当、经头静脉穿刺、血管变异等有关。为减少导管异位的发生，头静脉穿刺置管时，当导管到达肩部，嘱患者头转向穿刺侧手臂，下颌靠近肩部，以便导管顺利进入上腔静脉。

4.静脉炎：静脉炎包括机械性、细菌性、血栓性、化学性静脉炎四种。机械性静脉炎属于非感染性炎症，是由导管对血管壁的摩擦、撞击作用造成血管痉挛和血管内膜的损伤；表现为沿静脉走向出现红、肿、热、痛或条索状改变；伴有或不伴有疼痛，局部肿胀；宜将患肢抬高，减少肢体活动，避免受压。细菌性静脉炎是由于患者免疫力低下、无菌技术操作不规范等导致细菌滋生；表现为局部红、肿、热、痛，皮温升高，有脓性分泌物，无全身症状；要加强局部换药，观察全身症状，监测体温，如果处理效果不佳，出现发热症状，应拔管做导管细菌培养。血栓性静脉炎是指血管内急性非化脓性炎症，同时伴有血栓形成；表现为沿静脉走行出现发红、疼痛、肿胀，患肢麻木，刺痛感；安慰患者，抬高患肢，制动，不能揉搓患肢，用硫酸镁湿敷，遵医嘱抗凝2周左右，根据患者情况决定是否拔除导管，定期复查血管彩超。

5.静脉血栓形成：在静脉炎病理基础上易形成静脉血栓，患者若出现插管侧臂、肩、颈肿胀及疼痛，应提高警惕，指导患者抬高患肢并制动，不应热敷、按摩、压迫，且应立即通知医生对症处理并记录肿胀、疼痛、皮肤温度及颜色、出血倾向及功能活动情况。一旦彩超确诊，应进行溶栓治疗，若抗凝效果好，继续保留导管，若效果不好，立即拔除导管，以防血栓脱落形成栓塞。

6.导管相关血流感染：指带有血管内导管或者拔除血管内导管48 h内的患者出现菌血症，并伴有发热（T > 38 ℃）、寒战或低血压等感染表现，除血管导管外无其他明确的感染来源。患者外周血培养及对导管半定量和定量培养分离出相同的病原体，原则上应立即拔除导管，并遵医嘱酌情应用抗生素。

7.导管脱出：与下列因素有关：①缺乏自我护理知识；②穿脱衣物时将导管拉出；③输液管道太短，以致患者体位改变时牵拉脱出；④消毒剂未完全干，即贴上敷贴，导管固定不良，更换贴膜敷料时操作不规范带出导管；⑤肢体活动过于频繁。若导管不慎脱出，严禁将脱出体外的部分再行插入，应根据脱出程度，对应处理。

（七）健康教育

1.保持穿刺部位的清洁干燥，不要擅自撕下贴膜。贴膜有卷曲、松动、潮湿，要及时请护士帮助更换。

2.置管当天，置管侧手臂尽量不要做弯曲、伸直等活动，抬高带管侧手臂。为适应导管的存在，促进静脉回流，可做握拳松拳活动，穿刺当天穿刺点有少量渗血属正常现象，无须紧张。

3.注意观察针眼周围有无发红、痛痒、肿胀等异常，如有异常，应及时联络医生和护士。

4.携带PICC导管的患者可以淋浴，淋浴前以穿刺点为中心在肘弯处用保鲜膜缠绕两至三圈，上下边缘用胶布贴紧，淋浴后取下保鲜膜，检查贴膜下有无浸水，如有浸水，应请护士帮助更换；避免盆浴。

5.日常家务劳动时，避免拖地、洗刷衣服等体力活动。

6.治疗间歇期无异常情况下，应至少7天在有条件的医院对PICC导管进行冲管、更换贴膜和正压接头等维护。

7.携带PICC的患者可从事一般性日常生活、学习和体育锻炼。但需避免使用该侧手臂提过重的物品，不用该侧手臂托举重物、做持重运动等；避免游泳、盆浴等活动；应尽量避免触碰PICC体外部分，以免损伤导管或将导管拉出体外。

8.需做造影检查时，只可使用耐高压导管推注造影剂。

（八）操作流程图（如图10-3-13）

超声引导下PICC置管技术

护理评估	评估患者的治疗方案、病程、年龄、性别、活动状况、配合程度和穿刺部位皮肤状况等
操作前准备	环境准备，用物准备，护士准备，患者准备
操作中：核对	洗手，戴口罩、帽子，备齐用物，携用物至床旁（处置室），核对床号、姓名
操作中：摆放体位	患者平卧，置管侧手臂外展90°，暴露穿刺区域，戴口罩，血管超声仪摆放在操作者对面
操作中：选择血管	扎止血带，先摸到肘窝处的动脉搏动，大概在肘窝上2 cm处先找肱动脉与肱静脉，涂抹少量的耦合剂，用探头轻轻压迫，可见其搏动的为肱动脉，与之伴行的可被压扁的为肱静脉。将探头向内侧、向上慢慢移动，找到内径较大的血管，用探头压迫，可以压扁，不见搏动就是首选的穿刺血管——贵要静脉。在预穿刺点处做好标记
操作中：置入长度测量	置入长度：患者平卧，上臂外展与躯干呈90°，从预穿刺点沿静脉走向右胸锁关节再向下反折至第三肋间隙，记录测量数据；臂围：在肘横纹上10 cm处绕臂一周，测量双侧臂围
操作中：皮肤消毒	手臂下放护垫，助手向放有棉球的消毒盘内倒入2%葡萄糖氯己定消毒液，操作者以穿刺点为中心，由内向外，先顺时针后逆时针用力环形、摩擦消毒至少三遍，整臂消毒，待干
操作中：建立无菌区	在患者臂下铺无菌治疗巾，并将灭菌止血带放至第一次定位处，铺孔巾暴露穿刺点；将患者前臂及手全部置入无菌巾下，铺无菌大单遮盖患者全身。更换无菌手套，洗手，穿手术衣，戴第二副无菌手套，助手按无菌原则递增强型PICC套件、微插管鞘穿刺套件、导针器套件、正压接头及注射器
操作中：预冲导管	用1 mL注射器抽吸2%利多卡因，用生理盐水预冲导管内部，观察导管的完整性，再预冲连接器、减压套筒、正压接头，浸润导管外部，使之置于无菌生理盐水中
操作中：安放无菌探头罩	在助手协助下将已涂抹耦合剂的超声探头装入无菌保护套内，保护套和探头之间用橡胶圈固定，放入无菌区，在穿刺点附近涂抹少许无菌耦合剂，将微插管鞘穿刺套件移入床旁无菌区，摆放整齐、合理
操作中：局部麻醉及穿刺前准备	用2%利多卡因0.1～0.2 mL皮内注射做穿刺点处局部麻醉，将微插管鞘穿刺套件移入床旁无菌区内，安装导针器，根据血管深度选择导针器规格，并安装在探头上的凸起处，操作者扎止血带，穿刺前在超声引导下再次定位血管，并将选择好的影像固定在标记点的中央位置
操作中：穿刺	左手固定好探头，保持探头位置垂直立于皮肤，右手取穿刺针，针尖斜面向上插入导针器沟槽，操作者双眼看着超声仪屏幕，一边用手缓慢穿刺
操作中：置入导丝	穿刺成功后固定穿刺针保持不动，小心地移开探头，左手固定好穿刺针，右手取导丝置入穿刺针，导丝入血管后降低进针角度，继续推送导丝，右手松止血带，体外导丝保持10～15 cm，撤出穿刺针，保留导丝在原位，无菌纱布压迫穿刺点
操作中：扩皮	扩皮刀沿导丝上方与皮肤垂直，刀口向上，做纵向1～2 mm、深1～2 mm切口，导丝下方垫无菌纱布
操作中：插入插管鞘，送入导管	沿导丝送入插管鞘，固定好导丝，使插管鞘完全进入血管，拧开插管鞘锁扣，分离扩张器、插管鞘，同时将扩张器和导丝一起拔出，随即用左手拇指固定可撕裂鞘，其余四指压住穿刺点上方的静脉止血并检查导丝的完整性；固定好插管鞘，插管鞘下方垫无菌纱布，将导管自插管器内缓慢匀速置入，当送入10 cm左右时，嘱患者将头转向穿刺侧，下颌贴近肩部，插管至上腔静脉预定长度后，头位置还原，抽回血，见回血后立即用生理盐水脉冲式冲管，取无菌纱布在鞘的末端处压迫止血并固定导管，从血管内撤除并撕裂插管鞘。核对插管长度，将导管与支撑导丝的金属柄分离，缓慢平直撤除支撑导丝。保留体外导管5～6 cm垂直剪断导管
操作中：安装连接器	安装正压接头，用生理盐水冲管以达到正压封管，无菌生理盐水纱布清洁穿刺点周围皮肤的血迹
操作中：缝合和固定	用皮肤保护剂擦拭固定部位，待干；思乐扣上箭头朝向穿刺点，将延长管上的缝合孔安装在支柱上；摆放好思乐扣及导管，将锁扣锁死；依次撕开思乐扣的背胶纸，将思乐扣固定在皮肤上。在穿刺点上方放置小方纱，无菌方式撤除孔巾，以穿刺点为中心用10 cm×12 cm透明贴膜无张力覆盖，排尽气泡。第一条胶布横向固定导管翼与贴膜边缘，第二条胶布蝶形交叉固定贴膜下缘，再用胶布横向固定延长管，无菌敷料固定正压接头，记录时间和操作者姓名，用弹力绷带加压止血
健康教育	协助患者穿衣服，活动手臂，宣教置管后的注意事项
X线确认	填写PICC置管患者记录档案，贴条形码，记录PICC长期护理手册，并交予患者妥善保管
记录	置管成功后用超声检查颈静脉，判断颈内静脉有无导管，如发现移位至颈内静脉，可及时调整，拍X线确认导管位置

图10-3-13　PICC置入操作流程图

（九）操作评分标准（见表10-3-1）

表10-3-1　PICC置入操作评分标准

项目	技术操作要求	评分	评分等级				实际得分
			A×1	B×0.7	C×0.4	D×0	
评估	评估患者的病情、年龄、意识状态、是否安装起搏器、超声结果、心肺功能和合作程度等	2					
	评估患者局部穿刺部位皮肤、血管状况，有无特殊需要（排尿、排便）	2					
操作前准备	环境准备：清洁，明亮，紫外线消毒半小时	2					
	用物准备：2%葡萄糖氯己定，250 mL生理盐水1瓶，20 mL注射器2支，1 mL注射器1支，2%利多卡因1支，10 cm×12 cm透明敷贴，正压接头，无菌超声探头保护套；PICC穿刺包：治疗巾2块，孔巾1块，无菌镊1把，直剪1把，无菌手术衣1件，无菌无粉手套2副，纱布3块，大棉球6个，消毒盘1个，弯盘1个，无菌输液贴2贴，增强型瓣膜式PICC穿刺套件，微插管鞘穿刺套件，导针器套件，巴德视锐5血管超声导引系统1台；其他必需品：皮尺，止血带，胶布，超声耦合剂1支，治疗巾，弯盘，弹力绷带，置管记录表格	4					
	护士准备：衣帽整洁，修剪指甲，洗手，戴口罩、帽子	2					
	患者准备：清洗置管部位，更衣，注意保暖，向患者及其家属讲明置管意义、目的、注意事项及配合要点、操作过程和并发症，嘱患者排尿、排便，与患者签署知情同意书，预约X射线检查行导管定位，协助患者进入治疗室	3					
操作过程	核对置管医嘱，患者床号、姓名及住院号，查看检验结果。洗手，戴口罩、帽子，备齐用物，携用物至床旁（处置室）	2					
	患者摆体位（去枕平卧，置管侧手臂外展90°），暴露穿刺区域，血管超声仪摆放在操作者对面，便于操作者在目视屏幕下双手操作	2					
	超声引导下确认血管：扎止血带，先摸到肘窝处的动脉搏动，大概在肘窝上2 cm处先找肱动脉与肱静脉，涂抹少量的耦合剂，用探头轻轻压迫，可见其搏动的为肱动脉，与之伴行的可被压扁的为肱静脉。因肱静脉汇合于内侧的贵要静脉，所以将探头向内侧、向上慢慢移动，找到内径较大的血管，用探头压迫，可以压扁，不见搏动就是首选的穿刺血管——贵要静脉。在预穿刺点处做好标记	5					

续表 10-3-1

项目	技术操作要求	评分	评分等级				实际得分
			A×1	B×0.7	C×0.4	D×0	
操作过程	测量置入长度：患者平卧，上臂外展与躯干呈90°，从预穿刺点沿静脉走向右胸锁关节再向下反折至第三肋间隙，记录测量数据；臂围：在肘横纹上10 cm处绕臂一周，测量双侧臂围，记录测量数据	4					
	消毒：手臂下放护垫，助手向放有棉球的消毒盘内倒入2%葡萄糖氯己定消毒液，操作者以穿刺点为中心，由内向外，顺逆时针用力环形、摩擦消毒至少3遍，整臂消毒，待干	5					
	建立无菌区：在患者臂下铺无菌治疗巾，并将灭菌止血带放至第一次定位处，铺孔巾暴露穿刺点，将患者前臂及手全部置入无菌巾下，铺无菌大单遮盖患者的全身	4					
	更换无菌手套，洗手，穿手术衣，戴第二副无菌手套，助手按无菌原则递增强型PICC套件、微插管鞘穿刺套件、导针器套件、正压接头及注射器、贴膜和无菌输液贴	5					
	预冲导管：用生理盐水预冲导管内部，观察导管的完整性，再预冲连接器、减压套筒、正压接头，浸润导管外部，使之置于无菌生理盐水中	3					
	安放无菌探头罩：①在助手协助下将已涂抹耦合剂的超声探头装入无菌保护套内，保护套和探头之间不可有气泡，用橡胶圈固定放入无菌区；②在穿刺点附近涂抹少许无菌耦合剂；③将微插管鞘穿刺套件移入床旁无菌区，摆放整齐、合理	3					
	用2%利多卡因0.1～0.2 mL皮内注射做穿刺点处局部麻醉	2					
	将微插管鞘穿刺套件移入床旁无菌区内，摆放合理、整齐，安装导针器，根据血管深度选择导针器规格，并安装在探头上的凸起处，操作者扎止血带，穿刺前在超声引导下再次定位血管，并将选择好的影像固定在标记点的中央位置	4					

续表 10-3-1

项目	技术操作要求	评分	评分等级				实际得分
			A×1	B×0.7	C×0.4	D×0	
操作过程	穿刺：左手固定好探头，保持探头位置垂直立于皮肤，右手取穿刺针，针尖斜面向上插入导针器沟槽，操作者双眼看着超声仪屏幕，一边用手缓慢穿刺，在超声显示屏上可看见一白色亮点，血从针尾处缓缓流出，即为穿刺针已进入血管	6					
	置入导丝：穿刺成功后固定穿刺针保持不动，小心地移开探头，左手固定好穿刺针，右手取导丝置入穿刺针，导丝入血管后降低进针角度，继续推送导丝，右手松止血带，体外导丝保持10～15 cm，撤出穿刺针，保留导丝在原位，无菌纱布压迫穿刺点	5					
	扩皮：扩皮刀沿导丝上方与皮肤垂直，刀口向上，做纵向1～2 mm，深度1～2 mm切口，导丝下方垫无菌纱布，注意不要切割到导丝	5					
	沿导丝送入插管器（扩张器/插管鞘套件），注意固定好导丝，避免导丝滑入静脉，推进插管鞘时与血管走向保持一致，边旋转插管器边用力持续向前推进；拧开插管器上的锁扣，分离扩张器、插管鞘，同时将扩张器和导丝一起拔出，确保插管鞘不移位，随即用左手拇指固定可撕裂鞘，其余四指压住穿刺点上方的静脉止血，并检查导丝的完整性	5					
	置入导管：固定好插管鞘，插管鞘下方垫无菌纱布，将导管自插管鞘内缓慢、匀速置入。当送入15 cm左右时，嘱患者将头转向穿刺侧，并低头使下颌贴近肩部，以防止导管误入颈内静脉；插管至上腔静脉预定长度后，（置管成功后用超声检查颈静脉，看颈内静脉和颈外静脉有无导管，如发现移位至颈静脉，可及时调整）嘱患者将头位置还原，抽回血，见回血后立即用生理盐水脉冲式冲管，取无菌纱布在鞘的末端处压迫止血并固定导管，从血管内撤除并撕裂插管鞘。核对插管长度，将导管与支撑导丝的金属柄分离，缓慢平直撤除支撑导丝。保留体外导管5～6 cm垂直剪断导管	6					
	安装正压接头，用生理盐水冲管以达到正压封管，无菌生理盐水纱布清洁穿刺点周围皮肤的血迹	2					

续表 10-3-1

项目	技术操作要求	评分	评分等级				实际得分
			A×1	B×0.7	C×0.4	D×0	
操作过程	固定：用皮肤保护剂擦拭固定部位，待干；思乐扣上的箭头朝向穿刺点，将延长管上的缝合孔安装在支柱上；摆放好思乐扣及导管，将锁扣锁死；导管可“U”形或“C”形摆放，依次撕开思乐扣的背胶纸，将思乐扣固定在皮肤上。在穿刺点上方放置小方纱，无菌方式撤除孔巾，以穿刺点为中心用10 cm×12 cm透明贴膜无张力覆盖，排尽气泡。第一条胶布横向固定导管翼与贴膜边缘，第二条胶布蝶形交叉固定贴膜下缘，再用胶布横向固定延长管，无菌敷料固定正压接头，在导管上记录置入长度、外露长度、日期和操作者姓名，用弹力绷带加压止血	5					
操作后处理	协助患者穿衣服、活动手臂，宣教置管后的注意事项	2					
	拍X线确认导管位置；医疗废物分类处置	2					
	填写PICC置管患者记录档案，贴条形码，记录PICC长期护理手册，并交予患者妥善保管	2					
整体评价	操作熟练，规范，操作前中后均认真查对，无菌观念强，爱伤观念强	3					
	语言沟通通俗易懂，吐字清晰，语速适中，沟通效果好，有亲和力，体现人文关怀	3					
总分		100					

二、PICC的维护技术

经外周静脉置入中心静脉导管(PICC)维护

（一）维护前评估

临床静脉导管维护操作专家共识指出，除详细的病史和体格检查之外，导管维护的评估还应包括以下条目

1.整体评估

（1）是否有皮肤黏膜出血、皮下瘀斑等出凝血功能障碍的表现；

（2）是否有药物、消毒剂过敏史；

（3）是否存在嗜睡、意识模糊、昏睡、昏迷、谵妄等意识障碍；

（4）是否存在不当的留置时间或维护间隔；

（5）是否实施输液治疗；

（6）是否实施输血治疗；

（7）输入液体的种类、性质、用药量、用药频率、输入方式等是否影响导管维护；

（8）是否存在置管侧肢体、肩部、颈部及胸部肿胀、疼痛、麻木等不适感；

（9）是否每日评估敷料/固定装置的完整性，患者是否认识到导管维护的重要性；

（10）患者是否具有自我管理导管的能力；

（11）患者是否有主动向医护人员报告穿刺处异常的意愿。

2. 局部评估

（1）穿刺局部皮肤是否完整；

（2）穿刺局部皮肤是否瘙痒、有皮疹；

（3）穿刺局部是否有渗液或渗血；

（4）穿刺局部是否有红、肿、热、痛等并发症的表现；

（5）穿刺侧臂围有无变化。

3. 导管功能评估

（1）回抽导管是否有回血；

（2）导管推注是否通畅；

（3）导管输注是否通畅；

（4）导管管腔内是否有血液残留；

（5）导管是否有移位（脱出或缩进）；

（6）导管是否有打折（体外或体内）；

（7）导管是否有破损，出现漏液现象（体外或体内）；

（8）导管是否有断裂（体外或体内）。

（二）操作前准备

1. 环境准备：整洁，安静，光线充足，温度适宜。

2. 用物准备：无菌换药物品（治疗巾或孔巾、止血钳、镊子）、棉球（3个酒精棉球、3个碘伏棉球）、弯盘2个、无菌镊子罐、无菌手套1副、透明敷料、脱敏胶带、垫巾、治疗盘（消毒用物）、快速手消剂。（如图10-3-14）

3. 护士准备：洗手，戴口罩、帽子。

4. 患者准备：已了解此次操作的目的、方法及注意事项，并表示愿意配合。

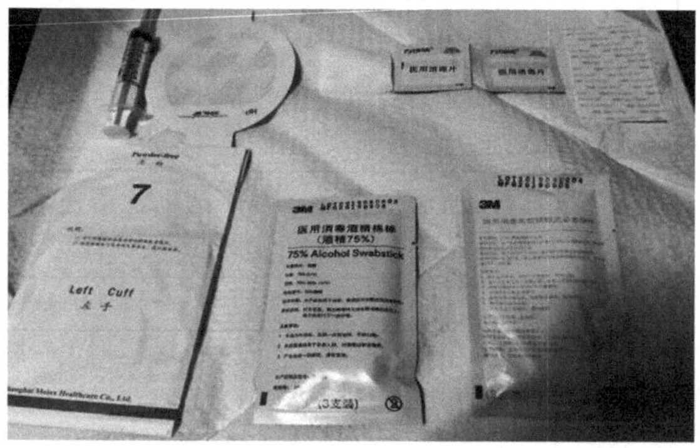

图10-3-14　用物准备

（三）操作步骤

1. 观察穿刺部位有无异常，患者有无不适。

2. 更换输液接头，冲封管

（1）打开换药包，将思乐扣投入换药包内；

（2）用皮尺测量肘正中上方10 cm处臂围并记录；（如图10-3-15）

（3）揭开固定输液接头的胶布，如有胶痕，用酒精清除；

（4）打开输液接头及酒精棉片置于无菌巾备用，非惯用手持续反折导管延长管，惯用手反拧下原输液接头后取出酒精棉片，包裹厄式接头，拇指按压厄式接头上方，中指和示指位于厄式接头两侧，反复旋转擦拭15 s；（如图10-3-16）

（5）惯用手取出输液接头，紧密连接厄式接头，非惯用手松开延长管，惯用手持预冲管进行脉冲式正压封管。（如图10-3-17）

3. 更换敷贴：置管后24 h内更换一次，以后每周更换1～2次

（1）由下往上“0”角度揭开透明敷贴，观察穿刺点并记录导管体内外刻度；（如图10-3-18）

（2）一手捏着正压接头提起导管，一手持持物钳夹取酒精棉球，避开穿刺点1 cm消毒皮肤3遍，范围大于20 cm×20 cm，再取碘伏棉球以穿刺点为中心消毒皮肤及导管3遍，注意翻转导管及消毒连接器翼型部分，消毒范围大于贴膜面积。（如图10-3-19）

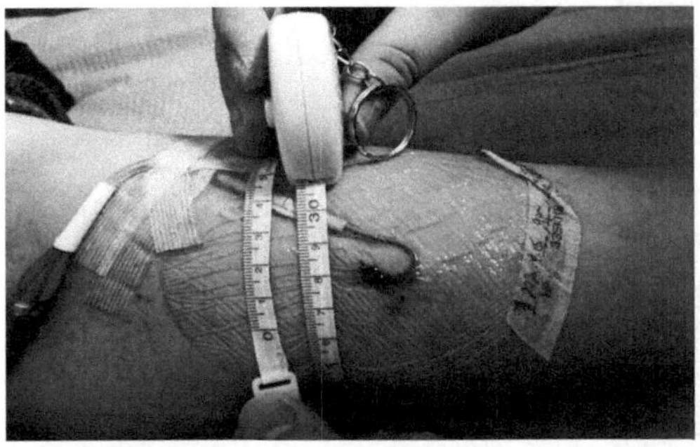

图10-3-15　测臂围

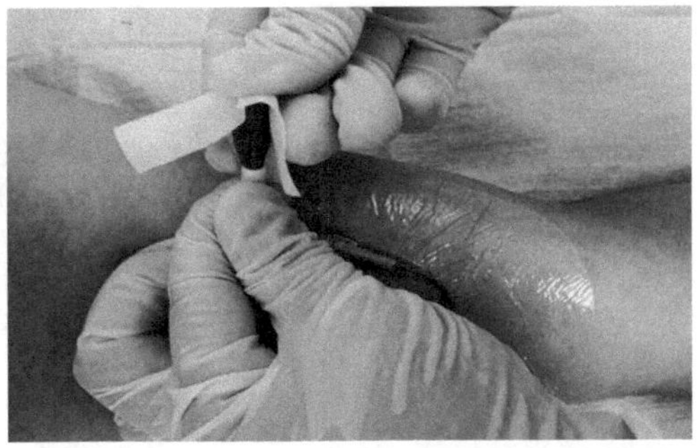

图10-3-16　消毒厄式接头

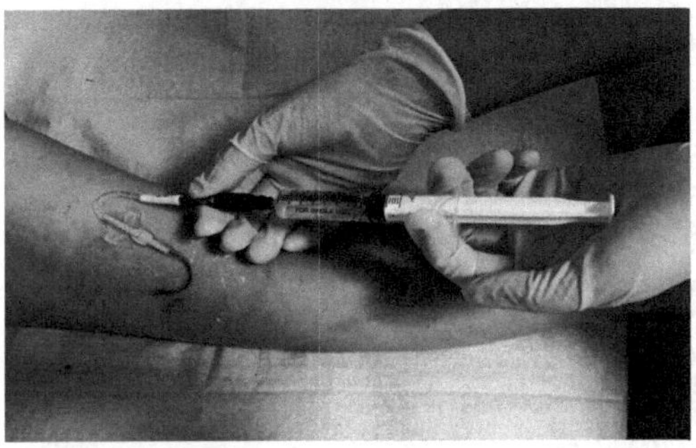

图10-3-17　冲管

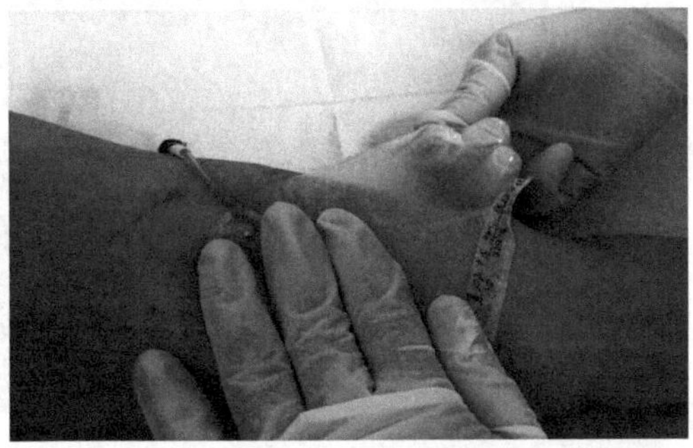

图10-3-18　撕除贴膜

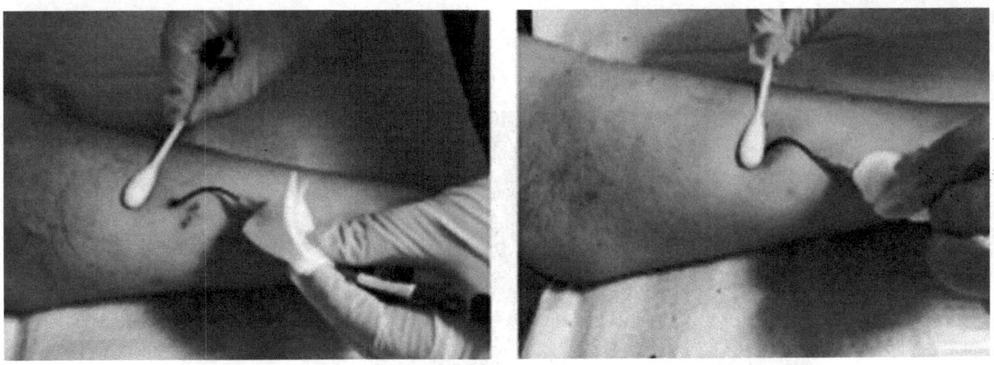

图10-3-19　消毒

（3）贴膜选用10 cm×12 cm规格，以穿刺点为中心，无张力覆盖透明敷贴，排尽空气；注明导管的种类、规格，导管置入长度、日期和时间，更换贴膜后的长度、日期和时间及操作者。（如图10-3-20）

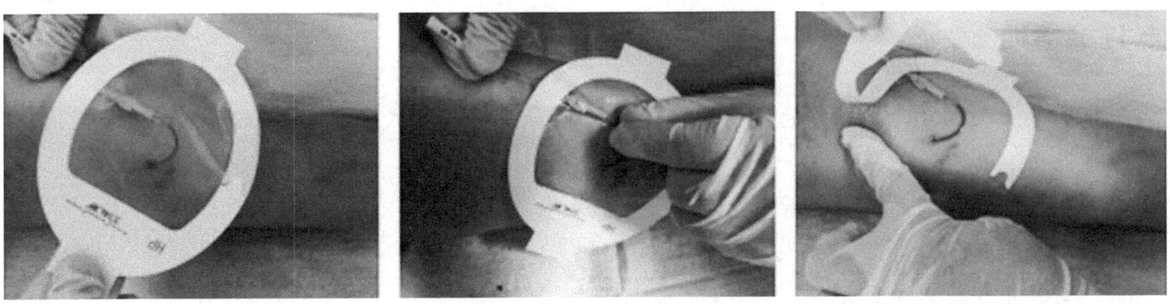

图10-3-20　更换贴膜

4. 导管固定：第一条胶带贴于透明敷贴边缘，使导管延长管位于胶带中心，塑形，无缝隙粘贴。第二条胶带蝶形固定导管延长管。第三条胶带覆盖固定蝶形翼胶带，塑形，无缝隙粘贴。（如图10-3-21）

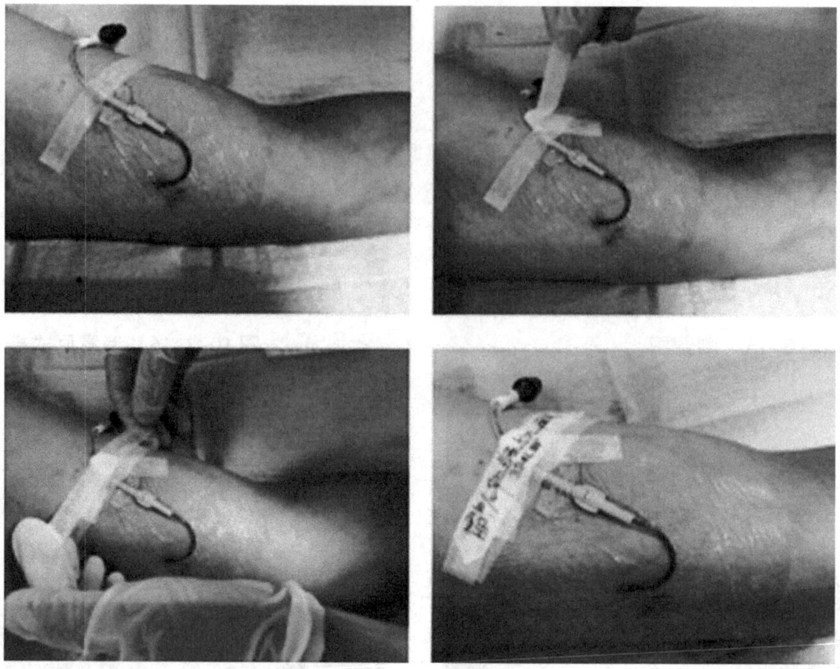

图10-3-21　导管固定

5. 协助患者取舒适卧位，整理床单元及用物，在导管维护本上记录换药日期、时间，局部皮肤情况，导管位置是否正确以及并发症（如果有）。（如图10-3-22）

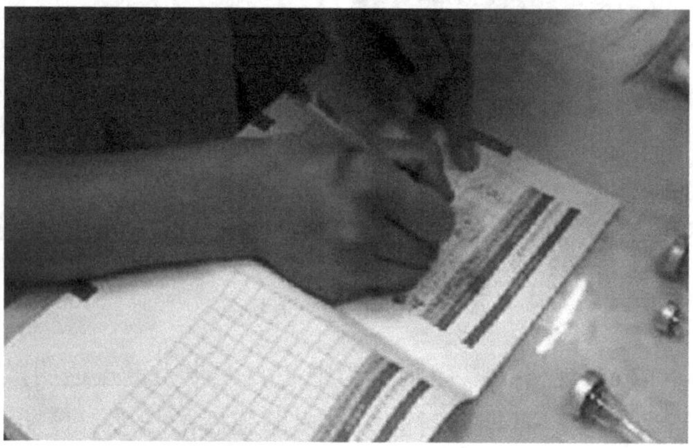

图10-3-22　PICC维护本

注意事项

1. 禁止使用小于10 mL的注射器冲管及给药，采用脉冲式正压封管，以防止血液反流进入导管；

2. 禁止直接将胶布贴于导管上；

3. 禁止将体外导管部分人为地移入体内；

4. 禁止连接器重复使用；

5. 不能用造影检查时的高压注射泵推注造影剂；
6. 不能用含有血液和药物混合的盐水冲洗导管；
7. 不能将导管蓝色部分置于贴膜外，避免导管损伤后细菌进入体内。

（四）操作流程（如图10-3-23）

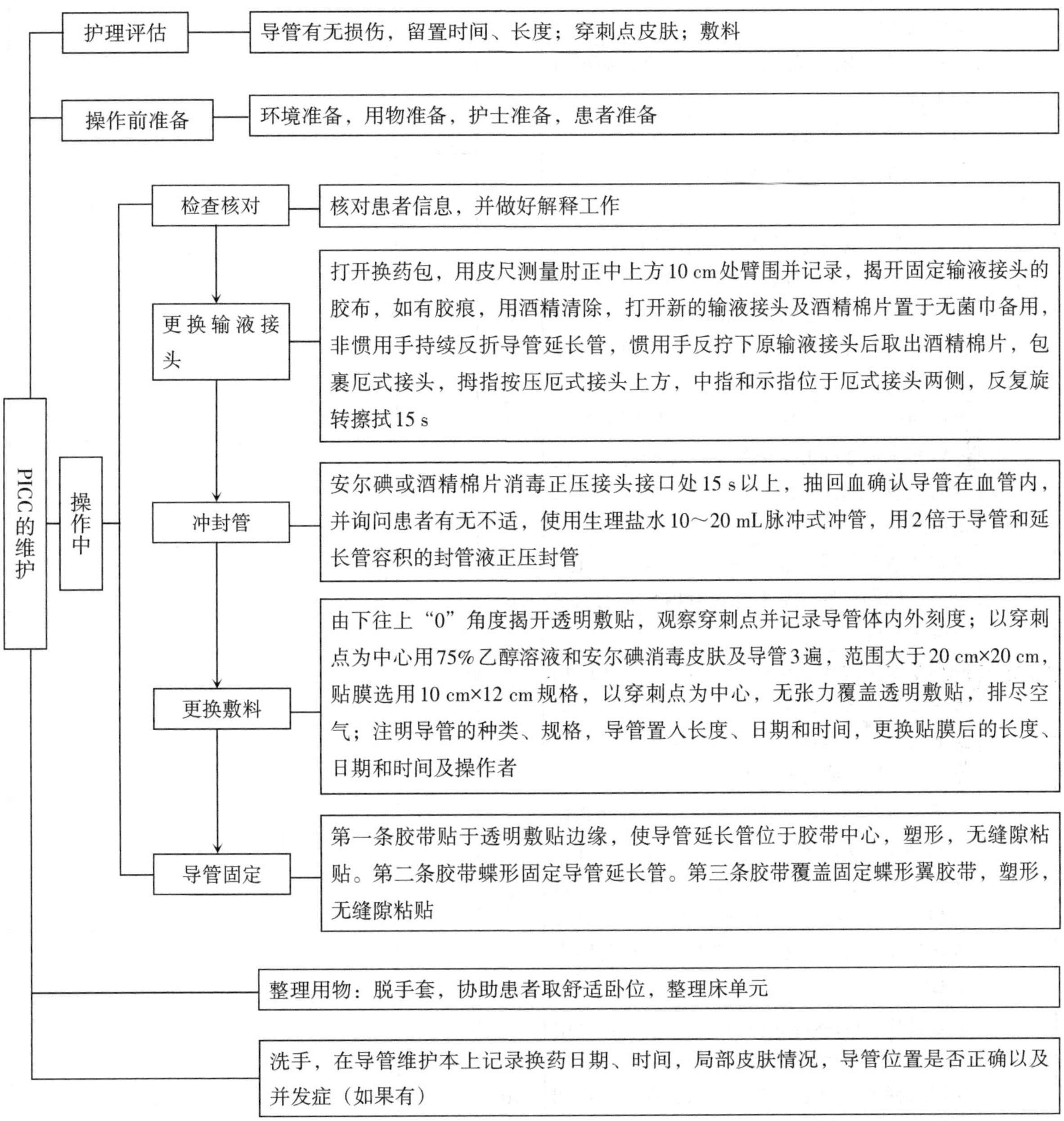

图10-3-23 PICC的维护流程图

（五）评分标准（见表10-3-2）

表10-3-2　PICC的维护操作评分标准

项目	技术操作要求	评分	评分等级				实际得分
			A×1	B×0.7	C×0.4	D×0	
素质	着装规范、整洁，仪表大方，举止端庄	5					
评估	评估：穿刺点皮肤有无发红、肿胀、渗血、渗液及硬结；导管有无移动、打折，是否脱出或进入体内	5					
	查看：敷料有无潮湿、脱落、污染，更换日期是否到期	3					
操作前准备	向患者解释导管维护的意义、注意事项	3					
	环境清洁，光线充足，舒适，安全	3					
	洗手，戴口罩	3					
	准备用物：无菌换药物品（治疗巾或孔巾、止血钳、镊子）、棉球（3个酒精棉球、3个碘伏棉球）、弯盘2个、无菌镊子罐、无菌手套1副、透明敷料、脱敏胶带、垫巾、治疗盘（消毒用物）、快速手消剂	6					
操作过程	携用物至床旁，解释目的，核对患者信息	3					
	注射器抽好20 mL生理盐水，脉冲方式冲洗导管，然后用稀释肝素液，每次2～5 mL，正压封管	6					
	安尔碘或酒精棉片消毒正压接头接口处15 s以上，抽回血确认导管在血管内，并询问患者有无不适	6					
	使用生理盐水10～20 mL脉冲式冲管，用2倍于导管和延长管容积的封管液正压封管	6					
	由下往上“0”角度揭开透明敷贴，观察穿刺点并记录导管体内外刻度	5					
	一手捏着正压接头提起导管，一手持持物钳夹取酒精棉球,避开穿刺点1 cm消毒皮肤3遍，范围大于20 cm×20 cm；再取碘伏棉球以穿刺点为中心消毒皮肤及导管3遍；注意翻转导管及消毒连接器翼型部分，消毒范围大于贴膜	5					
	贴膜选用10 cm×12 cm规格，以穿刺点为中心，无张力覆盖透明敷贴，排尽空气；注明导管的种类、规格，导管置入长度、日期和时间，更换贴膜后的长度、日期和时间及操作者	10					
	第一条胶带贴于透明敷贴边缘，使导管延长管位于胶带中心，塑形，无缝隙粘贴。第二条胶带蝶形固定导管延长管。第三条胶带覆盖固定蝶形翼胶带，塑形，无缝隙粘贴	5					

续表 10-3-2

项目	技术操作要求	评分	评分等级				实际得分
			A×1	B×0.7	C×0.4	D×0	
操作后处理	脱手套，协助患者取舒适卧位，整理床单元	3					
	洗手，在导管维护本上记录	3					
整体评价	操作熟练、规范，操作前中后均认真查对，无菌观念强，爱伤观念强	5					
	语言沟通通俗易懂，吐字清晰，语速适中，沟通效果好，有亲和力，体现人文关怀	5					
总分		100					

三、经皮穿刺CVC的置入

经皮穿刺中心静脉导管（central venous catheter，CVC）是经皮肤直接自颈内静脉、锁骨下静脉和股静脉进行穿刺，将静脉导管置入上、下腔静脉。可为各种治疗提供直接便利的静脉通路，同时也可利用其测定各种生理学参数。目前中心静脉置管已经成为急救复苏、大手术中监测与治疗必不可少的技术。

（以锁骨下静脉为例）

（一）适应证

1.外周静脉穿刺困难的患者；

2.需长期输液、给药、静脉抗生素治疗的患者；

3.需大量、快速扩容的患者；

4.胃肠外营养治疗的患者；

5.行化疗、高渗、刺激性药物治疗的患者；

6.血液透析、血浆置换术的患者；

7.危重患者抢救和大手术期行CVP监测的患者；

8.放置起搏器电极的患者；

9.静脉造影或经静脉的介入治疗；

10.需要持续影像学检查时，可考虑使用耐高压注射的中心静脉导管。

（二）禁忌证

1.绝对禁忌证

（1）同侧颈内置管和起搏导线置管；

（2）穿刺部位有静脉血栓史，局部有放疗史；

（3）同侧动静脉造瘘管；

（4）穿刺区域的感染、蜂窝组织炎；

（5）上腔静脉压迫综合征。

2.相对禁忌证

（1）凝血功能障碍；

（2）患者躁动不安，不配合；

（3）胸廓畸形，锁骨骨折有明显的畸形愈合；

（4）有中心静脉置管困难史。

（三）护理评估

同PICC。

（四）操作前准备

1.环境准备

符合无菌操作要求。

2.物品准备

除头皮针静脉输液法的用物外，还包括：

（1）CVC导管及套件；无菌穿刺包，内有穿刺针（20号）2枚、硅胶管2条、射管水枪1个、平针头（8～9号）2个、10～20 mL注射器、纱布2块、镊子、结扎线、弯盘、无菌孔巾2块。

（2）另备：2%利多卡因、0.4%枸橼酸钠、生理盐水、无菌无粉手套、无菌敷贴。

3.护士准备

衣帽整洁，修剪指甲，洗手，戴口罩，戴手套。

4.患者准备

已了解CVC置管的目的、意义、用途、注意事项和简要操作流程，签署知情同意书。排便，皮肤清洁，摆好体位。

（五）操作步骤

1.选择体位：协助患者去枕平卧，头偏向对侧，肩下垫一薄枕，使患者头低肩高，充分暴露穿刺部位。

2.选择穿刺点并消毒：术者立于床头，选择穿刺点，穿刺点位于锁骨中外1/3交界处，锁骨下方2～3 cm处（紧贴锁骨下缘，向胸锁关节后上缘方向进针），或锁骨中点下缘1 cm处（紧贴锁骨下缘，向甲状软骨下缘方向进针）。标记进针点以提高穿刺的成功率，并避免发生气胸等并发症。消毒穿刺点皮肤：洗手，戴手套，以穿刺点为中心，消毒范围大于20 cm×20 cm，用碘伏顺逆时针用力摩擦皮肤，消毒3遍，待干。

3.洗手，打开无菌穿刺包，穿无菌手术衣，戴无菌手套，铺孔巾，形成无菌区，无菌操作下投递注射器。

4.局部麻醉：由助手协助，术者用注射器抽吸2%利多卡因及生理盐水，在预定穿刺部位行局部麻醉。

5.试穿：锁骨连线中外1/3交界处，锁骨下方约1 cm作为进针点，先用利多卡因注射液做穿刺点麻醉，将针头指向胸锁关节的后上缘进针，与皮肤呈25°～30°进针，进针3～5 cm，边进针边抽回血（试穿锁骨下静脉，以探测进针方向、角度和深度），通过胸锁筋膜有落空感时，继续进针，直至穿刺成功。

6.穿刺：按试穿方向刺入锁骨下静脉，同时抽回血，如抽出暗红色血液，表明进入锁骨下静脉。再轻轻推进0.1～0.2 cm，使针尖的斜面向下，置入导丝至合适深度，固定局部穿刺点皮肤，将导丝推进器与针头一并退出，避免导丝随

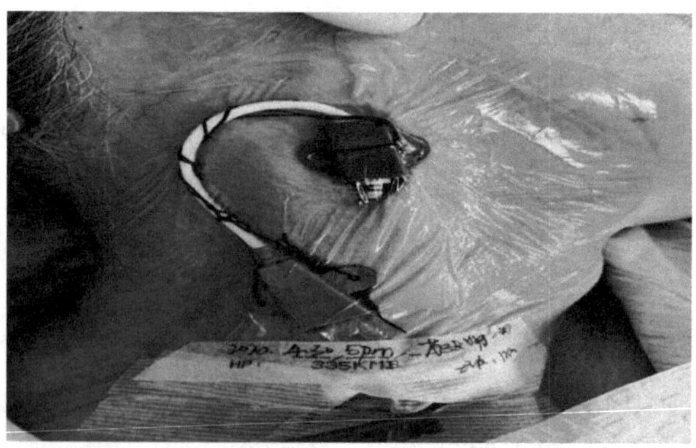

图10-3-24　固定

着穿刺针的退出而被带出，用扩张器扩张皮下组织后退出。

7.置入中心静脉导管：成人深度一般右侧为13～15 cm，左侧为15～17 cm；小儿为7～9 cm。

8.迅速撤出导丝并关闭阀门，肝素钠盐水回吸，确认充分回血后再以肝素帽或可来福接头封闭。

9.固定：在距离穿刺点约1 cm处，将导管缝合固定在皮肤上（一般缝合2针，结间距为1 cm），覆盖无菌纱布并用敷贴固定。（如图10-3-24）

注意事项

1.操作前要先叩诊患者两侧背部肺下界，并听诊两侧呼吸音，以便在术后不适时做对比。

2.严格执行无菌操作及查对制度，预防感染及差错事故的发生。

3.准确选择穿刺点，在铺孔巾前将确定好的穿刺点及穿刺方向进行标记，避免因进针方向过度向外偏移而刺破胸膜产生气胸。

4.射管时，一定要用手压住水枪圆孔处及硅胶管末端，以免硅胶管全部射入体内。另外，射管时推注水枪活塞应迅速，使水枪内压力猛增而将液体射出硅管，如果缓慢推注，即使水枪内的液体注完，仍不能射出硅胶管。

5.退针时，切勿来回转动针头，以防针头斜面割断硅胶管。并且在穿刺针未退出血管时，不可放开按压圆孔处的手指，防止硅胶管吸入。

6.输液过程中加强巡视，如发现硅胶管内有回血，应及时用0.4%枸橼酸钠生理盐水冲注以免血块阻塞硅胶管。

7.每天输液前要先检查导管能否抽出回血。

8.防止硅胶管内发生凝血，每天暂停输液时，用0.4%枸橼酸钠生理盐水1～2 mL或肝素稀释液2 mL注入硅胶管进行封管。若发现硅胶管内有凝血，应用注射器将凝血块抽出，切忌将凝血块推入血管造成栓塞。

9.如输注不畅，可用急速负压抽吸，不能用力推注液体，以防将管内的凝血块冲入血管而形成栓子。输液不畅可能与下列情况有关：硅胶管弯曲受压或滑出血管外；头部体位不当；固定硅胶管的线结扎过紧。出现上述情况应及时处理。

10.穿刺点上的敷料应每周更换1～2次，敷贴潮湿、卷边、脱落要立即更换，并按正确的方法进行消毒。更换敷料时应注意观察局部的皮肤有无红肿，一旦出现红、肿、热、痛等炎症表现，应做相应的处理。

（六）健康教育

1.留置导管期间应保持局部皮肤干燥，勿擅自撕下胶布。

2.出汗或洗澡后，如胶布松脱或卷曲，应及时与医护人员联系立即更换。

3.注意观察穿刺点周围有无红肿、疼痛、渗出物等，如有异常，应及时报告医护人员。

4.治疗间隙期可从事一般性日常工作，但避免穿刺侧肢体做重体力锻炼。（现在要求CVC不能带出医院）

（七）操作流程图（如图10-3-25）

CVC的置入技术

- 护理评估：评估患者的治疗方案、病程、年龄、性别、活动状况、配合程度和穿刺部位皮肤状况
- 操作前准备：环境准备，用物准备，护士准备，患者准备
- 操作中
  - 核对：核对患者身份并做好解释工作，签署知情同意书
  - 摆放体位：协助患者去枕平卧，头偏向对侧，肩下垫一薄枕，使患者头低肩高，充分暴露穿刺部位
  - 选择穿刺点：穿刺点位于锁骨中外1/3交界处，锁骨下方约1 cm处（紧贴锁骨下缘，向胸锁关节后上缘方向进针），或锁骨中点下缘1 cm处（紧贴锁骨下缘，向甲状软骨下缘方向进针）。标记进针点以提高穿刺的成功率，并避免发生气胸等并发症
  - 消毒皮肤：消毒穿刺点皮肤：洗手，戴手套，以穿刺点为中心，用碘伏顺逆时针用力摩擦皮肤，消毒范围大于20 cm×20 cm，消毒3遍，待干
  - 开包铺巾：洗手，打开无菌穿刺包，穿无菌手术衣，戴无菌手套，铺孔巾，形成无菌区，无菌操作下投递注射器
  - 局部麻醉：由助手协助，术者用注射器抽吸2%利多卡因及生理盐水，在预定穿刺部位行局部麻醉
  - 试穿：锁骨连线中外1/3交界处，锁骨下方2～3 cm作为进针点，将针头指向胸锁关节的后上缘进针，与皮肤呈25°～30°进针，进针3～5 cm，边进针边抽回血，通过胸锁筋膜有落空感时，继续进针，直至穿刺成功
  - 穿刺：按试穿方向刺入锁骨下静脉，同时抽回血，如抽出暗红色血液，表明进入锁骨下静脉。再轻轻推进0.1～0.2 cm，使针尖的斜面向下，置入导丝至合适深度，固定局部穿刺点皮肤，将导丝推进器与针头一并退出，避免导丝随着穿刺针的退出而被带出，用扩张器扩张皮下组织后退出
  - 置入导管：成人深度一般右侧为13～15 cm，左侧为15～17 cm；小儿为7～9 cm
  - 撤导丝、封管：迅速撤出导丝并关闭阀门，肝素钠盐水回吸，确认充分回血后再以肝素帽或可来福接头封闭，先以生理盐水5～10 mL脉冲式推入，再以肝素钠盐水1～2 mL推入
  - 消毒并固定：在距离穿刺点约1 cm处，将导管缝合固定在皮肤上（一般缝合2针，结间距为1 cm），再次消毒穿刺点，待干，覆盖无菌纱布，并用敷贴固定
- 脱手套，洗手，宣教注意事项
- 操作结束后，应将相关信息记录在护理病历中，内容包括：穿刺日期、穿刺时间、操作者、导管规格和型号、所选静脉及穿刺部位、导管深度等

图10-3-25　CVC置管操作流程图

（八）操作评分标准（见表10-3-3）

表10-3-3　CVC的置管操作评分标准

项目	技术操作要求	评分	评分等级				实际得分
			A×1	B×0.7	C×0.4	D×0	
素质	着装规范、整洁，仪表大方，举止端庄	5					
评估	评估患者的病情、年龄、意识状态，是否安装心脏起搏器，超声结果，心肺功能和合作程度等	3					
	评估患者局部穿刺部位皮肤、血管状况，有无特殊需要（排尿、排便）	3					
操作前准备	衣帽整洁，修剪指甲，洗手，戴口罩，戴手套	2					
	环境清洁，光线充足，舒适，安全	2					
	CVC导管及套件、无菌穿刺包［内有穿刺针（20号）2枚、硅胶管2条、射管水枪1个、平针头（8～9号）2个、10～20 mL注射器、纱布2块、镊子、结扎线、弯盘、无菌孔巾2块］、2%利多卡因、0.4%枸橼酸钠生理盐水、无菌无粉手套、无菌敷贴	4					
	已了解CVC置管的目的、意义、用途、注意事项和简要操作流程，签署知情同意书。排便，皮肤清洁	3					
操作过程	携用物至床旁，核对患者	3					
	体位选择：协助患者去枕平卧，头偏向对侧，肩下垫一薄枕，使患者头低肩高，充分暴露穿刺部位	5					
	选择穿刺点位于锁骨中外1/3交界处，锁骨中点下缘1 cm处，标记进针点	5					
	洗手，戴手套，以穿刺点为中心，消毒范围大于20 cm×20 cm，用碘伏顺逆时针用力摩擦皮肤，消毒3遍，待干	5					
	洗手，打开无菌穿刺包，穿无菌手术衣，戴无菌手套，铺孔巾，形成无菌区，无菌操作下投递注射器	5					
	由助手协助，术者用注射器抽吸2%利多卡因及生理盐水，在预定穿刺部位行局部麻醉	5					
	试穿：锁骨连线中外1/3交界处，锁骨下方2～3 cm作为进针点，先用利多卡因注射液做穿刺点麻醉，将针头指向胸锁关节的后上缘进针，与皮肤呈25°～30°进针，进针3～5 cm，边进针边抽回血，通过胸锁筋膜有落空感时，继续进针，直至穿刺成功	6					
	按试穿方向刺入锁骨下静脉，同时抽回血，如抽出暗红色血液，表明进入锁骨下静脉。再轻轻推进0.1～0.2 cm，使针尖的斜面向下，置入导丝至合适深度，固定局部穿刺点皮肤，将导丝推进器与针头一并退出，避免导丝随着穿刺针的退出而被带出，用扩张器扩张皮下组织后退出	10					

续表 10-3-3

项目	技术操作要求	评分	评分等级				实际得分
			A×1	B×0.7	C×0.4	D×0	
操作过程	置入导管（成人深度一般右侧为13～15 cm，左侧为15～17 cm；小儿为7～9 cm）	5					
	迅速撤出导丝并关闭阀门，肝素钠盐水回吸，确认充分回血后再以肝素帽或可来福接头封闭，先以生理盐水5～10 mL脉冲式推入，再以肝素钠盐水1～2 mL推入封管	6					
	在距离穿刺点约1 cm处，将导管缝合固定在皮肤上（一般缝合2针，结间距为1 cm），再次消毒穿刺点，覆盖无菌纱布，并用敷贴固定	5					
操作后处理	脱手套，洗手	2					
	再次核对，宣教注意事项	2					
	记录穿刺日期、穿刺时间、操作者、导管规格和型号、所选静脉及穿刺部位、导管深度等	4					
整体评价	操作熟练、规范，操作前中后均认真查对，无菌观念强，爱伤观念强	5					
	操作过程中与患者的沟通有效	5					
总分		100					

四、CVC的维护技术

CVC导管维护

（一）操作前评估

同PICC。

（二）操作前准备

1.环境准备：整洁，安静，光线充足，温度适宜。

2.用物准备：换药碗、0.9%生理盐水、肝素钠盐水、正压接头1个、20 mL注射器1支、弯盘、棉签、75%酒精、安尔碘、无菌透明敷料、锐器盒、免洗手消毒液等。

3.护士准备：洗手，戴口罩、帽子。

4.患者准备：已了解此次操作的目的、方法及注意事项，并表示愿意配合。

（三）操作步骤

1.核对，协助患者取舒适卧位；

2.暴露穿刺部位，从穿刺点由下向上“0”角度撕下敷贴；（如图10-3-26）

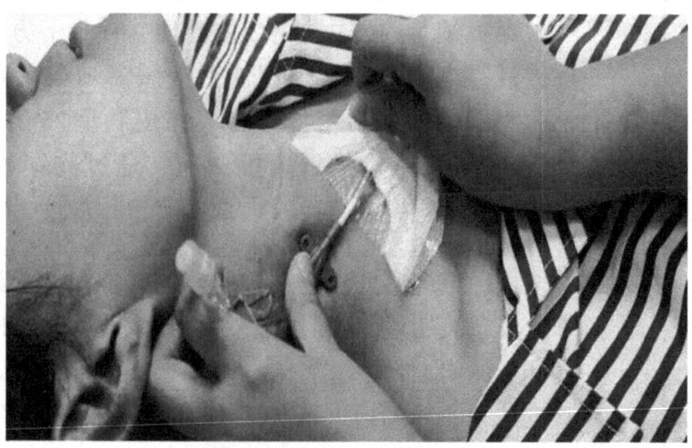

图10-3-26 撕除敷贴

3.洗手，打开无菌包，戴无菌手套；

4.垫治疗巾，消毒穿刺点及周围皮肤，顺逆时针用力摩擦至少3遍，（2%葡萄糖酸盐氯己定、75%乙醇3遍，或1%碘伏棉签，消毒范围大于20 cm×20 cm），待干，以穿刺点为中心无张力粘贴透明贴膜，排尽空气，妥善固定；

5.先关闭CVC导管夹，用无菌纱布包裹导管，取下原有输液接头，酒精棉片反复、快速摩擦消毒接口15 s以上，更换新的无菌输液接头；

6.脱手套，洗手；

7.在透明敷贴上注明日期和时间；

8.冲、封管应遵循生理盐水、药物注射，生理盐水、肝素钠盐水的顺序原则。

9.输液结束，应用20 mL生理盐水脉冲式冲洗导管，用肝素钠盐水正压封管，封管液应2倍于导管加辅助装置容积；

10.协助患者取舒适卧位，整理床单元及用物。

（四）健康教育

1.导管放置期间避免淋浴，以防止水渗入敷贴引起感染；

2.患者翻身活动时，注意保护，以防导管脱出；

3.穿刺点有疼痛、发痒等不适，应及时报告医护人员；

4.不可随意调节输液速度。

（五）操作流程

同PICC。

五、静脉输液港的植入技术

静脉输液港全称是植入式静脉输液港（totally implantable venous access port，TIVAP），也叫植入式中央静脉导管系统（central venous port access system， CVPAS），简称输液港（PORT,）是一种可以完全植入体内的闭合静脉系统。通过皮下植入的注射座连接导管而建立中心静脉通道，可以把长期且频繁的中心静脉注射及药物输注变为简单的皮下穿刺，从而减少多次重复穿刺对血管的刺激，减轻患者注射时的疼痛，减低感染的发生率，提高患者的生活质量。该系统应用无损伤针经皮肤刺入封闭的注射座，形成输液通路，因其操作步骤少，损伤性小，维护少，增加了患者活动的自由度，而优于外周静脉导管。

（一）适应证

1.长期反复输注化疗药物；

2.需长期肠外营养支持；

3.需长期和（或）间断输液和（或）输注血液制品；

4.需反复采血检查；

5.与其他静脉通路相比，更愿意接受静脉输液港。

（二）禁忌证

1.大量胸腔积液、胸壁烧伤、创伤或肿瘤，不能耐受和（或）配合手术；

2.菌血症或手术部位局部感染未控制（穿刺局部确诊或疑似感染、菌血症或败血症症状）；

3.确认或疑似对PORT材料过敏；

4.静脉回流异常的状况，如上腔静脉压迫综合征；

5.明显凝血功能障碍；

6.体质、体形不适宜任意规格植入式PORT；

7.上腔静脉阻塞综合征、严重肺栓塞疾病；

8.预穿刺部位曾经行放射治疗；

9.预插管部位有血栓形成迹象或经受过外科手术；

10.穿刺部位在残存的正常肺组织同侧（存在致命的气胸风险）。

（三）护理评估

1.病史：手术前应对患者一般情况有所了解，如病情能否耐受外科操作，既往化疗史，中心静脉置管史，抗凝药物使用史，头颈部手术史、放疗史、锁骨骨折等。既往有无可疑设备相关的感染、菌血症等，对导管材料是否过敏，有无起搏器植入等。评估意识及配合程度。

2.体格检查：查看有无漏斗胸、斜肩等畸形，甲状腺肿，预穿刺部位是否有皮疹、皮肤感染等穿刺禁忌。

3.实验室检查：包括血常规、凝血功能和免疫功能。

4.影像学检查：包括心电图、立位X线胸片等，根据X线胸片预估预置管长度。

（四）操作前准备

1.环境准备

（1）保持室内温度在25 ℃左右，湿度45%～55%；环境清洁，减少人员走动。

（2）选用DSA室或层流手术室，做好日常空气净化和消毒。必要时使用紫外线照射或臭氧机消毒。

（3）清洁消毒各种仪器表面、手术床等物体表面及地面，有明显污染时随时进行清洁消毒。清洁用具专室专用，标识清楚。定期对物体表面、医护人员手部进行监测，并做好登记。

（4）调整好无影灯的光线和明暗强度。

（5）做好放射防护。

2.用物准备

（1）器械准备：B超机1台，蚊氏血管钳4把，皮镊1把，持针器1把，线剪1把，15号小圆刀片或11号尖刀片1片，电刀1把，术中定位工具（C臂机/腔内心电图/DSA透视均可）。

（2）物品准备：输液港组件，2%利多卡因，肝素钠注射液，无菌探头保护套1个，3-0/5-0缝线1根，无损伤针，正压接头，敷贴1张，无菌纱布10块，0.9%生理盐水1袋。

3.患者准备

术前与患者及其家属进行谈话，内容包括输液港的构造、手术方式及过程、手术风险、术中术后注意事项等，取得患者及其家属的理解与配合，签署知情同意书。术前应予以充分扩容，建议术前一天沐浴。术前嘱患者排便。

（五）操作步骤

1.体位及操作准备：使患者仰卧位，头转向对侧，暴露颈部操作区域，偏转角度适宜，头侧使用支架或者自制挡板，避免手术铺巾时无菌巾遮住口鼻，而影响呼吸，接心电监护。

2.B超下血管定位：术前使用B超进行颈内静脉探查及定位，明确颈部动静脉关系。

3.穿刺点的选择：最佳穿刺点选择在颈前三角区中部位置部分，患者可选择颈后三角入路穿刺。确定好穿刺点后，大致画出穿刺点、皮下隧道走行及囊袋位置等。

4.皮肤消毒与铺巾：以穿刺点为中心，使用酒精、碘伏、氯已定等有效消毒剂由内向外逆顺时针，环形用力摩擦消毒至少3遍，待干。消毒范围上缘平耳根及下颌骨，下缘超过乳头连线以下，同侧至腋后线水平，包括同侧肩关节，对侧至锁骨中线。并依次铺无菌方巾、洞巾及大单，大单覆盖患者全身，只露出手术区域。

5.手术医生戴口罩、帽子，穿戴无菌手术衣及手套。

6.输液港准备：将连接口朝上，用生理盐水冲洗输液港的各部分组件，包括导管、导丝、穿刺鞘及港体。

7.检查管道有无破损：冲洗港体时将连接口朝上，排出港体内气体。

8.颈内静脉穿刺：B超定位后，进行局部麻醉，在颈部做一0.5～1 cm小切口，术者左手持B超探头引导右手持穿刺针逐层穿刺进入静脉腔内，B超可见静脉中心有强回声光点（针尖），左手放下B超探头后去稳定穿刺针，右手持注射器回抽静脉血，确定针尖在静脉内，移除注射器，同时左手按住穿刺针接口，防止气栓和出血，置入导引导丝10～15 cm，使用B超确认导丝是否在静脉内。

9.送管及定位：沿导丝送鞘管，拔出导丝，根据预测的长度送导管至上腔静脉，到达上腔静脉和右心房交界区域内（CAJ）最好。（如果导管位置过浅，血栓的发生率明显增高；导管位置过深，心律失常、心内膜炎和心内血栓的风险将大大增加）

10.制作囊袋：采用1%～2%的利多卡因，进行皮肤切口及囊袋的局部浸润麻醉。逐层切开皮肤至脂肪层，先用组织剪钝性分离皮下脂肪层组织，然后用示指进行皮下钝性分离形成囊袋，深度约两节指节，直到宽松放入港体。经颈内静脉入路的输液港囊袋一般选择在同侧锁骨下两横指的位置，胸壁表面尽量平坦，尽量避开肩关节活动，局部皮肤没有缺损及感染。（囊袋深度一般要求距离皮肤1 cm左右，避免患者因消瘦皮下脂肪层过于菲薄导致港体周围皮肤张力过大）

11.制作皮下隧道：皮下隧道的选择需要遵循两个原则。第一，颈部穿刺点处导管、导管港体连接处需要“圆润”，避免出现锐角，避免导管折角后输液不畅。第二，隧道尽量选择走行在皮下。

12.连接导管和注射座：导管锁套入导管，注意导管锁放射显影标记应在远离注射座的一端；确定导管长度，垂直导管90°修剪导管，保证断缘平滑，避免剪出斜面和毛刺；用手将导管推送至略过导管接口的突起部位，再将导管锁推进至底端，此过程注意保持导管腔和注射座接口对接时成一条直线。（如图10-3-27）

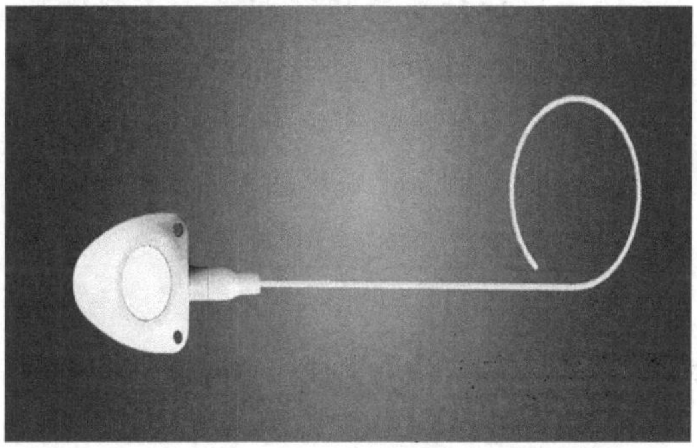

图10-3-27　注射座及导管

13.安放注射座：安放注射座于囊袋内，再次调整颈部及皮下隧道内导管的走行和弧度。无损伤针试穿注射座，回抽血液确认港路通畅，10 mL以上肝素钠盐水脉冲式冲洗，查看注射座与导管连接处有无渗漏。（如图10-3-28）

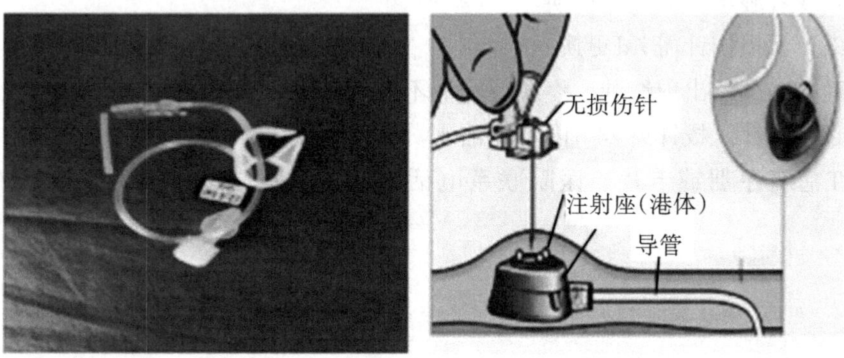

图10-3-28　无损伤针

14.缝合与固定：缝合固定注射座和周围组织，缝合囊袋切口及颈部切口，无菌敷料包扎。（如图10-3-29）

15.医疗废物分类处理。

16.脱手术衣及手套，洗手，取口罩，合理安置患者，观察患者情况，并宣教注意事项，记录。

17.将植入的输液港产品条形码贴在手术记录单上。

18.X线定位。

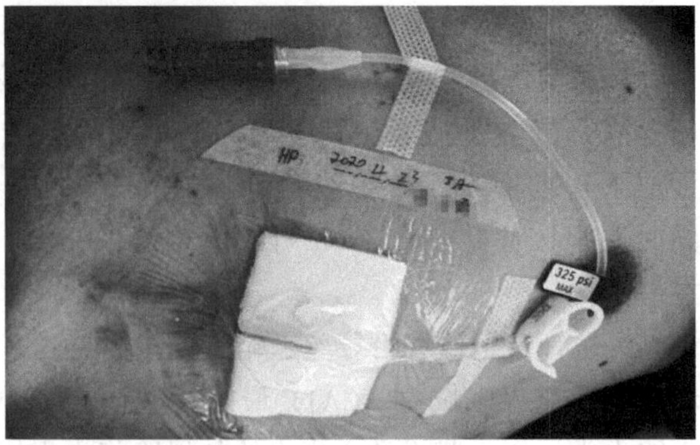

图10-3-29 固定

注意事项

1.避免同一部位反复穿刺。穿刺过程中，若需改变穿刺方向，须将针尖退至皮下，以免损伤血管。

2.误穿动脉后局部应给予较长时间的压迫止血。

3.PORT套件使用前需用肝素钠盐水预冲洗，排尽空气；揉搓导管头端三向瓣膜开口处，以保证瓣膜功能开启；穿刺成功后应缓慢推注肝素钠盐水或生理盐水，以免血液在导管内凝固而阻塞管腔。

4.缝合囊袋切口时应避免注射座位于切口正后方。

5.术中注意观察有无气胸、血胸、误穿动脉、空气栓塞、心律失常、心脏压塞和臂丛神经损伤等并发症出现。

（六）健康教育

1.术后遵医嘱口服药物（抗生素、阿司匹林等）。

2.术后伤口常规换药，保持敷料干燥。若出血较多，请及时通知医护人员更换敷料。

3.伤口愈合一般需7～14 d，如果伤口使用免缝胶布，无须拆线，伤口愈合后胶布会自然脱落。胶布脱落后，患者可以正常洗澡。

4.埋藏输液港局部避免外力撞击。

5.敷料如松脱或者湿水，应及时更换。

6.为防止感染，无损伤针需7 d更换一根。

7.患者输液港植入部位出现红肿、疼痛及输液不畅等问题，及时通知让医护人员进行处理。

8.请假出院必须拔针。拔针后24 h内不能沾水。

9.携带PORT患者手册或卡片、医院联系电话、使用注意事项，以方便患者在院外就诊时使用。

（七）操作流程图（如图10-3-30）

- **静脉输液港的置入**
  - 护理评估 —— 评估患者的病史、体格检查、实验室检查和影像学检查
  - 操作前准备 —— 环境准备，器械准备及物品准备
  - 操作中
    - 体位及操作 —— 患者仰卧位，头转向对侧，暴露颈部操作区域，头侧使用支架或者自制挡板，接心电监护
    - 血管定位 —— 术前使用B超进行颈内静脉探查及定位，明确颈部动静脉关系
    - 穿刺点选择 —— 最佳穿刺点选择在颈前三角区中部位置部分，也可选择颈后三角入路穿刺。确定好穿刺点后，大致画出穿刺点、皮下隧道走行及囊袋位置等
    - 消毒与铺巾 —— 使用酒精、碘伏、氯己定等有效消毒剂，以穿刺点为中心，由内向外逆顺时针环形用力摩擦消毒至少3遍，待干。依次铺无菌方巾、洞巾及大单，大单覆盖患者全身，只露出手术区域
    - 输液港准备 —— 将连接口朝上，用生理盐水冲洗输液港的各部分组件，包括导管、导丝、穿刺鞘及港体
    - 检查管道 —— 冲洗港体时将连接口朝上，排出港体内气体
    - 静脉穿刺 —— B超定位后，进行局部麻醉，在颈部做一0.5 cm小切口，术者左手持B超探头引导右手持穿刺针逐层穿刺进入静脉腔，左手放下B超探头后去稳定穿刺针，右手持注射器回抽静脉血，确定针尖在静脉内，移除注射器，同时左手按住穿刺针接口，防止气栓和出血，置入导引导丝10～15 cm，使用B超确认导丝是否在静脉内
    - 送管及定位 —— 沿导丝送鞘管，拔出导丝，根据预测的长度送导管至上腔静脉，到达上腔静脉和右心房交界区域内（CAJ）最好
    - 置入导管 —— 采用1%～2%的利多卡因，进行皮肤切口及囊袋的局部浸润麻醉。逐层切开皮肤至脂肪层，先用组织剪钝性分离皮下脂肪层组织，然后用示指进行皮下钝性分离形成囊袋，深度约两节指节，直到宽松放入港体
    - 制作皮下隧道 —— 将隧道针尖端从穿刺点推送至囊袋切口处，形成皮下隧道，缓慢牵引导管通过皮下隧道
    - 连接导管和注射座 —— 修剪导管至合适长度并确保修剪切缘平整，连接导管和注射座
    - 放置注射座 —— 放置注射座至囊袋，调整颈部及皮下隧道内导管走行及弧度，避免折角
  - 缝合与固定 —— 2-0不可吸收缝线缝合固定注射座和周围组织，缝合囊袋切口及颈部切口，无菌敷料包扎
  - 医疗废物分类处理，脱手术衣及手套，洗手，脱口罩，合理安置患者，观察患者情况，宣教注意事项，将植入的输液港产品条形码贴在手术记录单上，记录
  - X线定位

图10-3-30　静脉输液港的置入操作流程

（八）操作评分标准（见表10-3-4）

表10-3-4 静脉输液港的置入操作评分标准

项目	技术操作要求	评分	评分等级				实际得分
			A×1	B×0.7	C×0.4	D×0	
评估	评估患者的病史、体格检查、实验室检查和影像学检查	3					
	评估患者自理及配合程度	2					
操作前准备	洗手，戴帽子、口罩	2					
	器械准备：B超机1台，蚊氏血管钳4把，皮镊1把，持针器1把，线剪1把，15号小圆刀片或11号尖刀片1片，电刀1把，术中定位工具；物品准备：输液港组件，2%利多卡因，肝素钠注射液，无菌探头保护套1个，3-0/5-0缝线1根，无损伤针，正压接头，敷贴1张，无菌纱布10块，0.9%生理盐水1袋	3					
	环境安排合理，达到无菌要求的手术室	3					
	取得患者及其家属的理解与配合，签署知情同意书	3					
操作过程	患者仰卧位，头转向对侧，暴露颈部操作区域，头侧使用支架或者自制挡板，接心电监护	3					
	术前使用B超进行颈内静脉探查及定位，明确颈部动静脉关系	3					
	穿刺点选择：最佳穿刺点选择在颈前三角区中部位置部分，也可选择颈后三角入路穿刺。确定好穿刺点后，大致画出穿刺点、皮下隧道走行及囊袋位置等	5					
	以穿刺点为中心，使用酒精、碘伏、氯己定等有效消毒剂，由内向外逆顺时针环形用力摩擦消毒至少3遍，待干。消毒范围上缘平耳根及下颌骨，下缘超过乳头连线以下，同侧至腋后线水平，包括同侧肩关节，对侧至锁骨中线。并依次铺无菌方巾、洞巾及大单，大单覆盖患者全身，只露出手术区域	5					
	穿戴无菌手术衣及手套	3					
	将连接口朝上，用生理盐水冲洗输液港的各部分组件，包括导管、导丝、穿刺鞘及港体，冲洗港体时将连接口朝上，排出港体内气体	5					

续表 10-3-4

项目	技术操作要求	评分	评分等级				实际得分
			A×1	B×0.7	C×0.4	D×0	
操作过程	穿刺：B超定位后，进行局部麻醉，在颈部做一0.5 cm小切口，术者左手持B超探头引导右手持穿刺针逐层穿刺进入静脉腔，左手放下B超探头后去稳定穿刺针，右手持注射器回抽静脉血，确定针尖在静脉内，移除注射器，同时左手按住穿刺针接口，防止气栓和出血，置入导引导丝10～15 cm，使用B超确认导丝是否在静脉内	10					
	沿导丝送鞘管，拔出导丝，根据预测的长度送导管至上腔静脉，到达上腔静脉和右心房交界区域内（CAJ）最好	8					
	采用1%～2%的利多卡因，进行皮肤切口及囊袋的局部浸润麻醉。逐层切开皮肤至脂肪层，先用组织剪钝性分离皮下脂肪层组织，然后用示指进行皮下钝性分离形成囊袋，深度约两节指节，直到宽松放入港体	6					
	将隧道针尖端从穿刺点推送至囊袋切口处，形成皮下隧道，缓慢牵引导管通过皮下隧道	6					
	修剪导管至合适长度并确保修剪切缘平整，连接导管和注射座	5					
	放置注射座至囊袋，调整颈部及皮下隧道内导管走行及弧度，避免折角	4					
	2-0不可吸收缝线缝合固定注射座和周围组织，缝合囊袋切口及颈部切口，无菌敷料包扎	5					
操作后处理	医疗废物分类处理，脱手术衣及手套，洗手，脱口罩。合理安置患者，观察患者情况，宣教注意事项，将植入的输液港产品条形码贴在手术记录单上，记录	3					
	X线定位	3					
整体评价	操作熟练、规范，操作前中后均认真查对，无菌观念强，爱伤观念强	5					
	语言沟通通俗易懂，吐字清晰，语速适中，沟通效果好，有亲和力，体现人文关怀	5					
总分		100					

六、静脉输液港的维护技术

输液港维护技术

（一）评估

核对患者床号、姓名、住院号，手册，输液港周围皮肤有无压痛、肿胀、血肿、感染、脓肿，从注射座沿着管道轻轻触摸，检查管道是否出现断裂、扭转、折叠等情况，同时了解输液港植入侧的肢体活动情况，嘱患者排尿、排便。

（二）操作前准备

1.环境准备：符合无菌操作原则；

2.用物准备：口罩、帽子、无菌手套1副，无菌透明敷贴或输液贴，2%葡萄糖醋酸氯己定棉签，换药包，正压接头，专业无损伤针，肝素钠盐水封管液，生理盐水，10/20 mL注射器2副，清洁手套（拔针用）；（如图10-3-31）

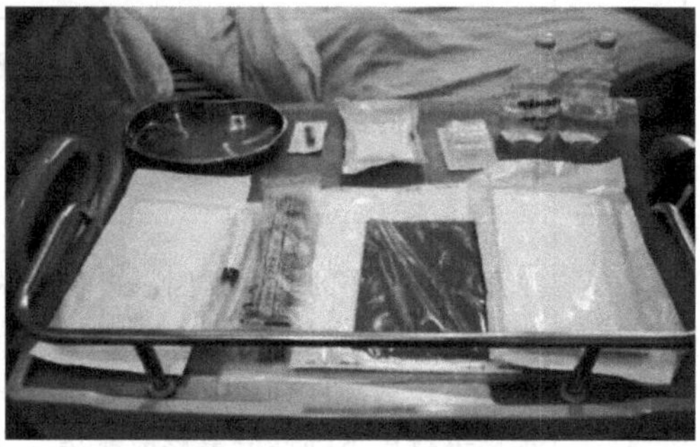

图10-3-31　用物准备

3.护士准备：洗手，戴口罩、帽子；

4.患者准备：携带PORT患者维护手册。

（三）操作步骤

1.洗手，戴口罩、帽子。

2.用物准备及检查一次性物品质量（有效期，有无膨胀，外包装有无破损）。

3.携用物至患者床旁。

4.核对患者身份，并做好解释工作，询问有无消毒液和敷贴过敏史。

5.安置患者于仰卧位，暴露输液港植入部位皮肤。（如图10-3-32）

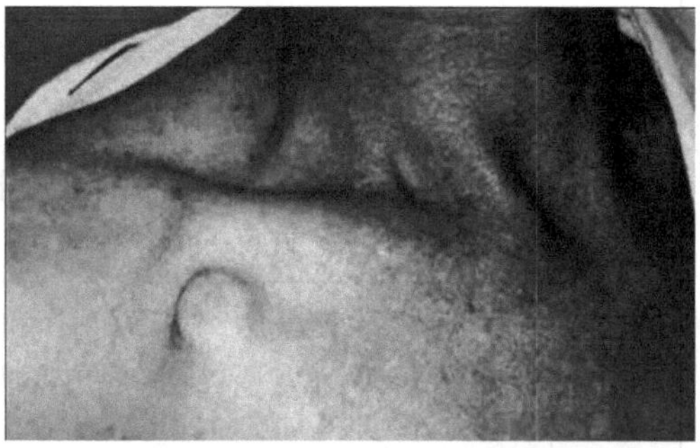

图10-3-32　输液港植入部位皮肤

6.检查输液港上方的皮肤，触摸输液港港体的边缘以确定准确的穿刺点。

7.打开换药包，将注射器、无损伤针等物品放入无菌区。

8.用快速免洗手消毒剂揉搓双手，戴手套。

9.10 mL生理盐水连接无损伤针，排气，夹闭延长管；准备肝素钠盐水（100 U/mL）5～10 mL排气备用。

10.皮肤消毒：先用75%酒精棉球以输液港注射座为中心，由内向外，以顺-逆-顺时针方向交替螺旋状消毒3次，消毒直径为大于15 cm 。用同法碘伏棉球消毒3次，待干。

11.输液港植入部位铺孔巾。

12.用非主力手的拇指与示指、中指固定注射座，呈三角形，将输液港拱起，确定此三角中心，主力手持无损伤针，自三角中心垂直刺入，穿过隔膜，直达储液槽底部；穿刺后抽回血，确认针头是否在输液港内及导管是否通畅，用20 mL生理盐水脉冲式冲管；夹闭延长管，移去注射器。（如图10-3-33）

13.连接正压接头/肝素帽；打开开关，用肝素钠盐水（100 U/mL）5～10 mL正压封管。

14.在无损伤针下方垫厚度适宜的开叉小纱布，撤孔巾，然后覆盖透明贴膜，固定好无损伤针，最后用胶布固定延长管，注明时间标识。

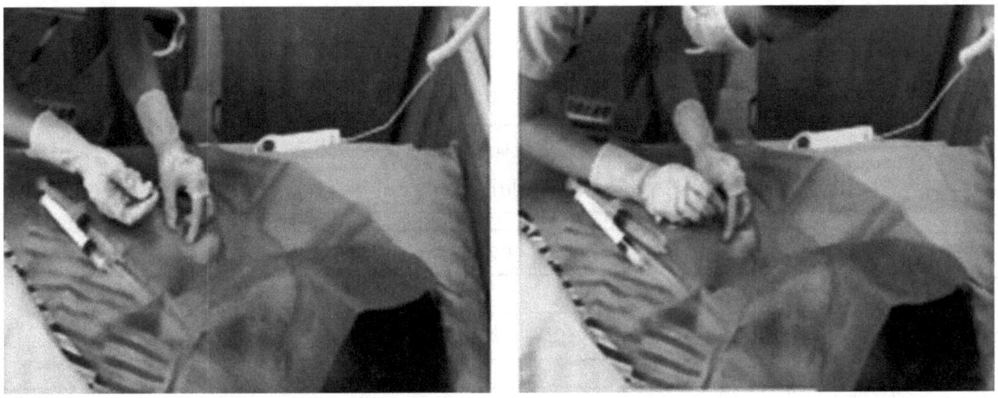

图 10-3-33　无损伤针穿刺

15. 按污染分类原则处理污物。

16. 脱手套，洗手。

17. 将穿刺时间、有无回抽血、局部皮肤情况等记录于患者维护手册及临床处置观察记录表并签名。

18. 健康教育。

注意事项

1. 无损伤针必须 7 d 更换一次；严格执行无菌技术操作原则。

2. 局部皮肤如有红、肿、硬结要及时报告和记录。

3. 针头必须垂直刺入，以免针尖损伤港体侧壁。

4. 敷贴更换间隔时间与 PICC 相同，拔针时也需执行冲管-封管流程。

5. 静脉注射给药前，必须抽回血证实无损伤针位于输液港内方可给药，避免药液注入皮下或局部组织，造成局部组织积液、感染或坏死。

6. 冲洗导管，使用 10 mL 以上的注射器，防止小注射器的压强过大，损伤导管、瓣膜或导管与注射座连接处。

7. 护理记录：输液港上方皮肤情况、输液港液体输注情况和输液港维护的日期和时间。

（四）健康教育

1. 治疗间歇期（不输液时）应每4周（1个月）对静脉输液港进行冲管、封管等维护一次，建议回医院维护植入静脉输液港。患者可从事一般性日常工作、家务劳动。

2. 避免做剧烈的肩胸部运动，如剧烈的球类运动、游泳等。避免做重体力工作，防止埋置在皮下的药盒注射座发生翻转，导管扭转。

3. 严禁高压注射造影剂，防止导管破裂，耐高压的产品除外。禁止使用小于 10 mL 的注射器冲管、注药。

4. 静脉输液港应由专业护士维护，建议治疗间歇期每个月回医院维护一次。禁止患者、家属及非专业人员直接使用与维护，有任何问题要直接与护士或医生联系。

（五）操作流程图（如图10-3-34）

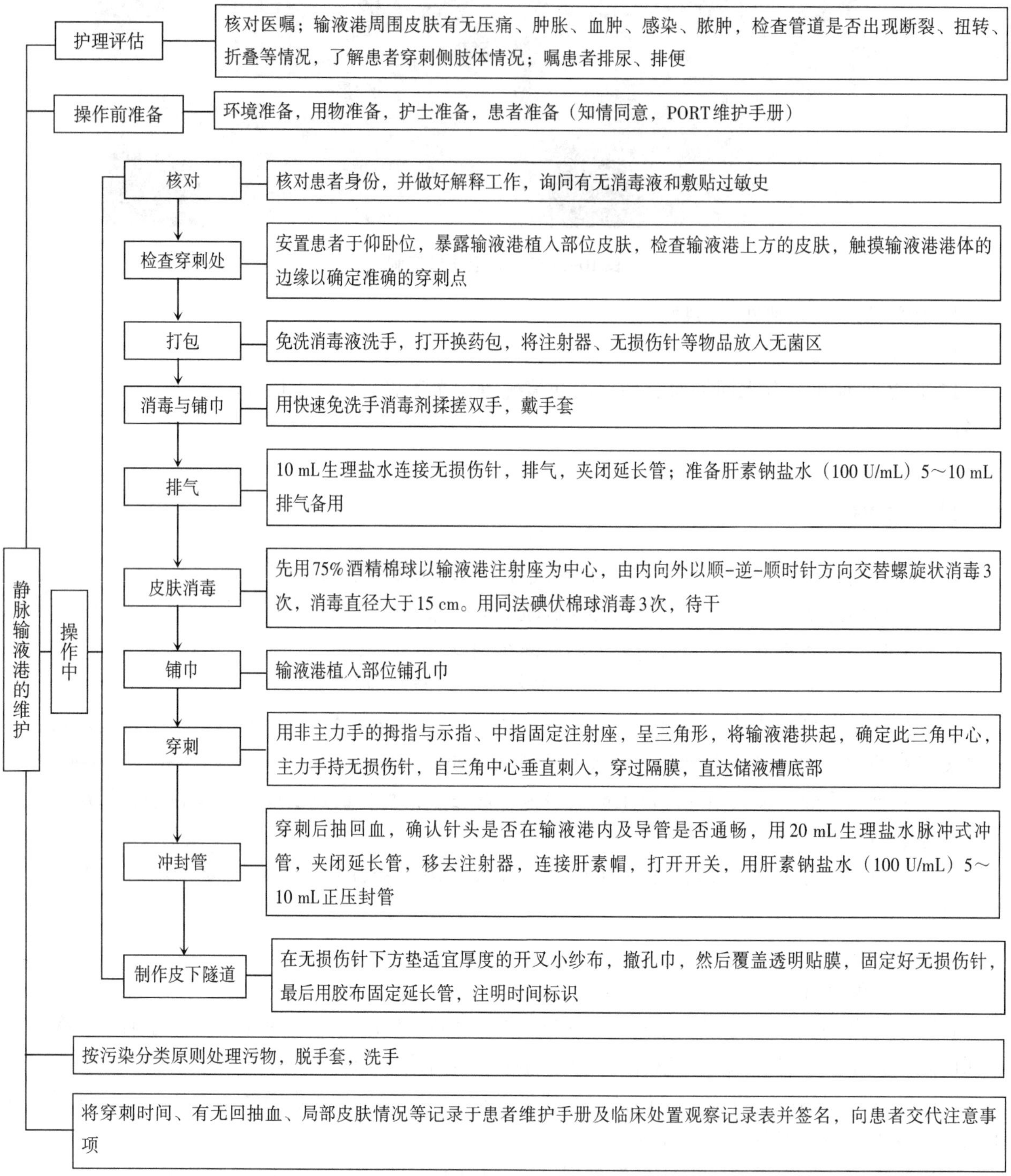

图10-3-34 静脉输液港的维护操作流程

（六）操作评分标准（见表10-3-5）

表10-3-5　静脉输液港的维护操作评分标准

项目	技术操作要求	评分	评分等级				实际得分
			A×1	B×0.7	C×0.4	D×0	
素质	着装规范、整洁，仪表大方，举止端庄	5					
评估	核对患者床号、姓名、住院号，手册，输液港周围皮肤有无压痛、肿胀、血肿、感染、脓肿，从注射座沿着管道轻轻触摸，检查管道是否出现断裂、扭转、折叠等情况，了解输液港植入侧的肢体活动情况，嘱患者排尿、排便	5					
	评估患者自理及配合程度	3					
操作前准备	洗手，戴帽子、口罩	3					
	备齐用物：口罩、帽子、无菌手套1副，无菌透明敷贴或输液贴，2%葡萄糖醋酸氯己定棉签，换药包，正压接头、无菌接头，专业无损伤针，肝素钠盐水封管液，生理盐水，10/20 mL注射器2副，清洁手套；检查PORT套件是否完整及其通畅性	5					
	环境安排合理，达到无菌要求的手术室	3					
	取得患者及其家属的理解与配合，签署知情同意书	3					
操作过程	核对患者身份，并做好解释工作，询问有无消毒液和敷贴过敏史	5					
	安置患者于仰卧位，暴露输液港植入部位皮肤，检查输液港上方的皮肤，触摸输液港港体的边缘以确定准确的穿刺点	6					
	免洗消毒液洗手，打开换药包，将注射器、无损伤针等物品放入无菌区，戴手套	6					
	10 mL注射器连接无损伤针，排气，夹闭延长管，准备肝素钠盐水（100 U/mL）5～10 mL排气备用	5					
	先用75%酒精棉球以输液港注射座为中心，由内向外，以顺-逆-顺时针方向交替螺旋状消毒3次，消毒直径大于15 cm。用同法碘伏棉球消毒3次，待干	6					
	输液港植入部位铺孔巾	4					
	用非主力手的拇指与示指、中指固定注射座，呈三角形，将输液港拱起,确定此三角中心，主力手持无损伤针，自三角中心垂直刺入，穿过隔膜，直达储液槽底部	6					
	穿刺后抽回血,确认针头是否在输液港内及导管是否通畅,用20 mL生理盐水脉冲式冲管,夹闭延长管,移去注射器	6					
	连接正压接头/肝素帽；打开开关，用肝素钠盐水（100 U/mL）5～10 mL正压封管	6					

续表 10-3-5

项目	技术操作要求	评分	评分等级				实际得分
			A×1	B×0.7	C×0.4	D×0	
操作过程	在无损伤针下方垫适宜厚度的开叉小纱布，撤孔巾，然后覆盖透明贴膜，固定好无损伤针，最后用胶布固定延长管，注明时间标识	6					
操作后处理	垃圾分类处理，脱手套，洗手	3					
	将穿刺时间、有无回抽血、局部皮肤情况等记录于患者维护手册及临床处置观察记录表并签名，向患者交代注意事项	4					
整体评价	操作熟练、规范，操作前中后均认真查对，无菌观念强，爱伤观念强	5					
	语言沟通通俗易懂，吐字清晰，语速适中，沟通效果好，有亲和力，体现人文关怀	5					
总分		100					

知识拓展

PORT的取出

1.适应证

(1) 结束治疗或不适宜继续保留者；

(2) 出现PORT周围感染，可考虑在感染控制后再行手术；

(3) 注射座渗漏；

(4) 导管夹闭综合征。

2.操作流程

(1) 超声排除导管外血栓，X线确认导管完整性及血常规检查，与患者沟通，告知手术的相关知识及可能出现的相关并发症，取得患者同意后签署手术知情同意书。

(2) 术前查看局部皮肤情况，有无感染，注射座和导管走行是否异常。

(3) 患者取平卧位，局部消毒铺无菌巾，1%利多卡因局部浸润麻醉。

(4) 梭形切除原手术瘢痕，暴露PORT注射座、导管锁及部分导管。

(5) 切开包裹注射座的纤维包膜组织，向周围分离，使其完全暴露并游离注射座，将导管缓慢自静脉及皮下隧道中取出，最后一并移除整套PORT装置。(也可先切开导管锁及导管周围的纤维包膜组织，将导管自静脉及皮下隧道内取出，再游离并取出注射座)

(6) PORT取出后，查看装置是否完整，皮下隧道开口处“8”字缝合，静脉穿刺处压迫5 min；清除注射座周围的纤维包膜组织，严密止血，缝合皮下组织和皮肤，无菌敷料覆盖手术切口。

(7) 做好切口常规换药，促进伤口愈合。

思考与练习

陈某某，女性，52岁，因左侧乳腺浸润性导管癌术后行FAC（环磷酰胺+脂质体阿霉素+氟尿嘧啶）方案治疗，于右上臂置一PICC导管。

1.PICC置管的适应证与禁忌证有哪些？穿刺前需评估的重点有哪些？

2.患者再次入院行第三周期化疗，护士查看PICC导管及局部皮肤，发现导管周围皮肤呈过敏样反应，面积5 cm×10 cm，局部皮肤红疹，部分破溃渗出面。该患者出现皮肤反应的原因可能有哪些，应如何应对？

3.PICC的常规维护前应注意评估哪些内容？有哪些注意事项？

（李存斌　马佩芬）

第十一章 标本采集技术

学习目标

通过本章的学习，学生能够完成以下要求：

◎**识记**

1. 描述标本采集与处理的原则及注意事项。

2. 描述血液标本、尿液标本、粪便标本、痰液标本及咽拭子标本采集的目的及注意事项。

3. 叙述留取 12 h 或 24 h 尿标本常用的防腐剂的种类、作用与用法。

◎**理解**

1. 解释常用实验室检查的目的及临床意义。

2. 比较不同类型的静脉血标本采集的目的、采血量、方法及标本容器选择的不同点。

◎**应用**

1. 熟练进行各种标本的采集，方法正确，操作规范。

2. 正确进行标本的保存及送检。

标本采集（specimens collection）是根据检验项目的要求，采集患者的血液、体液、分泌物和排泄物等标本，通过物理、化学或生物学的实验室检查技术和测定方法对其进行检验，从而获得反映病原学、病理学或脏器功能状况等资料，在协助疾病诊断、推测疾病预后、制定治疗和护理措施、观察病情与疗效等方面具有重要作用。标本检验结果是疾病判断的重要依据，其准确性会直接影响患者的治疗和抢救等效果。因此，高质量检验标本的采集是获得准确、可靠的检验结果的重要环节。

第一节　血标本采集技术

血液由血细胞和血浆组成，它通过循环系统与机体所有的组织和器官产生联系，在维持机体的代谢调节和内外环境的平衡等方面起着重要的作用。血液标本是实验室检查中应用最多的标本类型，广泛用于血液一般检查、血液生物化学与免疫学检查、血液病原微生物学检查等。血液检查可以反映机体功能状态及其异常变化，能为判断患者病情进展及治疗效果提供参考依据。因此，正确的血液标本采集与处理是获得准确、可靠血液检查结果的关键环节。

一、毛细血管采血法

毛细血管采血法是自外周血或末梢血（peripheral blood）采集血标本的方法，主要用于因静脉采血困难而需血量又较少的检查项目，WHO推荐毛细血管采血的部位宜在中指或无名指尖内侧，婴儿可于足跟处进行采血，成人毛细血管采血部位首选手指，但在特殊情况下，需视情况而定，如烧伤病人，可选择在皮肤完整处进行采血。外周血或末梢血由于血液循环较差，且易受外界气温、运动、外力挤压等物理因素影响，血细胞计数结果不稳定，常与静脉血细胞计数存在差异，故对成年人应用已较少，多用于婴幼儿。

二、静脉血标本采集法

静脉血标本采集

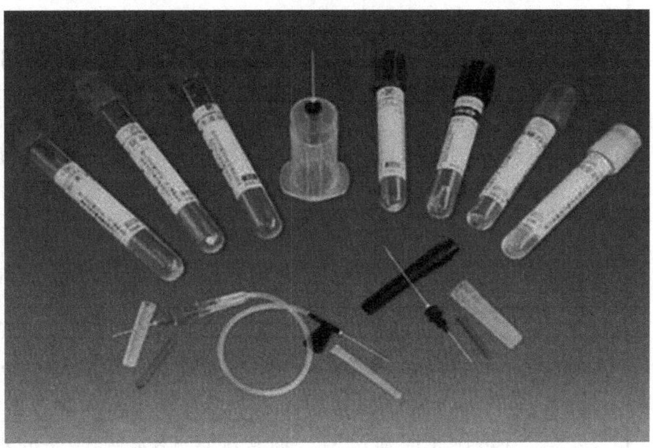

图11-1-1　持针器、一次性采血针、采血管

（一）静脉血标本采集部位

静脉血标本采集（intravenous blood sampling）是自静脉抽取血标本的方法。常用的静脉主要有：

1. 四肢浅静脉：上肢常用肘部浅静脉（贵要静脉、头静脉、肘正中静脉）、腕部及手背静脉；下肢常用大隐静脉、小隐静脉及足背静脉。

2. 颈外静脉：常用于婴幼儿的静脉采血。

3. 股静脉：穿刺部位在股三角区，位于股神经和股动脉的内侧。

（二）静脉血标本采集原理

真空采血是目前最佳的静脉血标本采集方法。真空定量采血系统包括一次性采血针、真空采血管和持针器（图11-1-1），基本原理是在持针器的帮助下采血针的一端刺入静脉，待有回血后将另一端刺入真空试管内，血液在负压作用下自动流入试管内。真空采血管内预置了一定量的特定添加剂，如抗凝剂、防腐剂或促凝剂等，目前采用国际通用的头盖和标签颜色来标示管内添加剂的类型，常用真空采血管的适用范围及要求见表11-1-1，生化检验常用的抗凝剂作用及用途见表11-1-2。真空采血具有计量准确、传达方便、标识醒目、容易保存、一次进针多管采血等优点，临床上逐步代替了一次性注射器完成血标本的采集。

表11-1-1　常用真空采血管的适用范围及要求

标识	标本类型	添加剂	适用范围	要求
红头管	血清	无	各种生化和免疫学检测，如肝肾功能、血清免疫等	采血后不要摇动
紫头管	全血	EDTA	适用于糖化血红蛋白，白细胞、红细胞及血小板等血常规检查等	采血后立即颠倒混匀5～8次
黑头管	全血	109 mmol/L（3.8%枸橼酸钠）	适用于ESR（血沉）	抗凝剂与血液按1∶4比例混合，采血后即刻颠倒5～8次，使抗凝剂与血液充分混匀
蓝头管	全血	109 mmol/L（3.2%枸橼酸钠）	适用于血凝试验，如PT、APTT、TT、各种凝血因子等	抗凝剂与血液按1∶9比例混合，采血后即刻颠倒5～8次，使抗凝剂与血液充分混匀
黄头管	血清	分离胶/促凝剂	适用于急诊各种生化和血清学实验检查	可将血细胞与血清快速分开，从而减少影响实验的因素
绿头管	血浆	肝素锂/肝素钠	可用于急诊、大部分的生化实验和某些特定的化验项目，如血氨、血流变等流式T细胞因子检测	采血后即刻颠倒5～8次
灰头管	血浆	草酸盐-氟化钠	适用于糖耐量试验检测	采血后即刻颠倒5～8次
细菌培养瓶	需养/厌氧		血液、体液中需氧、厌氧细菌和真菌的培养	标本5～10 mL，摇匀，不能注入空气（厌氧瓶）

表11-1-2　生化检验常用的抗凝剂作用及用途

抗凝剂	作用及用途
草酸钾	常用于尿素、肌酐、纤维蛋白原等测定，不能用于钙、钾及血气分析等项目的测定，同时对乳酸脱氢酶、碱性磷酸酶、丙酮酸激酶、淀粉酶和酰基载体蛋白等均有抑制作用
肝素	血液化学成分检测首选的抗凝剂。因肝素对血液成分的干扰较少，抗凝能力强，不影响血细胞体积，不易溶血，常用于细胞渗透性试验、血气分析、电解质、血浆渗透量、血细胞比容及普通生化检测等。通常用肝素抗凝的剂量为10.0～12.5 U/mL。注意钠盐可使淀粉酶升高
氟化钠	常用氟化钠-草酸钠混合抗凝剂进行血糖测定，氟化钠能够抑制烯醇化酶，它能够避免血细胞葡萄糖酵解酶发挥作用，从而延长标本的留存时间
枸橼酸钠	常用于凝血试验。通常配成3.8%或3.2%的水溶液，与血液按照1∶9体积混合。测定血沉常用3.8%的枸橼酸钠抗凝剂，抗凝剂与血液的比例为1∶4，凝血试验用3.2%枸橼酸钠抗凝剂。不适用于血液分析和生化实验
二乙胺四乙酸盐	血生化检查常用的抗凝剂，适用于一般的血液学检测，但不适于凝血功能和血小板功能检测，也不适用于钠、钙及含氮物质的测定，由于EDTA盐会影响某些酶的活性，抑制红斑狼疮因子，因此不适宜制作组化染色和用于检查红斑狼疮细胞的血涂片

（三）护理评估

1.患者病情、意识、生活自理能力及配合程度。

2.患者穿刺部位的皮肤及血管条件。

3.环境是否符合静脉穿刺的要求。

4.标本采集的种类、量，并做好解释工作。

（四）操作前准备

1.患者准备

（1）患者了解采血的目的及注意事项。

（2）取舒适卧位，对穿刺部位进行皮肤清洁，暴露穿刺部位。

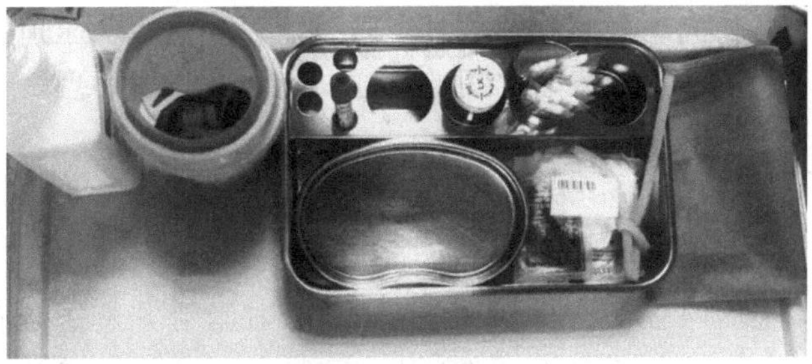

图11-1-2　用物准备

2.环境准备

整洁，安静，安全，温湿度适宜，光线充足，符合静脉穿刺的环境要求。

3.操作者准备

衣帽整洁，修剪指甲，洗手，戴口罩。

4.用物准备

注射盘内放置安尔碘、无菌棉签、止血带、一次性治疗巾、弯盘、一次性采血针、标本容器（干燥试管、抗凝管或血培养瓶）、检验单等，如图11-1-2。

（五）操作步骤

1.贴标签或条形码

核对医嘱、检验申请单、标签（或条形码）及标本容器（或真空采血管），无误后将标签（或条形码）粘贴于标本容器（或真空采血管）外壁上。

2.携用物至患者床旁、核对

严格按照患者身份识别制度进行核对，依据检验申请单对患者进行查对；核对检验申请单、标本容器（或真空采血管）以及标签（或条形码）是否一致。向患者及其家属说明血标本采集的目的及配合要点。

3.选择静脉

选择合适的静脉，将一次性治疗巾置于穿刺部位肢体的下方，在穿刺点上方6 cm处扎止血带，并嘱患者握拳。

4.消毒皮肤

以穿刺点为中心，以螺旋式擦拭的方式，由内向外对皮肤进行两次消毒，消毒直径不少于5 cm×5 cm。

5.二次核对（核对内容同上）

6.戴手套进行穿刺

按静脉穿刺法穿刺血管，见回血后抽取所需血量，如需采取多管血样，可将刺塞端拔出，刺入已粘有标签（或条形码）的标本容器（或真空采血管）即可。

7.两松一拔一按压

血标本采集完毕后，松开止血带，嘱患者松拳，迅速将针头拔出，用无菌棉签按压穿刺点1～2 min至不出血为止。

8.操作后处理

（1）撤去治疗巾和止血带，协助患者取舒适卧位，对床单元进行整理。

（2）再次核对申请单、患者、标本。

（3）用物处理，洗手，记录采血时间及执行者。

（4）标本及时送检。

（六）健康教育

1.向患者说明抽血的目的和配合要点。

2.向患者解释并嘱其空腹采血，采血后，压迫止血的时间不宜过短。

3.注意与患者之间的沟通，消除其恐惧心理。

☞ 注意事项

1.严格执行查对制度及无菌技术操作原则。

2.若需要抽取空腹血，应提前告知患者禁食、禁水。

3.采集血培养标本时，应防污染。除严格无菌操作外，抽血前应检查培养基是否符合要求，瓶塞是否干燥，培养液不宜太少。

4.严禁在输液、输血肢体上采集血标本，须另换肢体采集。

5.标本采集后及时送检，以免影响检验结果。

（七）操作流程图（如图11-1-3）

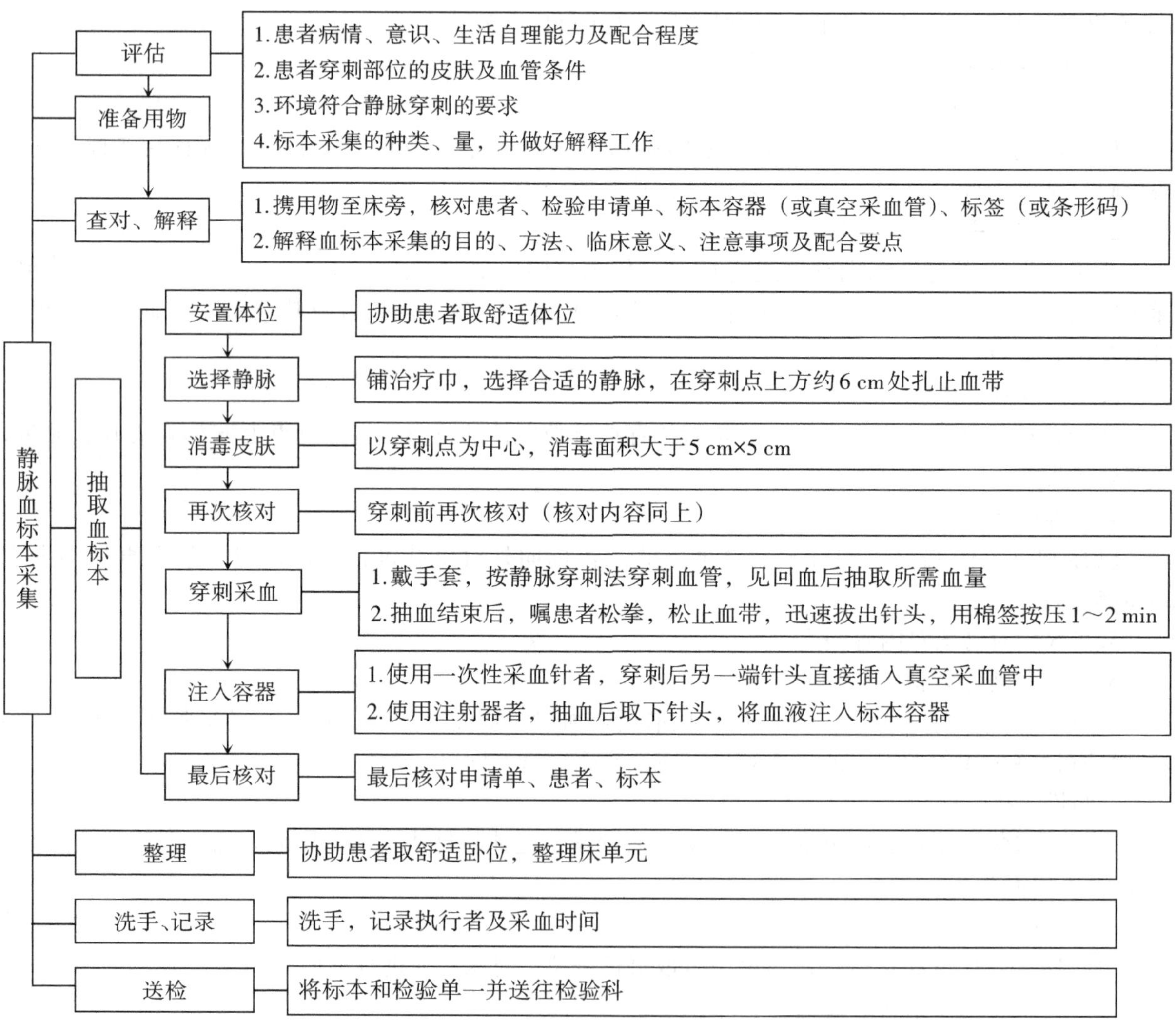

图11-1-3　静脉血标本采集操作流程图

（八）操作评分标准（见表11-1-3）

表11-1-3　静脉血标本采集技术操作评分标准

项目	技术操作要求	评分	评分等级				实际得分
			A×1	B×0.7	C×0.4	D×0	
素质	仪表、着装符合要求	2					
	操作熟练，沟通有效	3					
评估	评估患者的病情、意识状态、生活自理能力及配合程度	5					
	评估患者穿刺侧肢体的活动程度、穿刺部位的皮肤及血管条件	5					
	评估环境情况	5					
	评估所采集标本的种类、量，并做好解释工作	5					
操作前准备	洗手，戴口罩	2					
	核对医嘱、血标本检验申请单、标本容器（或真空采血管）及标签（或条形码）	5					
	用物准备齐全，放置合理美观	2					
操作过程	三次核对患者信息、检验申请单、标本容器（或真空采血管）以及标签（或条形码）	10					
	铺一次性治疗巾，选择合适的静脉，在穿刺点上方6 cm处扎止血带，嘱患者握拳	5					
	以穿刺点为中心，螺旋式消毒皮肤两次，消毒面积大于5 cm×5 cm	8					
	戴橡胶手套，按静脉穿刺的方法进行血管穿刺，见回血后将一次性采血针的刺塞端刺入（或注入）已粘有标签（或条形码）的标本容器（或真空采血管）里，抽取所需血量	15					
	血标本采集完毕后，松开止血带，嘱患者松拳，迅速将针头拔出，用无菌棉签按压穿刺点1～2 min至不出血为止	12					
操作后处理	协助患者取舒适卧位	1					
	整理床单元	1					
	垃圾分类处理，并洗手、记录	3					
	标本及时送检	1					
整体评价	采集的血标本是否符合检验项目要求	4					
	操作熟练，动作准确、轻巧，操作时间合适	3					
	沟通得当，取得患者配合	3					
总分		100					

思考与练习

刘先生，50岁，近2个月来出现发热，体温38 ℃左右，厌食，消瘦，体重下降8 kg，出现刺激性咳嗽，持续痰中带血。既往有吸烟史20余年。根据医嘱需要给李先生采集血培养标本。

1. 护士在采集标本时应该遵循哪些原则？

2. 血培养标本的采集时机及采集方法是什么？

3. 为防止采集血标本时溶血，应采取哪些措施，其溶血原因是什么？

三、动脉血标本采集法

动脉血标本采集

动脉血标本采集（arterial blood sampling）是自动脉抽取血标本的方法。常用的动脉有股动脉、桡动脉。

（一）护理评估

1. 患者病情、意识状态、生活自理能力及配合程度。

2. 患者穿刺部位皮肤情况及动脉血管条件。

3. 患者吸氧状况或呼吸机的使用情况（呼吸机参数的设置）。

（二）操作前准备

1. 患者准备

（1）患者了解动脉血标本采集的目的、方法、注意事项及配合要点。

（2）对采血部位进行局部皮肤清洁，取舒适体位，暴露穿刺部位。

2. 环境准备

整洁，安静，安全，光线充足，温湿度适宜，必要时使用屏风遮挡以保护患者隐私。

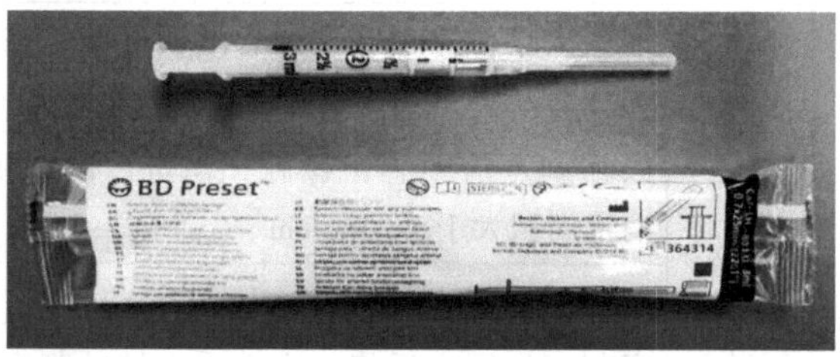

图11-1-3　动脉血气针

3. 用物准备

注射盘内放置安尔碘、无菌棉签、止血带、一次性治疗巾、动脉血气针（如图11-1-3）或2 mL/5 mL一次性注射器及肝素适量、无菌纱布、无菌软木塞或橡胶塞、无菌手套、检验申请单、标签或条形码等。

4. 操作者准备

衣帽整洁，修剪指甲，洗手，戴口罩。

（三）操作步骤

1. 贴标签或条形码

核对医嘱、检验申请单、标签（或条形码）及标本容器（动脉血气针或一次性注射器），无误后将检验标签（或条形码）贴于标本容器的外壁上。

2. 核对

携用物至患者床旁，严格按照患者身份识别制度进行核对，依据检验申请单对患者进行查对，并向其说明抽血的目的及配合要点。

3. 体位

协助患者取合适体位，并暴露穿刺部位。

4.选择合适动脉

桡动脉穿刺点一般位于掌侧腕关节上方2 cm处，股动脉穿刺点位于腹股沟的中点；将一次性治疗巾置于穿刺部位的下方。

5.消毒

常规消毒患者穿刺部位皮肤，直径至少为8 cm；戴无菌手套或常规消毒术者左手的示指和中指。

6.二次核对（核对内容同上）

7.抽血

使用动脉血气针者，操作者将左手的示指和中指固定在动脉搏动最明显处，右手持针在示指和中指间与皮肤呈45°～90°角进针，血气针穿刺进动脉后，血液会在压力作用下自然涌入，采集血量至所需刻度；使用一次性注射器抽取血标本者，为了防止血液凝固，需先抽取0.2 mL的肝素钠，转动注射器针栓以使肝素钠均匀地附着在管壁上，采血方法同上，采集血量1 mL。

8.拔针、按压

拔出动脉血气针或一次性注射器后，用无菌纱布覆盖穿刺点并垂直按压5～10 min。采血拔针后，需将血气针或注射器针尖斜面立即刺入无菌软木塞或橡胶塞内。为防止凝血，需轻轻转动血气针或注射器，以保证血液与抗凝剂充分混匀。

9.操作后处理

（1）垃圾分类处理，协助患者取舒适体位，整理床单元。

（2）再次核对申请单、患者信息及血标本。

（3）洗手，记录采血时间及执行者。

（4）检验申请单和标本及时送检，送检过程中血标本要避免过度震荡。

注意事项

1.严格执行查对制度和无菌技术操作原则。

2.桡动脉穿刺点为前臂掌侧腕关节上2 cm，动脉搏动明显处；股动脉穿刺点在腹股沟股动脉搏动明显处。穿刺时，患者取仰卧位，下肢伸直略向外展外旋，以充分暴露穿刺部位。新生儿宜选择桡动脉穿刺，因股动脉穿刺直接进针时易伤及髋关节。

3.拔针后局部用无菌纱布或沙袋加压止血，以免出现血肿，压迫止血至不出血为止。

4.患者饮热水、洗澡或运动后，需休息30 min后再行采血，避免影响检验结果。

5.条形码合理有效，杜绝差错事故的发生。

6.有出血倾向者慎用动脉穿刺法采集动脉血标本。

（四）健康教育

1.向患者说明抽血的目的和配合事项。

2.注意与患者之间的沟通，消除其恐惧心理。

（五）操作流程图（如图11-1-4）

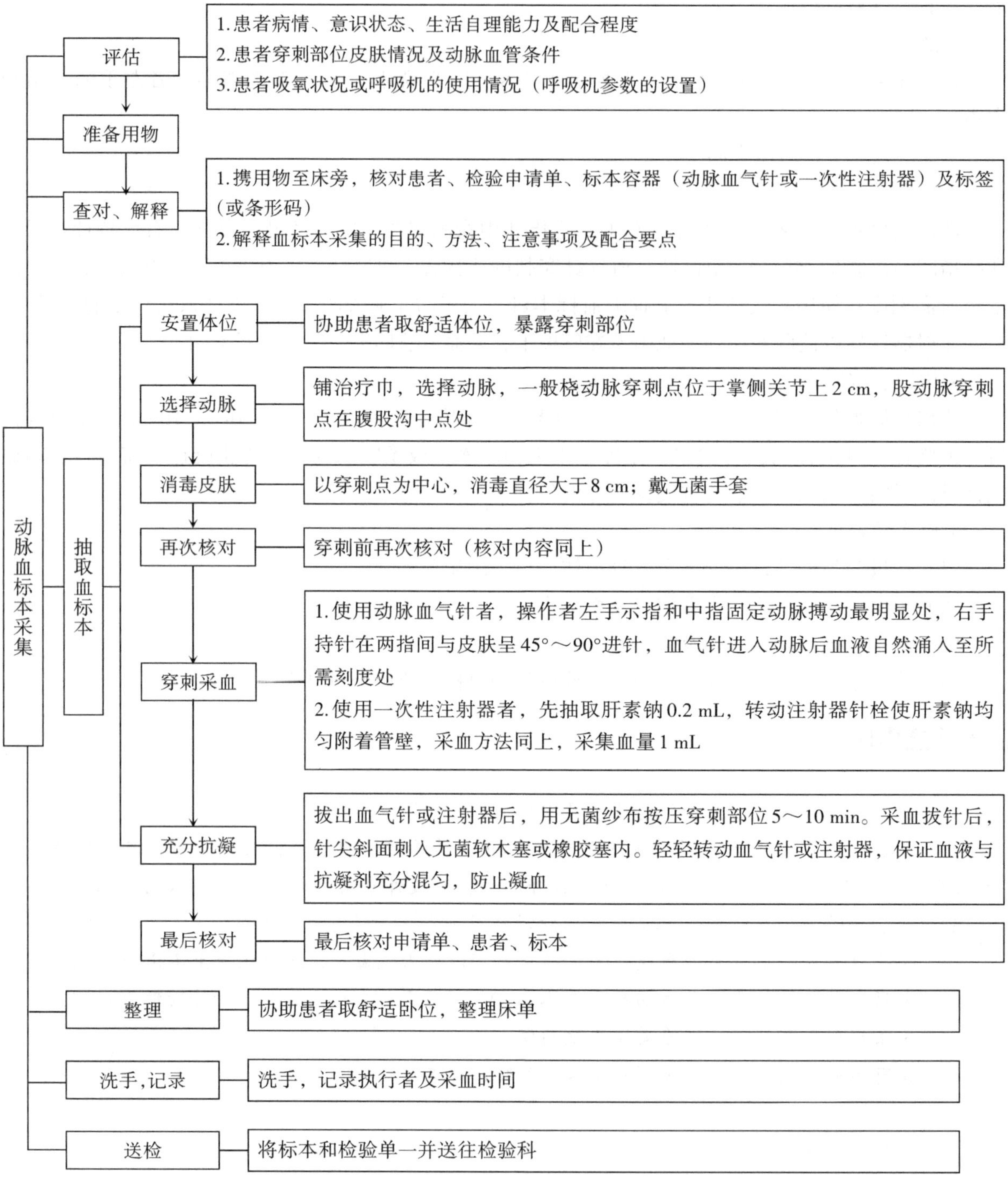

图11-1-4　动脉血标本采集操作流程图

（六）操作评分标准（见表11-1-4）

表11-1-4　动脉血标本采集技术操作评分标准

项目	技术操作要求	评分	评分等级				实际得分
			A×1	B×0.7	C×0.4	D×0	
素质	仪表、着装符合要求	2					
	操作熟练，沟通有效	3					
评估	评估患者的病情状态、意识状况、生活自理能力及合作程度	5					
	评估患者穿刺部位的皮肤及动脉血管条件	5					
	评估患者吸氧状况或呼吸机使用情况	5					
	评估环境，做好解释	5					
操作前准备	洗手，戴口罩	2					
	认真查对医嘱，核对检验申请单、标本容器（一次性注射器或动脉血气针）以及标签（或条形码），之后将检验标签（或条形码）贴于标本容器的外壁上	5					
	用物准备齐全，放置合理美观	2					
操作过程	三次核对患者的信息、检验申请单、标本容器及标签（或条形码）	10					
	协助患者取合适体位，并暴露穿刺部位	5					
	以穿刺点为中心，螺旋式由内向外消毒皮肤两次，消毒直径大于8 cm	8					
	戴无菌手套，在消毒区域内用左手的示指和中指摸到动脉搏动最明显处后将两指分开，使动脉固定于两指之间，右手持针在两指间与皮肤呈45°～90°进针，见有鲜红色回血后固定血气针，采集血液至预设刻度。使用一次性注射器者，需先抽取肝素钠0.2 mL，转动注射器针栓以使肝素钠均匀地附着在管壁上，采血方法同上，采集血量1 mL	15					
	拔出动脉血气针或一次性注射器后，用无菌纱布覆盖穿刺点并垂直按压5～10 min。采血拔针后，需将血气针或注射器针尖斜面立即刺入无菌软木塞或橡胶塞内。为防止凝血，需轻轻转动血气针或注射器，以保证血液与抗凝剂充分混匀	12					
	协助患者取舒适卧位	1					

续表 11-1-4

项目	技术操作要求	评分	评分等级				实际得分
			A×1	B×0.7	C×0.4	D×0	
操作后处理	整理床单元	1					
	垃圾分类处理，并洗手、记录	3					
	标本及时送检	1					
整体评价	采集的血标本是否符合检查项目要求	4					
	动作熟练、轻巧、准确，注意保护患者隐私，操作时间合适	3					
	沟通得当，取得患者配合	3					
总分		100					

思考与练习

患者，男，55岁，入院诊断COPD急性发作，Ⅱ型呼吸衰竭，遵医嘱查血气分析。

1.动脉血气采集的目的有哪些？

2.采集动脉血气后的护理要注意什么？

第二节　尿标本采集技术

尿液是人体的重要排泄物，其成分或含量的改变不仅能够反映泌尿系统的生理或病理变化，而且与内分泌、血液、循环等系统密切相关。尿液检查是最常用的临床检测项目之一，也是诊断泌尿系统疾病的重要依据，同时，对于肝胆系统疾病、代谢性疾病（如糖尿病）及其他系统疾病的诊断和鉴别诊断、治疗检测及健康普查也具有重要的参考价值。

一、尿液标本的类型与应用范围（见表 11-2-1）

表 11-2-1　尿液标本的类型与应用范围

标本类型	应用范围
晨尿	常规筛检、细胞学检查、尿糖、尿蛋白等项目
随机尿	常规筛检等
计时尿（3 h尿、12 h尿、24 h尿）	细胞学检查、化学物质定量检查
中段尿	常规筛检、微生物培养、细胞学检查

二、尿液标本采集

（一）护理评估

1.患者的病情、心理状态、意识状态、自理能力及配合程度。

2.患者临床诊断、治疗情况。

3.检验目的，注意事项，尿标本的采集量、采集时间和方法。

（二）操作前准备

1.患者准备

患者了解采集尿标本的目的和注意事项、采集方法、采集时间及配合要点。

2.环境准备

宽敞，安静，安全，隐蔽。

3.操作者准备

着装整洁，洗手，戴口罩。

4.用物准备

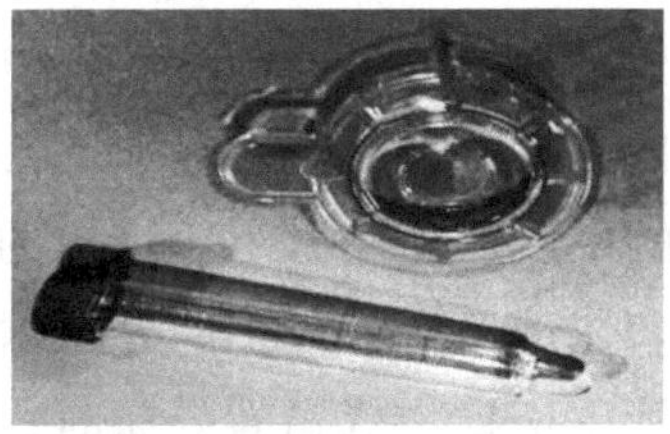

图11-2-1　尿常规标本容器

除检验申请单、标签或条形码、手消毒液、生活垃圾桶、医疗废物桶以外，根据检验目的不同，另备：

（1）尿常规标本：一次性尿常规标本容器，如图11-2-1，必要时需备便盆或尿壶。

（2）12 h或24 h尿标本：集尿瓶（容量3000～5000 mL）、防腐剂。常用防腐剂的作用及临床应用见表11-2-2。

（3）尿培养标本：无菌标本容器（试管）、无菌棉签、无菌手套、消毒液、肥皂水或1∶5000高锰酸钾水溶液、无菌生理盐水、便盆或尿壶、屏风，必要时备导尿包。

表11-2-2　常用防腐剂的作用及临床应用

防腐剂	作用	用法	临床应用
甲醛	防腐和固定尿中有机成分	每100 mL尿液加40%甲醛0.5 mL	艾迪计数（12 h尿细胞计数）等
浓盐酸	使尿液保持在酸性环境中，以防止尿液中的激素被氧化	24 h尿中加10 mL/L浓盐酸	内分泌系统的检查，如17-羟类固醇、17-酮类固醇等
甲苯	保持尿中化学成分不变	第一次尿液倒入后，每100 mL的尿液中加入0.5～1%的甲苯2 mL	尿蛋白定量、尿糖定量

（三）操作步骤

1.贴标签或条形码

查对医嘱、检验申请单、标签（或条形码）及无菌标本容器（试管），无误后贴标签（或条形码）于标本容器外壁上。

2.核对

携用物至床旁，并依据检验申请单核对患者的信息、无菌标本容器（试管）及标签（或条形码）。向患者及其家属解释标本采集的目的、方法及配合要点。

3.收集尿标本

（1）尿常规标本：①能自理的患者，告知其将清晨起床后的第一次尿自行留于标本容器内，除检验尿比重需要留取100 mL外，其余的检查留取30～50 mL尿标本即可。②行动不便的患者，需协助其在床上使用便器，然后将尿液收集于标本容器内。③已留置导尿的患者，可将集尿袋下方引流孔处的橡胶塞打开收集尿液。

（2）12 h或24 h尿标本：①将检验单附联粘贴于集尿瓶上，标明尿液留取的开始和结束时间；

②留取12 h尿标本，嘱患者于晚7时将膀胱排空后，再开始留取尿液，至次日晨7时留取最后一次尿液；若留取24 h标本，嘱患者于晨7时将膀胱排空后，再开始留取尿液，至次日晨7时留取最后一次尿液。③为方便留取尿液，可告知其将尿液先排在便器或尿壶内，然后再倒入集尿瓶内。④留取最后一次尿液后，将12 h或24 h的全部尿液收集于集尿瓶内，测尿总量并将其记录在检验单上。

（3）尿培养标本：①中段尿留取法。为保护患者隐私，需使用屏风遮挡，并协助患者取平卧位，放好便器；按导尿术要求清洁、消毒外阴；嘱患者排尿，然后弃去前段尿液，收集5～10 mL的中段尿，将其盛于带盖的无菌容器内送检。②导尿术留取法。根据导尿术要求清洁、消毒外阴和尿道口，然后按照导尿术引流出尿液，见尿后弃去前段尿液，接5～10 mL的中段尿盛于无菌试管中送检。③留置导尿时，需先采用无菌消毒技术对导尿管外部及导尿管口进行消毒，再使用无菌注射器通过导尿管抽取尿液送检。

4.脱手套

5.清洁外阴，协助患者穿好衣裤，整理床单元，协助其取舒适卧位。

6.操作后处理

（1）洗手，记录留取时间。必要时，需记录尿液的量、气味和颜色等。

（2）检验申请单和标本及时送检。

注意事项

1.女性患者月经期不宜留取尿标本。

2.尿液标本应避免白带、精液、粪便等混入。

3.会阴部分泌物过多时，应先清洁或冲洗，再收集尿标本。

4.应避免烟灰、便纸等异物混入。

5.做早孕诊断试验应留取晨尿。

6.常规检查在标本采集后应尽快送检，最好不超过2 h，如不能及时送检和分析，必须采取保存措施，如冷藏或防腐等。

7.留取尿培养标本时，应严格执行无菌操作，防止标本污染而影响检验结果。

（四）健康教育

1.根据检验目的不同，在留取尿标本前向患者及其家属介绍标本留取的目的、方法、时间及注意事项。

2.说明正确留取尿标本对保证检验结果准确性的重要意义，并教会患者留取标本的正确方法，以确保检查结果准确。

3.为患者提供安全、隐蔽的环境，以消除其紧张、焦虑的情绪。

（五）操作流程图（如图11-2-2）

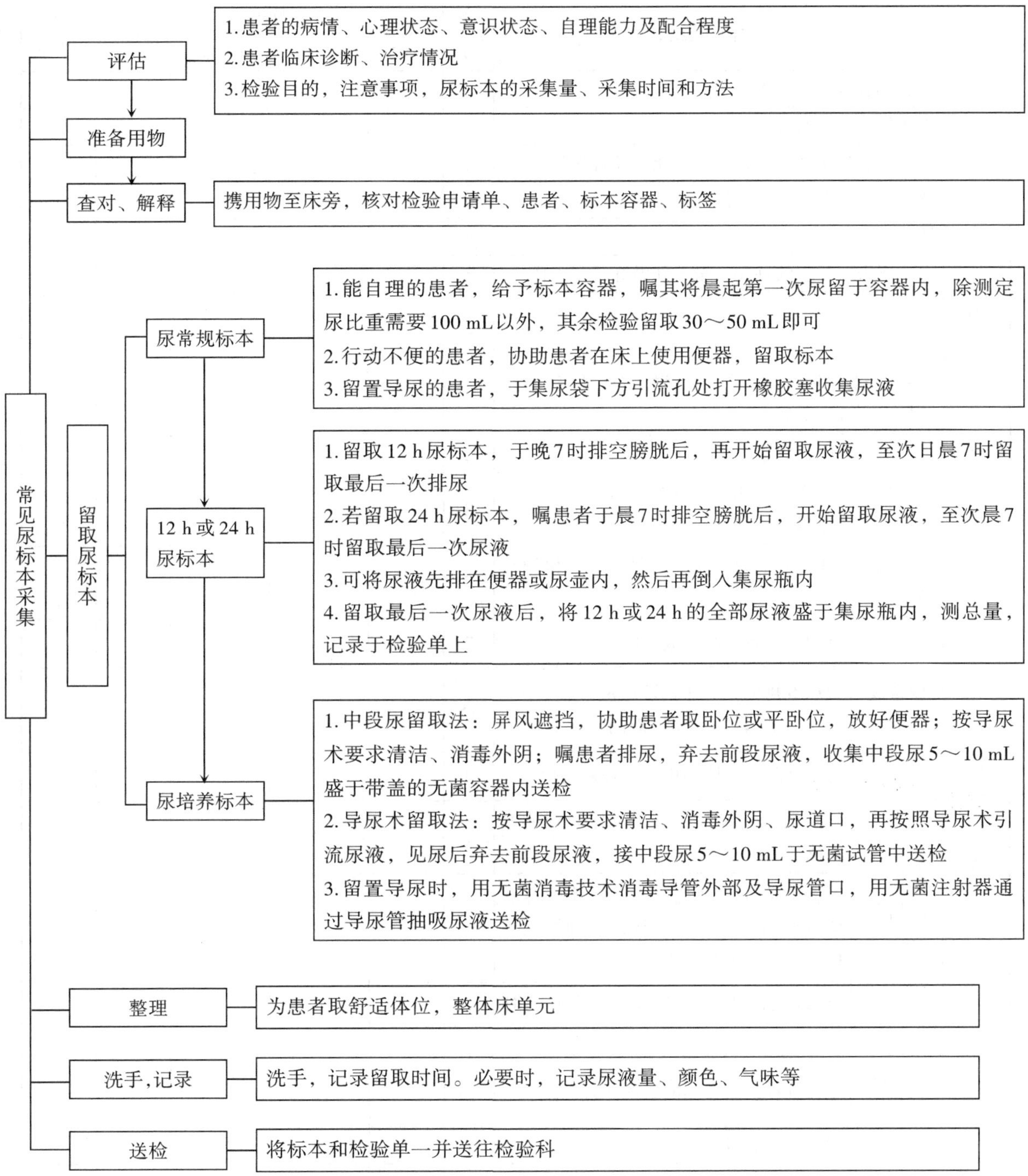

图11-2-2　尿标本采集操作流程图

（六）操作评分标准（见表11-2-3）

表11-2-3　尿标本采集技术操作评分标准

项目	技术操作要求		评分	A×1	B×0.7	C×0.4	D×0	实际得分
素质	仪表、着装符合要求		2					
	操作熟练，沟通有效		3					
评估	评估患者的病情、意识、自理能力及合作程度		5					
	评估患者的临床诊断、治疗情况		5					
	评估环境情况		5					
	评估所采集标本的种类、量，并做好解释工作		5					
操作前准备	洗手，戴口罩		2					
	核对医嘱、检验申请单、无菌标本容器（试管）及标签（或条形码）		5					
	用物准备齐全，放置合理美观		2					
操作过程	核对检验申请单、患者、无菌标本容器（试管）、标签（或条形码）		8					
	协助患者取平卧位，并用屏风遮挡，注意保护其隐私		7					
	尿常规标本	行动不便者，协助放好便器	7					
		嘱患者排尿，弃去前段尿液，收集5～10 mL的中段尿，将尿液倒入标本瓶内	15					
		清洁外阴，并协助患者取舒适卧位	5					
	尿培养标本	外阴消毒正确，尿道口及导尿管消毒正确	7					
		弃去前段尿，并使用带盖的无菌容器留取5～10 mL的中段尿，立即加盖送检，保证其不被污染	15					
		再次清洁外阴，并协助患者取舒适卧位	5					
	12 h或24 h尿标本	正确解释收集标本的目的和方法	20					
		测量尿液总量	7					
操作后处理	整理床单元		2					
	垃圾分类处理，并洗手、记录		5					
	标本及时送检		2					
整体评价	采集的尿标本是否符合检查项目要求		5					
	动作熟练、轻巧、准确、节力		5					
	沟通得当，取得患者配合		5					
总分			100					

思考与练习

患者，男性，38岁。因高热5天，伴尿频、尿急、腰痛来院就诊，诊断为急性肾盂肾炎，现做中段尿细菌培养。

1.尿培养标本的采集方法有哪些？

2.留取尿培养标本的注意事项是什么？如何指导有自理能力者留取尿培养标本？

第三节　便标本采集技术

正常粪便由未被消化吸收的食物残渣、消化道分泌物、大量细菌和水分等构成，粪便检查可以有效评估患者的消化系统，为协助诊断、治疗疾病提供可靠依据。标本的留取方法因检查目的不同而有区别，粪便标本（feces specimen）分为四种：粪便常规标本、隐血标本、细菌培养标本、寄生虫或虫卵标本。

一、粪便标本的检验目的（见表11-3-1）

表11-3-1　粪便标本的检验目的

标本类型	检验目的
常规标本	粪便的颜色、形状及细胞等
细菌培养标本	粪便中的致病菌
隐血标本	粪便中肉眼不能察见的微量血液
寄生虫或虫卵标本	检查粪便中的寄生虫成虫、幼虫及虫卵并计数

二、常见粪便标本采集

（一）护理评估

1.患者的意识状态、自理能力、心理状况及配合程度。

2.患者的病情及治疗情况。

3.患者的排便情况。

（二）操作前准备

1.患者准备

了解标本采集的目的、方法及配合要点，按要求在采集前排空膀胱。

2.环境准备

安静，安全，隐蔽。

3.用物准备

检验单、标签或条形码、手套、手消毒液、生活垃圾桶、医疗废物桶，根据检验目的的不同，另备：

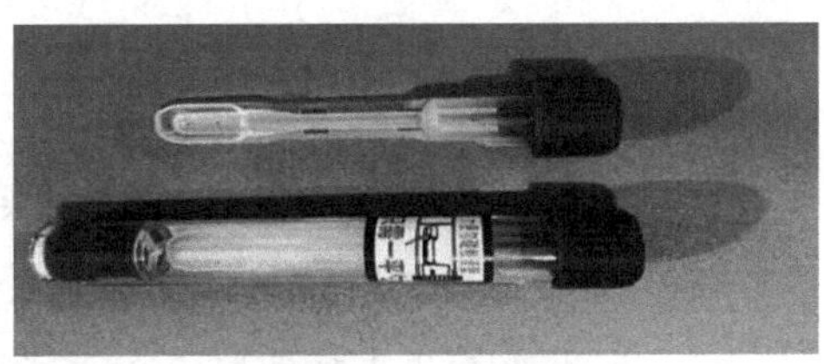

图11-3-1　检便盒

（1）常规标本：检便盒（内附检便匙或棉签）（如图11-3-1）、清洁便器。

（2）培养标本：无菌培养瓶、无菌棉签、消毒便器。

（3）隐血标本：标本盒（内附检便匙或棉签）、清洁便器。

（4）寄生虫及虫卵标本：检便盒（内附检便匙或棉签）、透明塑料薄膜或软黏透明纸拭子或透明胶带或载玻片（查找蛲虫）、清洁便盆。

4.操作者准备、

着装整洁，洗手，戴口罩。

（三）操作步骤

1.贴标签或条形码

核对医嘱、检验申请单、标签（或条形码）及标本容器。无误后将标签（或条形码）贴于标本容器的外壁上。根据检验目的，选择适当容器。

2.核对

携用物至床旁，依据检验申请单核对患者信息，解释留取粪标本的目的、采集方法、时间、注意事项及配合要点，嘱患者排空膀胱，用屏风遮挡注意保护患者隐私。

3.收集粪便标本

（1）常规标本：①嘱患者排便于清洁便盆内；②用检便匙或棉签在脓血、黏液等异常部分或粪便表面、深处等不同部位取新鲜粪便5 g，置于检便盒内送检。

（2）培养标本：①嘱患者排便于消毒便盆内；②用无菌棉签取黏液脓血部分或中央部分的粪便2～5 g置于无菌培养容器内，盖紧瓶塞及时送检。

（3）隐血标本：按常规标本留取。

（4）寄生虫或虫卵标本：①检查寄生虫卵。嘱患者排便于清洁便盆内，用棉签或检便匙取不同部位带血或黏液部分粪便5～10 g，置于检便盒内送检。②检查蛲虫。透明塑料薄膜或软黏透明纸拭子于半夜12点或清晨未起床前，用透明胶带粘于肛门周围皱襞处，将已粘有虫卵的透明胶带面粘在载玻片上或将胶带对合，立即送实验室做显微镜检查。③检查阿米巴原虫。先将便盆加热至接近人体的温度，以免影响阿米巴原虫活性，再嘱患者排便，后将标本连同便盆立即送检。

4.操作后处理

（1）用物按常规消毒处理。

（2）洗手，记录标本留取时间，如有必要，需记录粪便的颜色、气味、形状等。

☞ 注意事项

1.盛粪便标本的容器必须有盖，有明显的标记。

2.采集培养标本，如患者无便意，用长无菌棉签蘸0.9%的氯化钠溶液，由肛门插入6～7 cm，顺一个方向轻轻旋转后退出，将棉签置于培养瓶内，盖紧瓶盖。

3.采集隐血标本时，嘱患者检查前三天禁食肉类、动物肝、血和含铁丰富的药物和食物、绿叶蔬菜，三天后收集标本，以免造成假阳性。

4.检查痢疾阿米巴滋养体时，在采集标本前几天，不应给患者服用钡剂、油质或含金属的泄剂，以免金属制剂影响阿米巴虫卵或胞囊的显露。同时应在床边留取新排出的粪便，从脓血和稀软部分取材，并立即保温送至实验室检查。

5.采集寄生虫标本时，如患者服用驱虫药或做血吸虫孵化检查，应留取全部粪便。

6.患者如有腹泻，水样便应盛于容器中送检。

（四）健康教育

1.采集标本前需根据检验目的不同，提前向患者讲解留取标本的目的、方法、采集时间及注意事项。

2.向患者及其家属说明正确留取标本的重要性和意义，并取得其配合。

3.告知患者标本留取的正确方法，以保证检验结果的准确性。

（五）操作流程图（如图11-3-2）

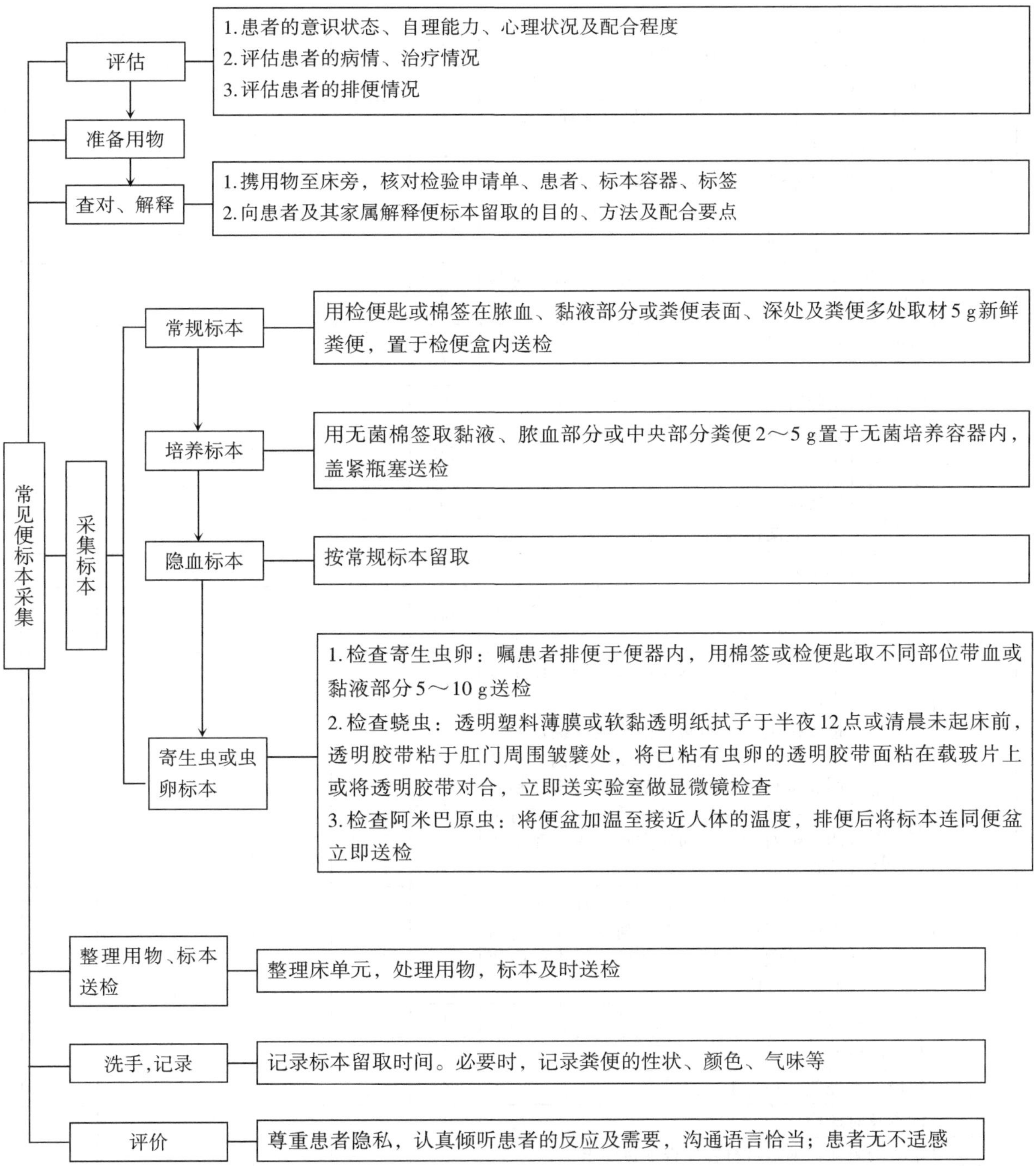

图11-3-2 粪便标本采集技术操作流程图

（六）操作评分标准（见表11-3-2）

表11-3-2 粪便标本采集技术操作评分标准

项目	技术操作要求		评分	评分等级				实际得分
				A×1	B×0.7	C×0.4	D×0	
素质	仪表、着装符合要求		2					
	操作熟练，沟通有效		3					
评估	评估患者的病情、意识状态、自理能力、心理状况及合作程度		5					
	评估患者的临床诊断、治疗情况		5					
	评估环境情况		5					
	评估所采集标本的种类、量，并做好解释工作		5					
操作前准备	洗手，戴口罩		2					
	核对医嘱、检验申请单、标本容器及标签（或条形码）		5					
	用物准备齐全，放置合理美观		2					
操作过程	核对检验申请单、患者信息、标本容器、标签（或条形码）		8					
	协助患者取合适体位，并使用屏风遮挡，注意保护患者隐私		7					
	嘱患者排空膀胱		8					
	常规标本	采集粪便位置正确，标本置于标本容器内	20					
	培养标本	取便位置正确	6					
		置于无菌培养瓶内，塞紧瓶塞	7					
		标本无污染	7					
	隐血标本	采集粪便位置正确，标本置于标本容器内	20					
	寄生虫或虫卵标本	检查寄生虫卵：取便位置正确，标本置于标本容器中	6					
		检查蛲虫：透明塑料薄膜或软黏透明纸拭子于半夜12点或清晨未起床前，用透明胶带粘于肛门周围皱襞处，将已粘有虫卵的透明胶带面粘在载玻片上或将透明胶带对合，立即送实验室进行显微镜检查	7					
		检查阿米巴原虫：先将便盆加热至接近人体的温度，以免影响阿米巴原虫的活力，再嘱患者排便，随后将标本连同便盆立即送检	7					
操作后处理	协助患者取舒适卧位		1					
	整理床单元		1					
	垃圾分类处理，并洗手、记录		5					
	标本及时送检		1					
整体评价	采集的粪便标本是否符合检查项目要求		5					
	动作熟练、轻巧、准确		5					
	沟通得当，取得患者配合		5					
总分			100					

思考与练习

患者，男性，25岁。腹泻，一日10次黄色黏液便，伴腹痛及里急后重感。查体：体温37.8 ℃，血压110/78 mmHg，诊断为细菌性痢疾。现遵医嘱进行粪常规标本采集。

1. 留取粪便标本的注意事项有哪些？

2. 如何指导患者留取粪便标本？

第四节 痰标本采集技术

痰液是气管、支气管和肺泡所产生的分泌物，健康人很少分泌。其主要成分是黏液和炎性渗出物。但当呼吸道出现病变，黏膜受到刺激时，就会使痰液分泌增多。如伴随呼吸系统疾病或其他系统疾病伴有呼吸道症状时，痰液会增多，其透明度和性状也会有所改变。正确留取痰液标本，可为临床检验、诊断和治疗提供重要依据。临床上常用的痰标本有三种：常规痰标本、痰培养标本和24 h痰标本。

一、常见痰标本的检验目的（见表11-4-1）

表11-4-1 痰标本的检验目的

标本类型	检验目的
常规痰标本	痰的一般性状，涂片检查痰内细胞、细菌、虫卵
痰培养标本	痰液中的致病菌
24 h痰标本	24 h痰量及性状

二、痰标本采集

（一）护理评估

1.评估患者的意识状况、自理能力、心理状态及合作程度。

2.评估患者病情、治疗情况。

3.评估患者的排痰情况。

（二）操作前准备

1.患者准备

（1）了解痰标本的采集目的、方法、时间、注意事项及合作要点。

（2）漱口。

2.环境准备

安静，整洁，光线充足，室内温湿度适宜。

3.用物准备

除检验申请单、标签或条形码、医用手套、手消毒液、生活垃圾桶、医疗废物桶以外，根据检验目的另备：

（1）常规痰标本：痰杯，如图11-4-1。

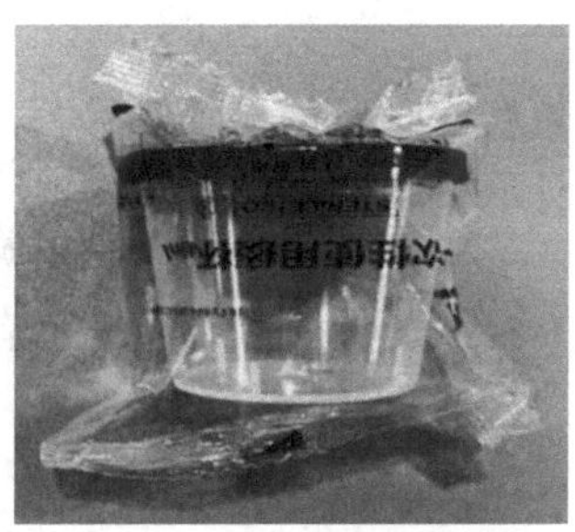

图11-4-1 一次性使用痰杯

（2）痰培养标本：无菌痰盒（杯）、漱口溶液。

（3）24 h痰标本：约500 mL的清洁广口集痰容器、防腐剂。

（4）患者无力咳嗽或不合作者：一次性集痰器、一次性手套、吸痰用物（负压吸引器、吸痰管），如收集痰培养标本，需准备无菌用物。

4.操作者准备

着装整洁，修剪指甲，洗手，并佩戴口罩。

（三）操作步骤

1.贴标签或条形码

核对医嘱、检验申请单、标签（或条形码）及标本容器，无误后贴条形码于容器外壁。

2.核对

携用物至床旁，查对患者信息，告知患者痰标本采集的目的、方法及配合要点。

3.收集痰标本

（1）常规标本：①能自行留痰者，晨起漱口后，深呼吸数次后用力将呼吸道深处的痰液咳出至痰盒中。②无力咳痰或不合作者，取合适体位；叩击胸背部；一次性集痰器分别连接吸引器和集痰管进行吸痰，并将吸出的痰液置于集痰器内。

（2）痰培养标本：①自然咳痰法，晨痰最佳；先用朵贝氏液进行漱口，再用冷开水洗漱来清洁口腔；深呼吸后用力将呼吸道深部的痰液咳出置于无菌容器中，痰量需不少于1 mL；若痰黏稠咳出困难时，可先雾化吸入生理盐水将痰液稀释，再咳出至无菌容器中。②小儿取痰法，小儿因压舌板刺激容易引起咳嗽，从而排出痰液，因此可以使用弯压舌板向舌后方按压，同时将无菌拭子深入咽部，肺或气管内分泌物可喷出粘在无菌拭子上。

（3）24 h痰标本：从晨起（7 am）未进食前、漱口后开始留取第一口痰液，至次日晨（7 am）未进食前、漱口后第一口痰留取结束；24 h的全部痰液收集到清洁广口集痰容器。

4.操作后处理

（1）整理用物，洗手，记录送检时间。必要时，需要记录痰液气味、颜色、性状等。

（2）检验申请单和标本及时送检。

☞ 注意事项

1.吸痰时间宜选择在清晨，因此时痰液较多，痰内细菌也较多，可提高阳性率。

2.检查癌细胞，用10%甲醛溶液或95%乙醇溶液固定痰液后立即送检。

3.避免漱口水、口腔、鼻腔分泌物（如唾液、鼻涕）等混入痰液中。

4.如患者伤口疼痛无法咳嗽，可用手掌或软枕压迫伤口，减轻伤口张力，从而缓解患者咳嗽时的疼痛感。

（四）健康教育

1.采集前向患者介绍痰标本采集的目的、方法，采集时间及合作要点。

2.向患者解释说明正确留取痰标本对检验结果的重要性及意义。

3.教会患者如何进行有效咳痰，以助其清除口腔及呼吸道分泌物，从而改善通气功能。

（五）操作流程图（如图11-4-1）

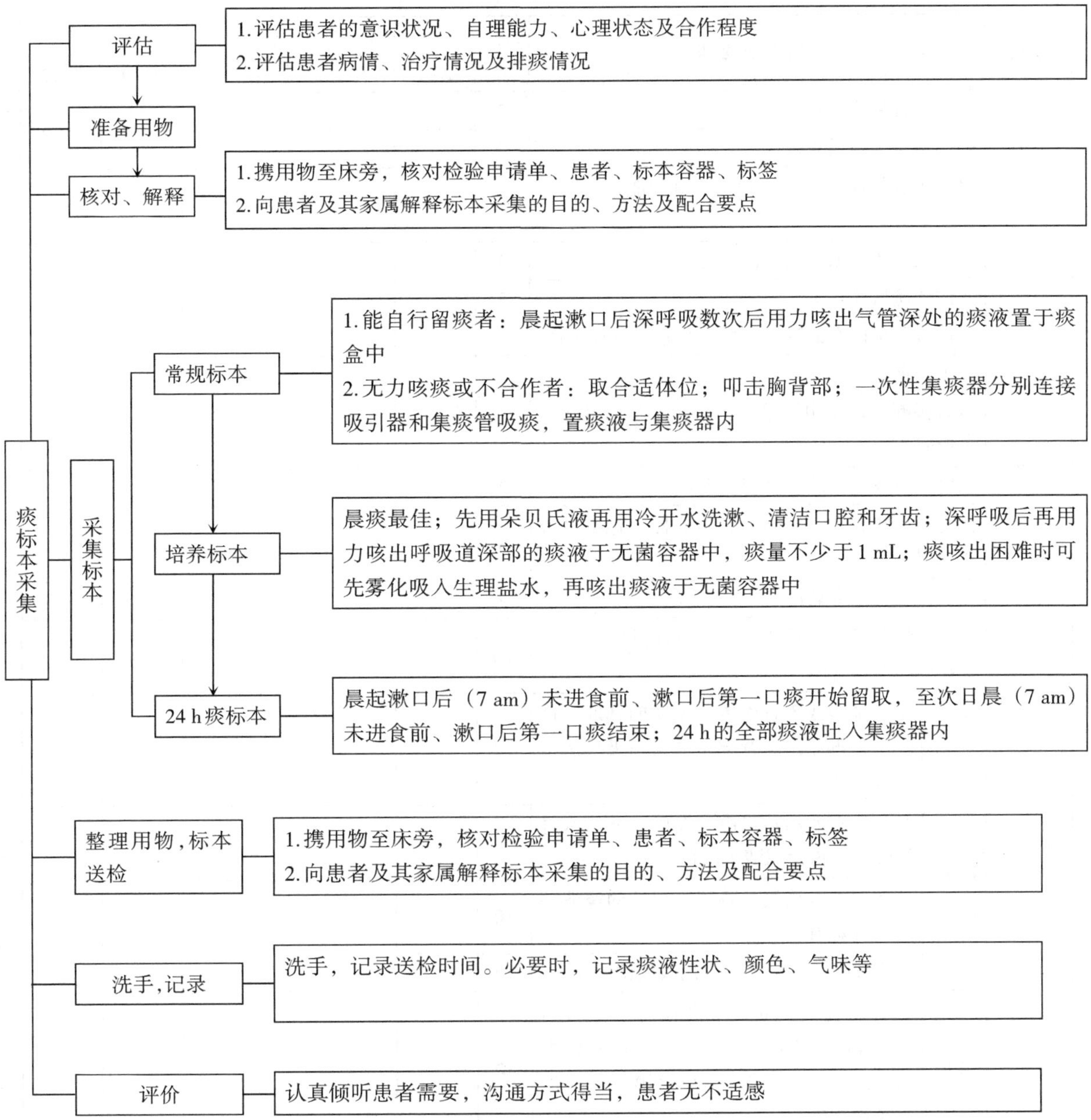

图11-4-1　痰培养标本采集操作流程图

（六）操作评分标准（见表11-4-2）

表11-4-2　痰培养标本采集操作评分标准

<table>
<tr><th rowspan="2">项目</th><th rowspan="2" colspan="2">技术操作要求</th><th rowspan="2">评分</th><th colspan="4">评分等级</th><th rowspan="2">实际得分</th></tr>
<tr><th>A×1</th><th>B×0.7</th><th>C×0.4</th><th>D×0</th></tr>
<tr><td rowspan="2">素质</td><td colspan="2">仪表、着装符合要求</td><td>2</td><td></td><td></td><td></td><td></td><td></td></tr>
<tr><td colspan="2">操作熟练，沟通有效</td><td>3</td><td></td><td></td><td></td><td></td><td></td></tr>
<tr><td rowspan="4">评估</td><td colspan="2">评估患者的病情、意识状态、自理能力及合作程度</td><td>5</td><td></td><td></td><td></td><td></td><td></td></tr>
<tr><td colspan="2">评估患者的临床诊断、治疗情况</td><td>5</td><td></td><td></td><td></td><td></td><td></td></tr>
<tr><td colspan="2">评估环境情况</td><td>5</td><td></td><td></td><td></td><td></td><td></td></tr>
<tr><td colspan="2">评估所采集标本的种类、量，并做好解释工作</td><td>5</td><td></td><td></td><td></td><td></td><td></td></tr>
<tr><td rowspan="3">操作前准备</td><td colspan="2">洗手，戴口罩</td><td>2</td><td></td><td></td><td></td><td></td><td></td></tr>
<tr><td colspan="2">核对医嘱、检验申请单、标本容器及标签（或条形码）</td><td>5</td><td></td><td></td><td></td><td></td><td></td></tr>
<tr><td colspan="2">用物准备齐全，放置合理美观</td><td>2</td><td></td><td></td><td></td><td></td><td></td></tr>
<tr><td rowspan="9">操作过程</td><td colspan="2">核对检验申请单、患者、标本容器、标签（或条形码）</td><td>8</td><td></td><td></td><td></td><td></td><td></td></tr>
<tr><td rowspan="3">常规标本</td><td>晨起清水漱口</td><td>5</td><td></td><td></td><td></td><td></td><td></td></tr>
<tr><td>深呼吸数次后用力将气管深处的痰液咳出至痰盒内</td><td>10</td><td></td><td></td><td></td><td></td><td></td></tr>
<tr><td>无力排痰或不合作者，先辅助其取合适体位；再叩击胸背部；最后用吸痰法留取痰标本</td><td>12</td><td></td><td></td><td></td><td></td><td></td></tr>
<tr><td rowspan="3">培养标本</td><td>晨起后有效清洁口腔，先使用漱口水进行漱口，再使用清水漱口</td><td>5</td><td></td><td></td><td></td><td></td><td></td></tr>
<tr><td>数次深呼吸后用力将气管深处的痰液咳出至痰盒内</td><td>10</td><td></td><td></td><td></td><td></td><td></td></tr>
<tr><td>无力咳嗽或不配合者，用吸痰法吸痰</td><td>12</td><td></td><td></td><td></td><td></td><td></td></tr>
<tr><td rowspan="2">24 h痰标本</td><td>患者晨起（7 am）未进食前、漱口后第一口痰液起开始收集，至次日晨（7 am）未进食前、漱口后第一口痰液收集结束</td><td>15</td><td></td><td></td><td></td><td></td><td></td></tr>
<tr><td>24 h痰液全部收集到清洁广口集痰容器内</td><td>12</td><td></td><td></td><td></td><td></td><td></td></tr>
<tr><td rowspan="4">操作后处理</td><td colspan="2">协助患者取舒适卧位</td><td>2</td><td></td><td></td><td></td><td></td><td></td></tr>
<tr><td colspan="2">整理床单元</td><td>2</td><td></td><td></td><td></td><td></td><td></td></tr>
<tr><td colspan="2">垃圾分类处理，并洗手、记录</td><td>5</td><td></td><td></td><td></td><td></td><td></td></tr>
<tr><td colspan="2">标本及时送检</td><td>2</td><td></td><td></td><td></td><td></td><td></td></tr>
<tr><td rowspan="3">整体评价</td><td colspan="2">采集的痰标本是否符合检查项目要求</td><td>10</td><td></td><td></td><td></td><td></td><td></td></tr>
<tr><td colspan="2">动作熟练、轻巧、准确、节力</td><td>5</td><td></td><td></td><td></td><td></td><td></td></tr>
<tr><td colspan="2">沟通得当，取得患者配合</td><td>5</td><td></td><td></td><td></td><td></td><td></td></tr>
<tr><td>总分</td><td colspan="2"></td><td>100</td><td></td><td></td><td></td><td></td><td></td></tr>
</table>

思考与练习

患者，男性，25岁，持续高烧不退，痰多，黄色黏稠，不易咳出，双肺底满布湿啰音，疑肺炎，遵医嘱做痰培养。

1.痰培养标本的注意事项有哪些？如何指导患者正确留取痰培养标本？

2.小儿如何正确留取痰培养标本？

第五节 咽拭子标本采集技术

正常人咽峡部的正常菌群是不致病的，但在机体免疫力下降和其他外界因素的共同作用下，可以出现感染等而导致疾病。咽拭子（throat swab）细菌培养可以分离出致病菌，有助于白喉、化脓性扁桃体炎、急性咽喉炎等的临床诊断。

一、咽拭子采集目的

从咽部和扁桃体取分泌物做细菌培养或病毒分离。

二、咽拭子采集

（一）护理评估

1.患者的意识状态、自理能力及配合程度。

2.患者病情、治疗情况。

3.患者咽喉部情况。

（二）操作前准备

1.患者准备

（1）了解咽拭子标本的采集目的、方法、采集时间及注意事项。

（2）体位舒适，愿意配合。

2.环境准备

光线充足，温湿度适宜。

3.用物准备

检验申请单、标签或条形码、无菌咽拭子培养试管、火柴、酒精灯、压舌板、手电筒、手消毒液、医疗废物桶、生活垃圾桶。

（三）操作步骤

1.贴标签或条形码：核对医嘱、检验申请单、标签（或条形码）及无菌咽拭子试管，无误后将标签或条形码粘贴于无菌咽拭子培养试管外壁上。

2.核对：携用物至床旁，核对患者信息，向患者说明咽拭子标本采集的目的、注意事项及配合方法。

3.标本采集：点燃酒精灯，指导患者张口发出“啊”音，并用培养管内的无菌长棉签轻柔、快速地擦拭两侧腭弓和咽、扁桃体上的分泌物。在酒精灯火焰上对试管口进行消毒，标本集取完毕后将棉签插入培养管，塞紧瓶塞。

4.整理用物，洗手。

5.记录患者咽部情况及送检时间。

6.检验申请单和标本及时送检。

（四）健康教育

1.采集咽拭子标本时，为防止呕吐，应在患者进食2 h后进行。动作轻柔、快、稳，以防止患者出现不适。

2.最好在使用抗菌药物之前收集标本。

3.避免交叉感染。

4.为防止标本污染，需注意无菌长棉签不要触及其他部位，以免影响检验结果。

5.进行真菌培养时，需在口腔溃烂面采集分泌物。

（五）操作流程图（如图11-5-1）

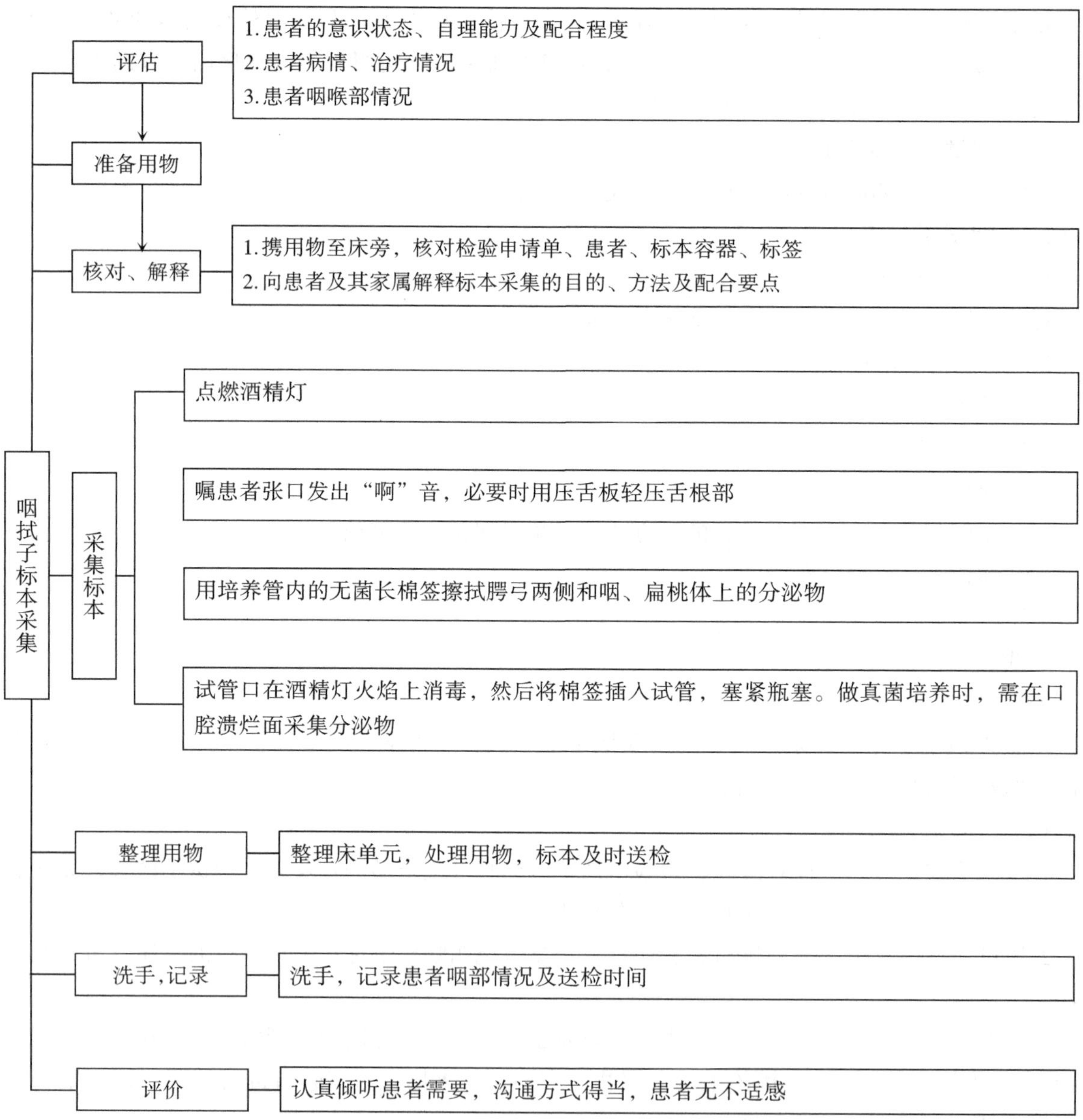

图11-5-1　咽拭子标本采集操作流程图

（六）操作评分标准（见表11-5-1）

表11-5-1　咽拭子标本采集操作评分标准

项目	技术操作要求	评分	评分等级				实际得分
			A×1	B×0.7	C×0.4	D×0	
素质	仪表、着装符合要求	2					
	操作熟练，沟通有效	3					
评估	评估患者的病情、意识状态、自理能力及配合程度	5					
	评估患者的临床诊断、治疗情况	5					
	评估环境情况	5					
	评估所采集标本的种类、量，并做好解释工作	5					
操作前准备	洗手，戴口罩	2					
	核对医嘱、检验申请单、标本容器及标签（或条形码）	5					
	用物准备齐全，放置合理美观	2					
操作过程	核对检验申请单、患者、标本容器、标签（或条形码）	8					
	协助患者取合适体位，点燃酒精灯	5					
	指导患者张口发出“啊”音，必要时用压舌板轻压舌头根部	5					
	用培养管内的长棉签轻柔、快速地擦拭两侧腭弓、咽及扁桃体上的分泌物	10					
	在酒精灯火焰上对培养管管口进行消毒，标本集取完毕后将棉签插入培养管中，塞紧瓶塞	8					
	进行真菌培养时，需要在口腔溃烂面上进行分泌物的采集	6					
操作后处理	整理床单元	2					
	垃圾分类处理，并洗手、记录	5					
	标本及时送检	2					
整体评价	采集的咽拭子标本是否符合检查项目要求	5					
	动作熟练、轻巧、准确、节力	5					
	沟通得当，取得患者配合	5					
总分		100					

思考与练习

患者，男性，12岁，白血病，化疗过程中出现口腔溃疡，遵医嘱进行咽拭子培养。

1.咽拭子培养采集标本的部位有哪些？口腔溃疡患者应在什么部位采集标本？

2.咽拭子培养标本采集的注意事项有哪些？

（张军红　马佩芬）

第十二章 常用急救技术

学习目标

通过本章的学习，学生能够完成以下要求：

◎**识记**

1. 正确描述下列概念：心肺复苏、电除颤、低张性缺氧、洗胃。
2. 基础生命支持的步骤。
3. 呼吸及心脏骤停的原因及临床表现。
4. 简易呼吸器的操作要点。
5. 心脏电除颤的操作要点。
6. 吸痰技术的操作要点。
7. 洗胃的目的，常用洗胃溶液。

◎**理解**

1. 能分析和说明心肺复苏、洗胃、除颤技术的注意事项。
2. 氧疗的应用指征及基本方法。

◎**应用**

1. 运用正确的方法进行胸外心脏按压术，人工呼吸，心脏电除颤。
2. 运用正确的方法完成洗胃的操作。
3. 运用正确的原则和方法完成简易人工呼吸器的操作。
4. 熟练完成吸氧的操作。
5. 运用正确的原则和方法完成人工气道内吸痰的操作。

简易复苏气囊检测　　心电监测　　有创动脉血压监测　　中心静脉压监测

急救技术水平的高低和服务质量的优劣常涉及千家万户和社会的方方面面，故其要求高，社会影响大。医务人员能否及时、高效地抢救各类急危重患者，不仅反映了一个国家、一个地区、一所医院的管理水平和医护技术力量，同时也反映了该医院的整体救治水平。鉴于这一点，要求医护人员不仅要具备高超的急救监护技术能力，还要具备全心全意为患者服务的品德，为危重患者的抢救和治疗赢得时机。

第一节　心肺复苏技术

单人心肺复苏术　双人心肺复苏术

一、概述

心肺复苏（cardiopulmonary resuscitation，CPR）是20世纪中期发展起来的重要急救手段，由于操作简单，效果明显，救治了无数人的生命，因此得到了广泛的推广。此项技术由捷克医生彼得·沙发和詹姆斯·埃兰共同研究发明，在1966年美国制定了第一份心脏复苏操作指南，它是医学界的一个创举，实现了对心脏骤停和呼吸困难的有效救治。在经过多次的心肺复苏指南标准不断更新修订的过程中，心肺复苏技术水平和应用范围也有了较大的提升。

（一）定义

心肺复苏是针对呼吸和心脏骤停患者所采取的一种抢救措施。通过胸外心脏按压形成暂时的人工循环，或加以电除颤转复心室颤动从而促使心脏恢复自主搏动，与此同时采用人工呼吸以纠正缺氧，使患者恢复自主呼吸。

基础生命支持（basic life support，BLS）是心肺复苏初期最关键的方法和阶段。BLS是由一系列连续的技术操作组成，包括CABD四个步骤：C（circulation），循环支持或建立人工循环，让机体血液流动起来，把携有氧气的红细胞带向全身，并促使自主心跳呼吸恢复；A（airway），开放气道，保持气道通畅，保证空气能进入患者肺中：B（breathing），呼吸支持或人工呼吸，把空气吹入患者肺中，把大气中的氧送入肺泡，升高肺内气体氧分压，使氧气可以弥散到肺泡壁的毛细血管中；D（defibrillation）除颤，利用除颤仪将高能量电脉冲作用于心脏，消除患者心室颤动。实施快速BLS是心、肺、脑复苏成功的关键，也是脑保护的先决条件。

高级生命支持（advanced life support，ALS）是在BLS基础上由专业的医务人员进一步为患者提供抢救措施。此阶段一般在医疗机构进行，可能应用辅助设备和特殊技术。

（二）目的

（1）通过实施BLS，促进患者循环的建立和呼吸的恢复。

（2）保证重要脏器的血液循环。

（三）呼吸骤停的原因

创伤、呼吸道异物阻塞、窒息、心肌梗死、溺水、脑血管意外、烟雾吸入、药物过量、雷击以及任何原因引起的昏迷等。

（四）心搏骤停的原因

1.心源性心搏骤停

因心脏本身的器质性病变所致。如冠状动脉粥样硬化性心脏病、高血压心脏病等导致心肌供血不足，心肌缺血、缺氧引起心肌收缩力减弱，心室颤动、心搏停止、心肌病、心肌炎等导致心肌损伤后并发室性心动过速、房室传导阻滞等严重心律失常。其中冠心病是最常见的原因。

2.非心源性心搏骤停

（1）呼吸道梗阻：如气道异物，呼吸道烧伤导致的窒息。

（2）血容量严重不足：如大出血引起血容量严重不足，心输出量降低导致心脏停搏等。

（3）意外事故：如溺水、电击、创伤、麻醉意外或某些操作意外等。

（4）严重电解质紊乱、酸碱平衡失调：如高钾血症、低钾血症、低镁血症、高钙血症等。

（5）药物过敏或中毒：如青霉素过敏、洋地黄中毒、化学农药中毒、安眠药中毒等。

（6）中枢神经系统病变：如颅脑损伤，脑血管意外等引起的脑水肿、颅内压增高，严重者可发生脑疝，从而损伤延髓呼吸中枢导致呼吸心搏骤停等。

（7）手术和麻醉意外：如心脏手术或术中出血过多导致休克，术中气管插管不当，麻醉药剂量过大，给药途径有误等。

（五）呼吸心搏骤停的临床表现

1.突然意识丧失

判断患者意识，轻拍并大声呼叫患者，观察其反应，如无反应，说明患者意识丧失。

2.动脉搏动消失

因为颈动脉表浅，且颈部易暴露，一般作为首选部位。颈动脉位于胸锁乳突肌与气管之间，用示指、中指指端先触及气管正中，男性可先触及喉结，然后向颈外侧滑向气管与肌群之间的沟内，触摸该部位有无搏动。其次选股动脉，股动脉位于股三角区，可于腹股沟韧带稍下方触摸有无搏动。因动脉搏动可能会有缓慢、不规律，或微弱不易触及等现象，故触摸时一般需5～10 s。确认触摸不到颈动脉或股动脉搏动，即可确定为动脉搏动消失，心脏骤停。

3.呼吸暂停

通常需在保证气道开放的情况下进行判断。操作者可通过面颊部靠近患者的口鼻部感觉有无气体逸出，同时脸转向患者观察胸腹部有无起伏或听有无呼气声来判断。确认无气体逸出，胸廓无起伏，即可确定为呼吸暂停。

4.瞳孔散大

（1）循环完全停止超过1 min后才会出现瞳孔散大。

（2）有些患者可始终无瞳孔散大现象。

（3）有些药物对瞳孔的改变也有一定影响。

5.皮肤苍白或发绀

面色、口唇、指甲等末梢部位最明显。

6.其他

伤口出血停止。

二、心肺复苏的实施

（一）判断

1.判断意识

抢救者跪于患者身体右侧胸部，轻拍患者双肩并在其耳边大声呼唤，判定患者有无意识（如图12-1-1所示）。

2.立即呼救

原地高声呼救，寻求他人帮助，拨打急救电话；记录抢救开始时间。

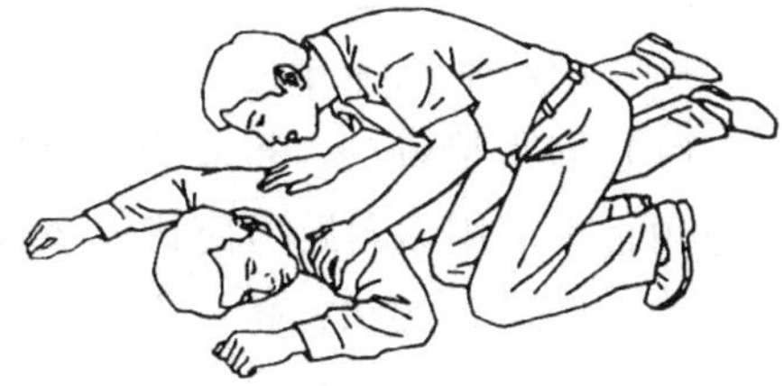

图12-1-1 判断意识

3.判断呼吸

观察患者胸廓是否有起伏动作；是否有叹气样呼吸；呼吸节律过缓，甚至呼吸停止等。判断时间不超过10 s。

4.判断脉搏

抢救者右手示指及中指先触及气管正中部位，然后向外滑向胸锁乳突肌和甲状软骨之间的凹陷处，稍加力度触摸颈动脉搏动，判断5 s以上10 s以下，告之无搏动（如图12-1-2所示）。

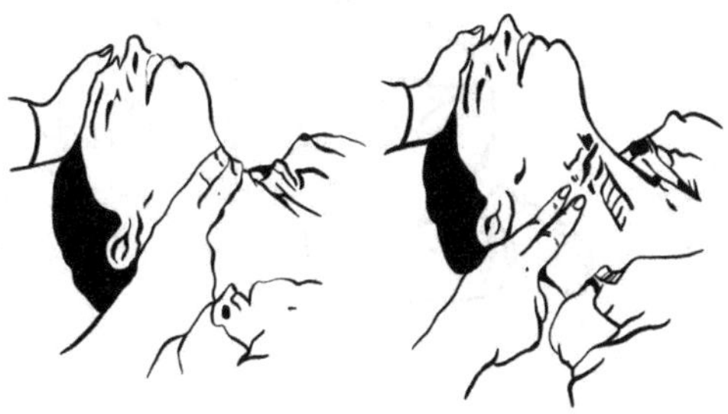

图12-1-2 判断颈动脉搏动

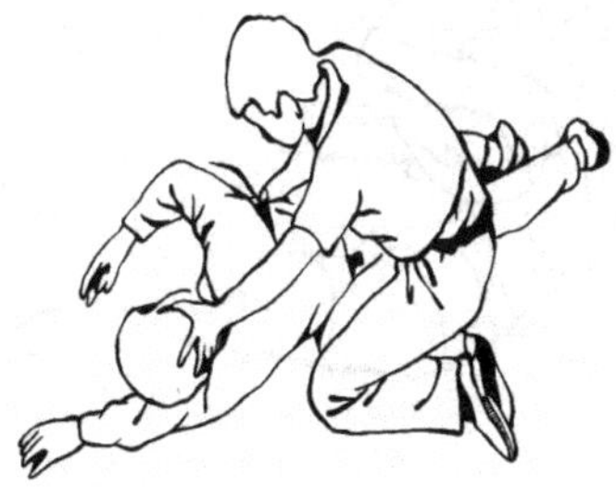

图12-1-3 安置体位

（二）安置体位

置患者于硬板床或地上，仰卧，去枕，两臂自然放于身体两侧，头、颈、躯干位于同一直线上，身体无扭曲，卧位安全（如图12-1-3所示）。

（三）胸外按压（如图12-1-4所示）

（1）按压部位及手法：以两乳头连线的中点为按压点；左手手掌根部接触患者胸部皮肤，右手搭在左手手背上，双手重叠，十指交叉相扣，左手5个手指翘起。

（2）按压方法：双侧肘关节打直，依靠操作者自身重力、臂力，有规律地垂直按压；每次按压后迅速放松，放松时使胸廓充分回弹，但手掌根不离开胸壁。

（3）按压深度：按压时胸壁下陷深度5～6 cm。

（4）按压频率：100～120次/min。

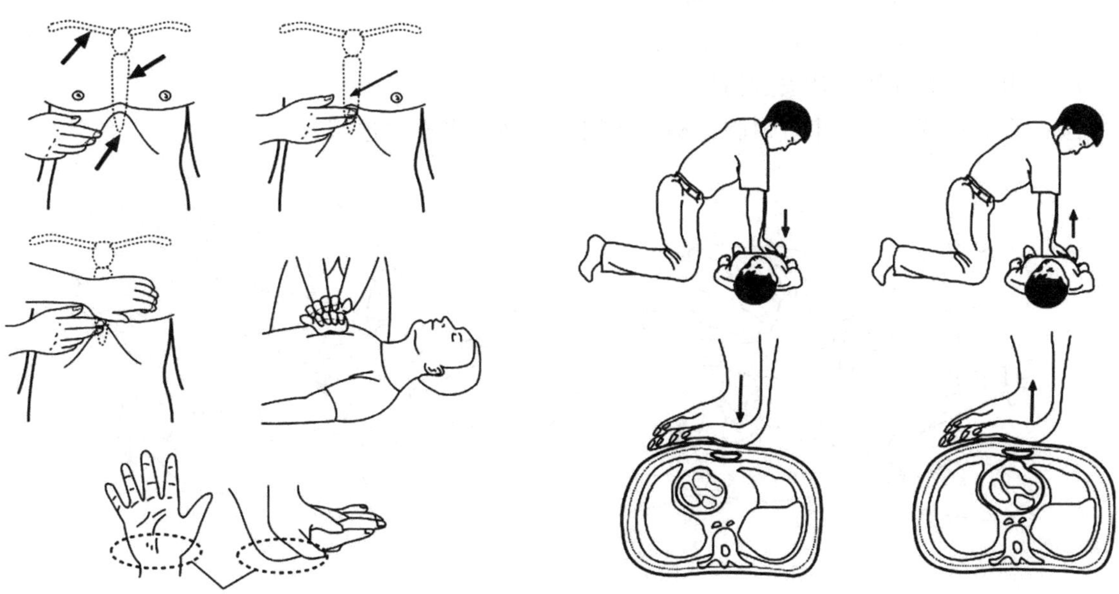

图12-1-4 胸外按压

（四）开放气道（如图12-1-5所示）

通常用以下三种方法：

（1）仰头抬颏法：抢救者一手手指置于患者的下颌骨下方，将颌部向前抬起，另一手置于患者前额，手掌用力向后压使其头部后仰。

（2）仰头抬颈法：抢救者一手置于患者颈部，另一手以小鱼际按患者前额，使其头后仰，颈部抬起。

（3）双下颌上提法：抢救者双肘置于患者头部两侧，将双手示、中、环指放在患者双侧下颌角后方，向前抬起下颌，双手拇指推开患者口唇，用手掌根部及腕部使头后仰。

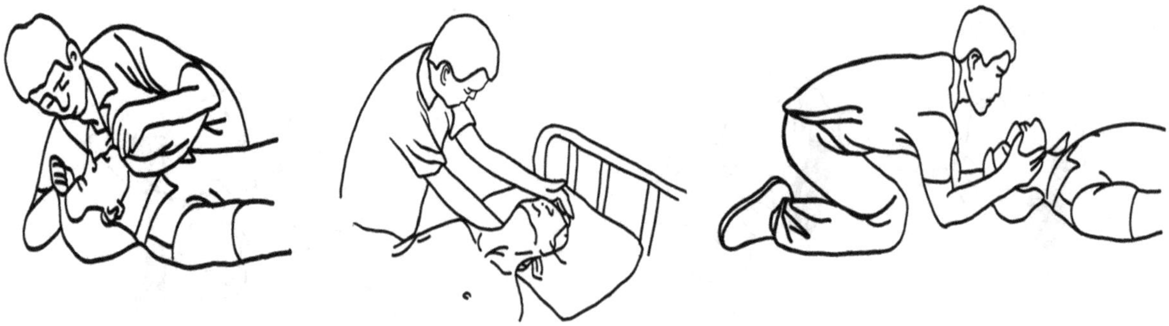

图12-1-5　（开放气道）

（五）清除气道内异物

开放气道，用手迅速清除口腔内呕吐物及污物，有活动性义齿者取下义齿，保持呼吸道通畅。

（六）人工通气

1. 口对口人工通气（如图12-1-6A所示）

通过一看二听和三感觉判断患者呼吸，在患者口鼻处盖纱布。应用仰头抬颏法时，抢救者用左手的拇指、示指捏住患者鼻孔，深吸一口气，双唇包绕并紧贴患者口部形成封闭腔，用力吹气，使患者胸廓扩张。吹气完毕，松开左手拇指、示指，解除患者鼻翼部压迫，抢救者稍抬头侧转换气，同时观察患者被动呼气情况。连续进行2次吹气，继续胸外按压。胸外按压与人工呼吸交替进行，按压与吹气之比30：2，操作5个周期。

2. 口对鼻人工通气（如图12-1-6B所示）

一般适用于口腔外伤，牙关紧闭患者。

方法：仰头抬颌，封闭患者口腔，操作者用口包住患者鼻腔进行吹气。

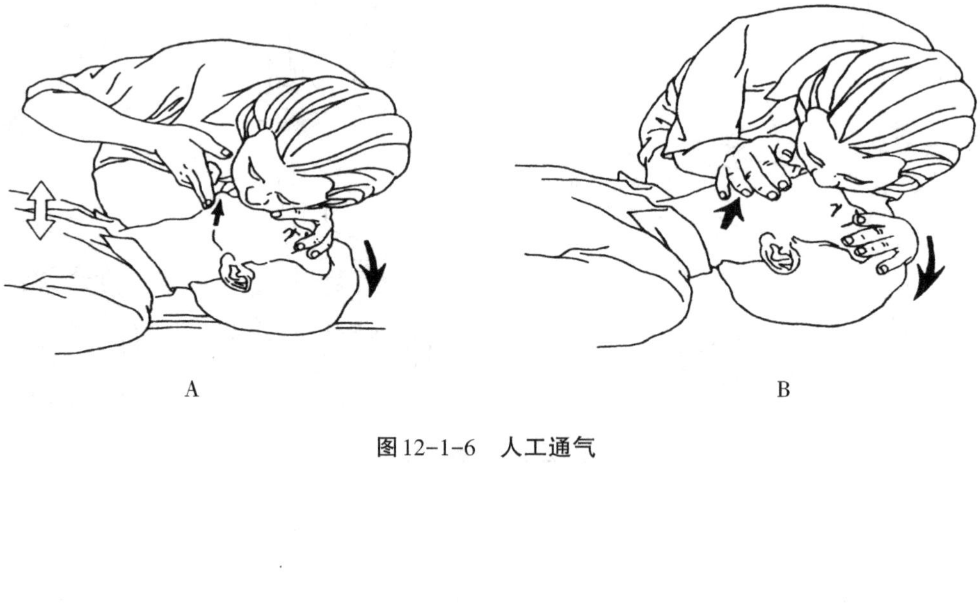

A　　　　B

图12-1-6　人工通气

3.球囊面罩通气（如图12-1-7所示）

通常简易呼吸器由面罩、单向阀、安全阀、气囊/球体、储气阀、储气袋、呼气阀、进气阀和氧气连接管组成（如图12-1-8所示）。

方法：用E-C手法将面罩固定于患者口鼻部，另一只手挤压气囊，并观察患者胸廓是否起伏。无氧-球囊挤压气囊的2/3，有氧-球囊（1 L）挤压气囊的1/2，挤压时间不能少于1 s。

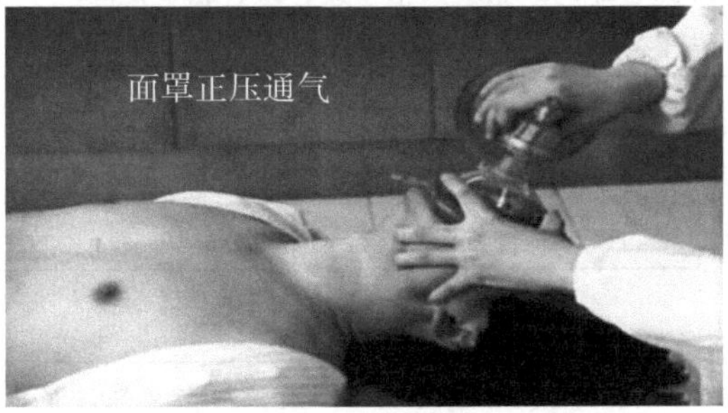

图12-1-7　球囊面罩通气

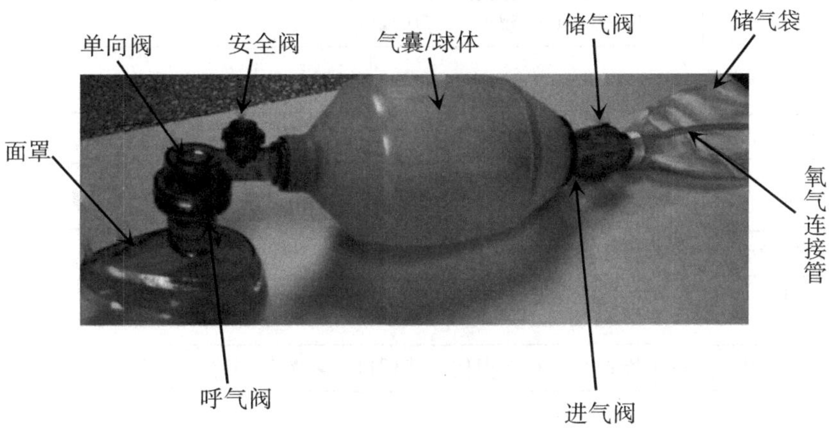

图12-1-8　简易呼吸器的组成

（七）心肺复苏有效表现

在每完成5个循环操作后或每隔2 min，操作者应检查患者颈动脉搏动、呼吸等。如呼吸、心跳仍未恢复，应重新开始胸外按压，不要中断。BLS有效的标志是：

（1）颈动脉搏动出现。

（2）自主呼吸恢复。

（3）收缩压≥60 mmHg（8.0 kPa）。

（4）面色由苍白变红润、口唇由发绀转红润。

（5）瞳孔由大变小，对光反应恢复。

（6）患者出现眼球活动、呻吟、手足抽动。

当患者心跳、呼吸恢复后，应送往就近医疗机构进行高级生命支持。

三、操作流程

单人心肺复苏技术操作流程图（如图12-1-9所示）。

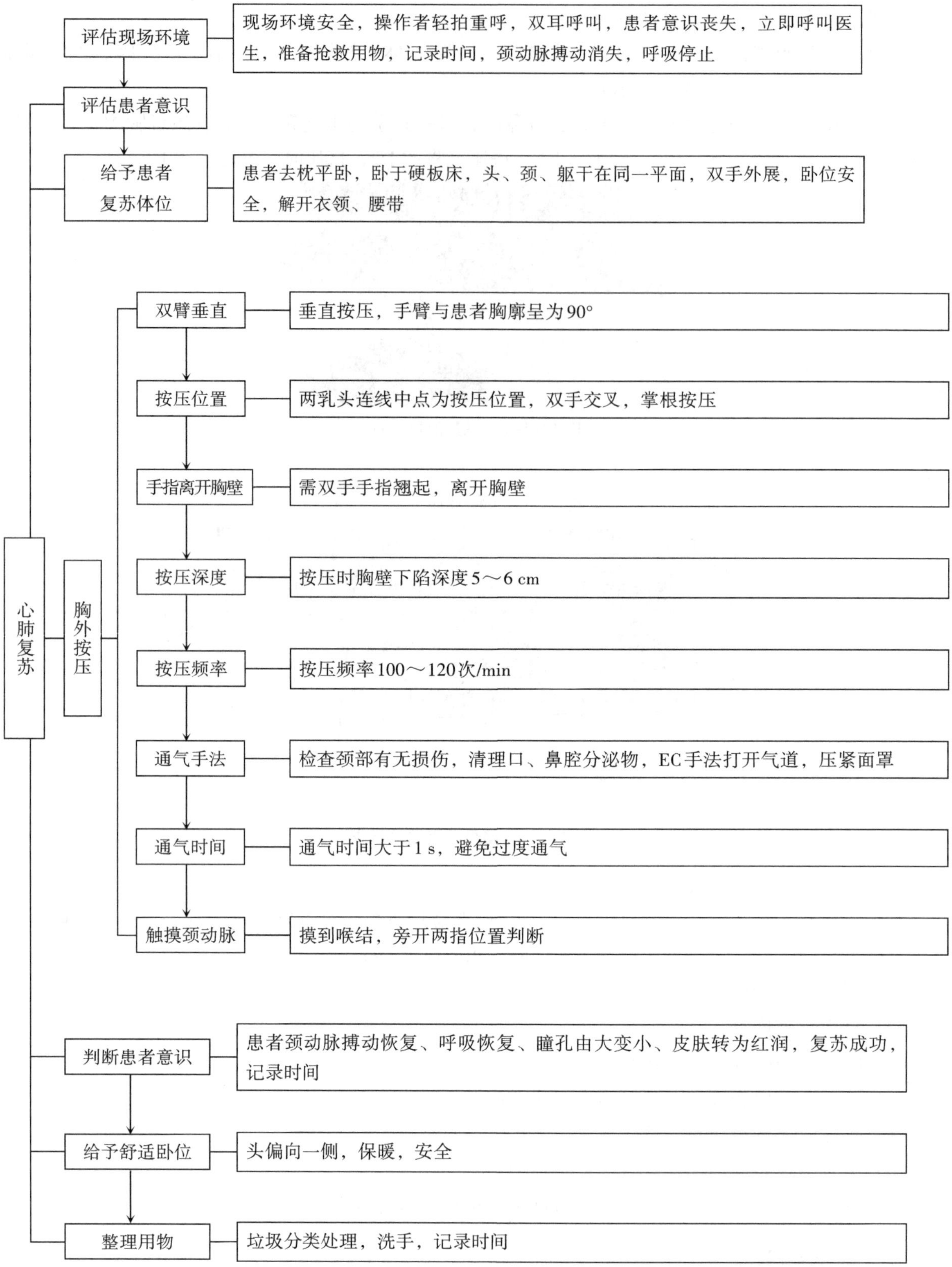

图12-1-9　单人心肺复苏技术操作流程图

四、注意事项

（1）CPR抢救成功率与开始CPR时间成正相关。心脏和呼吸骤停后4 min内开始心肺复苏，抢救成功率达50%以上，骤停超过6 min则抢救成功率降至10%，骤停超过10 min，则抢救成功概率几乎为0。因此，心脏和呼吸骤停后的4 min被称为心肺复苏的“黄金4 min”。

（2）禁忌同时触摸两侧颈动脉，以免用力过大至头部供血不足或中断。

（3）胸外按压只能在患者心脏停止跳动下才能进行。实施胸外按压部位、姿势要正确。患者需要平躺在地板或硬板上。胸外按压时，不能对胃部施加持续性的压力，以免造成呕吐。按压不可压于肋骨上，避免造成肋骨骨折。胸外心脏按压用力要均匀，不可过猛。按压和放松所需时间相等。每次按压后必须完全解除压力，使胸廓充分回弹至正常位置。心脏按压节律、频率不可忽快、忽慢，要匀速；按压时，观察患者反应及面色的改变。

（4）施救时胸外心脏按压必须配合人工呼吸，先按压30次，连续口对口吹气2次，然后交替进行。用余光观察患者胸廓，人工呼吸吹气到胸廓隆起为止。吹气量不宜过大，以免引起胃扩张。一次吹气以一个呼吸周期的1/3为宜。

五、并发症及处理

（一）骨折

胸骨、肋骨骨折应立即给予胸带固定，防止发生骨折移位，有条件者给予吸氧、镇痛、抗生素预防肺部感染，同时注意迟发性血气胸及肺不张的发生。

（二）气胸

取侧卧位或仰卧位休息，保持呼吸道通畅，及时清除口腔、咽喉内分泌物，防止窒息；若为开放性气胸，立即在呼气末严密封闭伤口，加压包扎防止漏气。

（三）血胸

开放性血胸先要封堵伤口，使之形成暂时闭合性血胸，防止纵隔摆动影响呼吸、循环功能；然后评估出血量，观察患者有无面色苍白、头晕出汗、胸闷气短、脉搏细数等表现，若有则表示出血量较大，应立即行穿刺或胸腔闭式引流排出血液。

（四）腹腔脏器破裂

若发生腹腔脏器破裂应立即进行手术。

六、操作评分标准

单人徒手心肺复苏术评分表（见表12-1-1）。

表12-1-1　单人徒手心肺复苏术评分表

项目	技术操作要求	评分	评分等级				实际得分
			A×1	B×0.7	C×0.4	D×0	
护理人员准备	着装规范，仪表端庄，举止得体，态度严谨认真，符合要求	1					
评估	环境评估：抢救环境安全，患者卧于硬实平地	1					

续表 12-1-1

<table>
<tr><th rowspan="2">项目</th><th rowspan="2" colspan="2">技术操作要求</th><th rowspan="2">评分</th><th colspan="4">评分等级</th><th rowspan="2">实际得分</th></tr>
<tr><th>A×1</th><th>B×0.7</th><th>C×0.4</th><th>D×0</th></tr>
<tr><td>用物准备</td><td colspan="2">纱布、胸表或手表</td><td>3</td><td></td><td></td><td></td><td></td><td></td></tr>
<tr><td rowspan="2">判断意识</td><td colspan="2">操作者拍打患者双肩（1分），双耳呼叫（1分），轻拍重呼（1分）</td><td>3</td><td></td><td></td><td></td><td></td><td></td></tr>
<tr><td colspan="2">无意识立即呼救（1分），通知拨打120并看抢救时间（1分）</td><td>2</td><td></td><td></td><td></td><td></td><td></td></tr>
<tr><td rowspan="3">判断体位</td><td colspan="2">判断：触颈动脉搏动（近侧），手法正确（2分）；同时用眼观察患者胸廓起伏（做到一看、二听、三感觉），时间（5～10 s）（2分）</td><td>4</td><td></td><td></td><td></td><td></td><td></td></tr>
<tr><td colspan="2">摆复苏体位（口述：使患者卧于硬实地面）（2分），松解衣领、腰带（1分），暴露胸壁（1分）</td><td>4</td><td></td><td></td><td></td><td></td><td></td></tr>
<tr><td colspan="2">检查卧位（1分）；口述：患者卧位安全（1分）</td><td>2</td><td></td><td></td><td></td><td></td><td></td></tr>
<tr><td rowspan="13">有效按压及通气</td><td>按压部位定位准确，两乳头连线中点（成人男性）（1分）</td><td>五个周期共5分</td><td>5</td><td></td><td></td><td></td><td></td><td></td></tr>
<tr><td>按压力垂直作用于胸壁（肩、肘、腕在一条直线上）（1分）</td><td>五个周期共5分</td><td>5</td><td></td><td></td><td></td><td></td><td></td></tr>
<tr><td>两手手指均离开患者胸壁（1分）</td><td>五个周期共5分</td><td>5</td><td></td><td></td><td></td><td></td><td></td></tr>
<tr><td>按压时手掌根未离开患者的胸壁（1分）</td><td>五个周期共5分</td><td>5</td><td></td><td></td><td></td><td></td><td></td></tr>
<tr><td>按压深度正确（胸骨下陷：5～6 cm）（1分）</td><td>五个周期共5分</td><td>5</td><td></td><td></td><td></td><td></td><td></td></tr>
<tr><td colspan="2">频率：100～120次/min（2分），节律均匀（2分）按压：放松时间为1∶1（2分），每次按压后胸部完全回弹（2分）</td><td>8</td><td></td><td></td><td></td><td></td><td></td></tr>
<tr><td colspan="2">检查口腔，检查颈部有无损伤（1分），清理口、鼻腔分泌物（头偏向一侧）（1分）</td><td>2</td><td></td><td></td><td></td><td></td><td></td></tr>
<tr><td>开放气道手法正确，头后仰，托起下颌（1分）</td><td>五个周期共5分</td><td>5</td><td></td><td></td><td></td><td></td><td></td></tr>
<tr><td>纱布放于口唇处，口对口人工通气，无漏气（完全包住患者口唇通气）（1分）</td><td>五个周期共5分</td><td>5</td><td></td><td></td><td></td><td></td><td></td></tr>
<tr><td>通气时间>1 s，通气时观察有无胸廓起伏（1分）</td><td>五个周期共5分</td><td>5</td><td></td><td></td><td></td><td></td><td></td></tr>
<tr><td>通气过程保持患者气道开放（1分）</td><td>五个周期共5分</td><td>5</td><td></td><td></td><td></td><td></td><td></td></tr>
<tr><td>按压与通气比例为30∶2（1分）</td><td>五个周期共5分</td><td>5</td><td></td><td></td><td></td><td></td><td></td></tr>
<tr><td rowspan="2">效果判断</td><td colspan="2">触颈动脉搏动（2分），同时观察胸廓起伏10 s（2分）</td><td>4</td><td></td><td></td><td></td><td></td><td></td></tr>
<tr><td colspan="2">观察面色、口唇、甲床是否转红润，判断瞳孔由大变小，对光反射存在</td><td>2</td><td></td><td></td><td></td><td></td><td></td></tr>
</table>

续表 12-1-1

项目	技术操作要求	评分	评分等级				实际得分
			A×1	B×0.7	C×0.4	D×0	
	口述：复苏成功（1分）	1					
	看复苏成功时间报告（2分）	2					
	摆复苏后体位：头偏向一侧（1分），保暖（1分）	2					
	口述：进行进一步生命支持治疗（1分）	1					
整体评价	动作熟练、有效、到位（2分），人文关怀（2分）	4					
	按压部位、速率、深度准确（4分）	4					
总分		100					

知识链接

美国心脏协会在1992年正式用“生存链”（chain of survival）一词描述这一系列措施。2015年国际心肺复苏指南建议按照发生地的不同将生存链进行划分，包括院内心脏骤停（IHCA）与院外心脏骤停（OHCA）生存链，把在院内和院外出现心脏骤停的患者区分对待，确认患者获得救治的不同途径（如图12-1-10所示）。

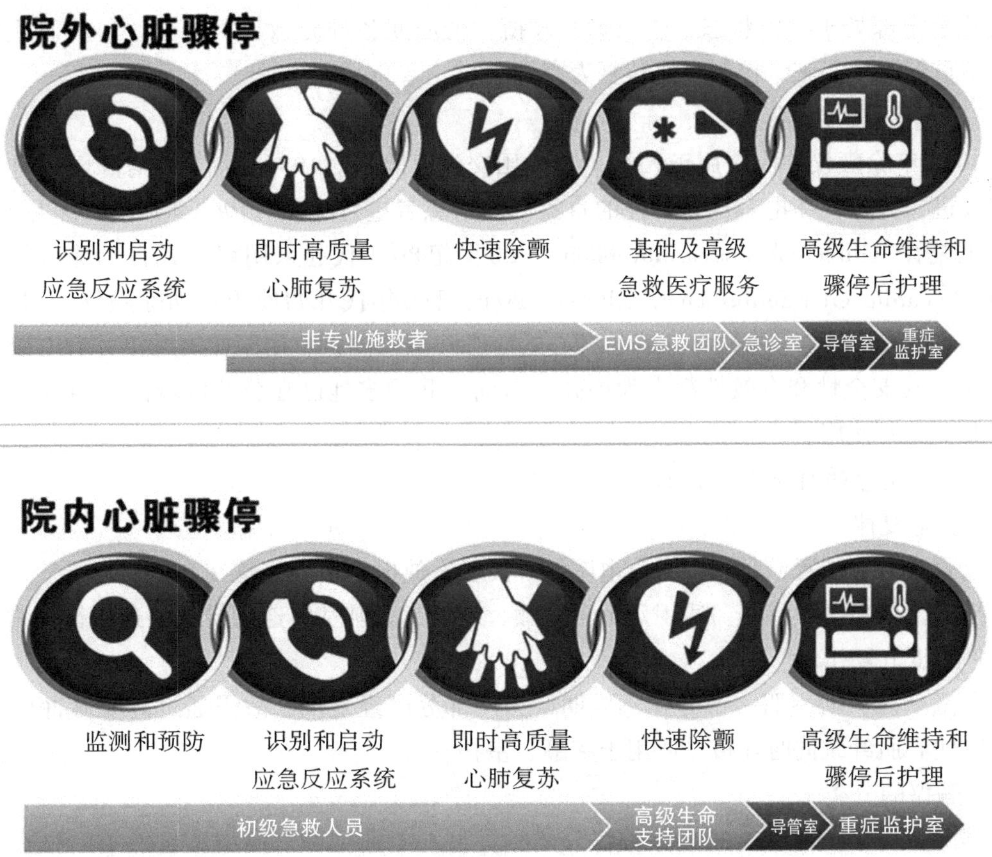

图 12-1-10

第二节　电除颤技术

非同步除颤

一、概述

（一）定义

电除颤（defibrillation）指用一定强度的电流在极短的时间内，直接经过心脏或经胸壁，刺激心室肌细胞，使心肌各部分在瞬间同时去极化，从而恢复室上性心律的过程。临床上室颤患者首选电除颤，以重建正常心律。

目前，心室纤颤是成人心搏骤停最常见的心律失常类型，占院前突发心源性猝死的30%～40%，同时在各种疾病的终末期心搏骤停时，其亦占30%。有文献报道，院前心脏骤停的存活者中大部分是以室颤为初始心搏骤停的心律失常，能否成功复苏与电除颤的应用息息相关。因此，早期电除颤成为心肺复苏中终止心室纤颤的唯一有效的方法。

（二）作用原理

心脏除颤仪又称电复律机，是一种用电击来抢救和治疗心律失常的医疗电子设备，具有作用迅速、疗效好、操作简便以及较药物更安全等优点。除颤仪产生能量可控的脉冲电流作用于心脏，消除某些紊乱心律，使之恢复窦性心律。其电生理基础是由于存在多源性异位起搏点或心肌各部分的电活动相位不一致，以致兴奋的折返循环而使心律失常呈持续状态。电击的目的是在瞬间强迫心脏几乎全部处于除极状态，造成瞬间停搏，使心肌各部分激动相位一致，从而让自律性最高的窦房结重新起搏心脏，控制心搏转复为窦性心律。

（三）除颤仪的发展史

在1947年除颤仪首次应用于人类，并使用交流电除颤。1956年后Zoll对除颤仪进行了一系列研究及改进，并用高压电容储备可控的直流电能对患者进行除颤。1962年以后多采用直流电除颤，即直流电复律（direct current cardioversion）。20世纪80年代起采用埋藏式自动除颤仪（automated implantable cardioverter defibrillator，AICD）。20世纪90年代开始使用自动除颤仪（AED）。近年来美国Lifeor公司研制的可以贴身穿着的背心式心脏除颤器问世，用于监测并治疗有心脏猝死危险的异常心律，其安全性和有效性都大为提高。目前，我国多地已在公共区域配备自动除颤仪，便于紧急情况下随时使用。

（四）电复律的种类及适应证

1.同步电复律

通过同步触发装置，利用患者心电图的R波触发放电，使电流落在R波的降支上，从而避开心室的易损期，以免诱发室颤。适用于不含室颤、室扑、无脉性室速的异位快速心律失常。

2.非同步电复律

心室颤动时，心室肌一部分在不应期，另一部分已经复极，故需通过高压脉冲电流在任何时候都足以使心肌纤维同时除极。适用于室颤、室扑。

3.除颤仪的分类

根据除颤波形的不同，现代除颤仪分两种类型，单向型和双向型。虽然单向型除颤仪先应用于临床，但目前几乎所有的AED和人工除颤仪都使用双向波除颤。不同的装置具有不同的能量级（见表12-2-1），而且无论是单向还是双向波形都与恢复自主循环（ROSC）的高比例或心脏停搏后存活至出院的比例无关。

表12-2-1 电复律/除颤能量选择

电复律类型	心律失常类型	单相波能量/J	双向波能量/J
同步	房颤	100～200	不确定
	房扑阵发性室上速	50～100	不确定
	单型性室速	100	不确定
非同步	多型性室速	360	150～200
	室颤和室扑	360	150～200

（五）禁忌证

作为必要的抢救措施无绝对禁忌证。对已明确无心电活动患者，除颤并无益处。同时，除无条件者，应在心电图监护下进行除颤。

二、护理评估

1.病情评估

评估患者的意识及心电图波形。心脏骤停时的心电图类型分三种：

（1）室颤（如图12-2-1所示）：占80%～90%，心电图表现为QRS波群与T波消失，呈形状、频率和振幅高低各异且完全无规则的心室颤动波，频率为200～500次/min。

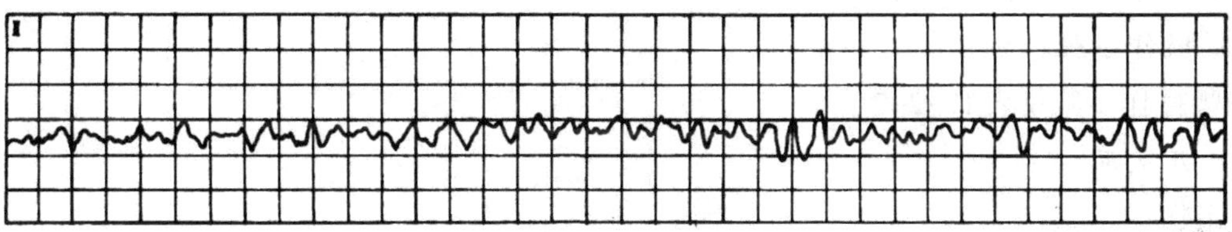

图12-2-1 室颤

（2）心电机械分离（如图12-2-2所示）：只要存在心电机械分离，就代表着心脏及大血管在解剖学方面发生了急剧变化。心电图可呈矮小、缓慢（20～30次/min）、宽大畸形的自主心室律，但无心搏出量，即使采用心脏起搏，也常不能获得满意效果。心电机械分离为死亡率极高的一种心电图表现，易被误认为心脏仍在跳动。

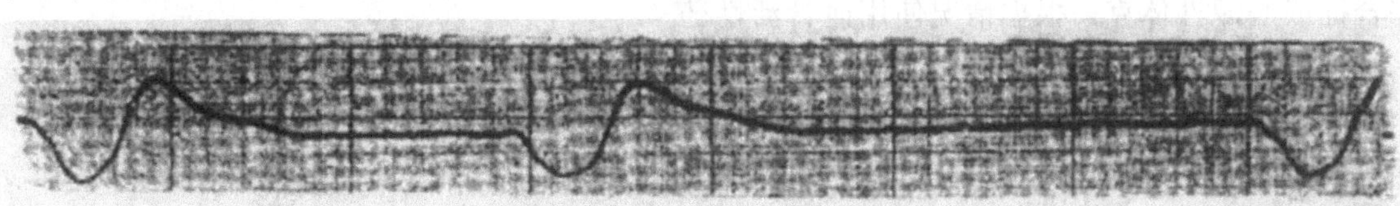

图12-2-2 心电机械分离

（3）心室停顿（如图12-2-3所示）：心电图呈直线，或仅有P波而无QRS波群。

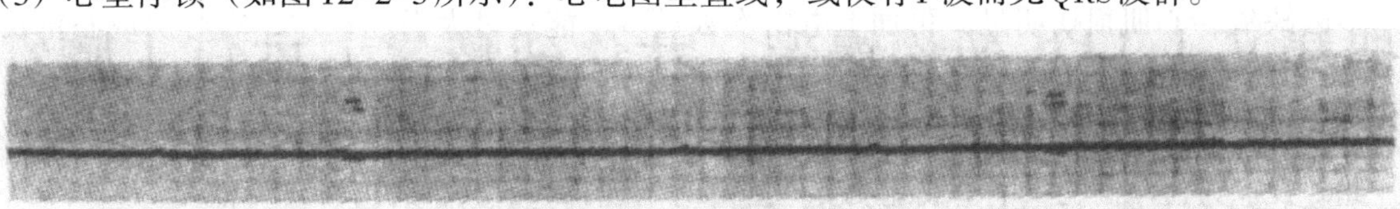

图12-2-3 心室停顿

2.其他评估

评估患者有无安装起搏器、除颤部位皮肤状况。

三、电除颤技术

（一）目的

通过电除颤纠正和治疗心律失常，恢复窦性心律。

（二）操作前准备

1.评估并解释

评估患者的意识、心电图、病情情况及是否有室颤波；向患者家属解释操作的目的、方法及注意事项。

2.患者准备

消除恐惧心理，必要时给予镇静剂；电击前禁食，避免胃内容物反流引起窒息。

3.用物准备

除颤仪、硬板床或木板1张、导电糊、4～5块盐水纱布、弯盘，根据情况备抢救物品（吸氧和吸痰装置、抢救器械、药物等）。

4.操作者准备

衣帽整洁，洗手，戴口罩。

5.环境准备

安全，安静，带电源，无干扰。

（三）操作步骤

电除颤操作步骤见表12-2-2。

（四）并发症

1.电击伤

电极放置部位皮肤出现灼痛、红斑，3～5 d可自行消失。

2.短暂心律失常

电击后常可伴窦性心动过缓或逸搏，可根据病情给予药物，以提高心室率，改善传导功能。

3.心肌损伤

高能量电击者多见，应选择合适的模式，监测心电图、心肌酶的变化。严重时，可导致低心排综合征或心源性休克，根据情况使用血管活性药。

4.血栓栓塞

一般1%～6%的慢性房颤患者会出现此种并发症。

5.呼吸抑制

多见于镇静剂使用过量，静脉给药速度过快。

6.肺水肿

多因缺氧，心肌损伤明显，再加上电击次数过多、能量过大引起；左、右心房或心室功能恢复不一，左心室或心房功能较差，导致肺循环血量超过左心室搏出量。

7.低血压

此并发症为使用高能量电击或硫喷妥钠麻醉时出现，一般数小时内可自行恢复。

8.起搏器失灵

起搏器安装者，电复律可引起起搏器阈值增高，感知灵敏度降低，引起起搏器失灵。

表 12-2-2　电除颤操作步骤

步　骤	要点与说明
1.核对、判断：携用物至患者床旁，查对患者的床号、姓名，触及脉搏，判断患者的意识 2.卧位：患者仰卧于硬木板床上（或心脏按压板），解开患者衣扣，暴露前胸，检查并清洁皮肤，检查有无起搏器 3.连接除颤仪、选择复律方式：连接电源，打开除颤仪开关，确认“非同步”按钮 4.监测患者心电示波 5.电极板涂导电糊：两电极板均匀涂满导电糊或包以生理盐水浸湿的纱布 6.再次观察患者心电示波，确认除颤 7.选择能量、充电：按充电按钮充电至需要功率 8.放置电极板，放电两电极板分别紧贴心底部和心尖部（如图 12-2-4 所示），操作者两臂伸直固定电极板，双手拇指同时按压放电按钮放电除颤。 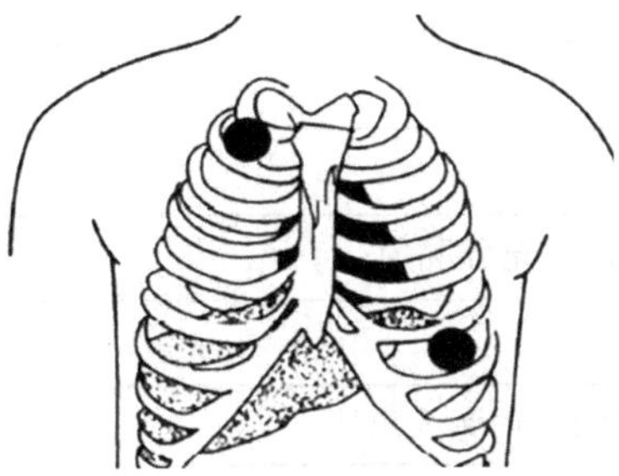 **图 12-2-4　体表电除颤电极安放部位** 9.观察：心电示波器所示患者的心律是否转为窦性心律，观察患者除颤部位皮肤 10.监测：除颤结束后，将除颤仪调至监护状态进行心电监测 11.清洁、整理：用纱布清洁除颤部位皮肤，处理用物	1.“非同步”状态适用于心室颤动 2.“同步”状态，适用于心房颤动、快速室上性心动过速 3.确认为室颤心律 4.房颤患者，选择R波较高导联进行示波观察 5.心室颤动：单向波 360 J，双相波 120～200 J 6.心房颤动、快速室上性心动过速：双相波 120～200 J 7.两电极板之间距离＞10 cm 8.心底部：胸骨右缘第2、3肋间；心尖部：左乳头外下方或左腋前线内第5肋间 9.放置电极板时，避开起搏器的位置 10.嘱任何人避免接触患者及病床 11.观察心电示波，如复律未成功，再次除颤，增加电功率最高至300 J

（五）注意事项

（1）快速证实室颤的发生，果断、迅速地进行除颤。

（2）注意安全，所有与患者接触的仪器都应接好地线，严格遵守操作规程，充电、放电准确。

（3）电击时，电极与皮肤应充分接触，以免发生皮肤灼伤。

（4）电复律成功后严密监测 4～8 h，以免出现恶性心律失常。

（5）除颤同时用药物纠正酸碱平衡和电解质紊乱，利于除颤的成功。

（6）出现下列情况慎用电除颤：缓慢心律失常；洋地黄过量引起的心律失常；严重的低钾血症暂不宜进行；伴有高度或完全性房室传导阻滞的房颤、房扑、房速；左房巨大，心房颤动持续1年以上，长期心率不快者。

（7）除颤仪用后及时充电，日常做好检查，使其功能处于完好状态。

四、操作流程图

电除颤操作流程图（如图12-2-5所示）。

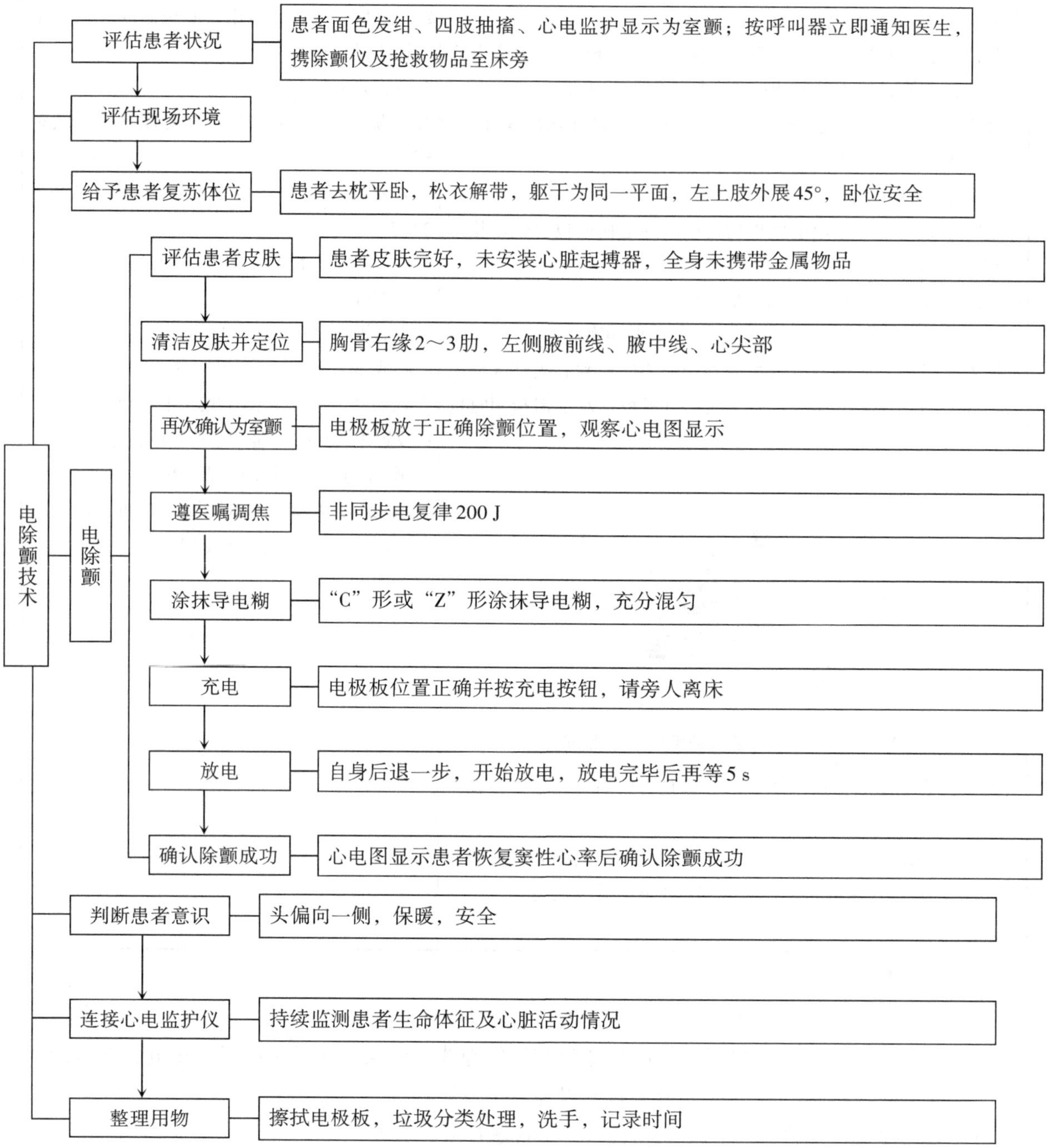

图12-2-5　电除颤操作流程图

四、操作评分标准

自动电除颤仪（AED）评分标准表（见表12-2-3）。

表12-2-3　自动电除颤仪（AED）评分标准表

项目	技术操作要求	评分	评分等级				实际得分
			A×1	B×0.7	C×0.4	D×0	
素质	着装规范、整洁、仪表大方、举止端庄（2分）	2					
评估	评估患者意识及病情（1分），查心电监护波形是否有室颤波（1分）	2					
	确定周围环境安静、安全，适于操作（2分）	2					
用物准备	AED及一次性电极易贴片（2分）、纱布、外用生理盐水（2分）	4					
操作过程	判断患者情况（2分），确认为室颤，取得家属同意（3分）	5					
	协助患者去枕平卧于硬板床，左上肢外展45°（2分）	2					
	协助患者松解衣裤（1分），检查患者皮肤，是否安装心脏起搏器（2分），除去金属及导电物品（1分），暴露胸壁（1分）	5					
	查看监护仪显示，再次确认患者为室颤，需除颤（2分）	2					
	除颤位置：胸骨右缘2～3肋（3分），左侧腋前线、腋中线、心尖部（3分）	6					
	AED到位（1分），打开AED（1分），进行自检（2分）	4					
	移动电极片位置（3分），用生理盐水纱布清洁除颤部位皮肤（3分），范围同电极易贴片大小（2分）	8					
	按照仪器提示，取出电极易贴片（2分）	2					
	将电极易贴片放于胸壁正确位置，上胸部（4分），下胸部（4分），分析心律，请旁人离床（2分）	10					
	建议除颤，等待仪器充电（2分），请旁人离床（2分），自己后退一步（2分），按照提示按键放电，进行除颤（3分）	9					
	根据仪器提示患者心律转为窦性心律，除颤成功（2分），若未成功，继续除颤（1分）	3					
操作后处理	观察患者除颤部位皮肤是否完好（2分），取下易贴片（2分），生理盐水纱布清洁皮肤（2分），待干后再贴电极片（4分），穿好衣裤，注意保暖（2分）	12					
	取下易贴片电极导联线（2分），关闭AED（2分）	4					
	整理用物，垃圾分类处理（2分），一次性易贴片放至医疗垃圾桶（2分）	4					
	记录操作次数及时间、操作者（2分）	2					

续表 12-2-3

项目	技术操作要求	评分	评分等级				实际得分
			A×1	B×0.7	C×0.4	D×0	
总体评价	操作熟练，动作轻柔（2分）	2					
	爱伤观念强，有抢救意识（5分）	5					
	电击部位准确，除颤安全有效（5分）	5					
总分		100					

第三节　呼吸促进技术

呼吸机管路安装和监测　开放式气管套管内吸引技术

一、呼吸道分泌物清除技术

（一）咳嗽技术

咳嗽是一种突然、爆发性的呼气运动，以清除气道分泌物及异物，是机体的反射性保护最常见的症状。慢性肺部疾病及术后有咳痰能力的清醒患者，应鼓励其每2 h深呼吸和咳嗽一次。咳嗽技术包括以下内容。

1.深呼吸

指导患者尽量坐位，用鼻腔深吸气依次使腹部、胸部膨胀，膈肌下降，达到极限后，屏气3～5 s，缩唇缓慢呼出气体。呼气时，先收缩胸部，再收缩腹部，通过口腔尽量排出肺内气体。

2.爆发性咳嗽

患者先深呼吸5～6次，然后深吸气至最大极限屏气3～5 s，身体前倾，收缩腹肌或用手按压上腹部，同时在胸腔内进行3～4次短促有力的咳嗽，最后张嘴用力咳嗽1次，将痰液排除。

3.分段咳嗽

分段咳嗽又称术后咳嗽，适用于胸腹部手术后的患者。操作时，护理人员协助或指导患者在咳嗽时用双手或者是枕头轻压伤口两侧，以保护伤口及避免咳嗽牵拉引起的疼痛。此种咳嗽排痰效果差，但可减轻术后患者疼痛。

（二）辅助排痰技术

1.叩击

通过叩击患者胸背部，借助振动使痰液松动而脱落。方法如下：

（1）患者取侧卧位或者坐位，操作者手指弯曲呈空杯状。

（2）从下往上，由外向内以手腕力量有节奏地叩击需引流的肺段。

（3）每一引流部位1～3 min，每分钟120～180次。叩击适用于长期卧床、疾病体弱、排痰无力者。

操作时注意：①不可在裸露的皮肤、纽扣、拉练上叩打，可穿单层内衣保护；②不得叩击脊柱、乳房、肋骨以下的部位，以防损伤脏器组织；③叩击时可听见空洞声但无疼痛感，叩击时间以5～15 min为宜，应安排在餐前半小时或餐后两小时进行。

2.震颤动

通常与胸部叩击交替使用或用于胸部叩击后。

（1）操作者一手掌放于患者需引流的部位，另一手重叠放置或并排放置。

（2）嘱患者用鼻深吸气，噘嘴缓慢呼气。

（3）患者呼气时操作者用手掌做手部震颤；患者吸气时，停止震颤。每个治疗部位做5次，每次做完后嘱患者咳嗽以排出痰液。

3．体位引流

将患者置于特殊体位，利用重力的作用，促使呼吸道分泌物流入气管、支气管排出体外的方法，又称重力引流。

（1）操作方法及步骤

①根据病变部位不同，采取不同的位置做体位引流。如病变位于上叶，则采取坐位或其他适当姿势，以利引流；如病变在下叶、舌叶或中叶者，取头低足高略向健侧卧位。

②引流时，嘱患者间歇做深呼吸后用力咳嗽，护理人员用手（手成空心掌）轻拍患者胸背部，自下而向上、由外到内进行，直到痰液排尽，或使用机械震动器，使聚积的分泌物松动，并向患肺气管开口处移动，从而易于咳出或引流。每次20～30 min，每日3～4次。

（2）适应证

体位引流可用于：

①由于结构异常而引起分泌物聚集，长期无法排除（如支气管扩张、肺脓、囊性肺纤维化）；

②由于用力呼气受限（如肺纤维化、COPD）而无力排出分泌物的患者急性感染时；

③支气管碘油造影检查前后；

④咳嗽无力患者（如老年或恶病质患者、神经肌肉疾病、术后或创伤性疼痛或气管切开术患者）。

（3）注意事项

①引流应在饭前或饭后2 h进行，因饭后易致呕吐，一般在早晚进行。

②向患者解释操作目的，取得患者配合引流，引流时鼓励患者适当咳嗽。

③引流过程中严密观察患者情况，如出现咯血、发绀、头晕、出汗、疲劳等情况，应随时终止体位引流。

④引流体位应采取易于痰液排出又能接受的体位。

（4）禁忌证

①高龄，患者极度虚弱、无法耐受所需的体位，无力排除分泌物等，因为在这种情况下体位引流将导致低氧血症。

②抗凝治疗期间。

③胸骨、肋骨或脊柱骨折，近期大咯血和严重骨质疏松。

（三）吸痰技术

吸痰技术指经口腔、鼻腔、人工气道（气管插管、气管切开）将呼吸道内的分泌物吸出，以保持呼吸道通畅，预防吸入性肺炎、肺不张、窒息等并发症的一种方法。

（1）目的：清除呼吸道异物，保持呼吸道通畅；促进呼吸功能，改善肺通气；预防并发症。

（2）适应证：适用于昏迷患者、痰液多不宜自行咳出患者，有窒息可能的情况需气管内给药患者，注入造影剂或稀释痰液的患者。

（3）评估

①患者的神志、呼吸状况，判断是否有呼吸困难，听诊是否有痰鸣音。

②患者的病情和治疗情况。

③患者的口、鼻黏膜是否正常，有无鼻中偏曲。

④患者的合作程度。

（4）注意事项

①吸痰前，检查电动吸引器性能，连接正确。负压值：成人为40～53.3 kPa；儿童为40 kPa。

②严格执行无菌操作技术。

③呼吸衰竭患者吸痰前，可加大氧浓度3～5 min；使用呼吸机患者吸痰前后给予2 min纯氧吸入，再给予吸痰，以防吸痰后出现低氧血症。吸痰过程要注意观察呼吸及血氧饱和度的变化。

④插管过程中不可使用负压，以免损伤呼吸道黏膜。插管深度：男性为26～28 cm，女性为24～26 cm，婴儿10 cm。

⑤操作时动作轻柔，每次吸痰时间<15 s，连续吸引总时间不超过3 min。

⑥储液瓶内痰液应及时倾倒，瓶内液体不能超过瓶体的2/3量，以免将液体吸入气泵内损坏机器。

（5）吸痰技术操作流程图（如图12-3-1所示）。

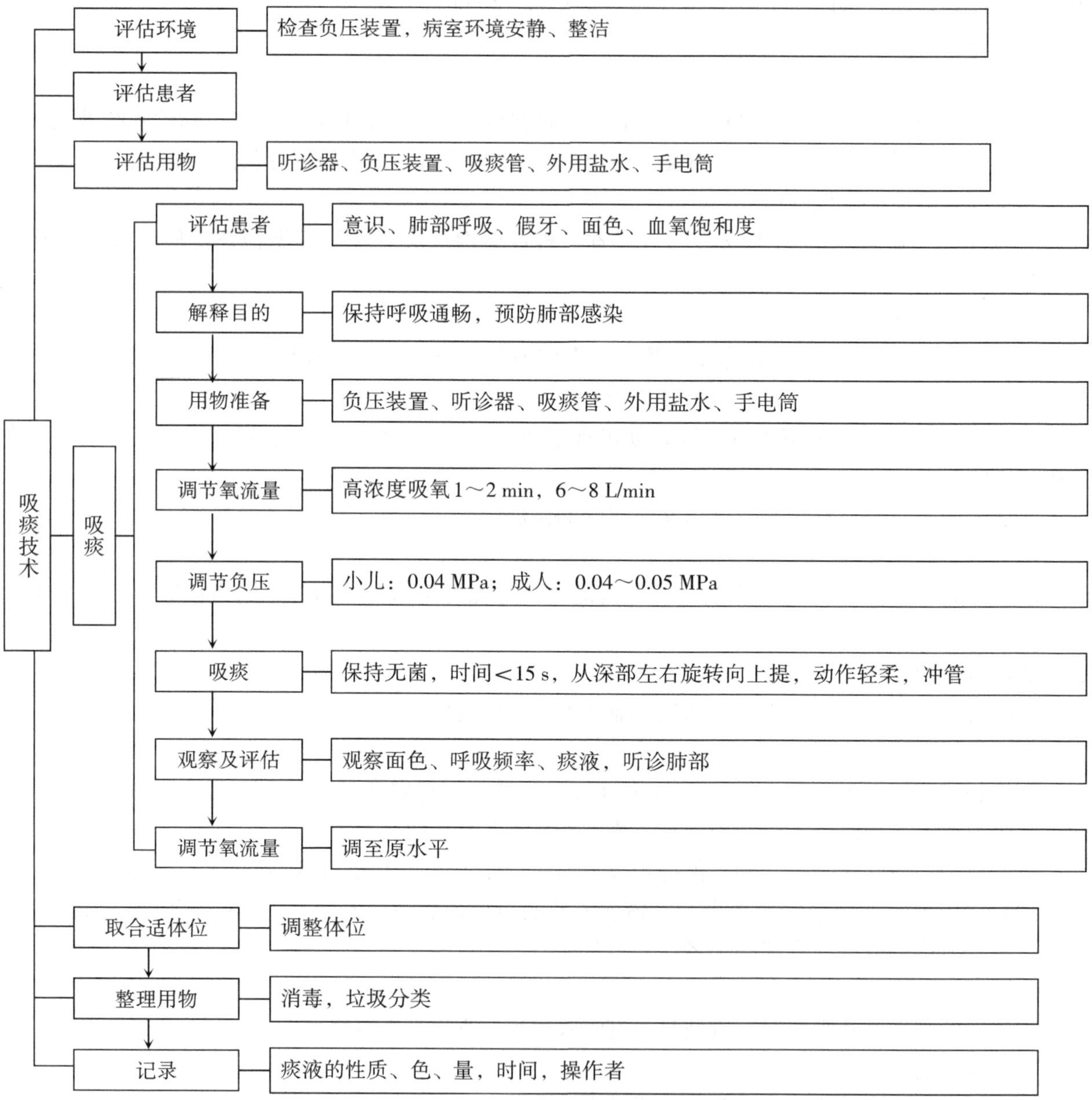

图12-3-1　吸痰技术操作流程图

（6）吸痰术的评分标准（见表12-3-1）。

表12-3-1　吸痰术的评分标准

项目	技术操作要求	评分	评分等级				实际得分
			A×1	B×0.7	C×0.4	D×0	
护理人员准备	护理人员着装规范，仪表端庄，举止得体，符合要求（口述：手已洗，指甲已剪）（1分）	1					
	核对医嘱（1分）	1					
评估	1.患者评估： （1）核对床头卡及腕带信息（1分） （2）了解患者意识状态，合作能力（1分） （3）肺部听诊（1分） （4）向患者（清醒）或家属（昏迷患者）解释吸痰的目的、方法、配合要点，取得合作（1分） （5）检查有无活动性义齿，口腔黏膜、鼻腔情况（1分） （6）安置患者合适体位（1分）	6					
	2.环境评估： （1）检查负压装置（1分） （2）病室环境安静整洁，光线明亮，符合操作要求（1分）	2					
用物准备	用物准备：负压吸引装置（备床边）、听诊器、手电筒、外用生理盐水、一次性吸痰管数根（内置手套）、快速手消液、医嘱单、医疗废物和生活垃圾桶、治疗车（昏迷患者备开口器、压舌板、口咽通气管）（少一项扣1分，扣完为止）	10					
操作前	1.七步洗手法洗手（1分）	1					
	2.汇报患者情况（5分）	5					
	3.用物摆放合理，一次性物品在有效期内（1分）	1					
	4.再次核对医嘱（1分）	1					
操作过程	1.用快速手消液进行手部消毒，戴口罩（1分）	1					
	2.礼貌进入，随手关门，备齐用物，携至床旁（1分）	1					
	3.核对患者身份、床尾卡、腕带（1分）	1					
	4.再次解释并协助患者将头部转向护理人员（1分）	1					
	5.调节氧流量6～8 L/min，给予高流量吸氧2 min，以防止吸痰造成的低氧血症（2分）	2					
	6.口述七步洗手法洗手（1分）	1					
	7.打开外用生理盐水（1分）	1					

续表 12-3-1

项目	技术操作要求	评分	评分等级				实际得分
			A×1	B×0.7	C×0.4	D×0	
	8.昏迷患者：先用开口器打开患者口腔，压舌板压住舌，将通气管弯头向上向腭部放入口腔，当其内口接近口咽后壁时（一通过悬雍垂），即将其旋转180°，借患者吸气时顺势向下推送，弯曲部分下面压住舌根，弯曲部分上面抵住口咽后壁，放置于口腔中央位置。打开吸痰管外包装，暴露末端，抽出附带手套的避污纸，展开避污纸，戴上手套并将避污纸平铺于患者前胸，用戴手套的手（保持无菌）取出吸痰管并盘绕在手中，将吸痰管的连接头与负压吸引管相连（3分）	3					
	9.用未戴手套的手打开设备，带负压，并将压力调节至0.02～0.04 MPa，试吸（3分）	3					
	10.用未戴手套的手将鼻导管或面罩吸氧装置放在避污纸上（1分），用戴无菌手套的手将吸痰管迅速、轻柔地经口腔送入气管（1分），做间歇性吸引，用示指和拇指旋转吸痰管（3分），吸痰管遇阻力时略上提后加负压，边吸边提，在痰液较多处停留以提高吸痰效率（吸痰时间不超过15 s），切忌将吸痰管上下提插（10分）	15					
	11.吸痰管取出后，观察吸痰管内的痰液并抽吸生理盐水，冲洗管内痰液，以免堵塞（2分）	2					
	12.用同样方法，将冲洗干净的吸痰管经鼻腔进行吸痰（10分），吸痰结束后立即调节氧流量在6～8 L/min，给予高流量吸氧，待患者血氧饱和度升至正常水平后将氧浓度调至原来水平（5分）	15					
	13.吸痰过程中注意观察患者的面色（1分）、生命体征（1分）、痰液情况（1分） 若痰没吸完，根据患者情况，给予吸氧1～2 min更换吸痰管后再行吸引（1分）	4					
操作后	1.吸痰后关闭负压，分离吸痰管，将手套反转脱去并包住用过的吸痰管，将吸痰管弃于黄色医疗垃圾桶内（2分）	2					
	2.安置患者，调整体位（1分）	1					
	3.再评估：再次听诊肺部痰鸣音与呼吸频率（2分）	2					
	4.整理床单元，理顺并妥善固定吸引管路（1分）	1					
	5.洗手脱口罩（1分）	1					
	6.再次核对医嘱及患者信息（1分），做好记录（时间、痰液情况及操作者）（2分）	3					

续表 12-3-1

项目	技术操作要求	评分	评分等级				实际得分
			A×1	B×0.7	C×0.4	D×0	
整理用物	1. 手套及吸痰管按一次性用物处理（1分） 2. 负压瓶内的吸出液应及时倾倒（不应超过负压瓶的2/3）（1分） 3. 负压瓶及负压引流管应每周更换1次，吸痰用的外用生理盐水打开使用4 h或被污染后及时更换（2分）	4					
整体评价	操作熟练、规范，操作前、中、后认真查对，无菌观念强，爱伤观念强（2分）	2					
	语言通俗易懂，吐字清晰，语速适中，沟通效果好，有亲和力，体现人文关怀，沟通有创性（6分）	6					
总分		100					
操作时间	10 min完成（从报告评委老师开始计时），每超过30 s扣0.5分，到12 min后停止操作						
选手用时：							

二、氧疗技术

鼻氧管面罩吸氧技术

氧气疗法（oxygen therapy，简称氧疗）是各种病因引起的低氧血症患者常规和必不可少的治疗方法，具有纠正缺氧，缓解呼吸困难，保护重要脏器功能，促进疾病痊愈的重要作用。低氧血症是指动脉血氧分压（PaO_2）降低。大多数学者将标准大气压下PaO_2 60 mmHg、经皮血氧饱和度（SaO_2）90%作为低氧血症的标准 。对于血氧饱和度正常的患者给予氧疗会增加患者的病死，故临床应注意合理规范氧疗。

（一）缺氧的分类

缺氧是指因组织的氧气供应不足或用氧障碍，而导致组织的代谢、功能和形态结构发生异常变化的病理过程。氧疗在某种程度上可以改善缺氧，但其对缺氧改善的程度则取决于缺氧的类型。缺氧分为低张性缺氧、血液性缺氧、循环性缺氧和组织性缺氧。

1. 低张性缺氧

其特点为动脉血氧分压（PaO_2）降低、动脉血氧含量（CaO_2）减少，致使组织供氧不足。主要由于吸入氧分压过低，外呼吸功能障碍，静脉血分流入动脉引起。常见于高原病、先天性心脏病、慢性阻塞性肺部疾病等。

2. 血液性缺氧

由于血红蛋白数量减少或性质改变，使血氧含量降低或血红蛋白结合的氧不易释放所致。常见于贫血、高铁血红蛋白症、一氧化碳中毒等。

3. 循环性缺氧

由于组织血流量减少，使组织供氧量不足所致。其原因为全身性循环性缺氧和局部性循环性缺氧。常见于休克、栓塞、心力衰竭等。

4. 组织性缺氧

由于组织细胞利用氧异常所致。其原因为细胞损伤、组织中毒、呼吸酶合成障碍。常见于大量放射线照射、氰化物中毒等。

以上四类缺氧中，氧疗对于低张性缺氧（除静脉血分流入动脉外）效果最好。由于患者PaO_2和动脉血氧饱和度（SaO_2）明显低于正常，吸氧能有效提高PaO_2、CaO_2、SaO_2。氧疗对于心功能不全、大量失血、心排出量严重下降、严重贫血及一氧化碳中毒，也有一定的疗效。

（二）氧疗的指征和目标

1.氧疗的指征

一般包括急诊氧疗、长期氧疗、夜间氧疗、姑息氧疗。

（1）急诊氧疗：适用于危重或低氧血症患者，有低氧血症风险的患者，氧疗后可能受益的非低氧血症患者（如一氧化碳中毒）。

（2）长期氧疗：适用于慢性阻塞性肺疾病、肺囊性纤维化、肺间质疾病、肺动脉高压、神经肌肉和胸壁疾病、进展期心衰等。

（3）夜间氧疗：适用于夜间需要吸氧的患者。

（4）姑息氧疗：适用于有顽固性呼吸困难的癌症或终末期心脏、呼吸系统疾病的患者。

2.氧疗的目标

根据不同疾病选择合理的氧疗目标。无二氧化碳潴留风险的患者，氧分压推荐目标为94%～98%；有二氧化碳潴留风险的患者，血氧分压推荐目标为88%～93%。

（三）禁忌证

（1）氧分压高于60 mmHg，主诉呼吸困难，且没有慢性低氧带来影响的严重心肺疾病患者。

（2）接受氧疗同时吸烟的患者，因其会增加火灾和疾病预后不良的风险。

（3）长期氧疗不适用于基础疾病没有得到充分治疗且血氧饱和度低氧的患者，或者没有严格规范每天处方氧疗时间的情况。

（四）氧疗方法

1.鼻导管

鼻导管是最常用的临床吸氧装置之一。鼻导管吸入浓度与氧流量有关。在潮气量500 mL，频率20 次/min，呼气末暂停0.5 s，吸呼比1∶2，口鼻无效腔量50 mL，氧流量≤5 L/min情况下可采用如下公式进行计算。

吸入氧浓度

$$=\frac{\text{无效腔量}+\text{吸入氧流速}\times\text{吸气时间}+(\text{潮气量}-\text{无效腔量}-\text{吸入氧流速}\times\text{吸气时间})\times 21\%}{\text{潮气量}}$$

$=21+4\times$吸入氧流量（L/min）

但由于患者呼吸方式不同可能会导致计算值偏离实际吸氧流量。此外鼻导管吸氧无法充分湿化，超过5 L/min 的流速时患者难以耐受。

2.面罩法

（1）普通面罩：可提供40%～60%的吸入氧浓度，适用于低氧血症但不伴有高碳酸血症风险的患者。使用面罩时需紧贴患者口鼻周围，由弹力带固定于枕部。使用小于5 L/min 的氧流量时，面罩内的CO_2浓度会升高，可能导致CO_2复吸，因此普通面罩吸氧流量不应低于5 L/min。

（2）部分重复呼吸面罩和无重复呼吸储氧面罩：在普通面罩的基础上，储氧面罩附加了体积在600～1000 mL的储气囊。当储气囊充满时，氧浓度可以达到 60% 以上。部分重复呼吸面罩在面罩与储气囊之间无单向阀，因此会导致患者重复吸入部分呼出气体。在使用密闭较好的部分重复呼吸面罩，氧流量为6～10 L/min 时，吸入氧浓度可在35%～60%。无重复呼吸面罩在面罩与储气囊之间有单向阀，从而避免了吸气相时重复吸入呼出气体。所以对于有 CO_2 潴留风险的COPD患者，储氧面罩不适用。

（3）文丘里面罩：是可调节的高流量精确给氧装置。其作用原理为氧气经狭窄的孔道进入面罩，产生喷射气流，使面罩周围产生负压，从而与大气压产生的压力差促使一定量的空气流入面罩内。随着供氧流速的增加，进入面罩内的空气流速也相应增加，且喷射入面罩的气流通常大于患者吸气时的最高流速要求，因此吸氧体积分数恒定。吸入氧浓度设定在40%时，与实测值误差不超过2%；吸入氧浓度设定在40%以上时，与实测值相差10%左右。

（4）氧气吸入技术操作流程图（如图12-3-2所示）。

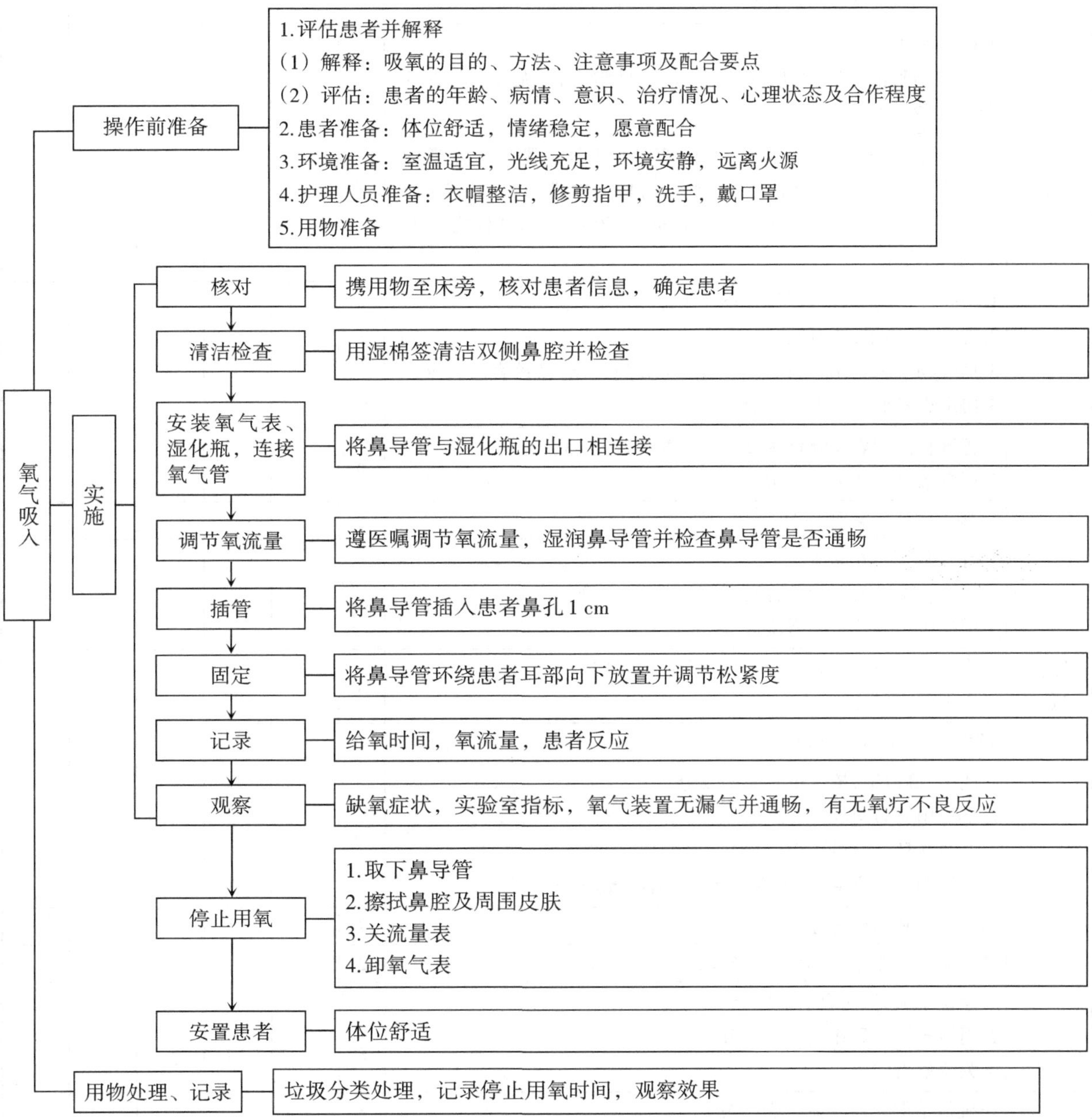

图12-3-2　氧气吸入技术操作流程图

（5）氧气吸入操作评分标准（见表12-3-2）。

表12-3-2　氧气吸入操作评分标准

<table>
<tr><th rowspan="2">项目</th><th rowspan="2">技术操作要求</th><th rowspan="2">评分</th><th colspan="4">评分等级</th><th rowspan="2">实际得分</th></tr>
<tr><th>A×1</th><th>B×0.7</th><th>C×0.4</th><th>D×0</th></tr>
<tr><td>护理人员准备</td><td>护理人员着装规范，仪表端庄，举止得体，态度严谨认真，符合要求(1分)</td><td>1</td><td></td><td></td><td></td><td></td><td></td></tr>
<tr><td rowspan="2">评估</td><td>1.患者评估：
(1)向患者及家属解释氧气吸入的目的、方法及配合要点(1分)
(2)评估患者病情及面色、口唇、甲床等颜色，判断缺氧程度(1分)
(3)评估患者鼻腔通畅情况，了解患者操作前需求(1分)</td><td>3</td><td></td><td></td><td></td><td></td><td></td></tr>
<tr><td>2.环境评估：
环境安静整洁，光线充足，室温适宜，无易燃物品，无安全隐患，适合操作(2分)</td><td>2</td><td></td><td></td><td></td><td></td><td></td></tr>
<tr><td>操作前准备</td><td>用物准备：基础治疗盘(棉签、纱布、弯盘)，氧气装置1套(流量表、湿化瓶)，一次性吸氧管(单侧或双侧)，一次性口杯(内盛凉开水)，医嘱单，用氧记录单，吸氧管道标识，笔和表(少1件物品扣1分，扣完为止)</td><td>4</td><td></td><td></td><td></td><td></td><td></td></tr>
<tr><td rowspan="10">操作过程</td><td>1.报告评估内容，检查用物，合理放置(2分)
2.洗手，戴口罩，核对医嘱(2分)
3.携用物至患者床旁，礼貌进入，随手关门，核对患者信息(2分)
4.协助患者取舒适体位(2分)</td><td>8</td><td></td><td></td><td></td><td></td><td></td></tr>
<tr><td>1.正确将流量表及湿化瓶安装在氧气装置上(3分)
2.用湿棉签清洁鼻孔(3分)</td><td>6</td><td></td><td></td><td></td><td></td><td></td></tr>
<tr><td>连接一次性吸氧管(5分)</td><td>5</td><td></td><td></td><td></td><td></td><td></td></tr>
<tr><td>1.打开氧气表开关(2分)
2.检查一次性吸氧管是否通畅，有无漏气(3分)
3.根据医嘱调节至所需流量(10分)</td><td>15</td><td></td><td></td><td></td><td></td><td></td></tr>
<tr><td>1.将一次性吸氧鼻导管置入鼻腔合适位置(5分)
2.妥善固定(5分)</td><td>10</td><td></td><td></td><td></td><td></td><td></td></tr>
<tr><td>安置患者，取舒适卧位(2分)</td><td>2</td><td></td><td></td><td></td><td></td><td></td></tr>
<tr><td>1.洗手，摘口罩，核对患者信息(2分)
2.记录用氧时间、流量(2分)
3.书写并粘贴管道标识(2分)
4.告知用氧注意事项，观察用氧后患者状况(5分)</td><td>11</td><td></td><td></td><td></td><td></td><td></td></tr>
<tr><td>口头报告遵医嘱停止吸氧(2分)</td><td>2</td><td></td><td></td><td></td><td></td><td></td></tr>
<tr><td>核对患者腕带信息，并做解释，取得配合(2分)</td><td>2</td><td></td><td></td><td></td><td></td><td></td></tr>
<tr><td>1.停止用氧时，先取下鼻导管(4分)
2.用纱布拭净鼻孔及鼻周(2分)
3.关流量表(2分)</td><td>8</td><td></td><td></td><td></td><td></td><td></td></tr>
<tr><td rowspan="2">操作后处理</td><td>正确取下湿化瓶及流量表(5分)</td><td>5</td><td></td><td></td><td></td><td></td><td></td></tr>
<tr><td>1.安置患者，取舒适卧位(2分)
2.分类处理，整理用物(2分)
3.洗手，记录用氧终止时间及氧疗的效果(2分)</td><td>6</td><td></td><td></td><td></td><td></td><td></td></tr>
</table>

续表12-3-2

项目	技术操作要求	评分	评分等级				实际得分
			A×1	B×0.7	C×0.4	D×0	
整体评价	1.严格遵守操作规程，操作熟练(2分) 2.注意用氧安全(1分) 3.安装正确，氧气装置无漏气(2分) 4.爱伤观念强(1分)	6					
	1.语言沟通通俗易懂，吐字清晰，语速适中(2分) 2.沟通效果好有亲和力，体现人文关怀，沟通效果有创新(2分)	4					
总分	100分						

3.氧气枕

氧气枕是一长方形橡胶枕，枕的一角有一橡胶管，管上有可调节氧流量的调节器。氧气枕内充入氧气，接上湿化瓶即可使用。此方法可用于危重患者的抢救、途中转运、家庭氧疗等。

4.高流量氧疗

经鼻高流量氧疗装置由鼻导管吸氧系统（包括加温湿化器、封闭式呼吸管路、双短鼻塞导管）和空氧混合器组成。氧浓度、氧流量可调，输送的空氧混合气体流速最高可达60 L/min，具有主动加温加湿的功能。主要用于拔管后的序贯吸氧治疗、急性呼吸衰竭、支气管镜等其他有创操作时。急性低氧性呼吸衰竭的患者在临床应用中使用经鼻高流量氧疗，疗效较明显，其与常规氧疗和无创通气相比，能够降低插管率及病死率 。但应用于CO_2潴留的患者效果尚不明确 。若患者不能保持口唇闭合或鼻唇部结构存在异常，将影响氧疗效果。

注意事项

1.用氧前，检查氧气装置有无漏气，是否通畅。

2.严格遵守操作规程，注意用氧安全，切实做好“四防”，即防震、防火、防热、防油。氧气筒搬运时要避免倾倒撞击。氧气筒应放阴凉处，周围严禁烟火及易燃品，至少距明火5 m，距暖气1 m，以防引起燃烧。氧气表及螺旋口勿上油。

3.使用氧气时，应先调节流量后应用。停用氧气时，应先拔出导管，再关闭氧气开关。中途改变流量，先将氧气和鼻导管分离，调好流量再接上。以免一旦开关出错，大量氧气进入呼吸道而损伤肺部组织。

4.常用湿化液有冷开水、蒸馏水、灭菌注射用水。急性肺水肿用20%～30%乙醇，乙醇具有降低肺泡内泡沫的表面张力，使肺泡破裂、消散，改善肺部气体交换，减轻缺氧症状的作用。

5.氧气筒内氧气勿用尽，压力表至少要保留0.5 MPa（5 kg/cm²），以免灰尘进入筒内，再充气时引起爆炸。

6.对未用完或已用尽的氧气筒，应分别悬挂“满”或“空”的标志，既便于及时调换，也便于急用时搬运，提高抢救速度。

7.用氧过程中，应加强监测。

（五）氧疗的监测

1. 氧流量和吸氧浓度换算

吸氧浓度（%）=21+4×氧流量（L/min）

2. 氧疗监护

在氧疗过程中，需根据血氧饱和度来调整氧流量以达到目标血氧饱和度。

（1）氧疗有效指征：呼吸困难减轻或消失，发绀、缺氧缓解，各项指标逐渐恢复正常，如 PaO_2（95～100 mmHg）、$PaCO_2$（35～45mmHg）、SaO_2（95%以上）。

（2）氧疗不良反应：当用氧持续时间超过24 h且浓度高于60%时，可能出现氧疗副作用。常见有：

①氧中毒：其特点是肺实质的改变。表现为胸骨下不适、疼痛、灼热感，继而出现呼吸增快、烦躁、恶心、呕吐、间断的干咳。为了避免氧中毒，应避免长时间、高浓度氧疗，并经常做血气分析进行动态观察氧疗效果。

②肺不张：其特点是吸入高浓度氧气后，大量置换出肺泡内氮气，一旦支气管被阻塞，其所属肺泡内的氧气被肺循环血液迅速吸收则会导致吸入性肺不张。表现为烦躁，血压升高，呼吸、心率增快，继而出现呼吸困难、发绀、昏迷。其预防措施是鼓励患者多做深呼吸、咳嗽和经常改变卧位，防止分泌物阻塞。

③呼吸道分泌物干燥：氧气是一种干燥气体，吸入后可致呼吸道黏膜干燥，分泌物黏稠，痰液不易咳出，且有损纤毛运动。所以氧气吸入前一定要先湿化再吸入，并可借以雾化吸入，以减轻对呼吸道黏膜的刺激作用。

④晶状体后纤维组织增生：由于视网膜血管收缩、视网膜纤维化，最后出现不可逆的失明，因此应控制吸氧时间及吸入氧浓度。此副反应仅见于新生儿，以早产儿多见。

⑤呼吸抑制：见于Ⅱ型呼吸衰竭者（PaO_2小于60%、$PaCO_2$大于50%）。由于长期的高 $PaCO_2$ 水平，呼吸中枢对 CO_2 的敏感性降低甚至消失，呼吸仅依靠缺氧对外周化学感受器的刺激来调节，高浓度氧气吸入后解除了缺氧对呼吸的刺激作用，从而使呼吸中枢抑制加重，甚至呼吸停止。因此对于Ⅱ型呼吸衰竭的患者应给予低浓度、低流量（1～2 L/min）吸氧，维持 PaO_2 在8 kPa（60 mmHg）即可。

知识链接

主动温湿化的经鼻高流量氧疗新装置

氧疗是治疗低氧血症的一线手段，但是传统的氧疗装置在某些患者中可能会突显出一些不足。例如，对吸入气体加温加湿的不足，可能导致患者的不耐受；输送的氧气流量与患者的吸气流量不匹配，可导致实际吸氧浓度不确定且不恒定。近年来，越来越多的人在关注一种主动温湿化的经鼻高流量氧疗新装置，它有一个空氧混合器，能输送总流量最高达60 L/min的空氧混合气体，气体通过一个主动加温加湿器和一个单根的加温管路进行加温加湿，并通过一个大口径的鼻塞连接患者，当给予高于患者自身吸气峰流量的空氧混合气体时，就能确定其真实的吸氧浓度，并保持恒定。从目前已有的研究结果来看，相较于传统氧疗而言，主动温湿化的经鼻高流量氧疗改善氧合的效果更好；而相较于无创通气而言，主动温湿化的经鼻高流量氧疗患者舒适性更好。适当应用经鼻高流量氧疗具有潜在降低无创通气及气管插管的益处。对于轻中度缺氧的成人患者或姑息治疗的患者来说，经鼻高流量氧疗也许是一个不错的选择。

案例分析

患者张某某，男，49岁。主诉：间断胸闷，气短1月有余，晕厥2次。现病史：患者于1月前受凉后出现胸闷、气短、咳嗽、咳痰，少量黄色黏稠痰，痰液不易咳出，间断发热，体温最高38.5 ℃，就诊于当地卫生院，给予输液（具体不详），输液过程中出现突发晕厥1次，遂转至县中医院ICU，经积极治疗，1天后患者神志转清醒，但血压仍偏低，给予对症治疗后好转出院。出院2天患者再次出现晕厥，呼之不应，转至县医院，给予经口气管插管接呼吸机辅助通气，抗感染、化痰，对症治疗，后意识转清，脱机拔管，但血氧饱和度仍差，血压偏低，为求进一步诊治转入三级甲等医院治疗。入科检查，T: 36.8 ℃，P: 94次/min，R: 21次/min，BP: 86/58 mmHg，神志嗜睡，精神差，巩膜轻度黄染，胸廓对称无畸形，双侧呼吸动度一致，腹平坦，上腹部可见长约8 cm纵型手术疤痕，愈合良好，双下肢不肿。既往史：慢阻肺病史10年余，肺心病1年余，间断住院治疗，1年前因胆管结石行手术治疗。辅助检查：头胸CT示颅脑及鞍区CT平扫未见明显异常，必要时复查；双侧双颌窦炎；双肺间质性改变合并感染，右肺上叶显著并空洞形成，双肺胸膜增厚，纵隔多发肿大淋巴结。

1.请写出该患者的主要诊断（至少三个）。

2.主要处理措施有哪些？

第四节　洗胃技术

洗胃

洗胃（gastric lavage）是指将一定成分的液体灌入胃腔内，混合胃内容物后再抽出，如此反复多次，目的在于冲洗并排除胃内容物，减轻或避免有毒物质吸收的一种胃灌洗方法。对于急性中毒如短时间内吞服有机磷、无机磷、生物碱、巴比妥类药物等，洗胃是一项重要的抢救措施。

一、适应证和禁忌证

1.适应证

非腐蚀性毒物中毒，如有机磷、重金属类、生物碱、安眠药及食物中毒等。

2.禁忌证

强腐蚀性毒物（如强酸、强碱）中毒、胸主动脉瘤、肝硬化伴食管胃底静脉曲张、胃癌、近期内有上消化道出血及胃穿孔等。患者吞服强酸、强碱等腐蚀性药物，禁忌洗胃，以免造成穿孔。胃癌、食管静脉曲张、上消化道溃疡等患者一般不洗胃，昏迷患者应谨慎洗胃。

二、目的

1.解毒

清除胃内毒物或刺激物，减少毒物吸收；利用不同灌洗液中和毒物，用于急性食物中毒或药物中毒。

2.减轻胃黏膜水肿

幽门梗阻患者因食物滞留，引起上腹胀满不适、恶心呕吐等，通过洗胃减轻潴留物对胃黏膜的刺激，减轻胃黏膜炎症、水肿。

3.某些检查或手术前的准备

如食管下段术前准备。

三、分类

1.催吐洗胃术

呕吐是人体排除胃内毒物的本能反应。催吐洗胃术简便易行，故对于意识清醒且服毒不久的急性中毒患者，是一种现场抢救有效的自救、互救措施，但应除外服腐蚀性毒物、石油制品及食管静脉曲张、上消化道出血等急性中毒的患者。

2.胃管洗胃术

将胃管经鼻或经口腔插入，通过食管到达胃内，先吸出毒物后注入洗胃液，然后将胃内容物排出以达到消除毒物的目的。有条件时服毒后的患者应尽早插胃管洗胃，不要受时间限制。在4～6小时之内大量服毒的患者，因排毒效果好且并发症相对少，故此种洗胃法是首选。

四、操作前准备

1.评估及解释

评估患者的年龄、意识状态、生命体征、医疗诊断、病情等；评估患者的心理状态及对洗胃的耐受能力，合作程度，鼻、口腔黏膜有无损伤，有无活动义齿等。向患者和家属解释洗胃的目的、方法、注意事项及配合要点。

2.患者准备

了解洗胃目的、方法、注意事项及配合要点，取舒适卧位。

3.操作者准备

衣、帽、鞋整洁，修剪指甲，洗手，戴口罩。

4.用物准备

根据不同的洗胃方法准备用物：

（1）口服催吐法：准备量杯、水温计、压舌板、弯盘、塑料围裙或橡胶单、水桶2只、洗胃溶液（见表12-4-1）、洗漱用物、快速手消液和污物桶。

（2）胃管洗胃法：准备无菌洗胃包、量杯、治疗巾、检验标本容器、水温计、压舌板、弯盘、50 mL注射器、听诊器、手电筒、胶布，必要时备张口器、牙垫、舌钳，还需准备水桶2只、洗胃溶液、洗漱用物、全自动洗胃机、快速手消液和污物桶。

5.环境准备

环境安全，宽敞，明亮，温度适宜。

表 12-4-1　常用洗胃溶液

毒物种类	常用溶液	禁忌药物
酸性物	镁乳、蛋清水①、牛奶	
碱性物	5%醋酸、白蜡、蛋清水、牛奶	
氰化物	3%过氧化氢溶液②引吐，(1∶15000)～(1∶20000)高锰酸钾洗胃	
敌敌畏 美曲膦酯(敌百虫)	2%～4%碳酸氢钠溶液，1%盐水，(1∶15000)～(1∶20000)高锰酸钾溶液	高锰酸钾③
1605、1059、4049(乐果)	2%～4%碳酸氢钠溶液	
美曲膦脂(敌百虫)	1%盐水或清水，(1∶15000)～(1∶20000)高锰酸钾	碱性药液④
DDT(灭害灵)、666	温开水或生理盐水洗胃，50%硫酸镁导泻	油性药物
酚类	50%硫酸镁导泻，温开水或植物油洗胃至无酚味为止，洗胃后多次服用牛奶、蛋清保护胃黏膜	液状石蜡
河豚、生物碱	1%～3%鞣酸	
苯酚(石炭酸)	(1∶15000)～(1∶20000)高锰酸钾	
巴比妥类 (安眠药)	(1∶15000)～(1∶20000)高锰酸钾、硫酸钠⑤导泻	硫酸镁
异烟肼 (雷米封)	(1∶15000)～(1∶20000)高锰酸钾、硫酸钠导泻	
灭鼠药		
1.磷化锌	(1∶15000)～(1∶20000)高锰酸钾、0.5%硫酸铜洗胃、0.5%～1%硫酸铜⑥溶液每次10mL，口服1次/(5～10)min，配合使用压舌板等刺激舌根引吐⑥	鸡蛋、牛奶、脂肪及其他油类食物⑦
2.抗凝血类 (敌鼠钠等)	催吐、温水洗胃、硫酸钠导泻	碳酸氢钠溶液
3.有机氟类 (氟乙酰胺等)	0.2%～0.5%氯化钙或淡石灰水洗胃，硫酸钠导泻，饮用豆浆、蛋白水、牛奶等	
发芽马铃薯	1%活性炭悬浮液	

注：①蛋清水可黏附于黏膜表面或创面上，起到保护作用，并可减轻患者疼痛。

②氧化剂可将化学性毒物氧化，改变其性能，从而减轻或去除其毒性。

③1605、1509、4049（乐果）等禁用高锰酸钾洗胃，否则可氧化成毒性更强的物质。

④美典膦酯遇碱性药物分解出毒性更强的敌敌畏，其分解过程随碱性的增强和温度的升高而加速。

⑤巴比妥类药物采用硫酸钠导泻，是利用其在肠道内形成的高渗透压，阻止肠道水分和残存的巴比妥类药物的吸收，促其尽早排出体外。硫酸钠对心血管和神经系统没有抑制作用，不会加重巴比妥类药物的中毒。

⑥磷化锌中毒时，口服硫酸铜可使其成为无毒的磷化铜沉淀，阻止吸收，并促使其排出体外。

⑦磷化锌易溶于油类物质，忌用脂肪性食物，以免促使磷的溶解吸收。

五、操作流程图

洗胃流程图（如图12-4-1所示）。

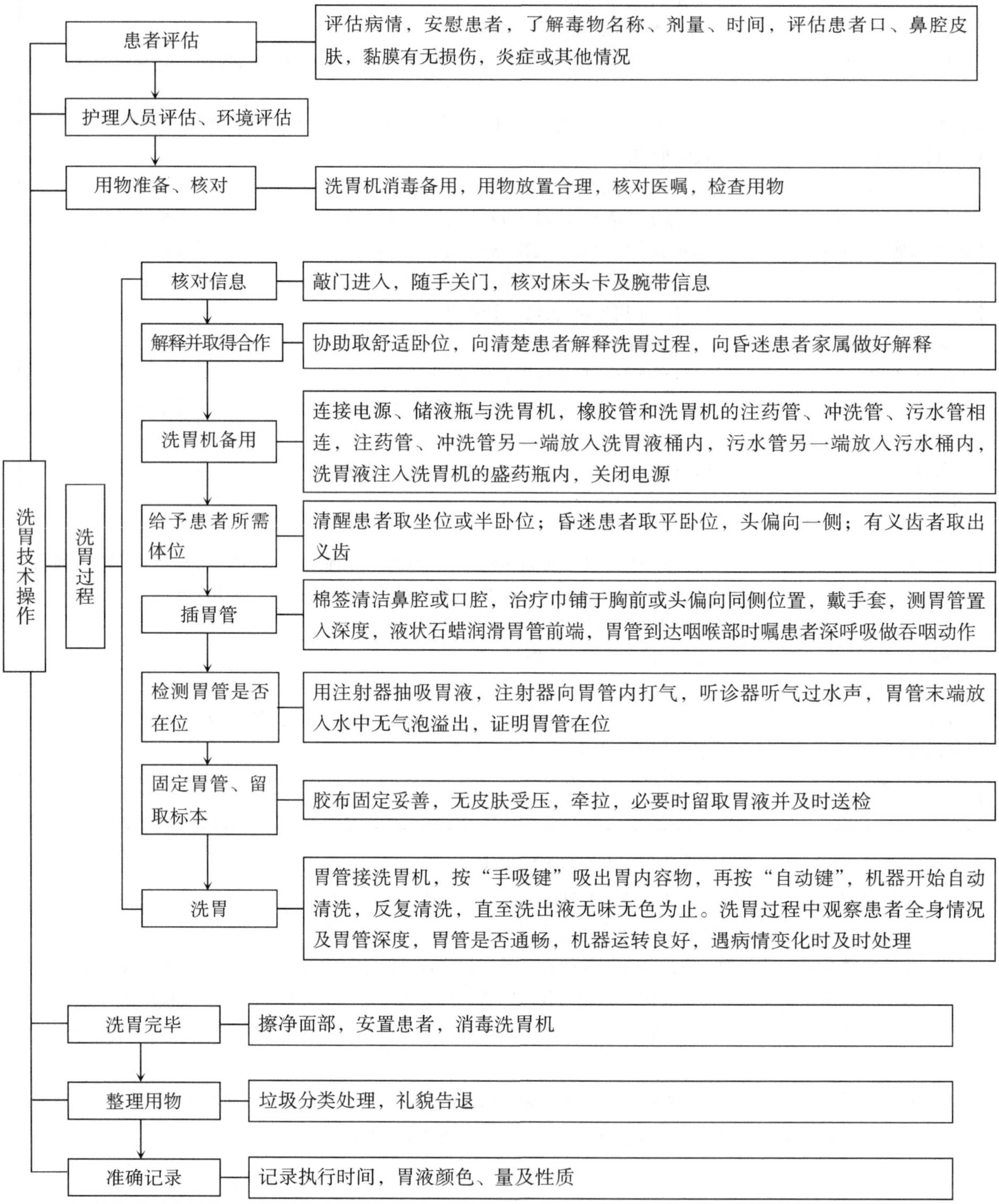

图12-4-1　洗胃流程图

六、操作评分标准

洗胃操作评分标准（见表12-4-2）。

表12-4-2　洗胃操作评分标准

<table>
<tr><th rowspan="2">项目</th><th rowspan="2">技术操作要求</th><th rowspan="2">评分</th><th colspan="4">评分等级</th><th rowspan="2">实际得分</th></tr>
<tr><th>A×1</th><th>B×0.7</th><th>C×0.4</th><th>D×0</th></tr>
<tr><td>素质</td><td>着装规范，仪表端庄，举止得体，符合要求（1分）</td><td>1</td><td></td><td></td><td></td><td></td><td></td></tr>
<tr><td rowspan="2">评估</td><td>患者评估：评估患者病情，安慰患者（1分），了解患者服用毒物名称、剂量、时间等（2分），评估患者口、鼻腔皮肤与黏膜有无损伤、炎症或其他情况（3分）</td><td>6</td><td></td><td></td><td></td><td></td><td></td></tr>
<tr><td>环境评估：病室环境安静、整洁、光线明亮，无电磁波干扰，符合操作要求（2分）</td><td>2</td><td></td><td></td><td></td><td></td><td></td></tr>
<tr><td rowspan="5">操作前准备</td><td>用物放置合理（2分），核对医嘱（1分），检查用物，洗手（1分），戴口罩（1分）</td><td>5</td><td></td><td></td><td></td><td></td><td></td></tr>
<tr><td>备齐用物，携至床旁；敲门进入，随手关门（1分）</td><td>1</td><td></td><td></td><td></td><td></td><td></td></tr>
<tr><td>核对床头卡及腕带信息（1分）</td><td>1</td><td></td><td></td><td></td><td></td><td></td></tr>
<tr><td>向患者解释，取得合作，协助患者取舒适卧位（2分）。向清楚患者解释洗胃过程（2分），向昏迷患者家属做好解释（1分）</td><td>5</td><td></td><td></td><td></td><td></td><td></td></tr>
<tr><td>连接电源（2分），连接储液瓶与洗胃机（1分），橡胶管和洗胃机的注药管、冲洗管、污水管相连（3分），注药管、冲洗管另一端放入洗胃液桶内（2分），污水管另一端放入污水桶内，（1分），洗胃液注入洗胃机的盛药瓶内（1分），关闭电源待用（2分）</td><td>12</td><td></td><td></td><td></td><td></td><td></td></tr>
<tr><td rowspan="3">操作过程</td><td>清醒患者取坐位或者半卧位（2分），昏迷患者取平卧位且头偏向一侧（2分），有义齿者取出义齿（口述2分）</td><td>6</td><td></td><td></td><td></td><td></td><td></td></tr>
<tr><td>棉签清洁鼻腔或口腔（1分），治疗巾铺于胸前或头偏向同侧位置（1分），戴手套（1分），测量胃管置入深度（3分），液状石蜡润滑胃管前端（1分），当胃管到达咽喉部时嘱患者深呼吸做吞咽动作（2分），如发生呛咳、发绀等情况，立即拔除重插（3分）</td><td>12</td><td></td><td></td><td></td><td></td><td></td></tr>
<tr><td>用注射器抽吸胃液（2分），注射器向胃管内打气，听诊器听气过水声（2分），胃管末端放入水中，无气泡溢出，证明胃管在胃内（2分），胶布固定妥善，无皮肤受压，牵拉（2分），必要时留取胃液并及时送检（1分）</td><td>9</td><td></td><td></td><td></td><td></td><td></td></tr>
</table>

续表 12-4-2

项目	技术操作要求	评分	评分等级				实际得分
			A×1	B×0.7	C×0.4	D×0	
	胃管连接洗胃机，按“手吸键”吸出胃内容物（1分），再按“自动键”（1分），机器开始自动清洗，反复清洗（1分），并按摩胃壁（1分），直至洗出液无味无色为止。洗胃过程中观察患者全身情况（3分）及胃管深度，胃管是否通畅（2分），机器运转良好（1分），遇病情变化时及时处理（2分）	12					
	洗胃完毕，反折胃管后拔除（2分），擦净面部（1分），如需留置胃管因妥善固定（2分）	5					
	合理安置患者（2分），整理用物（1分），垃圾分类（1分），消毒洗胃机备用（3分）	7					
操作后处理	垃圾分类（1分）	1					
	记录执行时间，胃液颜色、量及性质 （3分）	3					
	礼貌告退，随手关门（1分）	1					
整体评价	操作熟练，程序规范（2分）	2					
	操作顺序正确、连贯（1分）	1					
	爱伤观念强，爱护设备仪器（1分）	1					
	语言通俗易懂，吐字清晰，语速适中，有亲和力，体现人文关怀（2分），沟通效果好，有创新性（5分）	7					
总分		100					
15 min完成（从评估患者开始计时至报告操作完毕结束），超过15 min停止操作							

七、并发症

洗胃并发症包括急性胃扩张、胃穿孔、大量低渗性洗胃液致水中毒、水及电解质紊乱、酸碱失衡、昏迷患者误吸或过量胃内液体反流致窒息、迷走神经兴奋致反射性心脏骤停等。

☞ 注意事项

1.及时了解患者中毒情况，如中毒的时间、途径、毒物种类、性质、量等，来医院前是否呕吐。

2.当中毒物质不明时，留取胃内容物送检以确定毒物性质，然后选用温开水或生理盐水洗胃，待毒物性质明确后，再用拮抗剂灌洗。

3.急性中毒患者，应紧急采用口服催吐法，必要时进行洗胃以减少毒物的吸收。插管时，动作要轻、快，以免损伤食管黏膜或误吸气管。

4.灌洗液温度25～38 ℃为宜，以免随温度升高，促进毒物吸收。

5. 注意患者的心理状态、合作程度及对康复的信心。向患者讲述操作过程中可能出现的不适及误吸等风险，以取得患者的理解和合作；对自服毒物者，耐心劝导，帮助其改变认知，要为患者保守秘密与隐私，减轻其心理负担。

6. 洗胃后注意观察患者胃内毒物清除情况，中毒症状有无缓解或控制。

案例分析

患者刘某，女，55岁，主诉：自服药水后意识不清一小时入院。

现病史：患者家属代诉，半天前与家人不和，自服药水1小瓶（具体药物不详）后出现恶心呕吐，呕吐物有大蒜味，出汗多，逐渐意识不清1小时入院。既往体健。现查体征：T为36.3 ℃，P为98次/min，R为24次/min，BP为98/56 mmHg；患者意识不清，呼之不应，皮肤湿冷，肌肉颤抖，牙关紧闭，双侧瞳孔缩小至针尖样，对光反应迟钝，口腔流涎。辅助检查：心电图为窦性心动过速。化验指标为胆碱酯酶活力40%。血常规为白细胞6.2×10^9/L，中性粒细胞为57.9%。

查体：患者意识不清，呼之不应，压眶有反应，双侧瞳孔缩小至针尖样，对光反应迟钝，全身皮肤湿冷，颈软无抵抗，胸廓正常，呼吸急促，呼吸音正常，未闻及干湿性啰音，心音正常，心率齐，腹部平软，肋下未触及肝脏、脾脏，肠鸣音6次/min，四肢肌力正常，不自主颤抖，GCS评分为8分。

（1）请写出该患者的主要诊断及主要处理措施。

（2）该患者应使用什么溶液洗胃？

血滤机管路安装　　气管切开护理

（牟成华）

第十三章 临终护理

学习目标

通过本章的学习，学生能够完成以下要求。

◎**识记**

1. 能正确陈述脑死亡的诊断标准。

2. 能正确叙述濒死患者的临床表现及死亡诊断依据。

3. 能正确描述临终关怀的组织机构类别及基本服务项目。

◎**理解**

1. 能正确描述和解释下列概念：临终关怀、死亡教育、濒死、脑死亡。

2. 能正确比较死亡过程各期的表现和特点。

3. 能正确识别临终患者的各个心理反应期。

◎**应用**

1. 能运用护理程序为临终患者及家属提供身心支持。

2. 能按正确的操作过程对逝者进行尸体料理。

3. 能应用适当的护理措施对处于居丧期的家属进行护理。

死亡是每个人都会面临的问题，正确的认识和面对死亡，提高临终患者的生命质量，使其无痛苦、舒适地走完人生的最后旅途，让家属的身心得到安慰和支持，是医护人员的责任。临终护理其主要任务包括：对症治疗、家庭护理、缓解症状、控制疼痛、减轻或消除患者的心理负担和消极情绪。随着老龄化社会的进一步发展，临终关怀事业得到了越来越多的人认可，它是社会文明发展到一定阶段的必然产物，也是符合人类追求高生命质量的客观要求，体现了“以患者为中心”的服务理念，更彰显了社会支持系统的完善以及医务人员崇高的职业道德的核心内涵。

第一节　临终关怀

临终关怀又称安宁照顾、终末护理等，指由医师、护理人员、社会工作者、家属、志愿者以及营养学和心理学工作者等人员共同组成的团队向临终患者及家属提供的生理、心理和社会等方面的一种全面的支持和照料。

一、临终关怀的发展

临终关怀（hospice）运动始于英国的圣克里斯多费医院。20世纪50年代，英国护士桑德斯（Cicell Saunders）在她长期从事的晚期肿瘤医院中，目睹垂危患者临终前的痛苦，决心改变这一状况。1967年她创办了世界著名的临终关怀机构，使垂危患者在人生旅途的最后一段过程得到需要的满足和舒适的照顾，“点燃了临终关怀运动的灯塔”。随后，世界上许多国家和地区开展了临终关怀服务实践和理论研究，20世纪70年代后期，临终关怀传入美国，80年代后期被引入中国。1988年7月，我国天津医学院（现天津医科大学）在美籍华人黄天中博士的资助下，成立了中国第一个临终关怀研究中心。 天津医学院临终关怀研究中心的建立，标志着中国已跻身于世界临终关怀研究与实践的行列之中。随着宣传和报道的增多，社会反响逐渐强烈，随后上海、北京、安徽、西安、宁夏、成都、浙江、广州等地也相继建立了临终关怀医院、病区或护理院。1988年10月上海开办了临终关怀医院——南汇护理院。自1988年天津医学院临终关怀研究中心成立以来，中国临终关怀事业的发展大体经历了三个阶段，即理论引进研究起步阶段，宣传普及和专业培训阶段以及学术研究和临床实践全面发展阶段。

我国受传统死亡观念及传统伦理“孝道”的影响，人们对临终关怀理念还存在接受障碍，医护人员在临终关怀工作中承担着极其重要的角色，他们对临终关怀学的了解和认知程度是开展临终关怀服务的基础。2003年的调查显示，50%的医务人员认为能够做到对临终患者大部分照护；对生存期只有几个月的患者，51.4%的医护人员认为应该是减轻痛苦，1.7%的医护人员认为应该是延长生命，46.3%的医护人员认为两者均有，参与过相关知识学习的占44.1%。说明开展临终关怀教育对医务人员和人民群众的必要性和紧迫性同样重要。

一、临终关怀的研究内容

（1）临终患者及家属的需求。

（2）临终患者的全面照护。

（3）临终患者家属的照护。

（4）死亡教育是探讨生与死的一个教学过程。它包括一切涉及濒死与死亡问题的知识与领域，分为三大类，即死亡的本质、对待濒死和死亡的态度及对残废与濒死的调适处理。死亡教育引导患者转变传统的惧怕死亡的观念，珍惜现有的生活，过好当下的每一天，提高生活质量，逐步达到有尊严、坦然的死亡，形成新的生命价值。近年来，灵性照护和死亡态度相关研究热点颇受关注，印证了它们是临终关怀实施的重要部分。

（5）临终关怀的模式

①以照料为中心：对于临终患者来讲，治愈希望已变得渺茫，而最需要的是身体舒适、控制疼痛、生活照护和心理上的支持，因此，目标以由治疗为主转为对症处理和护理照顾为主。

②维护人的尊严和权力：患者尽管处于临终阶段，但个人尊严不应该因生命活力降低而递减，个人权利也不可因身体衰竭而被剥夺。当患者未进入昏迷阶段，仍具有思想和感情，医护人员应维护和支持其个人权利，如保留个人隐私和自己的生活方式，参与医疗护理方案的制定，选择死亡方式等。

③提高临终患者生命质量：有些人片面地认为临终就是等待死亡，生活已没有价值，患者变得消沉，对周围的一切失去兴趣，甚至有的医护人员也这样认为，并表现出面孔冷漠，态度、语言生硬，操作粗鲁，不知该如何面对患者。临终关怀认为：临终也是生活，是一种特殊类型的生活，所以正确认识和尊重患者最后生活的价值，提高其生活质量是对临终患者最有效的服务。

④加强死亡教育：有生便有死，死亡和出生一样是客观世界的自然规律，是不可违背的，是每个人都要经历的事实，正视死亡才使生命显得有意义。临终患者只是比我们早些面对死亡的人。死赋予生以意义，死是一个人的最终决断，所以，我们要珍惜生命、珍惜时间，要迎接挑战、勇敢面对。

⑤提供全面的整体照护。

（6）临终关怀的组织形式：一般包括临终关怀专门机构、附设的临终关怀机构、家庭临终关怀病房、癌症患者俱乐部等。

第二节　濒死与死亡

一、濒死与死亡的定义

濒死：即临终，是指患者在已接受治疗性或姑息性治疗后，虽然意识清醒，但病情加速变化，各种迹象显示生命即将终结。

死亡：传统的死亡概念是指心肺功能的停止。美国布莱克（BLACK）法律辞典将死亡定义为“血液循环全部停止及由此导致的呼吸、脉搏等身体重要作用的终止。”

二、死亡的标准

1968年，在世界第22次医学大会上，美国哈佛医学院特设委员会发表报告，提出了新的死亡概念，即脑死亡（brain death）。“脑功能不可逆性丧失”作为新的死亡标准，其诊断标准有四点：

（1）无感受性和反应性：对刺激完全无反应，即使剧痛刺激也不能引起反应。

（2）无运动、无呼吸：观察1 h后撤去人工呼吸机3 min仍无自主呼吸。

（3）无反射：瞳孔散大、固定，对光反射消失；无吞咽反射；无角膜反射；无咽反射和跟腱反射。

（4）脑电波平坦。

上述四条标准 24 h 内多次复查后结果无变化，并应当排除两种情况，即体温过低（<32.2 ℃）和刚服用过巴比妥类药物等中枢神经系统抑制剂的影响，其结果才有意义，即可宣告死亡。

脑死亡标准推行的意义在于减少医疗资源的浪费，为器官捐献开展广泛的前景，减轻了患者家属等待无望的痛苦，让患者有尊严的离去，科学、准确地判断一个人的死亡时间。

三、死亡过程的分期

医学上将死亡一般分为三期：濒死期、临床死亡期和生物学死亡期。

濒死期又称临终期，是指临床死亡前主要生命器官功能极度衰弱，逐渐趋向停止的时期。

临床死亡期是指临床上判断死亡的标准，此期中枢神经系统的抑制过程已由大脑皮层扩散到皮层下部位，延髓处于极度抑制状态。

生物学死亡期是指全身器官、组织、细胞生命活动停止，也称细胞死亡。此期从大脑皮层开始，中枢神经系统及各器官新陈代谢完全停止，出现不可逆变化，无任何复苏的可能。随着生物学死亡期的发展，相继出现尸冷、尸斑、尸僵、尸体腐败等现象。

第三节　临终患者及家属的护理

一、临终患者的生理评估及护理

临终患者的生理评估：肌肉张力丧失、循环功能衰竭、胃肠道蠕动逐减、呼吸功能衰竭、知觉改变、意识改变、疼痛。

临终患者的身体护理：改善呼吸功能、减轻疼痛、促进患者舒适、加强营养、增进食欲、减轻感觉和知觉改变的影响、观察病情变化。

二、临终患者的心理评估及护理

临终患者从获知病情到临终整个阶段的心理反应过程可总结为以下六个阶段：

（1）恐惧猜疑心理：表现为住院接受各项医疗详细检查和治疗时，心理上首先产生一种可怕的预感和猜测。

（2）否认侥幸心理：表现为焦虑、矛盾，到大医院重复检查，尽可能否认患有重病。

（3）愤怒发泄心理：表现为因生命即将逝去而恼怒。

（4）积极应对心理：表现为寻找名医生、名医院、奇药偏方，渴望奇迹发生，扭转生命。

（5）忧郁伤心心理：表现为病情逐渐加重难以逆转，体力衰竭，哭泣，忧郁，交代后事。

（6）平静接受心理：表现为患者的恐惧、焦虑和痛苦已经消失，机体极度衰弱，常处于嗜睡或昏迷状态，面临死亡。

三、临终患者家属的护理

1.临终患者家属的心理反应

临终患者的家属一般都很难接受亲人濒临死亡的事实，家属从患者生病到濒死阶段直至死亡，有着非常复杂的心理反应，他们也会和患者一样经历否认、愤怒、讨价还价、忧郁等阶段。临终患者常给家属带来生理、心理、社会方面的压力。家属在情感上难以接受即将失去亲人的现实，常会出现这些心理及行为方面的改变：个人需要推迟或放弃，家庭中角色、职务的调整与再适应，压力增加，社会交往减少。

2.临终患者家属的护理

（1）满足家属照顾患者的需要。

（2）鼓励家属表达感情。

（3）指导家属对患者生活照顾。

（4）协助维持家庭的完整性。

（5）满足家属本身生理、心理和社会方面的需求。

第四节　死亡后护理

一、尸体护理

（一）目的

使尸体清洁，维护良好的尸体外观，易于辨认。安慰家属，减少哀痛。

（二）评估

患者的诊断、治疗、抢救过程、死亡原因及时间。尸体清洁程度、有无伤口、引流管等。死者家属对死亡的态度。

（三）准备

环境安静，肃穆，屏风遮挡。

（四）操作步骤

（1）备齐用物至床旁，屏风遮挡。

（2）劝家属暂离病房。

（3）撤去一切治疗用品。

（4）放床支架，尸体仰卧。

（5）清洁面部，整理遗容。

（6）填塞孔道。

（7）清洁全身，更换敷料。

（8）穿上衣裤，系识别卡，移尸体于平车上，送太平间。

（9）处理床单元。

（10）整理病历、办理手续。

（11）整理死者遗物交家属。

（五）注意事项

（1）必须先由医生开出死亡通知，并得到家属许可后，护理人员方可进行尸体护理。

（2）在向家属解释过程中，护理人员应具有同情心和爱心，沟通的语言要体现对死者家属的关心和体贴，安慰家属时可配合使用体态语言会收到良好的效果。

（3）患者死亡后应及时进行尸体护理，以防尸体僵硬。

（4）护理人员应以高尚的职业道德和情感尊重死者，严肃、认真地做好尸体护理工作。

（5）传染病患者的尸体使用消毒液擦洗，并用消毒液浸泡的棉球填塞各孔道，尸体用尸单包裹后装入不透水的袋中，并做出传染标识。

二、丧亲者的护理

（一）丧亲者的心理反应

1964年安格乐（Engel）提出悲伤的过程分为六个阶段：冲击与怀疑期、逐渐承认期、恢复常态期、克服失落感期、理想化期、恢复期。

（二）影响丧亲者居丧期悲伤心理的因素

一般包括对死者的依赖程度和亲密度、患者病程的长短、死者的年龄与家人年龄、家属的文化水平与性格、其他支持系统、失去亲人后的生活改变。

（三）丧亲者居丧期的护理

（1）做好死者尸体护理。

（2）心理辅导。

（3）尽量满足家属的需要。

（4）鼓励亲属之间相互安慰。

（5）协助解决实际困难。

（6）协助建立新的人际关系。

（7）协助培养新的兴趣，鼓励家属参加各种社会活动。

（8）对丧亲者的访视。

知识链接

心脏死亡器官捐献（donation after cardiac death，DCD）

DCD指公民在心脏死亡后进行的器官捐献，以往也称无心跳器官捐献（non-heart beating donation，NHBD），目的是在尊重捐献者权益的基础上，在合法的、符合医学伦理的临床应用程序保障下，进行器官捐献。

随着医学技术的发展，器官捐献也成为高质量的临终医疗护理的一部分，一旦决定撤除生命支持或者停止心肺复苏术，医生应该在秉持职业精神和伦理道德的基础上，将器官捐献作为临终关怀中的一项常规提议，现如今国内和国际的专业指南要求医生有责任在临终关怀的过程中提供器官/组织捐献这一选择。

DCD是一项系统化工程，涉及医学、伦理学、法学，甚至传媒学等诸多学科。需要有国家立法、财政政策等保障，建立专门机构，构建有效运行机制，地方组织跟进，广泛宣传器官捐献知识，使广大群众和临床移植医生能够逐渐地接受DCD和移植，并造福更多的移植受者。

（牟成华）

第十四章 职业安全与防护

学习目标

通过本章的学习，学生能够完成以下要求：

◎**识记**

1. 正确描述并解释下列概念：护理职业安全、护理职业暴露、护理职业防护及标准预防。

2. 正确说出职业暴露的有害因素及对人体的影响。

3. 正确陈述护理职业防护的管理。

◎**理解**

1. 能正确识别医院常见的不安全因素。

2. 能正确解释血源性病原体职业暴露、锐器伤、化疗药物职业暴露及汞泄漏产生的原因及预防措施。

3. 能正确理解职业防护的意义。

◎**应用**

1. 能在护理工作中持有标准预防的观念并采取标准预防措施。

2. 能正确处理锐器伤，并采取有效的、针对性的防护措施。

3. 能按要求配置化疗药物，并采取有效的护理防护措施。

4. 能正确评估化疗药物的暴露情况，化疗药物暴露后能采取正确及时的处理措施。

5. 能正确掌握防护服的穿脱方法。

6. 能针对汞泄漏情况采取有效的防护措施。

7. 能根据汞泄露情况正确处理汞泄漏。

护理人员在为患者提供各项检查、治疗和护理的过程中，可能会受到医院工作环境中生物、物理、化学及心理社会等因素的伤害。因此，具备对各种职业性有害因素的认识、处理及预防的基本知识和能力，以减少职业危害，保护自身安全，维护自身健康，对临床护理人员来说非常重要。

第一节　护理职业防护的概念与意义

一、护理职业防护的相关概念

护理职业安全（occupational safety of nursing）：是指为保障护理人员自身安全，采取适当有效的防护措施以避免护理人员受到职业性危害因素的影响，防止发生职业损伤的一系列管理规定及防护措施。

护理职业暴露（occupational exposure of nursing）：是指护理人员在从事诊疗、护理活动过程中，接触有毒、有害物质或病原微生物，以及受到心理、社会等因素的影响而损害健康或危及生命的职业暴露。

护理职业防护（occupational protection of nursing）：是指在护理工作中对各种职业性有害因素采取有效措施，以保护护理人员免受职业性有害因素的危害，或将危害降到最低程度。

标准预防（standard precaution）：认定患者的血液、体液、分泌物、排泄物均具有传染性，需进行隔离，不论是否有明显的血迹、污染，是否接触非完整的皮肤与黏膜，接触具有传染性的物质者，必须采取防护措施。

二、护理职业防护的意义

（一）提高护理人员职业生命质量

护理职业防护不仅可以有效减少职业性有害因素对护理人员的伤害，而且还可以控制由于环境和行为不当而引发的不安全因素。通过职业防护可以维护护理人员的身体健康，减轻心理压力，增加工作安全感和职业满意度，从而提高护理人员的职业生命质量。

（二）保护护理人员自身安全

通过职业防护知识的学习及职业防护技能的规范化培训，可以提高护理人员对职业性损伤的防范意识，自觉履行职业规范要求，有效控制职业性有害因素，科学有效地规避护理职业风险，保护护理人员自身安全。

（三）创造和谐的医疗环境

良好安全的护理职业环境，不仅可使护理人员产生愉悦的心情，还可以增加其职业满意度、安全感及成就感，使之形成对职业选择的认同感。同时，和谐的工作氛围可以缓解护理人员的心理压力，解除后顾之忧，改善精神卫生状况，提高其职业适应能力。

第二节　常见的职业暴露有害因素

一、生物性因素

生物性因素是最常见的职业性有害因素。它是指医务人员在从事规范的诊断、治疗、护理及检验等工作过程中，意外接触、吸入或食入病原微生物或含有病原微生物的污染物，最主要为细菌和病毒。

细菌：护理职业环境中常见的致病菌有葡萄球菌、链球菌、肺炎球菌及大肠埃希菌等，其广泛存在于患者的各种分泌物、排泄物及用过的衣物和器具中，通过呼吸道、消化道、血液及皮肤等途径感染医务人员。细菌的致病作用取决于其侵袭力、毒素类型、侵入机体的数量及侵入途径。

病毒：护理职业环境中常见的病毒有乙型肝炎病毒（HBV）、丙型肝炎病毒（HCV）、人类免疫缺陷病毒（HIV）及冠状病毒等，其传播途径多以血液和呼吸道传播为主。护理人员因职业性危害感染的疾病中，最常见、最危险的是乙型肝炎、丙型肝炎及艾滋病等，由HBV、HCV、HIV等血源性病原体引起。

二、物理性因素

在职业环境中，常见的物理性职业性有害因素有锐器伤、放射性危害及温度性危害等。

（一）锐器伤

锐器伤是护理人员最常见的职业危害，常见锐器有针头、手术缝针、刀、玻璃等，护理人员被感染的针刺伤是导致血源性传播疾病最主要的因素，其中最常见、危害最大的是乙型肝炎、丙型肝炎和艾滋病。同时，锐器伤也会给护理人员带来焦虑和恐惧等心理伤害，甚至会影响其职业生涯。

（二）放射性危害

在日常工作中，护理人员经常会接触到紫外线、激光等放射性物质，尤其是在手术室，如果防护不当，可造成不同程度的皮肤、眼睛损伤等不良反应。其中最常见的为X线损伤。在为患者进行放射性诊断和治疗过程中，如果护理人员自我防护不当，可造成机体免疫功能障碍，严重者可导致造血系统功能障碍或致癌。

（三）温度性危害

常见的温度性危害有热水瓶、热水袋等所致的烫伤；易燃易爆品如氧气、乙醇等所致的烧伤；医疗设备的使用，如红外线烤灯、频谱仪及高频电刀等所致的灼伤等。

（四）运动功能性危害

护理工作中由于负重过度、搬运患者时用力不当、不正确的弯腰等会造成肌肉骨骼损伤，超时站立、走动引起下肢静脉曲张等。

（五）噪声危害

噪声危害严重的科室有ICU、手术室、急诊室、供应室等，主要来源有机器声、仪器报警声、患者的呻吟声、工作人员对话、电话铃声等。长期工作在这样的环境下，可能会造成护理人员听觉疲劳和听觉敏锐性下降等听觉损伤和其他如神经衰弱等危害。

三、化学性因素

化学性因素是指医务人员在工作过程中，通过多种途径接触到的化学物质。在日常工作中，护理人员长期接触化疗药物、汞、多种消毒剂及麻醉废气等化学物质，可造成身体不同程度的伤害。

（一）化疗药物

常用细胞毒类药物有环磷酰胺、铂类药物、多柔比星（阿霉素）、氟尿嘧啶、紫杉类等。长期接触此类化疗药物，如防护不当，药物可通过皮肤接触、吸入或食入等途径给护理人员带来一些潜在危害。长期小剂量接触可因蓄积作用而产生远期影响，不但可引起白细胞水平下降和自然流产率增高，而且还可有致癌、致畸、致突变及脏器损伤等危险。

（二）汞

临床常用的护理操作用品如汞式血压计、汞式体温计、水温计和荧光灯等，其中的汞是医院常见而又极易被忽视的有毒因素。如果对漏出的汞处理不当，可对人体产生神经毒性和肾毒性作用。

（三）消毒剂

常用醛类如甲醛、戊二醛，过氧化物类如过氧乙酸及含氯消毒剂等，可刺激皮肤、眼及呼吸道，引起皮肤过敏、流泪、恶心、呕吐及气喘等症状。经常接触还会引起结膜灼伤、上呼吸道炎症、喉头水肿和痉挛、化学性气管炎或肺炎等。长期接触该类消毒剂可造成肝脏损害和肺纤维化，甚至还可造成中枢神经系统损害，表现为头痛及记忆力减退等。

（四）麻醉废气

短时吸入麻醉废气可引起头痛、注意力不集中、应变能力差及烦躁等症状；长期暴露于微量麻醉废气的污染环境，在体内蓄积后，有导致发生慢性氟化物中毒、遗传性病变（包括致突变、致畸、致癌）、自发性流产和生育力降低的可能。

四、心理社会因素

目前，我国各级医院中护患数量比明显不足。随着医学模式和健康观念的转变，人们对护理人员的要求不断提高，护理人员的角色也发生着转变。护理人员不再是单纯地执行医嘱，他们还承担着护理者、决策者、计划者、管理者、协调者、教育者及科研者等角色，护理人员经常处于超负荷的工作状态。同时，护患关系的日益紧张，使得护理人员在工作过程中经常处于紧张状态。长期超负荷工作以及紧张的工作气氛，不仅使护理人员容易发生机体疲劳性疾病，而且还容易产生心理疲惫，引发一系列心理健康问题。

第三节 常见护理职业暴露与防护

一、血源性病原体职业暴露

血源性病原体（blood borne pathogens）是指存在于血液和某些体液中的能引起人体疾病的病原微生物，例如HBV、HCV和HIV等。血液中含血源性病原体浓度最高，4 μL含有HBV的血液足以使受伤者感染HBV，其他依次为伤口分泌物、精液、阴道分泌物、羊水等。因此，通过采取综合性防护措施，可以减少护理人员感染HBV、HCV或HIV等的机会。

（一）血源性病原体职业暴露的原因

1.接触患者血液与体液

（1）接触患者前后未实施手卫生。

（2）在进行接触血液、体液的操作时未戴手套。

（3）当手部皮肤发生破损时，在可能接触患者血液或体液的情况下，未戴双层手套。

（4）患者的血液、分泌物溅入护理人员的眼睛、鼻腔或口腔中。

（5）实施心肺复苏时，徒手清理口腔内的分泌物及血液、口对口人工呼吸。

2.针刺伤

导致护理人员职业暴露的主要原因是污染的针头刺伤或其他锐器伤，针刺伤最容易发生在针头使用后的丢弃环节。

（二）防护措施

1.强化防范意识

对所有患者的血液、体液和排泄物均按传染患者处理。

2.严格消毒隔离

一次性器械使用后，应先消毒后销毁，污染器械分类消毒后再清洗，患者用过的针头或利器应及时放入锐器盒内集中处理，针头不能回套针帽，若一定要回套针帽，只能用单手法。

3.做好个人防护

在可能发生血源性病原体职业暴露的主要科室，如手术室、妇产科产房、口腔科、骨科、供应室等，护理人员应常规实施职业防护，防止皮肤、黏膜与患者的血液、体液接触。常用的防护措施包括洗手，戴手套、口罩或护目镜及穿隔离衣等。

（1）洗手：护理人员在接触患者前后，特别是接触血液、排泄物、分泌物及污染物品前后，无论是否戴手套都要洗手。

（2）戴手套：当护理人员接触患者血液或体液，有创伤的皮肤黏膜，进行体腔或血管的侵入性操作或在接触和处理被患者体液污染的物品和锐器时，均应戴手套操作，护理人员手上有伤口时应戴双层手套。

（3）戴口罩或护目镜：在进行患者的血液、体液及分泌物等有可能溅出的操作时，特别是在行气管内插管、支气管镜及内镜等检查时，应戴口罩和护目镜。

（4）穿隔离衣：在身体有可能被患者血液、体液、分泌物和排泄物污染或进行特殊操作时，应穿隔离衣。

4.安全注射

安全注射（safe injection ）是指注射时不伤及患者和护理人员，并且保障注射所产生的废物不对社会造成危害。因此要确保提供安全注射所需要的条件，并遵守安全操作规程。

5.医疗废物的处理

对使用过的一次性医疗用品和其他固体废弃物，均应放入双层防水医用污物袋内，密封并贴上特殊标记，送到指定地点，由专人焚烧处理。

二、锐器伤

锐器伤是一种由医疗锐器，如注射器针头、缝针、各种穿刺针、剪刀、手术刀、碎玻璃及安瓿等造成的意外伤害，是医护人员最常见的职业危害。污染锐器的伤害是导致护理人员发生血源性传播疾病最主要的职业性因素。

（一）锐器伤的原因

1.医院管理因素

（1）教育培训不够，医院未开展相关安全防护教育，对新护理人员未进行相关培训。

（2）防护用品不足（如考虑医疗用品成本而限制手套的使用等），被血液污染的针头刺破一层乳胶手套或聚乙烯（PVC）手套时，医务人员接触的血液量比未戴手套时可减少50%以上。

（3）未引进具有安全防护功能的一次性医疗用品，如安全型留置针和无针静脉注射系统等。

2.护理人员因素

（1）自我防护意识淡薄，对锐器伤的危害性认识不足，缺乏防护知识的系统教育是发生锐器伤不可忽视的重要原因。

（2）技术不熟练和操作不规范，如徒手掰安瓿，随便丢弃一次性注射器针头、留置针针芯，直接用手接触锐器，器械传递不规范等，都与锐器伤的发生有密切关系。

（3）过度疲劳：护理人员工作量及压力过大，易出现身心疲乏，在护理操作时因精力不集中而导致误伤。

3.患者因素

在工作中遇到一些极度不配合的患者（如酗酒、精神疾病患者），护理人员在操作中易产生紧张情绪，导致操作失误而发生锐器伤或因患者突然躁动使针头或刀片伤及护理人员。

（二）防护措施

1.加强医院培训，提高安全意识

医院和科室应定期对护理人员进行锐器伤防护的培训，尤其是新入职护理人员和实习护理人员，提高安全防护意识，预防锐器伤的发生。

2.配备足量的防护用品

防护用品应配备足量，如手套、安全注射用具（真空采血系统、无菌正压接头及无针输液系统、可自动毁形的安全注射器、回缩或自钝注射器及安全型静脉留置针等）。

3.建立健全锐器伤防护制度

严格执行护理操作常规和消毒隔离制度，执行标准预防措施，规范护理人员个人操作行为，培养良好的职业素质。

4.规范锐器使用时的防护原则

（1）抽吸药液时严格遵循无菌操作原则。

（2）静脉用药时最好采用三通旋塞给药。

（3）使用安瓿制剂时，应先用砂轮划痕后垫以棉球或纱布再掰安瓿。

（4）制定完善的手术器械（刀、剪、针等）摆放及传递的规定，规范器械护理人员的基本操作。

（5）手术前充分了解高危患者的情况，并重点做好其围手术期的安全防护工作。

5.避免针刺伤的方法

（1）在操作过程中要集中精力。

（2）禁止双手回套针帽。

（3）禁止将针头放置在患者床单元及治疗车上。

（4）禁止用手分离注射针头。

（5）禁止直接传递锐器。

（6）使用后的锐器应立即丢入锐器盒中，禁止人工分拣锐器。

（7）使用安全型针具及无针输液接头。

6.正确处理使用后的锐器

锐器使用后应直接将其放入符合国际标准的锐器盒，封存好的锐器盒要有清晰的标识，以便于监督执行。严格执行医疗废物分类标准，锐器不应与其他医疗废物混放。

7.与患者建立信任

在护理过程中，应体谅和宽容不合作的患者，尽最大可能与其沟通，以取得患者及家属的信任，从而达到治疗与护理的目的。必要时请他人协助，尽量减少锐器伤。

8.加强护理人员健康管理

（1）建立护理人员健康档案，定期为护理人员进行体检，并接种相应的疫苗。

（2）建立锐器伤处理流程和损伤后报告制度。

（3）建立受伤护理人员的监控体系，追踪护理人员的健康状况。

（4）适当调整护理人员工作强度和心理压力，实行弹性排班制，减轻护理人员的工作压力，提高工作效率和质量，减少锐器伤的发生，并积极关心受伤护理人员，做好心理疏导，及时有效地采取预防补救措施。

（三）锐器伤的应急处理流程

1.保持镇静

受伤后护理人员要保持镇静，戴手套者按规范迅速脱去手套。

2.处理伤口

（1）立即用手在伤口旁轻轻挤压，尽可能挤出伤口的血液，但禁止在伤口局部挤压，以免产生虹吸现象，把污染血液吸入血管，增加感染机会。

（2）用肥皂水清洗伤口，并在流水下反复冲洗。暴露的黏膜处用生理盐水反复冲洗干净。

（3）用75%乙醇或0.5%聚维酮碘（碘伏）消毒伤口，并进行包扎。

3.评估患者和受伤护理人员

根据患者血液中含有病原微生物（如病毒、细菌）的多少和受伤护理人员伤口的深度、范围及暴露时间进行评估，并做相应处理。

4.进行血清学检查

锐器伤后进行血清学检测并采取相应措施（见表14-3-1）。

表14-3-1　锐器伤后的血清学检测结果与处理措施

检测结果	处理措施
患者HBsAg阳性，受伤护理人员HBsAg阳性或抗-HBs阳性或抗-HBc阳性者	不需注射疫苗或乙肝免疫球蛋白（HBIG）
受伤护理人员HBsAg阴性或抗-HBs阴性且未注射疫苗者	24 h内注射HBIG并注射疫苗。在受伤当天、3个月、6个月、12个月随访和监测
患者抗-HCV阳性，受伤护理人员抗-HCV阴性者	在受伤当天、3周、3个月、6个月随访和监测
患者抗-HIV阳性，受伤护理人员抗-HIV抗体阴性者	①经过专家评估后可立即预防性用药，并进行医学观察1年 ②受伤后4周、8周、12周、6个月时检查HIV抗体 ③预防性用药的原则：若被HIV污染的针头刺伤，应在4 h内，最迟不超过24 h进行预防用药。即使超过24 h，也应实施预防性用药

5. 及时上报

及时填写锐器伤登记表，并尽早报告部门负责人、预防保健科及医院感染管理科。

三、化学药物职业暴露

化学药物治疗（化疗）是肿瘤治疗的重要手段，大多数化疗药物属于细胞毒剂，有致突变、致癌和致畸性。研究证明，化疗药物在杀伤肿瘤细胞、延长肿瘤患者生存时间的同时，也可通过直接接触、呼吸道吸入及消化道摄入等途径，给经常接触它的护理人员带来一定潜在的危害。这些潜在的危害与其接触剂量与接触时间有关，长期大剂量接触化疗药物可对人体造成毒性反应以及某些远期的潜在危险。

（一）化疗药物职业暴露的原因

（1）药物外溢是指抗肿瘤药物、放射性药物等在配置、运输及使用过程中，因为针剂安瓿破裂，稀释药物时瓶内压力过大，静脉注射前排气时针头衔接不紧，输液时管路衔接处脱开等原因导致药物意外溢出，暴露于环境中。

（2）化疗药物使用后的处理过程中发生药物接触，使用过的化疗药物空瓶或剩余药物处理不当，可污染工作环境或仪器设备。

（3）直接接触化疗患者的排泄物、分泌物或其他污染物，如患者的粪便、尿液、呕吐物、唾液及汗液中均含有低浓度的化疗药物，当其污染被服后，如果处理不当，也可使护理人员接触到化疗药物。

（二）防护措施

配制化疗药物过程中药物会在空气中形成气溶胶或气雾，可以通过呼吸道吸入、消化道摄入或皮肤摄入进入工作人员体内。化疗防护应遵循两个基本原则：

①减少与化疗药物的接触。

②减少化疗药物污染环境。

具体防护措施包括：

（1）配制化疗药物的环境要求：应设专门的化疗药物配药间，并配备有空气净化装置，有条件的医院应设置静脉药物配制中心。根据我国静脉治疗护理技术操作规范（WS/T433-2013）规定，化疗药物配制室应配置符合要求的Ⅱ级或Ⅲ级垂直层流生物安全柜，以防止含有药物微粒的气溶胶或气雾对护理人员产生伤害，使之达到安全处理化疗药物的防护要求。

（2）配药时操作者应戴一次性口罩、双层手套（内层为PVC手套，外层为乳胶手套），穿防水衣或前部完全封闭的隔离衣；戴护目镜。

（3）应配备溢出包，可及时处理抗肿瘤药物的外溢，降低对周围环境的污染及工作人员的暴露。溢出包内含防水隔离衣、一次性口罩、护目镜、面罩、乳胶手套、鞋套、吸水垫及垃圾袋等。化疗药物配置操作台面应覆以一次性防渗透性防护垫，以吸附溅出的药液，减少药液污染台面，当防护垫污染或操作结束后应及时更换。

（4）专业人员的配备：化疗药物配制室内应配备经过药学基础、化疗药物操作规程及废弃物处理等专门培训，并通过专业理论和技术操作考核的护理人员。接触化疗药物的护理人员应定期检查肝肾功能、血常规等，妊娠期及哺乳期护理人员避免直接接触化疗药物。

（5）给药时操作者应戴一次性口罩、双层手套，静脉给药时宜采用全密闭式输液系统。

（6）化疗药物外溢的处理：如果化疗药物外溅，应立即标明污染范围，避免他人接触。如果水剂药物溢出，应使用吸水纱布垫吸附。若粉剂药物外溢可用湿纱布垫擦拭，污染表面可用清水清洗。在配制、使用和处理污染物的过程中，如果防护用品不慎被污染，或眼睛、皮肤直接接触到化学药物时，可采取下列处理流程：

①迅速脱去手套或隔离衣。

②立即用肥皂和清水清洗污染部位的皮肤。

③眼睛被污染时，应迅速用清水或等渗洁眼液冲洗眼睛。

④记录接触情况，必要时就医治疗。

（7）化疗药物污染物品的集中处理：在存储、配制和应用化疗药物的所有区域都应配备专用的废弃物收集容器，对有可能接触化疗药物的一次性物品和防护用品，如隔离衣、手套、面罩、一次性注射器、输液瓶/袋、输液管路、针头、废弃安瓿及药瓶等，都应视为化疗药物废弃物，使用后必须放置在有细胞毒性药物标识的专用容器中。

四、汞泄露职业暴露

汞是对人体健康危害极大而且对环境污染持久的有毒物质，如临床常用的血压计、体温计、水温计等都含有汞。一支体温计含汞1 g，一台血压计含汞约50 g。1支体温计被打碎后，外漏的汞全部蒸发，可使15 m^2房间的空气汞浓度达22 mg/m^3，国家标准规定室内空气汞的最大允许浓度为0.01 mg/m^3，如果空气中汞含量大于10～16 mg/m^3，可能危及人体健康。

（一）汞泄漏的原因

1.血压计使用不规范

（1）给血压计加压时，打气过快过猛，压力过大，导致汞从玻璃管中喷出。

（2）血压计使用完毕关闭汞槽开关时，未倾斜血压计，使部分汞没有回到零位刻度线以下，合上血压计盖时，这部分汞容易发生泄漏。

（3）使用完毕忘记关闭汞槽的开关，在合上血压计时，玻璃管中的汞就会泄露。

（4）再次测量血压时，玻璃管上端的残余汞还没有回到零位刻度线以下，就开始加压，导致玻璃管上端的汞从顶端喷出。

（5）血压计故障，常见开关轴心和汞槽吻合不好，加压时导致汞泄漏。

2.体温计使用不规范

（1）护理人员原因：保存体温计容器不规范，未给患者详细讲解体温计的使用方法，未按时收回体温计或收回时未按规范放入容器内，甩体温计方法不正确等都可使体温计破碎导致汞泄漏。

（2）患者原因：患者不慎摔破或折断体温计，导致汞泄漏。

（二）防护措施

1.加强管理，完善应对体系

建立汞泄漏化学污染的应急预案，规范汞泄漏的处理流程，配备汞泄漏处置包（内有硫黄粉、三氯化铁、小毛笔及收集汞专用的密闭容器等），有条件者可使用电子体温计和电子血压计。

2.提高护理人员对汞泄漏危害的认识

在护理工作中经常会有打碎体温计和血压计导致汞泄漏事件的发生，多数护理人员都知晓汞的致毒途径和危害，但仅有部分护理人员能正确处理体温计和血压计的汞泄漏。因此，应加强汞泄露相关专题培训，提高护理人员对汞泄漏的处理能力。

3.规范血压计和体温计的使用

（1）规范血压计的使用：

①使用汞柱血压计前，检查汞槽开关有无松动，是否关闭，玻璃管有无裂缝、破损。玻璃管

中有残余的汞时，应轻轻拍击盒盖顶端使汞液归至零位线以下；

②在使用过程中，应平稳放置，切勿倒置，充气不可过猛过高，测量完毕后，应将血压计右倾45°，使汞全部进入汞槽后再关闭开关；

③血压计要定期检查，每半年检测一次，有故障及时送修。

（2）规范体温计的使用：

①盛放体温计的容器应放在固定的位置，容器应表面光滑无缝，垫多层塑料膜，不应垫纱布，以便观察和清理泄漏的汞；

②使用体温计前应检查有无裂缝、破损，禁止将体温计放在热水中清洗或放在沸水中煮，以免引起爆炸；

③使用体温计过程中要防止损坏，甩体温计时勿碰触硬物，测量体温时应详细告知患者使用体温计的注意事项和汞泄露的危害，用毕及时收回；

④测口温和肛温时不要用汞式体温计；

⑤婴幼儿和神志不清的患者禁止测口温，测量时护理人员应守在床旁并及时收回体温计。

（三）汞泄漏的应急处理

1.暴露人员管理

一旦发生汞泄露，室内人员应立即转移到室外，如有皮肤接触，立即用水清洗。开窗通风，关闭室内所有热源。

2.收集汞滴

穿戴防护用品，用一次性注射器抽吸泄漏的汞滴，也可用纸卷成筒回收汞滴，放入盛有少量水的容器内，密封好并注明“废弃汞”字样，送至医院专职管理部门处理。

3.处理散落的汞滴

对散落在地缝内的汞滴，取适量硫黄粉覆盖，保留3 h，硫和汞能生成不溶于水的硫化汞。或者用20%三氯化铁5～6 mg加水10 mL，使其呈饱和状态，然后用毛笔蘸溶液在汞残留处涂刷，生成汞和铁的合金，消除汞的危害。

4.处理汞污染的房间

关闭门窗，用碘1 g/m³加乙醇点燃熏蒸或用碘0.1 g/m³撒在地面8～12 h，使挥发的碘与空气中的汞生成不易挥发的碘化汞，可以降低空气中汞蒸发的浓度。结束后开窗通风。

第四节　穿、脱防护服技术

一、操作目的

防止病原体的传播，保护患者和工作人员免受病原微生物的侵袭。

二、护理评估

（1）根据患者隔离的种类，评估所需防护级别及防护用物。

（2）评估操作环境：环境干净整洁，无污染，符合操作要求。

三、操作前准备

1.物品准备

治疗车、医用一次性防护服、医用防护口罩、护目镜、一次性医用帽子、靴套、医用乳胶手套、快速手消液、医疗废物容器、生活垃圾桶、护目镜专用回收桶（如图14-4-1所示）。

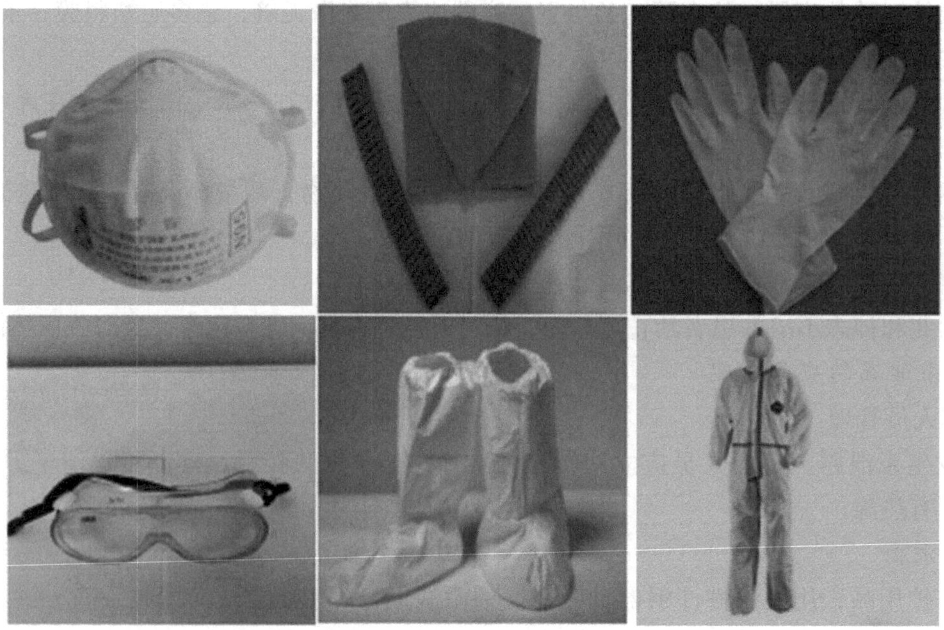

图14-4-1　防护物品

2.护理人员准备

护理人员着装、头发、指甲符合要求，无皮肤黏膜破损。

四、操作步骤

1.用物

备齐用物（均符合国家相关标准，在有效期内），顺序摆放合理。

2.洗手

用快速手消液按七步洗手法洗手，方法正确。

3.穿防护服

（1）戴医用防护口罩：左手穿过两系带拖住口罩，检查系带是否牢固；罩住口鼻及下巴，鼻夹部向上紧贴面部；右手将下系带拉过头顶，放在颈后耳朵下方；再将上系带拉至头顶中部，戴好后调整系带；双手指尖放于金属鼻夹处，根据鼻梁的形状塑造鼻夹；双手勿接触面部任何部位；双手完全盖住防护口罩，快速呼气两次，检查口罩密合性（如图14-4-2所示）。

（2）戴一次性医用帽子：将帽子由前向脑后罩于头后，应包裹所有的头发及双侧耳朵。

（3）穿防护服：检查防护服有效期及完整性并选择适合型号，打开防护服，将拉链拉至合适位置，先穿下衣，再穿上衣，再将防护帽戴到头部后拉上拉链，贴上防护服外层胶贴，密封拉链口（如图14-4-3所示）。

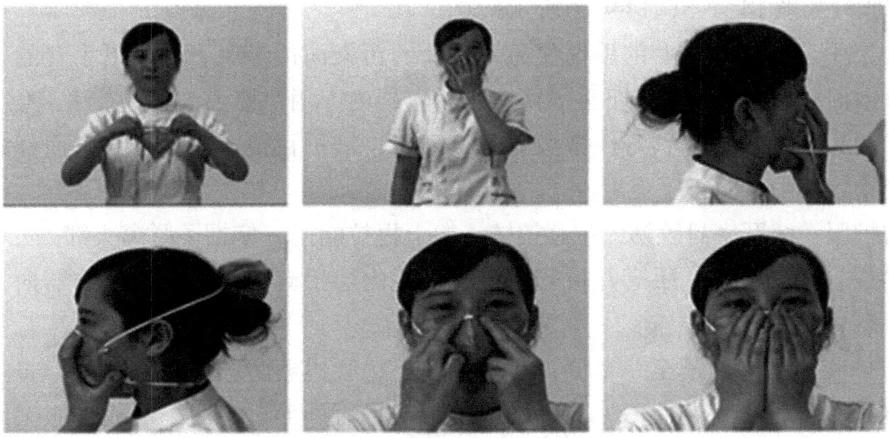

图14-4-2　医用防护口罩的佩戴流程

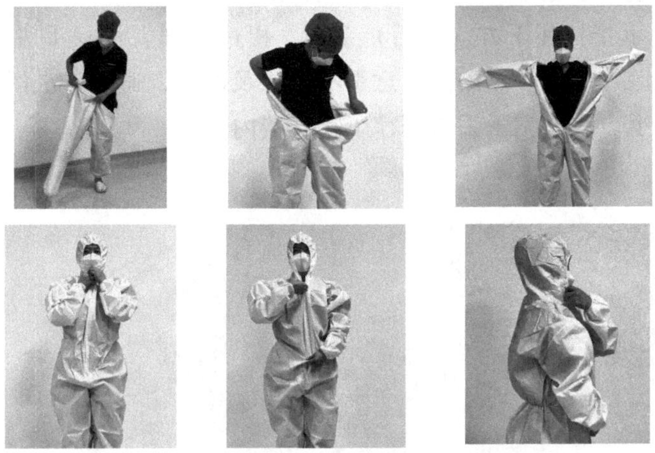

图14-4-3　穿防护服的顺序

（4）戴护目镜：佩戴前检查有无破损、松懈，将护目镜置于眼部合适位置，调节舒适度，并检查是否戴牢，必要时戴防护面罩（如图14-4-4所示）。

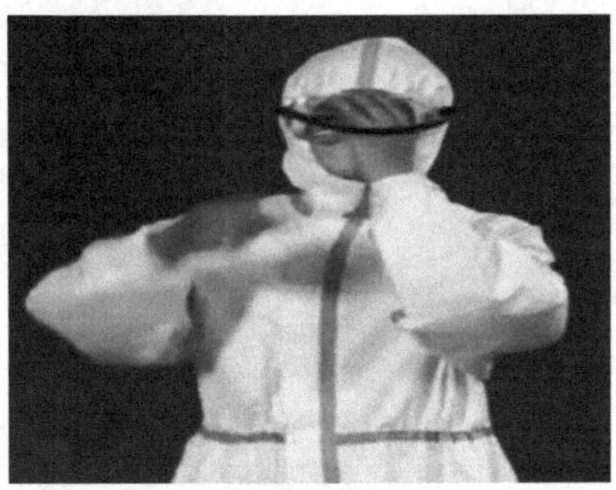

图14-4-4　戴护目镜

（5）戴手套：检查手套的气密性及有效期，戴上手套后，将防护服袖口拉到手掌处并固定，再将手套反折部分拉到手腕并紧套防护服袖口（根据隔离要求，可戴双层手套，内层手套戴于隔离衣或工作服衣袖上）。

（6）穿靴套：拿出靴套，手套勿触碰靴套底部，双脚均穿好后拉至小腿中段，检查开口是否收紧。

4.脱防护服（如图14-4-5、14-4-6所示）

（1）脱外层手套：用戴手套的手捏住另一手套的污染面边缘脱下，脱下手套的手捏住另一手套的清洁面（内面）边缘将手套脱下丢入医疗废物容器内，用快速手消液进行手卫生。

（2）摘护目镜或防护面罩：身体微微前倾，闭眼，摘护目镜，双手勿碰触面部，将护目镜放入专用医疗废物容器中，执行手卫生。

（3）解防护服：解开密封胶贴，拉开拉链，向上提拉帽子，使帽子脱离头部。

（4）脱内层（或二次戴）手套并执行手卫生：脱内层手套丢入医疗废物容器内，用快速手消液进行手卫生。

（5）脱防护服：脱下袖子至一半位置，由上往下边脱边卷防护服成包裹状，将防护服从内面向下卷至脚腕处连同靴套一起脱下，勿抖动或接触防护服外面，将脱下的防护服丢入医疗废物容器内。

（6）用快速手消液进行手卫生。

（7）脱口罩：双手示指拉住下方（颈后）系带，提过头部，一只手脱上方（头中）系带，闭眼睛，取下口罩，丢入医疗废物容器内，注意手不要触及面部，避免二次污染。

（8）脱帽子：向后上方取下帽子丢入医疗废物容器内。

（9）执行手卫生。

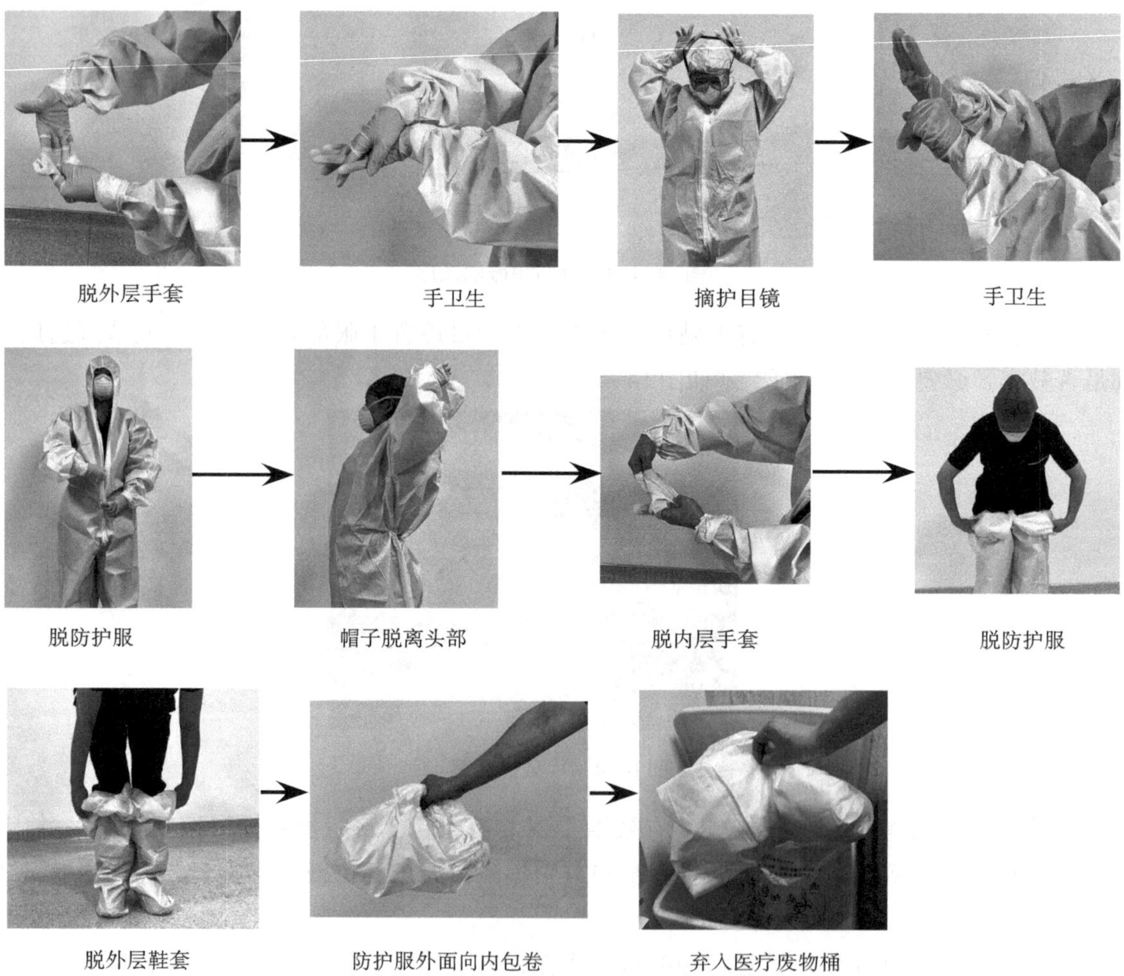

图14-4-5　脱防护服的顺序（进入潜在污染区前）

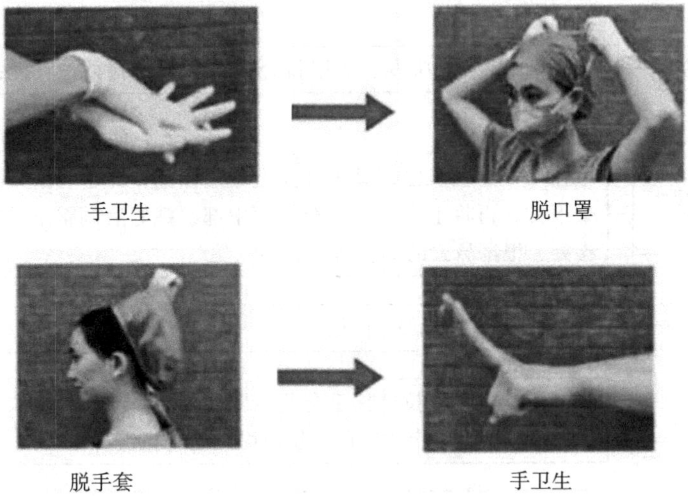

图 14-4-6　脱防护服的顺序（进入清洁区前）

☞ 注意事项

1. 戴医用口罩的过程中，应调整好口罩系带，保证舒适，防止皮肤压伤，同时应保证口罩的密合性。

2. 头发和耳朵均应包入一次性医用帽子内，减少感染风险，防护服帽子要完全遮住一次性帽子。

3. 手套应大小合适，没有破损。手套套在防护服袖口外面，手套、靴套穿戴后都应做好固定，若无固定装置，用胶带固定，以防滑脱。

4. 手卫生时可以使用酒精速干手消毒剂，也可以使用皂液和流动水按照七步洗手法正确洗手。当手部有可见的污染物时，一定要用皂液在流动水下洗手。

5. 脱防护服的顺序原则上是先脱污染较重和体积较大的物品，后脱呼吸道、眼部等最关键部位的防护品，脱防护服时污染面向内卷，勿触碰防护服外面及内层工作服，无二次污染。在丢弃医疗废物时应注意，轻踩轻放，背对医疗废物容器。

6. 使用后的一次性防护用品放入医疗废物收集袋，外层消毒后放入新的医疗废物收集袋，按医疗废物处理，或就地高压灭菌后，按医疗废物收集、处理。

7. 护目镜或防护面罩经有效氯 500～1000 mg/L 的含氯消毒剂浸泡消毒 30 min 以上，用清水冲洗干净，可重复使用。

五、操作流程

穿、脱防护服的操作流程（如图 14-4-7 所示）。

阶段	步骤	操作要点
穿、脱防护服	护理评估	评估所需防护级别及防护用物，操作环境干净整洁，无污染，符合操作要求
穿、脱防护服	操作前准备	护理人员着装、头发、指甲符合要求，无皮肤黏膜破损；用物准备齐全，洗手
穿防护服	戴医用防护口罩	罩住口、鼻及下巴，鼻夹部向上紧贴面部；右手将系带拉过头顶，放在颈后耳朵下方；再将上方系带拉至头顶中部，戴好后调整系带；双手指尖放于金属鼻夹处，根据鼻梁的形状塑造鼻夹
穿防护服	戴医用帽子	将帽子由前向脑后罩于头后
穿防护服	穿防护服	打开防护衣，将拉链拉至合适位置，先穿下衣再穿上衣，再将防护帽戴到头部后拉上拉链，贴上防护服外层胶贴，密封拉链口
穿防护服	戴护目镜	戴护目镜前检查有无破损、松懈，将护目镜置于眼部合适位置，调节舒适度，并检查是否戴牢。必要时戴防护面罩
穿防护服	戴手套	检查手套的气密性及有效期，戴上手套后将防护服袖口拉到手掌处并固定，再将手套反折部分拉到手腕并紧套防护服袖口
穿防护服	穿靴套	拿出靴套，手套勿触碰靴套底部，双脚穿好后拉至小腿中段，检查开口是否收紧
脱防护服	脱外层手套	用戴手套的手捏住另一手套的污染面边缘脱下，脱下手套的手捏住另一手套的清洁面（内面）边缘将手套脱下丢入医疗废物容器内，用快速手消液进行手卫生
脱防护服	摘护目镜	身体微微前倾，闭眼睛，摘护目镜，双手勿碰触面部，将护目镜放入专用医疗废物容器中
脱防护服	解开防护服	解开密封胶贴，拉开拉链，向上提拉帽子，使帽子脱离头部
脱防护服	脱内层手套	脱内层手套丢入医疗废物容器内，用快速手消液进行手卫生
脱防护服	脱防护服	脱下袖子至一半位置，由上往下边脱边卷防护服成包裹状，将防护服从内面向下卷至脚腕处连同靴套一起脱下，勿抖动或接触防护服外面，将脱下的防护服丢入医疗废物容器内
脱防护服	手卫生+脱口罩	用快速手消液进行手卫生，双手示指拉住下方（颈后）系带，提过头部，一只手脱上方（头中）系带，闭眼睛，取下口罩，丢入医疗废物容器内
脱防护服	脱帽子	向后上方取下帽子丢入医疗废物容器内
脱防护服	手卫生	用快速手消液进行手卫生

图 14-4-7　穿、脱防护服的操作流程

六、评分标准

穿脱防护服的操作评分标准（见表14-4-1）。

表14-4-1　穿脱防护服的操作评分标准

项目	技术操作要求	评分	评分等级				实际得分
			A×1	B×0.7	C×0.4	D×0	
护理人员准备	护理人员着装、头发、指甲符合要求（长发盘起，修剪指甲，工作鞋无带无扣），无皮肤黏膜破损	5					
评估	根据患者隔离种类，评估所需防护级别及防护用物	3					
	评估操作环境，环境干净整洁，无污染，符合操作要求	2					
用物准备	医用一次性防护服、医用防护口罩、一次性医用帽子、护目镜、靴套、医用乳胶手套（两双）	5					
操作前	备齐用物（均符合国家相关标准，在有效期内），顺序摆放合理，流动水或快速手消液按七步洗手法洗手，方法准确	5					
操作过程	戴医用防护口罩：左手穿过两系带拖住口罩，检查系带是否牢固（1分）；罩住口鼻及下巴，鼻夹部向上紧贴面部（1分）；右手将下系带拉过头顶，放在颈后耳朵下方（1分）；再将上系带拉至头顶中部，戴好后调整系带（1分）；双手指尖放于金属鼻夹处，根据鼻梁的形状塑造鼻夹，双手勿接触面部任何部位（2分）；双手完全盖住防护口罩，快速呼气两次，检查口罩的密合性（2分）	8					
	戴一次性医用帽子：将帽子由前向后罩于头后（头发、耳朵不外漏）	2					
	穿防护服：检查防护服有效期及完整性，选择适合型号（2分）；打开防护服，将拉链拉至合适位置（2分）；先穿下衣，再穿上衣，将防护帽戴到头部后（防护服帽子要完全遮住一次性帽子）（4分）；拉上拉链，贴上防护服外层胶贴，密封拉链口（2分）	10					
	戴护目镜：戴前检查护目镜有无破损、松懈（1分），将护目镜置于眼部合适位置（2分），调节舒适度，并检查有无戴牢（1分）；必要时，戴防护面罩	4					
	戴手套：检查手套气密性及有效期（1）分，戴上手套后将防护服袖口拉到手掌处并固定，再将橡胶手套反折部分拉到手腕并紧套防护服袖口（3分）（根据隔离要求，可戴双层手套，内层手套戴于隔离衣或工作服衣袖上）	4					
	穿靴套：拿出靴套，手套勿触碰靴套底部，双脚均穿好后拉至小腿中段，检查开口是否收紧	2					

续表 14-4-1

项目	技术操作要求	评分	评分等级				实际得分
			A×1	B×0.7	C×0.4	D×0	
操作过程	脱外层手套+手卫生（如为单层则新戴手套）：用戴手套的手捏住另一手套的污染面边缘脱下，脱下手套的手捏住另一手套的清洁面（内面）边缘将手套脱下丢入医疗废物容器内（3分），或新戴手套方法正确（2分），在丢弃医疗废物时应注意，轻踩轻放，背对医疗废物容器（1分）；用快速手消液进行手卫生（2分）	8					
	脱目镜或防护面罩：身体微微前倾（1分），脱目镜（闭眼睛），护目镜放入专用医疗废物容器中，双手勿碰触面部（3分）	4					
	解防护服：解开密封胶贴，拉开拉链，向上提拉帽子，使帽子脱离头部	2					
	脱内层（或二次戴）手套+手卫生：脱内层（或二次戴）手套丢入医疗废物容器内（3分），用快速手消液进行手卫生（2分）	5					
	脱防护服：脱下袖子至一半位置，由上往下边脱边卷防护服成包裹状，污染面向内，勿触碰防护服外面及内层工作服（3分），无二次污染（2分），将防护服内面向下卷至脚腕处连同靴套一起脱下（2分），勿抖动或接触防护服外面（2分），将脱下的防护服丢入医疗废物容器内，在丢弃医疗废物时应注意轻踩轻放，背对医疗废物容器（1分）	10					
	手卫生：用快速手消液进行手卫生	2					
	脱口罩：双手示指拉住下方（颈后）系带，提过头部（2分），一只手脱上方（头中）系带，闭眼睛，口罩丢入医疗性废物容器内（2分），脱口罩时注意手不要触及面部，无二次污染（1分）	5					
	脱帽子：向后上方向取下帽子丢入医疗废物容器内	2					
	手卫生：用快速手消液进行手卫生	2					
操作后	用七步洗手法流动水洗手（揉搓时间大于15 s并清洗双手所有的皮肤，包括指尖、指背、指缝）	2					
整体评价	穿防护服全过程稳、准、轻、快，符合无菌操作原则，穿戴完毕整洁无暴露	4					
	脱防护服全过程动作轻柔熟练，未对环境及他人造成污染，符合操作原则	4					
总分		100					

第五节　化疗药物的配置与防护技术

一、适应证

化疗适应证：对化疗敏感的全身性恶性肿瘤，如白血病、多发性骨髓瘤和恶性淋巴瘤等患者；已无手术和放疗指征的播散性晚期肿瘤或术后、放疗后复发转移者；手术前后或放疗前后需辅助化疗者；采用特殊给药途径做局部化疗者；癌性胸腔、腹腔和心包积液需腔内给药者；脑脊膜转移需鞘内给药预防或治疗者；某些组织脏器原发灶或转移灶需动脉给药治疗者。

二、禁忌证

年老体衰或恶病质者；白细胞总数低于$4×10^9$/L，或血小板数低于$80×10^9$/L的患者；有肝功能障碍及心血管功能严重疾病者；贫血、营养障碍及血浆蛋白低下者；有骨髓转移者；肾上腺皮质功能不全者；有严重感染、发热及其他并发症的患者；精神类患者不能合作治疗者；食管、胃肠道有穿孔倾向的患者；过敏体质患者应慎用，对所有抗癌药过敏者忌用。

三、护理评估

（1）化疗医嘱是否正确。

（2）患者的病情是否适合化疗（测量生命体征、查看血常规、肝肾功能等）。

（3）环境评估：应有专门的细胞毒性药物配置室，环境清洁干燥，生物安全柜已消毒。

四、操作前准备

（一）环境准备

生物安全柜（垂直层流）应全天24 h运转，如无法保证，则必须在开机后半小时方可进行配置。操作台面上铺一块一面吸湿一面防水的垫布，消毒用物，准备1个小污桶以及1个锁口器。为了保证生物安全柜内的洁净度，要求操作台上的物品摆放要少。如没有专用配药室，必须在空气流通、人流较少的室内进行。

（二）物品准备

（1）操作人员防护用品：无粉乳胶手套及PVC手套各1副、一次性防渗透防护服1件、一次性口罩、帽子，有条件者备N95口罩、防护镜等。

（2）治疗盘：常规消毒用物一套、无菌纱布、棉球。

（3）一次性注射器、一次性防渗透防护垫、防渗透专用污物袋。

（4）根据医嘱备化疗药物、输液袋等。

（5）应备有化疗药物溢出处理箱。

（三）人员准备

操作人员洗手，戴一次性口罩、帽子、更换鞋，换工作服，外套一次性防渗透防护服，配药时戴双层手套，即内戴PVC手套，外戴无粉乳胶手套。

（1）手套要求使用无粉乳胶手套，在乳胶手套内戴一副PVC手套。手套的透过性会随着时间的增加而增大，通常每60 min手套破损或被药物污染则需要更换手套，在戴手套之前和脱手套之后都必须洗手。

（2）防护服应由非透过性、无絮状物材料制成，并且前部完全封闭，袖口须加长并能卷入手套之中，配置化疗药物时应佩戴一次性帽子、口罩。

（3）佩戴防护眼镜，普通眼镜不能提供足够的保护。

（4）穿防护服，戴双层手套。

（5）护理人员在药物配置区域不得化妆、戴首饰。

（6）按要求进入“一更”“二更”两次更衣后，进入药物配置区域（如图14-5-1所示）。

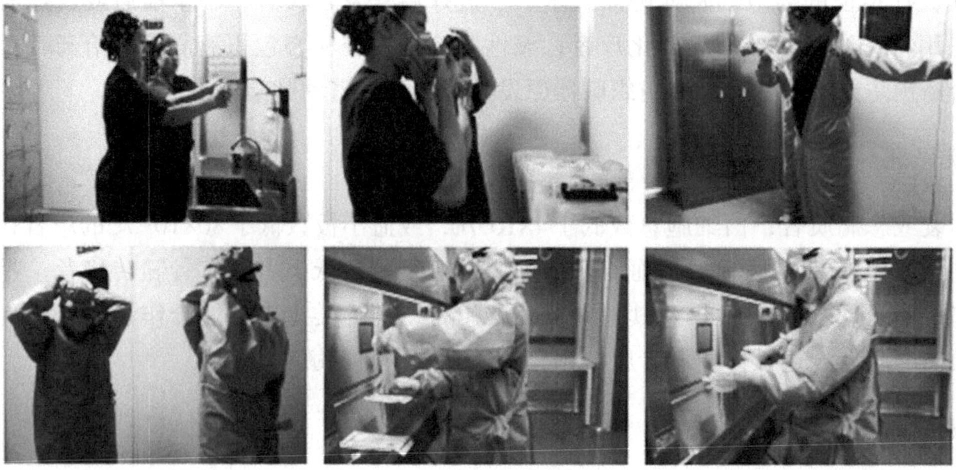

图14-5-1　操作前准备

五、操作步骤

（1）双人核对医嘱（必须有一名高年资护理人员），确保无误后签字。

（2）洗手，穿防渗透防护服，佩戴口罩、帽子，戴聚氯乙烯手套，外套一副乳胶手套。

（3）配药前启动紫外线灯进行生物安全柜内空气消毒40 min，并在操作前用75%酒精擦拭柜内面及台面；保持洁净的备药环境，柜内操作台面铺一次性防渗透防护垫，减少药液污染。

（4）取合适的注射器及注射针并检查，将生物安全柜防护玻璃调至警戒线（距台面18 cm处）。（如图14-5-2所示）。

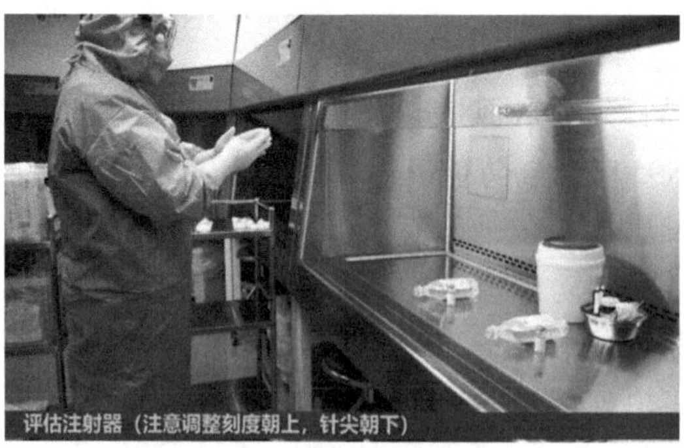

图14-5-2　检查注射器

（5）再次查对医嘱及治疗卡。

（6）割锯安瓿前应轻弹其颈部，使附着的药粉降至瓶底，打开安瓿时应垫一纱布，以防划破手套或药物喷溅。

（7）稀释和抽吸药液：

①溶解药物时，溶媒应沿瓶壁缓慢注入瓶底，待药粉浸透后再行搅动，以防止粉末逸出。

②瓶装药物稀释及抽取药液时，应插入双针头以排除瓶内压力，防止针栓脱出造成污染；拔针时应用无菌棉球或纱布裹盖住针孔，防止药液外漏。

③使用较大注射器抽吸药液时，药液不能超过针筒长度的3/4，防止针栓从针筒中意外滑落。

④自小瓶抽取药液时，应先注入少量空气，再行抽取药液，以防压力过大，造成药液外漏；要求在抽取药液后，瓶内进行排气和排液后再拔针，不可使药液排于空气中（如图14-5-3所示）。

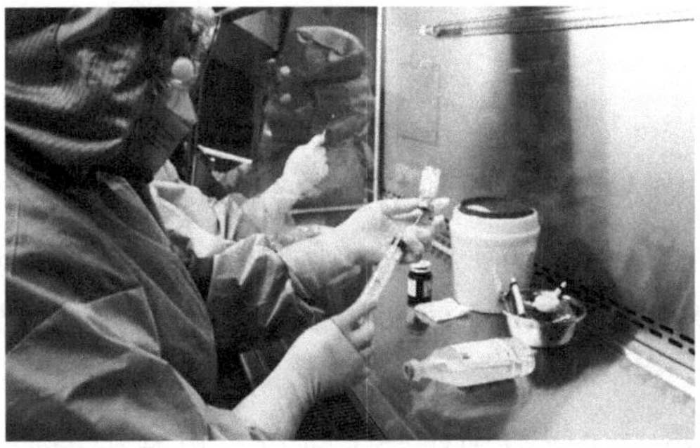

图14-5-3　稀释和抽吸药液

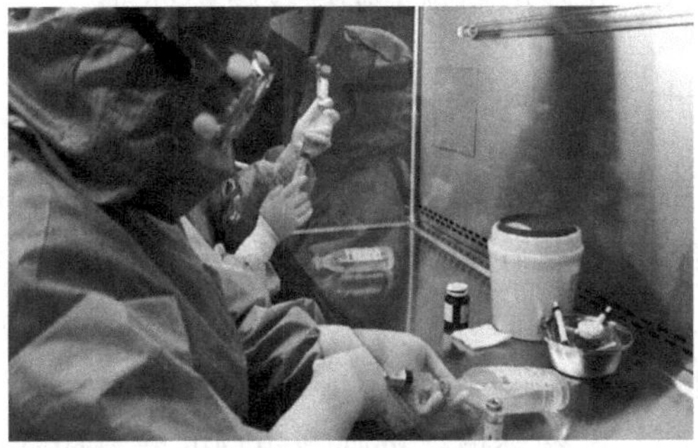

图14-5-4　加药

（8）加药：将化疗药物加入瓶装液体后应抽尽瓶内空气，避免瓶内压力过大导致更换液体时药液外溢（如图14-5-4所示）。

（9）抽取药液后放到垫有聚乙烯薄膜的无菌盘内备用，每次用后按污物处理。

（10）再次查对（如图14-5-5所示）。

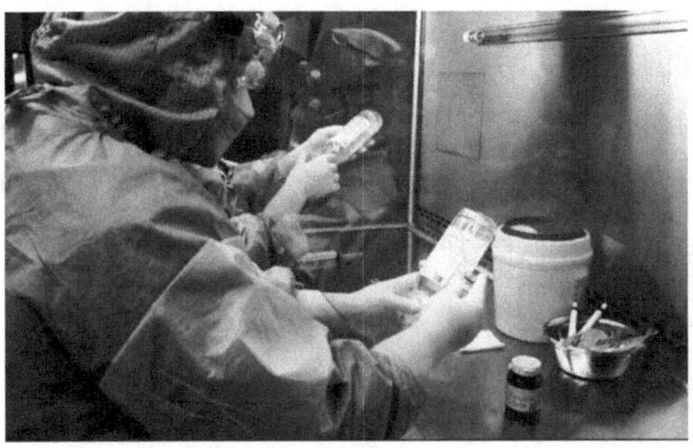

图14-5-5　查对

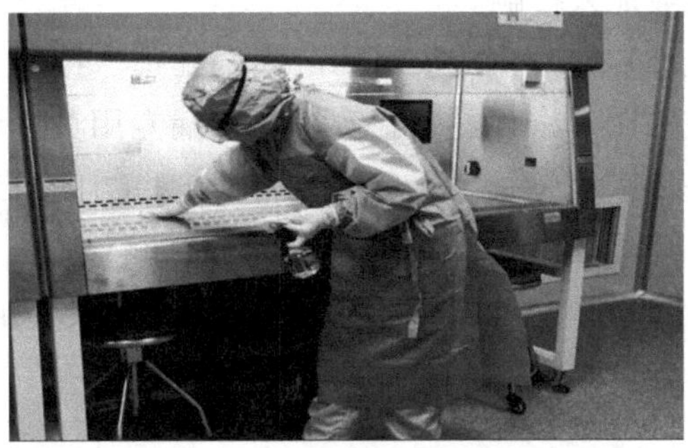

图14-5-6　消毒操作台面

（11）操作结束后，需用75%酒精擦拭操作柜内部和操作台表面（如图14-5-6所示）。

（12）整理用物，操作过程中使用的注射器、输液器、输液袋、敷料及放置化疗药物的安瓿等物品应放在专用的塑料袋内集中封闭处理，以免药液蒸发污染室内空气。

（13）对生物安全柜内进行清洁消毒，将手套、防护服、口罩、帽子脱在配置区域，依次进入“一更”“二更”换鞋，进入清洁间沐浴更换洁净服。没有配置中心的操作完毕后，脱去手套及防护用具，流动水洗手。

六、护理人员在化疗药物职业防护中存在的问题

（1）对职业危害及化疗药物知识学习不够，职业防护意识不强。

（2）配药过程中，戴口罩不规范，不戴手套或只戴单层手套配置化疗药物。

（3）操作过程中针栓脱落导致化疗药物外溢。

（4）配置化疗药物时注射器与针头衔接不紧，瓶内压力大时化疗药物外溅到护理人员脸、颈及手部皮肤。

（5）化疗用过的针头回套针头帽或拔下的针头随手携带导致裸露的针头刺伤手。

（6）徒手分离和毁形化疗用过的一次性注射器、针头、输液管等。

（7）安瓿中未使用的药液敞置在操作台上。

（8）无专门配置化疗药物的配药室及生物安全柜。

（9）化疗废弃物未按标准流程处理。

七、防护对策

（1）加强化疗职业安全防护教育：对肿瘤科护理人员进行专门的从业教育和培训。学习化疗基础知识，化疗的副作用及预防处理，化疗潜在的职业危害和防护措施，化疗废弃物规范处理管理流程等，提高肿瘤科护理人员对化疗药物潜在危险的认识和防护能力，制定合理的预防措施，护理人员自觉遵守，护士长督促检查。

（2）工作环境：抗肿瘤药物的配置应在专门的配药室和层流操作台上进行，以减少护理人员被动吸收化疗药物的机会。化疗药物配药室应设在人流较少处，室内要安装排风装置设备，保证空气的流通。

（3）规范化疗防护操作程序，强化职业危害防护意识，使人员在操作中自觉遵守防护制度，避免发生过失行为，保证护理安全防护措施的执行。

（4）操作中严格执行化疗药物配置操作规范。如有抗肿瘤药物外溅后，应立即标明污染范围，避免与他人接触。

（5）加强化疗废弃物的安全处理。接触化疗药物的用具、污物及一次性注射器、输液器、废药瓶等用后一律放置在双层防渗漏专用黄色垃圾袋中封闭处理，并注明标记。一次性锐器物品如针头、头皮针等，用后装入锐器盒里封闭再装入专用黄色垃圾袋中与其他化疗废弃物一起集中转运，高温焚烧处理。非一次性物品如隔离衣、裤等应与其他物品分开放置，高温处理。

（6）肿瘤科护理人员应建立健康档案，定期进行健康检查。

八、操作流程

化疗药物的配制操作流程（如图 14-5-8 所示）。

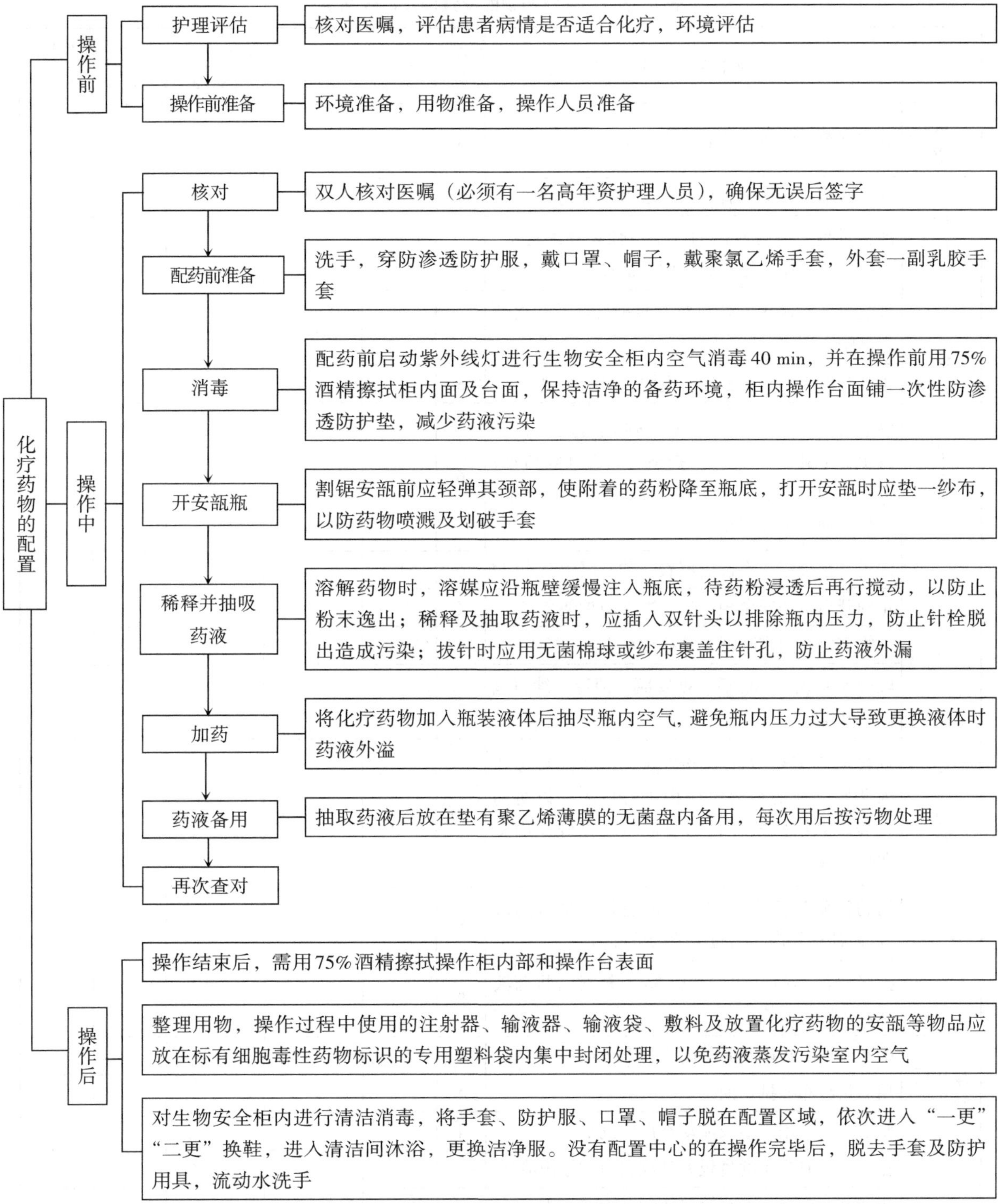

图 14-5-8　化疗药物的配置操作流程

九、操作评分标准

化疗药物的配置操作评分标准（见表14-5-1）。

表14-5-1　化疗药物的配置操作评分标准

项目	技术操作要求	评分	评分等级				实际得分
			A×1	B×0.7	C×0.4	D×0	
素质	着装规范、整洁，仪表大方，举止端庄	4					
评估	核对医嘱；评估患者病情，是否适合化疗	4					
	评估环境：应有专门的细胞毒性药物配置室，环境清洁干燥，生物安全柜已消毒	5					
操作前准备	着装整齐，洗手，戴口罩，戴护目镜及一次性无菌帽	5					
	正确开启生物安全柜风机电源，进行预热	5					
	物品准备：手套3副（PVC薄膜手套2副，乳胶手套1副）、一次性防护垫、一次性隔离衣、空针、碘伏棉签、砂轮、药液、酒精、纱布、化疗药物溢出处理箱	6					
操作过程	洗手，正确穿一次性隔离衣，戴三层手套	6					
	正确开启生物安全柜，垫一次性防护垫	4					
	生物安全柜门窗降低至警戒线水平	4					
	轻弹安瓿颈部，然后割据安瓿、消毒，纱布包裹打开安瓿	4					
	选择适当型号空针抽吸药液，沿瓶壁缓慢注入瓶底，待药粉溶解后再进行振动，以防药粉溢出。溶解紫杉醇酯质体时，正确使用专业振荡器	10					
	药粉溶解后使用针腔较大的注射器抽吸药液（以防注射器内压力过大使药液外溢）	8					
	抽吸药液不超过注射器的3/4，核对后将药液配入相应的液体中	8					
操作后处理	配药完毕后正确及时关闭生物安全柜	4					
	用酒精纱布擦拭台面	4					
	脱去手套，用肥皂及流动水彻底洗手	4					
整体评价	化疗药物有专用的垃圾处理放置地，标识清楚	5					
	化疗药物沾染过的物品放在贴有细胞毒性药物标识的感染性废物袋后封口	5					
	流程熟悉，遵守无菌操作原则	5					
总分		100					

案例分析

王红，女，28岁，在消化内科工作，是一位肝癌晚期伴上消化道出血患者的责任护理人员，该患者既往有乙型肝炎病史，HBsAg阳性，某日王红为患者采血完毕时被针头刺伤。

请思考：

（1）在为该患者护理时应采取哪些防护措施？

（2）如何正确处理针刺伤？如何预防针刺伤的发生？

（3）在处理好伤口后，还应该做哪些血清学检查和预防用药？

（马佩芬）

参考文献

[1] 白凤霞.基础护理操作技术［M］.兰州：兰州大学出版社，2017.

[2] 姜安丽，钱晓路.新编护理学基础［M］.3版.北京：人民卫生出版社，2018.

[3] 李少寒，尚少梅.基础护理学［M］.6版.北京：人民卫生出版社，2017.

[4] 张洪君，尚少梅，金晓燕.常用基础护理技能操作［M］.北京：北京大学医学出版社，2018.

[5] 护理专家委员会.50项护理操作技术图解与评分标准［M］.北京：中国医药科技出版社，2014.

[6] 彭南海，黄迎春.肠外与肠内营养护理学［M］.南京：东南大学出版社，2016.

[7] 郑海智，孙琦.临床医学实践技能操作规范［M］.北京：北京大学医学出版社，2016.

[8] 朱小平，孙慧敏，王晓慧，等.临床护士规范化培训教程［M］.北京：人民军医出版社，2014.

[9] 白凤霞.基础护理操作技术［M］.兰州：兰州大学出版社，2017.

[10] 陈孝平，汪建平，赵继宗.外科学［M］.9版.北京：人民卫生出版社，2018.

[11] 李建民，邢凤梅.护理学基础技术操作常规（中英文版）［M］.北京：人民卫生出版社，2009.

[12] 刘燕燕，何利.健康评估［M］.北京：人民军医出版社，2005.

[13] 桑未心，钱晓路.临床护理技术操作规程［M］.北京：人民卫生出版社，2011.

[14] 陈月琴，刘淑霞.临床护理实践技能［M］.2版.北京：北京大学医学出版社，2012.

[15] 张玉梅，张立力.健康评估［M］.4版.北京：人民卫生出版社，2017.

[16] 陈海燕，钱培芬.静脉血管通路护理实践指南［M］.上海：复旦大学出版社，2016

[17] 葛均波，徐永健.内科学［M］.8版.北京：人民卫生出版社，2013.

[18] 尤黎明，吴瑛.内科护理学［M］.6版.北京：人民卫生出版社，2017.

[19] 赵林芳，胡红杰.静脉输液港的植入与管理［M］.北京： 人民卫生出版社，2019.

[20] 孙红，陈利芬，郭彩霞，等.临床静脉导管维护操作专家共识［J］.中华护理杂志，2019，54（9）：1334-1342.

[21] 刘运江，屈翔，葛智成，等.乳腺癌植入式静脉输液港临床应用专家共识及技术操作指南（2017版）［J］.中国实用外科杂志，2017，37（12）：1377-1382.

[22] 陈凛，张珂诚.消化道肿瘤完全植入式给药装置临床应用中国专家共识及操作指南（2019版）［J］.中国实用外科杂志，2020，40（2）：152-157.

[23] 熊振芳，李春卉，陈丽.基础护理学［M］.武汉：华中科技大学出版社，2017.

[24] 王玉琼，莫洁玲.母婴护理学（供护理学类专业用）［M］.3版.北京：人民卫生出版社，2017.

[25] 杨敏，黄伟.基础护理学［M］.长沙：中南大学出版社，2017.

［26］石琴，施雁，戴琳峰．新编护理学基础［M］．上海：复旦大学出版社，2012.

［27］黄芳，王红梅．护理学专业课程学习指南［M］．北京：高等教育出版社，2018.

［28］卜秀梅，王文刚．护理学（师）资格考试护师急救包应试指南（上）［M］．北京：中国科学技术出版社，2018.

［29］费素定，李冬，李延玲．急重症护理（临床案例版）［M］．武汉：华中科技大学出版社，2015.

［30］张新颜，于学忠．现场心肺复苏中电除颤技术的发展［J］．中国全科医学，2009（14）：1349-1351.

［31］梁爱君，周志刚，李超，等．经鼻高流量湿化氧疗在ICU慢性阻塞性肺病患者中的应用［J］．医药前沿，2017（17）：476-477.

［32］张静，陈宝元．临床氧疗相关指南简介及解读［J］．中华医学杂志，2017（20）：1540-1544.

［33］高璇，赵玉虹．临终关怀研究热点分析［J］．医学与哲学，2019（6）：32-35.

［34］张德梅，韩素霞，张树杰．慢阻肺患者气道排痰的护理［J］．中国现代药物应用，2011（2）：212.

［35］史洁．颈脊髓损伤气管切开术后病人的呼吸道管理［J］．护理研究（上旬版），2017（19）：2407-2409.

［36］王欣怡．电动洗胃机的故障分析与判断［J］．世界家苑，2017（4）：107-108.

［37］南宇飞．经鼻高流量氧疗对减少呼吸衰竭患者气管插管率有效性的meta分析［J］．国际呼吸杂志，2017（20）：1561-1564.

［38］林科楠．心脏除颤器校准方法分析［J］．中国检验检测，2017（5）：23-25.

［39］中国新生儿复苏项目专家组．中国新生儿复苏指南（2016年）［J］．中华围产医学杂志，2016（7）：481-486.

［40］刘丽平．关于洗胃的护理体会［J］．中国医药指南，2015（1）：277-278.

［41］李艳华．生命尽头让爱相随［N］．医药经济报，2012-5-22.

［42］陈铮．心肺脑复苏亟待更新［N］．中国医药报，2009-4-14.

［43］刘树元．如何进行有效的胸外按压［N］．医药经济报，2013-6-10.

［44］张洪君，尚少梅，金晓燕．常用基础护理技能操作［M］．北京：北京大学医学出版社，2018.

［45］陈海燕，钱培芬．静脉血管通路护理实践指南［M］．上海：复旦大学出版社，2016.

［46］陆再英，钟南山．内科学［M］．7版．北京：人民卫生出版社，2013.